前列腺毒理学

主　编　孙祖越　周　莉
副主编　张蕴晖　郭　隽　饶玉良

上海科学技术出版社

图书在版编目（CIP）数据

前列腺毒理学 / 孙祖越，周莉主编. -- 上海 ： 上
海科学技术出版社，2023.10
　　ISBN 978-7-5478-6264-3

　　Ⅰ. ①前… Ⅱ. ①孙… ②周… Ⅲ. ①前列腺疾病－
毒理学 Ⅳ. ①R697②R994.1

中国国家版本馆CIP数据核字(2023)第142622号

- -

前列腺毒理学

主　编　孙祖越　周　莉
副主编　张蕴晖　郭　隽　饶玉良

上海世纪出版（集团）有限公司 出版、发行
上 海 科 学 技 术 出 版 社
（上海市闵行区号景路159弄A座9F-10F）
邮政编码201101　www.sstp.cn
山东韵杰文化科技有限公司印刷
开本 787 × 1092　1/16　印张 22
字数 550千字
2023年10月第1版　2023年10月第1次印刷
ISBN 978-7-5478-6264-3 / R · 2805
定价：298.00元

内容提要

本书主要针对前列腺毒性表现、发生机制及其研究方法进行介绍，着重阐述饮食、药物、激素、环境物质和其他因素对前列腺的毒性及作用机制，以及前列腺炎、前列腺增生和前列腺癌这三大疾病的临床表现和毒理机制。同时，列举了前列腺毒理学研究的典型案例。

本书图文并茂，参考价值高，可为从事前列腺疾病预防、治疗、教学和研究等工作的专业人员提供重要指导。

本书基于国家"重大新药创制"科技重大专项"十三五"计划和"上海市男性生殖与泌尿疾病药物非临床评价专业技术服务平台"专项的研究成果，具有较高的学术价值。

主编简介

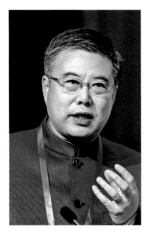

孙祖越

理学博士，上海市生物医药技术研究院首席科学家，二级研究员，复旦大学博士生导师，2006—2021年间任中国生育调节药物毒理检测中心主任。全国优秀科技工作者，享受国务院政府特殊津贴专家，荣获中共上海市组织部、上海市人力资源和社会保障局授予的"上海领军人才"称号。

近20年来，带领中国生育调节药物毒理检测中心，主持国家"重大新药创制"科技重大专项"十二五"和"十三五"研究课题。带领中心荣获国家重大新药创制科技重大专项实施管理办公室授予的"药物安全性评价示范平台"称号（全国仅5家），被上海市科学技术委员会评定"上海市男性生殖与泌尿疾病药物非临床评价专业技术服务平台"和"上海市妇幼用药非临床评价专业技术服务平台"，并主持这三个平台的工作。中心还是中国毒理学会生殖毒理专业委员会依托单位，现已成为全国最有特色的药物非临床安全性评价中心。

担任中国毒理学会第六、七两届副理事长，中国毒理学会青年委员会主任委员、生殖毒理专业委员会名誉主任委员、中药与天然药物毒理专业委员会副主任委员，国家药品监督管理局GLP检查员及药品审评专家等。

主要从事药物生殖药理毒理学和药物非临床安全性评价工作，主持或总负责完成及在研项目共271项，其中国家和省部级项目19项。荣获上海市科学技术进步奖二等奖1项、三等奖1项，中国实验动物学会科学技术奖二等奖1项，华夏医学科技奖二等奖1项，中国药学会科技进步奖三等奖1项，中国高新技术、新产品博览会科技新产品银奖1项。申请科技专利39项，其中已授权27项、发明专利9项，转让或授权使用6项；发表论文484篇；主编学术专著7部，参编4部。

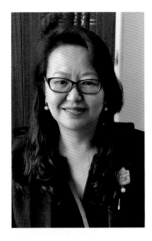

周 莉

医学博士，研究员，湖北天勤生物科技有限公司执行副总裁兼武汉分公司总经理，药物临床前研究与安全性评价湖北省工程研究中心负责人。

主要从事药物毒理学研究及非临床安全性评价工作。

主要社会兼职有中国毒理学会生殖毒理专业委员会主任委员、国家药品监督管理局（NMPA）审核查验中心GLP认证专家和药物审评中心审评专家、中国合格评定国家认可委（CNAS）GLP检查专家、中国毒理学会生物技术药物毒理与安全性评价专业委员会常务委员、中国毒理学会常务理事等。

主持或负责300多项新药非临床安全性评价项目和申报工作，近百个新药已通过NMPA评审，获得临床批件/临床许可或新药证书，10余个评价的新药获FDA及TGA临床许可；主持或参与国家级和部委级课题10项；曾主持"上海市妇幼用药非临床评价专业技术服务平台"；作为副组长和子任务负责人，曾主持"重大新药创制"科技重大专项"十三五"计划项目"药物非临床生殖与发育毒理学关键技术的建立及应用"，以及"重大新药创制"科技重大专项"十二五"计划项目"建立符合国际新药研究规范的临床前安全评价技术平台"。

主编出版专著5部，参编5部。

编写人员

主　编　孙祖越　周　莉

副主编　张蕴晖　郭　隽　饶玉良

编　委　孙祖越　上海市生物医药技术研究院
　　　　周　莉　湖北天勤生物科技有限公司
　　　　张蕴晖　复旦大学公共卫生学院
　　　　郭　隽　上海市生物医药技术研究院
　　　　饶玉良　复旦大学上海医学院基础医学院
　　　　骆永伟　上海市生物医药技术研究院
　　　　张树江　徕博科医药研发（上海）有限公司
　　　　朱圣生　上海市生物医药技术研究院
　　　　贾玉玲　上海市生物医药技术研究院
　　　　陈丽芬　上海市生物医药技术研究院
　　　　朱　靖　上海市生物医药技术研究院
　　　　闫　晗　上海市生物医药技术研究院
　　　　潘　琦　上海市生物医药技术研究院
　　　　许　丽　上海市生物医药技术研究院
　　　　王　芬　上海市生物医药技术研究院
　　　　马爱翠　上海市生物医药技术研究院
　　　　周娴颖　上海市生物医药技术研究院
　　　　孟　祥　上海市生物医药技术研究院
　　　　王琴霞　上海市生物医药技术研究院
　　　　王欣然　香港科技大学
　　　　孙得淼　香港科技大学
　　　　赵　越　复旦大学公共卫生学院
　　　　王　永　齐鲁中科光物理与工程技术研究院
　　　　刘斯语　上海市生物医药技术研究院

绘　图　徐斯翀　侯祎雯

前　言

本人从事前列腺药理毒理学研究已30年，其间，有过因开展试验不顺利时的身心疲惫，也经历过获得新发现时的精神振奋，但总体是快乐的。还带出了一支从事前列腺药理毒理学科研工作的团队，也算是为社会做出了一些贡献，这也许是最重要的，也正是我快乐的源泉！

30年来，我们这个科研团队最开始主要从事治疗前列腺疾病药物的药理学研究，后来逐步深入开展外界环境物质对前列腺腺体的毒理学探索，发现了一系列前列腺疾病、药理学和毒理学的科学规律，引发了我们对前列腺毒理学深入研究的兴趣。在此研究过程中，我们希望总结多年来的研究成果，萌发出撰写《前列腺毒理学》一书的念头。

2013年8月，我们团队在上海科学技术出版社的帮助下，出版了《前列腺药理学》。现在有意出版《前列腺毒理学》一书，也算是前者的"兄弟篇"了。显然，前者侧重于前列腺的基础知识和药理学研究，后者偏向于前列腺毒性及其发生机制探索。

《前列腺毒理学》一书包括前列腺毒理学概论、前列腺炎毒理学、前列腺增生毒理学和前列腺癌毒理学四章。在简述前列腺毒理学基本概念及其发展史的基础上，概述了前列腺毒性表现及其研究方法，重点介绍了饮食、药物、激素、环境污染物和其他因素对前列腺的毒性及其作用机制。书中还列举了一些前列腺毒理学研究案例，希望能提高本书的可读性和参考价值。本书适用于从事前列腺疾病预防、治疗、教学和研究等工作的专业人士，特别是抗前列腺疾病产品的研发及审评人员。

书中大量数据来源于我们自己的科研团队，实属第一手素材。在编撰过程中，由于时间比较紧张，加上笔者专业水平有限，恐有疏漏和不妥之处，诚请读者海涵、指正！敬请诸位凭借自己的学识与智慧，思辨并确认无误后再选用，这也许是对我们作者最大的支持！

另外，本书的出版得到国家"重大新药创制"科技重大专项"十三五"计划（编号：2018ZX09201017-002）和上海市男性生殖与泌尿疾病药物非临床评价专业技术服务平台（编号：18DZ2292100）专项的支持，在此深表感谢！

孙祖越

2023年7月

目 录

第一章
概 论
———— 001 ————

第二章
前列腺炎毒理学
———— 027 ————

第三章
前列腺增生毒理学

—— 121 ——

第四章
前列腺癌毒理学

──────── 263 ────────

第一章

概　论

第一节·前列腺毒理学概念

前列腺（prostate）是雄性泌尿生殖系统重要的附属性腺体，存在于几乎所有雄性哺乳类动物体内，环绕着膀胱颈与尿道连接处外周，只是人类与其他种类动物相比，其在结构和形态上有所不同而已（图1-1-1）。

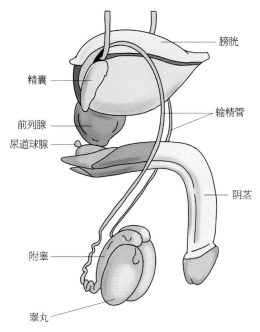

图1-1-1　人前列腺形态和位置（侧面观）

膀胱

精囊

输精管

前列腺

尿道球腺

阴茎

附睾

睾丸

一、前列腺毒性及其毒理学定义

前列腺毒性（prostate toxicity）是指外源因素（化学、物理和生物因素）与生命机体接触或进入生物活体体内后，能直接或间接引起前列腺损害的相对能力，也就是损伤前列腺腺体的能力。

前列腺毒理学（prostate toxicology）是研究外源因子（化学、物理和生物因素）对前列腺造成损伤的严重程度、发生频率、产生毒性反应和毒性作用机制的科学，也是定性和定量评价前列腺毒性作用的科学。它可预测外源因子对前列腺腺体的危害，为确定安全限值和采取防治措施提供科学依据。

前列腺毒理学主要包括前列腺炎毒理学（prostatitis toxicology，PT）、前列腺增生毒理学（prostatic hyperplasia toxicology，PHT）和前列腺癌毒理学（prostate cancer toxicology，PCT）。它们分别是研究外源因素（化学、物理和生物因素）引起前列腺炎、前列腺增生和前列腺癌的科学，也是泌尿学、男科学、药理学和毒理学等的交叉科学。

二、前列腺毒性发生机制简介

前列腺毒理学研究应该是起源于前列腺药理学。经过多年的研究，我们发现前列腺毒性表现是多元性的，主要包括前列腺炎（prostatitis，Pis）、前列腺增生（即良性前列腺增生，benign prostatic hyperplasia，BPH）和前列腺癌（prostate cancer，PCa），其发生机制也是多样化的，曾出现过多种学说，很可惜无一是唯一的"真理"。因此，我们还在孜孜不倦地探索前列腺毒理学的真谛。现将这三种毒性现象的诱因纲要式地罗列如下。

前列腺炎的可能诱因：遗传、年龄、饮食、药物、激素、环境物质、吸烟、酗酒、肥胖、微生物、相关疾病、咖啡、辣椒、免疫、心理和神经内分泌等。这些因素基本上可直接引起前列腺炎症，或通过免疫应答反应引起前列腺局部炎症细胞浸润和充血而导致，机制比较经典而简单。

前列腺增生的可能诱因：遗传、衰老、饮食、药物、激素、环境物质、吸烟、酗酒、肥胖、微生物、疾病、运动、饮水少和性生活过频等。有报道，这些因素是通过激素-内分泌学说、系统蛋白质类学说、多肽类生长因子学说、免疫炎症学说、细胞凋亡学说、胚胎再唤醒学说、维生素D学说、前列腺素合成酶基因调控学说、干细胞学说、缺氧增生学说、前列腺导管系统学说、神经内分泌细胞学说、前列腺内多因素交互学说、炎症学说、睾酮-血管-炎症-年龄组合学说、淀粉样变性、自噬、淀粉样变、血管紧张素1-7/Mas受体轴等多种机制影响BPH的发生或发展。

前列腺癌的可能诱因包括：遗传、种族、衰老、饮食、药物、激素、环境物质、吸烟、酗酒、肥胖、微生物、相关疾病、心理和生活习惯等。这些因素据研究可能是通过雄激素及其受体、前列腺癌干细胞、*ERG-TMPRSS2*基因融合、*PTEN*基因缺失或*MYC*基因过表达等途径而致癌。

这些诱因与前列腺毒性可能是因果关系，也可能是相关关系，这正是我们一直在探索的问号。

三、前列腺毒性引发的疾病与症状

前列腺毒性发生后，主要表现为三种前列腺疾病，即前列腺炎、前列腺增生和前列腺癌。它们将给机体带来一系列的继发疾病和症状，具体如下。

前列腺炎可以引起：① 泌尿系统疾病，如前列腺增生、前列腺脓肿、尿路感染、尿道炎、膀胱炎、前列腺结石、肾盂积水、肾功能衰竭、尿毒症等、尿潴留和尿失禁等；② 生殖系统疾病，如精囊炎、精索炎、附睾炎、睾丸炎、精阜水肿、早泄、阳痿和少精弱精症；③ 神经系统疾病，如外阴疼痛、局部炎症和焦虑症等。

前列腺增生可以导致：① 泌尿系统疾病，如前列腺炎、前列腺囊肿、前列腺结石、前列腺癌、后尿道炎、膀胱颈部硬化症、肾积水和肾功能不全等；② 生殖系统疾病，如附睾炎、精囊炎、阳痿、早泄和不育症等。

前列腺癌可以带来：① 前列腺压迫症状，如排尿困难、尿频、尿急、夜尿、尿失禁、大便困难和肠梗阻等；② 癌症转移疾病，如膀胱癌、

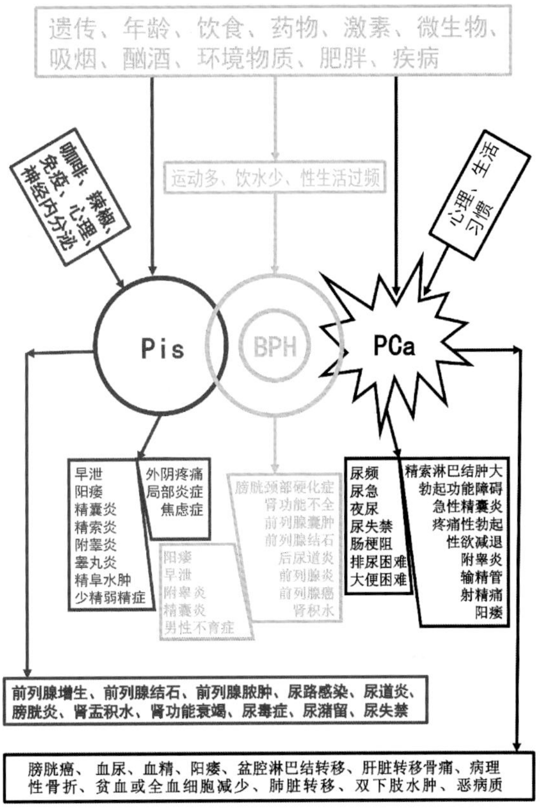

图1-1-2　前列腺毒性诱因、发生机制及其并发症关系示意图

血尿、血精、阳痿、盆腔淋巴结转移、双下肢水肿、骨痛、病理性骨折、贫血或全血细胞减少、肺脏转移、肝脏转移和恶病质等；③ 生殖系统疾病，如射精痛、疼痛性勃起、勃起功能障碍、性欲减退、阳痿、急性精囊炎、附睾炎、输精管和精索淋巴结肿大等。

防治前列腺毒性引发的疾病与症状是我们锐意进取并坚持不懈从事前列腺毒理学研究的最终目标。

当然，随着学术研究的不断深入，前列腺毒理学领域新的发现会不断被报道，新的学说也会不断涌现，等待我们不断去探索。

（孙祖越）

参考文献

［1］ 孙祖越，李元春.前列腺药理学［M］.上海：上海科学技术出版社，2013.
［2］ 贾玉玲，周莉，孙祖越.前列腺炎发生机制的研究进展［J］.实验医学杂志，2013，29（5）：317-320.

［3］ 贾玉玲，陈颖，刘絮，等.生物标志物在前列腺炎中的研究进展［J］.现代生物医学进展，2014，（31）：6164-6167.

［4］ 郑成成，骆永伟，孙祖越.维生素D缺乏导致良性前列腺增生症发生的研究进展［J］.生物技术通讯，2016，27（5）：716-719.

［5］ 黄冬妍.前列腺增生药物评价模型分类及特点比较［J］.中华男科学杂志，2014，20（2）：181-185.

［6］ 朱圣生，吴建辉，孙祖越.良性前列腺增生发病机制的研究进展［J］.毒理学杂志，2013，27（5）：387-390.

［7］ 朱圣生，刘向云，孙祖越.前列腺癌的分类及发生机制研究进展［J］.中国老年学杂志，2013，33（024）：6333-6337.

［8］ 饶玉良，孙祖越.前列腺癌转移动物模型特性的比较学分析［J］.中国药理学通报，2018，34（6）：760-764.

［9］ 张树江，孙祖越.PSA与前列腺癌发展和转移相关性的研究进展［J］.中华男科学杂志，2018，24（5）：457-461.

［10］ 张树江，孙祖越.人前列腺癌淋巴转移动物模型的研究进展［J］.中国药理学与毒理学杂志，2016，30（3）：278-285.

［11］ 朱圣生，刘向云，孙祖越.前列腺特异性抗原衍生体及前列腺癌高特异性生物标志研究现状［J］.中国药理学与毒理学杂志，2013，（1）：114-118.

［12］ 黄冬妍，吴建辉，孙祖越.环境内分泌干扰物的前列腺毒性研究进展［J］.环境与健康杂志，2014，31（9）：837-840.

［13］ Thorpe A, Neal D. Benign prostatic hyperplasia［J］. Lancet, 2003, 361(9366): 1359-1367.

［14］ Bowsher, Winsor. Challenges in prostate cancer［M］. Blackwell Pub, 2006: 3-16.

［15］ Chang C. Prostate cancer: basic mechanisms and therapeutic approaches［M］. World Scientific, 2005.

第二节 · 前列腺毒理学发展简史

前列腺毒理学研究，自古有之，延续至今。

中医学认为，前列腺疾病与三焦气化有着密切关系。现代医学所说因前列腺疾病引起的尿潴留和无尿症，中医称之为"癃闭"。汉书所记载的"老年癃病"就是现代医学中所说的前列腺良性肥大（即前列腺增生），尽管古代中医很早就有比较详尽的临床症状描述，然而对前列腺疾病发生机制的认识还是比较模糊的。

一、中医学对前列腺毒性的描述

我国对前列腺疾病的记载可以追溯到战国时期，虽然中医并无明确的"前列腺"和"前列腺疾病"等称谓，但从症状和体征看，前列腺疾病属于中医学的"癃闭"和"淋证"范畴。《黄帝内经》等大量现存古籍医书中可以找到诸多论述。

"癃闭"之名，首见于《黄帝内经》，其对"癃闭"的疾病部位、疾病机制做了概要的论述，如《素问·宣明五气篇》谓"膀胱不利为癃，不约为遗溺"。意思是：膀胱之气失调，或者使小便闭塞不通，出现"癃闭"；或者使小便不能控制，出现遗尿。

进一步鉴别说明，"癃闭"是由于肾和膀胱气化失控导致的以排尿困难、全天总尿量明显减少、小便点滴而出，甚至闭塞不通为主的一种临床病证。其中以小便不利、点滴而短少、病势较缓者称为"癃"；以小便闭塞、点滴全无、病势较急者称为"闭"。癃和闭虽有区别，但都是指排尿困难，只是轻重程度上的不同，因此多合称为"癃闭"。

《黄帝内经》认为"癃闭"的致病机制主要源于膀胱和三焦，与肺、脾、肝、肾、督脉有关。

二、中医学对前列腺毒理学机制的研究

古中医文献《景岳全书·癃闭》云"凡癃闭之证，其因有四，最当辨其虚实"。将"癃闭"的病因归纳为四个方面。其一，火邪结聚小肠膀胱，即有因火邪结聚小肠、膀胱者，此以水泉干涸而气门热闭不通；其二，热居肝肾，败精积血阻塞水道，即有因热居肝肾者，则或以败精，或以槁血，阻塞水道而不通；其三，气虚而闭，即有因真阳下竭、元海无根、气虚而闭者；其四，气实而闭，即有因肝强气逆、妨碍膀胱、气实而闭者。

北京中医药大学研究"癃闭"多年，结合10年来国内外学术文献和临床经验，从前列腺毒理学中医病因病机的角度，总结出前列腺疾病发生的六大原因，具体如下。

1. 湿热内蕴　过食辛辣、肥甘厚味，内生湿热，湿性趋下，下注膀胱，或湿热素盛，下移膀胱，膀胱湿热蕴结，气化不利而为癃闭。

2. 肺热壅滞　肺为相傅之官，主通调水道，为水之上源，若热邪袭肺，肺热气壅，肺气不能肃降，津液输布失常，水道通调不利，不能下输膀胱；又因邪热亢盛，下移膀胱，以致热气壅滞上下二焦，而成癃闭。

3. 肝郁气滞　肝喜调达，恶抑郁，情志不畅可致肝气郁结，调达失职，疏泄不及，三焦气机不畅，从而影响三焦水液的运行和气化功能，致使水道通调受阻，气血瘀滞膀胱，形成癃闭；又有肝经与冲任二脉并行循行于胞中，肝经瘀滞影响冲任二脉经气，而发为癃闭。

4. 脾气不升　脾守中焦，喜燥恶湿，主水谷运化，升降气机，若饮食不节，或劳倦忧思，或久病体弱，久之伤脾，致脾虚清气不能上升，浊阴不降，水液代谢失常，故小便因而不利，而成癃闭。

5. 肾元亏虚　肾藏精，内蕴元阴元阳，久病体虚或年老体弱，肾阳不足，致命门火衰，元阳不足，气不化水，"无阳则阴无以化"，致尿不得

出；或因下焦积热，日久不愈，耗损津液，以致肾阴亏虚，水府枯竭，而成癃闭。

6. 尿路阻塞　瘀血败精，或肿块结石，阻塞溺道，小便难以排出，因而形成癃闭。也就是张景岳所言"或以败精，或以槁血，阻塞水道而不通也"。

纵观我国古代中医对"癃闭"的认识：先秦两汉至魏晋南北朝时期，药物学、方剂学和治疗学都处于摸索的状态，但《黄帝内经》对其病位、病因、病机、治疗皆有论述；隋唐时期，"癃闭"辨治最大的进展为外治法中导尿术的创新、方剂的辑录及癃闭严重性的提出；宋金元时期，对癃闭的研究各家争鸣，许多医家提出了卓越性见解，此期官修医书中关于小便不通的辨治文献十分可观；明代时期癃闭的辨治体系趋于完善，对并发症、诊断分型、治则治法、药物方剂皆有极大的发展，并理清了"癃""闭""淋"的区别；至清代，"癃闭"的辨治已经成熟。另外，心、肝、脾、肺、肾五脏的功能紊乱皆可导致癃闭的发生。

三、现代医学对前列腺毒性的发现及其机制研究

古希腊时代，著名的哲学家希波克拉底（Hippocrates）和亚里士多德（Aristotle）都进行过动物解剖。第一部比较完整的解剖学著作当推盖伦（Galen，公元130—201年）的《医经》。从此，开启了前列腺疾病器官学的研究。

19世纪后期，人们对前列腺炎有了进一步了解，认为其与性欲放纵、酗酒和前列腺局部压力（如骑马）等密切相关。20世纪初，部分医务工作者开始将细菌与前列腺炎关联到一起。20世纪50年代，一些学者发现了无菌性前列腺炎，但是这种逐步深入的了解和认识过程仅限于部分临床医生和研究学者。到了20世纪初，随着对细菌学及感染性疾病的深入认识和研究，微生物学家将细菌感染作为前列腺炎的病因，认为淋球菌是前列腺炎最主要的感染性病原体，这也与此期性传播疾病高发相吻合。20世纪50年代，人们认识到可以没有细菌参与到前列腺的炎症反应中。此后，对前列腺炎病因及发病机制的研究一直未出现突破性的进展，直至近年来人们又重新开始重视。目前认为它不是一个独立的疾病，而是具有各自独特形式的综合性疾病或综合征，这种综合征各有其独特的病因、临床特点和结局，因此，一些学者建议可使用前列腺炎综合征（prostatitis syndromes，PS）的概念。

前列腺位于膀胱出口处，围绕着尿道，随着年龄增长，腺体肥大，便会从四面八方压迫尿道，使膀胱内的尿液排出受阻，引起尿频、尿急、排尿困难等下尿路梗阻等临床症状，这就提示着有前列腺增生发生的可能。1960年，我国学者吴阶平，调查了26名在清朝当过太监的老人，他们均在10~26岁时切除睾丸，其中有21人的前列腺已完全不能触及，其他人的前列腺也呈现明显萎缩，这说明前列腺的生长与睾丸有关。半个世纪前，我国前列腺增生的发病率极低，但现在已成为泌尿外科的常见疾病。1990~1991年，全国20所医院的泌尿外科住院患者中，前列腺增生者占13.69%。

前列腺癌和雄激素状态之间的关系最初是在19世纪晚期被认识的，随后在20世纪40年代Charles Huggins的研究取得了突破性进展，其因此在1966年获得了诺贝尔生理学或医学奖。前列腺疾病的发生还与生长因子、系统蛋白质和前列腺特异性抗原（prostate specific antigen，PSA）有关联。

Traish在1987年研究表明，前列腺生长因子和（或）其受体表达一系列信号，包括转化生长因子（TGF）、表皮生长因子（EGF）、碱性成纤维细胞生长因子（bFGF）、角质细胞生长因子（KGF）和神经生长因子样蛋白（NGF）。这些生长因子/受体的分布提供了正在被广泛研究的自分泌和旁分泌细胞相互作用的潜在机制。

1991年，Rosner在人前列腺上皮细胞上发现了性激素结合球蛋白（sex hormone-binding globulin，SHBG，又称睾酮-雌二醇结合球蛋白），以及其受体位点。激活的SHBG能够在这些细胞中诱导环腺苷酸的产生。还有，前列腺增生发生在循环游离睾酮下降而血清SHBG水平上升的时候。由

此认为，SHBG 的影响是系统性的。

在20世纪70年代，Hara 报道了从人类精液中分离出一种 γ 精浆蛋白，命名为前列腺特异性抗原（PSA），从此开启了 PSA 作为前列腺疾病，特别是前列腺癌生物标志物的时代。

四、前列腺特异性抗原（PSA）的发现及研究历史

PSA 是一种由前列腺上皮细胞分泌、含有237个氨基酸残基的单链糖蛋白，分子量约为34 kDa，在功能上属于类激肽释放酶的一种丝氨酸蛋白酶。PSA 存在于前列腺内质网和前列腺上皮细胞及分泌物中，无论正常前列腺组织还是病变前列腺组织内均含有 PSA，且单个细胞 PSA 含量相对恒定，PSA 可被 α_1 抗糜蛋白酶和 α_2 巨球蛋白结合而失活，正常情况下血液中没有 PSA 或仅存极微量。

作为一种肿瘤标志物，PSA 于20世纪70年代早期被发现，至20世纪80年代开始应用，在20世纪90年代得到广泛使用。

20世纪20～60年代，PSA 尚未被真正发现。在此阶段尚无有效的前列腺癌生物标志物，只是有一些探索性的研究，主要集中在血清酸性磷酸酶。1938年，Gutman 等发现，前列腺转移性腺癌患者的血清酸性磷酸酶水平经常升高。1941年，Huggins 和 Hodges 表明，有前列腺癌骨转移的患者具有高血清酸性磷酸酶水平，并且这些水平随着去势或施用雌激素而显著降低。可是，许多系列报道前列腺酸性磷酸酶升高仅发生在20%～30% 的前列腺腺癌患者中，显然该方法用于前列腺腺癌的检测非常不敏感。然而，就是这样的不敏感促进了 PSA 的发现。

20世纪60年代末至70年代初，PSA 被发现。几个研究小组都声称首次发现了 PSA，但都不能证实是我们现在所知的 PSA。直到1971年 Hara 描述了从精液中分离的 γ 精浆蛋白。1973年，Li 进一步从精液中分离和纯化了相同的蛋白质。Sensabaugh 使用免疫电泳表明这种蛋白是精液特异性的，因此可以用作精液鉴定的标记，其报道的分子量约为30 kDa，并据此将其命名为 P30。后来氨基酸测序的进展表明，这些研究人员描述的蛋白质实际上可能是相同的，即前列腺特异性抗原 PSA。

20世纪80年代，PSA 的检测地位得到确立。1986年，美国食品药品管理局（FDA）批准了第一个 PSA 试剂盒用于商业免疫测定。1987年，Stamey 等报道 PSA 总半衰期为2.2天 ± 0.8天，而 Oesterling 在1988年报道其半衰期为3.2天 ± 0.1天。Nadji 在1981年报道了 PSA 是前列腺癌的一种有用的肿瘤标志物。PSA 检测从20世纪80年代开始商业化。Graves 首先呼吁 PSA 检测的国际标准化。斯坦福大学 Stamey 进行的研究表明了 PSA 作为前列腺癌肿瘤标志物的有效性，该项研究于1987年发表。1990年，经直肠前列腺超声临床应用的先驱之一 Cooner 博士，推荐"三脚架 [直肠指诊（DRE）、PSA 及直肠前列腺超声检查（TRUS）]"方法检测前列腺癌。

20世纪90年代，PSA 的研究和应用趋向于更加精细化。由于血清 PSA 升高具有许多原因，研究人员一直在寻求提高 PSA 检测、分期、鉴别和监测前列腺癌的能力。在巴尔的摩纵向老化研究中，Carter 收集的血清引入了 PSA 速度的概念，并在1992年和1994年报道了研究结果。Benson 等提出使用 PSA 密度来提高 PSA 检测前列腺癌的灵敏度和特异性。Stamey 等在1987年首次证明了 PSA 与前列腺体积增大的相关性，1990年 Babaian 等证实了这一点。年龄特异性 PSA 参考范围首先由 Oesterling 等和 Dalkin 及其小组提出。20世纪90年代初，Stenman 首次提出采用游离或结合的 PSA 来提高前列腺癌检测的灵敏度和特异性。Horoszewicz 于1987年，首次对前列腺特异性膜抗原（PSMA）进行了描述。虽然 PSMA 不同于 PSA，但它可能有助于识别侵袭性前列腺肿瘤，并且也是前列腺素成像扫描检测到的抗原。

总的来说，PSA 的应用彻底改变了我们对前列腺癌诊断、分期、监测和治疗的方式。

（孙祖越 周莉）

附：PSA从发现到应用过程中的里程碑事件

1971年，Hara报道从人类精浆中分离出一种γ精浆蛋白。

1973年，Li从人类精浆中分离出两种蛋白质并描述了其特征。

1979年，Wang纯化出人类前列腺组织中的PSA蛋白。

1981年，Nadji报道PSA这一免疫组织标志物与前列腺癌的相关性。

1985年，Lilja描述了PSA的功能和特征。

1986年，Myrtle提出PSA在临床诊断时的参考范围。

1986年，美国FDA批准了第一个PSA试剂盒，用于商业免疫测定。

1987年，Stamey进行了首次临床研究，建议PSA可以作为前列腺肿瘤血清标志物。

1990年，Cooner推荐"三脚架"方法检测前列腺癌。

1993年，Brawer和Catalona证明，可以利用PSA单独开展对前列腺癌的筛查工作。

1992年，Carter用PSA快速检测前列腺腺体生长情况。

1992年，Benson证明用PSA密度来预测前列腺疾病，比利用血清PSA水平的中位数值来预测更有价值。

1993年，Oesterling和Dalkin等报道了正常男性在不同年龄段的PSA参考值范围。

1997年，Partin指出将PSA与临床检验和病理诊断结合起来诊断，更有临床价值。

参考文献

［1］巢元方.诸病源候论校释［M］.北京：人民卫生出版社，2009.

［2］崔玲.备急千金要方［M］.天津：天津古籍出版社，2009.

［3］孙祖越，李元春.前列腺药理学［M］.上海：上海科学技术出版社，2013.

［4］张介宾.景岳全书［M］.北京：人民卫生出版社，2007.

［5］张隐庵.黄帝内经素问集注［M］.太原：山西科学技术出版社，2012.

［6］中华中医药学会.中医内科常见病诊疗指南：西医疾病部分［M］.北京：中国中医药出版社，2008.

［7］邓艳芳，宋亚南，屈乐，等.《丹溪心法》治痰理论探析［J］.河南中医，2014，34（12）：2293-2296.

［8］李超然，刘德柱，姜德友.癃闭源流考［J］.江苏中医药，2014，46（8）：69-70.

［9］柳娇.李用粹《证治汇补》论治癃闭的学术特色［J］.中国当代医药2021，28（36）：150-153.

［10］雍妙俊，严季澜，李柳骥.《黄帝内经》癃闭辨治［J］.安徽中医药大学学报，2015，34（4）：7-9.

［11］张宇静.张景岳从气论治癃闭学术思想探微［J］.广州中医药大学学报，2009，26（005）：510-511.

［12］郑入文，蒋静，宁艳哲，等.中医对良性前列腺增生的认识及治疗现状［J］.世界中医药，2017，12（8）：1974-1978.

［13］周莉，骆永伟，王永，等.雌激素诱导SD大鼠前列腺炎与内环境改变的关系［J］.中国比较医学杂志，2014，24（2）：33-37.

［14］周莉，骆永伟，王永，等.角叉菜胶诱导大鼠前列腺炎及其模型评估［J］.实验动物与比较医学，2014，34（4）：266-271.

［15］黄冬妍，吴双双，朱婧，等.低剂量邻苯二甲酸二（2-乙基）己酯对老年大鼠前列腺的促增生作用［J］.中国药学与毒理学杂志，2017，31（6）：642-648.

［16］储剑虹，蒋秀蓉，曹霖，等.利用基因芯片法探索人前列腺癌细胞PC-3M在裸鼠体内淋巴道转移相关基因［J］.中国癌症杂志，2006，16（001）：31-34.

［17］Basu S, Tindall DJ. Androgen action in prostate cancer［J］. Hormones & Cancer, 2010, 1(5): 223.

［18］Chu J H, Meng XL, Wu JH, et al. Differential metastasis-associated gene analysis of prostate carcinoma cells derived from primary tumor and spontaneous lymphatic metastasis in nude mice with orthotopic implantation of PC-3M cells［J］. Cancer Letters, 2006, 233(1): 79-88.

［19］ Huang D, Wu J, Su X, et al. Effects of low dose of bisphenol A on the proliferation and mechanism of primary cultured prostate epithelial cells in rodents ［J］. Oncology Letters, 2017, 14(3): 2635−2642.

［20］ Huang DY, Zheng CC, Pan Q, et al. Oral exposure of low-dose bisphenol A promotes proliferation of dorsolateral prostate and induces epithelial-mesenchymal transition in aged rats ［J］. Scientific Reports, 2018, 8(1): 1−10.

［21］ Jia Y, Liu X, Yan J, et al. The alteration of inflammatory markers and apoptosis on chronic prostatitis induced by estrogen and androgen ［J］. Int Urol Nephrol, 2015, 47(1): 39−46.

［22］ Lee SO, Dutt SS, Nadiminty N, et al. Development of an androgen-deprivation induced and androgen suppressed human prostate cancer cell line ［J］. The Prostate, 2007, 67(12): 1293−1300.

［23］ Liu X, Li D, Zhang X, et al. Mitosis orientation in prostate epithelial cells changed by endocrine effect ［J］. Acta Pharmacologica Sinica, 2008, 29(2): 226−229.

［24］ Sun H, Zhang T, Gui B, et al. Establishment of prostate cancer in cynomolgus macaque animal model by orthotropic inoculation of PC-3 cancer cells in situ ［J］. European Journal of Oncology, 2012, 17(4): 189−203.

［25］ Wang Y, Chen J, Wu J, et al. Mono-2-ethyhexyl phthalate advancing the progression of prostate cancer through activating the hedgehog pathway in LNCaP cells ［J］. Toxicology in Vitro, 2016, 32: 86−91.

［26］ Wu J, Huang D, Su X, et al. Oral administration of low-dose bisphenol A promotes proliferation of ventral prostate and upregulates prostaglandin D2 synthase expression in adult rats ［J］. Toxicol Ind Health，2016，32(11):1848−1858. doi: 10.1177/0748233715590758.

［27］ Wu JH, Jiang XR, Liu GM, et al. Oral exposure to low-dose bisphenol A aggravates testosterone-induced benign hyperplasia prostate in rats ［J］. Toxicol Ind Health，2011, 27(9): 810−819.

［28］ Wu JH, Jiao C, Yong W, et al. Effect of Mono-2-ethyhexyl phthalate on DNA methylation in human prostate cancer LNCaP cells ［J］. Biomedical and Environmental Sciences, 2017, 30(9): 641−648.

［29］ Wu S, Huang D, Su X, et al. The prostaglandin synthases, COX-2 and L-PGDS, mediate prostate hyperplasia induced by low-dose bisphenol A ［J］. Scientific Reports, 2020, 10(1).221−223.

［30］ Xiang-Yun L, Ying-Wen X, Chen-Jing X, et al. Possible mechanism of benign prostatic hyperplasia induced by androgen-estrogen ratios in castrated rats ［J］. Indian J Pharmacol, 2010, 42(5): 312−317.

［31］ Zhang S, Zheng C, Yao S, et al. Proteomic analysis of human prostate cancer PC-3M-1E8 cells and PC-3M-2B4 cells of same origin but with different metastatic potential ［J］. PloS One, 2018, 13(10): e0206139.

［32］ Zheng C, Luo Y, Chen Y, et al. Oral exposure of sulpride promotes the proliferation of Brown-Norway rat prostates ［J］. Experimental and Therapeutic Medicine, 2020, 19(4): 2551−2562.

［33］ Zhu J, Jia Y, Luo Y, et al. Effect of maternal folic acid supplementation on prostatitis risk in the rat offspring ［J］. International Urology and Nephrology, 2018, 50(11): 1963−1973.

第三节·前列腺毒理学研究方法（附案例）

一般而言，药物非临床安全性评价主要包括单次和多次染毒毒性试验（啮齿类动物）、单次和多次染毒毒性试验（非啮齿类动物）、生殖毒性试验、遗传毒性试验、致癌试验、局部毒性试验、免疫原性试验、安全性药理试验、依赖性试验、毒代动力学试验、具有放射性物质的安全性试验、具有生物危害性物质的安全性试验和其他毒性试验等。这些试验必须遵循《药物非临床研究质量管理规范》（*Good Laboratory Practice for Nonclinical Safety Studies*），以确保试验资料的真实性、完整性和可靠性。

此外，饮食、激素、环境物质和其他类别的物质的生物安全性评价的方法大致相近，有基本相同的核心设计原理，只是在观测指标和分析细节上有特别的要求或建议。这些能够导致前列腺毒性的物质统称为前列腺毒性物质（prostate toxic substances，PTS）。对它们进行毒理学研究或评价，也建议参照执行，即遵循《优良实验室规范》（*Good Laboratory Practice*）文件中的原则。

上述安全性评价的观测方法，除了流行病学大样本的人群研究之外，非人群毒性研究水平无外乎整体、系统、器官、组织、细胞和分子水平，同时还会在单细胞、核酸、基因、转录蛋白和代谢等组学或旁路方面，来详细描述前列腺毒性物质的毒性表现及探索导致毒性的作用机制。

我们在本节主要介绍PTS前列腺细胞毒性、动物前列腺毒性及大鼠前列腺相关生殖毒性三种试验方法。

案 例 一

前列腺毒性物质体外细胞毒性试验方法

虚拟题目：前列腺毒性物质染毒 n 周体外细胞毒性试验

（一）目的

检测前列腺毒性物质对中国仓鼠肺成纤维细胞（CHL）是否具有诱发染色体畸变的作用。

（二）受试物

（1）名称：前列腺毒性物质。

（2）缩写名：PTS。

（3）代号：×××。

（4）批号：×××。

（5）稳定性：×××。

（6）浓度或含量：×××。

（7）性状：×××。

（8）提供单位：×××。

（9）规格：×××。

（10）有效期：×××。

（11）保存条件：×××。

（12）配制方法：×××。

（三）阳性对照品一

（1）名称：丝裂霉素C（mitomycin C）。

（2）缩写名：MMC。

（3）批号：×××。

（4）浓度或含量：986 μg/mg。

（5）纯度：98.0%。

（6）性状：蓝紫色晶体。

（7）提供单位：×××。

（8）规格：×××。

（9）有效期：×××。

（10）保存条件：-15℃至-20℃。

（11）配制方法：无菌生理盐水配制，使其终浓度达0.5 μg/mL。

（四）阳性对照品二

（1）名称：环磷酰胺（cyclophosphamide monehydrate）。

（2）缩写名：CP。

（3）批号：×××。

（4）浓度或含量：97%。

（5）纯度：气相色谱纯度为99.84%。

（6）组分：$C_7H_{15}Cl_2N_2O_2P \cdot H_2O$。

（7）性状：白色粉末。

（8）提供单位：×××。

（9）规格：25 g。

（10）有效期：×××。

（11）保存条件：2~8℃，阴凉避光密封保存。

（12）配制方法：用无菌生理盐水配制，使用前现配。

（五）溶媒

（1）名称：×××。

（2）批号：×××。

（3）组分：×××。

（4）提供单位：×××。

（5）规格：×××。

（6）有效期：×××。

（7）保存条件：×××。

（六）细胞资料

（1）细胞：中国仓鼠肺成纤维细胞（CHL细胞）。

（2）来源：×××。

（3）研究系统选择说明：CHL细胞是毒理学研究中公认的标准细胞。2018年国家食品药品监督管理总局制订的《药物遗传毒性研究指导原则》推荐使用该细胞。委托方同意使用该细胞。

（4）细胞保存：液氮冻存。

（5）细胞培养：细胞培养基为RPMI1640培养液或特定的培养基补加10%小牛血清。

（6）细胞培养条件：约37℃和5% CO_2饱和湿度环境中培养。

（七）分组和剂量设置

1. **分组方法** 根据IC_{50}确定PTS低剂量组、中剂量组、高剂量组，并设置溶媒对照组和阳性对照组。

2. 剂量设置依据

（1）同类物质毒性数据。

（2）本物质既往研究资料数据。

（3）本机构预初试验数据。

3. 剂距 2倍。

4. 剂量 如表1-3-1。

表1-3-1 PTS染色体畸变试验或其他体外细胞试验剂量分组

分　组	剂　量		人用剂量倍数
	4 h	24 h	
溶媒对照组	0	0	—
低剂量组	1/4 IC_{50}	1/4 IC_{50}	—
中剂量组	1/2 IC_{50}	1/2 IC_{50}	—
高剂量组	IC_{50}	IC_{50}	—
环磷酰胺	40 μg/mL	—	—
丝裂霉素	0.50 μg/mL	0.50 μg/mL	—

注：+S9时，阳性对照品为环磷酰胺（40 μg/mL）；-S9时，阳性对照品为丝裂霉素（0.5 μg/mL）；IC_{50}根据预试验得出，如检测不到IC_{50}，则给予最高浓度

（八）染毒方法

（1）染毒频率：单次或多次。

（2）染毒途径：体外。

（3）染毒量：×××。

（4）染毒时间：×××。

（5）染毒期限：×××。

（6）给予PTS的途径说明：体外试验。

（7）PTS配制方法：×××。

（8）PTS的给予方法：在细胞培养瓶中进行体外染毒。

（9）阳性对照品的配制方法如表1-3-2。

（九）试验方法和观察指标

1. 主要检测仪器　主要是倒置显微镜和普通生物显微镜。

2. 试验方法

（1）PTS检测：试验开始前检测PTS原料药的含量；首次染毒时，检测PTS介质混合浓度。

（2）测定IC_{50}：为了确定PTS染色体畸变试验的剂量，首先设计5个剂量组测定PTS的IC_{50}。

1）给予PTS：将CHL细胞或前列腺细胞分装成约1×10^5/瓶或预设密度的细胞悬液，置37℃恒温箱中培养24 h。以0.9%氯化钠注射液或特定的溶剂作为溶媒，以2倍的等比数设5个剂量组，并设溶媒对照组。将各剂量PTS及溶媒对照物0.1 mL分别加入已培养24 h的CHL细胞中，继续培养4 h和24 h后细胞计数，计算细胞有丝分裂的抑制率。

2）细胞半数生长抑制浓度：抑制率（%）=（溶媒对照细胞数−剂量组细胞数）/溶媒对照细胞数×100%，通过换算，分别计算细胞接触PTS 4 h和24 h条件下的IC_{50}。

（3）细胞准备和剂量设置：细胞准备同IC_{50}

测定，试验设3个剂量组，分别为高剂量组（IC_{50}）、中剂量组（1/2 IC_{50}）和低剂量组（1/4 IC_{50}）。另设溶媒对照组和阳性对照组，阳性对照组在加代谢活化物时用环磷酰胺（40 μg/mL），不加代谢活化物时用丝裂霉素（0.5 μg/mL）；如检测不到IC_{50}，则给予最高浓度，即暂定的0.4 mg/mL。

（4）正式试验：试验分别在有/无代谢活化系统的条件下进行。

1）有代谢活化系统：做细胞接触PTS 4 h后的染色体分析，每培养瓶为4.4 mL新鲜培养基、0.1 mL PTS或溶媒对照物或阳性对照物和0.5 mL S9混合物，在接触细胞4 h后倾弃，用少量生理盐水洗涤2次后，再加入5 mL新鲜的1640培养基，继续培养20 h。

2）无代谢活化系统：分别进行细胞接触PTS接触4 h和24 h后的染色体分析。每个培养瓶中培养基体积为4.9 mL，在培养基中加入PTS或溶媒对照物或阳性对照物0.1 mL。一种是连续培养4 h后，用生理盐水洗涤细胞，换入新鲜的1640培养基继续培养至24 h；另一种是PTS与细胞连续作用至24 h，收获细胞并制片。

（5）收集细胞：细胞收集前4 h，每瓶加入秋水仙素使其终浓度为0.2 μg/mL，以使细胞分裂停留在中期。收集时，细胞经胰酶消化液处理后，收集细胞并离心，倾去上清液后沥干。

（6）细胞染色体制备：取0.075 mol/L KCl低渗液加入离心管中，滴管轻轻吹打使沉积于管底的细胞团散开，静止20 min以上；加入新鲜配制的冰醋酸：甲醇（1∶3）固定液，离心；重复固定后制成细胞悬液，向准备好的冷冻玻片一端滴4～5滴，玻片略微倾斜，使细胞悬液自然分散成均匀的涂片。自然晾干；然后取Giemsa

表1-3-2　PTS染色体畸变试验阳性对照品配制方法

分组	剂量（μg/mL）	PTS量（μg）	溶液量至（mL）	目标浓度（μg/mL）
环磷酰胺	40.0	10 000	5	2 000
丝裂霉素	—	1 000	4	250
	0.50	取上行溶液1 mL	10	25

注：环磷酰胺溶媒为生理盐水，丝裂霉素溶媒为三蒸水

贮存液1份，磷酸缓冲液9份配成应用液，染色20～30 min。用水冲洗玻片，晾干。

3.观察指标

（1）在光镜下（100×）观察染色体畸变现象，在低倍镜和高倍镜下初步观察细胞和染色体色泽、分裂相数量和染色体分散度等，情况良好时，调到油镜（1 000×）下可以直接分析，每个剂量观察300个分散良好的分裂中期相并记录。

（2）若观察到大量的染色体畸变细胞，可相应减少分析细胞数量。对于各组含有结构畸变染色体的细胞数和畸变类型应分别记录，染色单体型与染色体型畸变也应分别记录并记录亚型（断裂、交换）。

（3）裂隙应单独记录，但不计入畸变率中。

（4）同时应单独记录多倍体和内复制等数目畸变，但不计入畸变率中。

4.结果判定

（1）结果描述：应描述各浓度组细胞毒性大小和沉淀情况，结果表示为染色体结构畸变细胞的百分率。

（2）判定标准：PTS在任一处理条件下至少一个浓度时染色体畸变率显著升高，升高具有浓度依赖性，且畸变率在阴性对照历史范围之外，可判定为阳性结果。

（3）结果判定时应首先考虑试验结果是否具有生物学意义，统计学分析有助于对结果的评价，但不是判断阳性反应的唯一标准。在考虑结果的生物学意义时，可参照表1-3-3。

（4）如果产生的结果不是明确的阳性或阴性结果，或者为了帮助确定结果的生物学意义，建议对数据进行同行评议和（或）开展进一步的研究。分析更多的细胞（当可行时），或者改变试验条件进行重复试验（如改变药物浓度间距或改变代谢活化条件等）可能是有用的。

（十）统计分析

采用SPSS软件比较各PTS剂量组与溶媒对照组间的差异。

（十一）参考文献

略。

（十二）记录保存

除计算机或自动化仪器直接采集的数据外，其他所有在实际研究中产生的数据均记录在表格或记录纸上，并随时整理、装订。所有数据记录都注明记录日期，并由记录人签字。对原始记录进行更改时按要求进行。

记录的所有数据都由另一人（非做记录的人）进行核查、签字，保证数据可靠。研究结束递交最终报告时，所有原始资料、文件等材料均交档案室保存。具体管理内容、程序和方法按本中心制订的标准操作规程执行。

（十三）资料归档时间和地点

保存单位：×××。

地址：×××。

邮编：×××。

保管人：×××。

电话：×××。

归档时间：××××-××-××。

保存时间：＞10年。

表1-3-3　染色体畸变率评定

结果评定	记 作	畸变率界限
阴　性	（－）	＜4.9%
可　疑	（+/－）	≥5%～9.9%
阳　性	（+）	≥10%～19.9%
中度阳性	（++）	≥20%～49.9%
重度阳性	（+++）	≥50%

注：一个细胞的染色体出现多种畸变类型，计数1次

案 例 二

前列腺毒性物质体内动物毒性试验方法

虚拟题目：前列腺毒性物质染毒 n 天动物一般毒性试验

（一）目的

将 PTS 对 SD 大鼠染毒 n 天，观察其引起的一般毒性和特异毒性反应，包括毒性反应的性质、程度、剂量-反应关系、时间-反应关系和可逆性等；判断毒性靶器官或靶组织，特别是前列腺；确定无毒反应的安全剂量，为后继研究提供参考信息。

（二）PTS

（1）名称：前列腺毒性物质。

（2）代号：PTS。

（3）缩写名：×××。

（4）性状：×××。

（5）提供单位：×××。

（6）批号：×××。

（7）有效期：×××。

（8）规格：×××。

（9）含量：×××。

（10）保存条件：×××。

（11）配制方法：×××。

（三）特殊药品或试剂

（1）名称：×××。

（2）提供单位：×××。

（3）批号：×××。

（4）有效期：×××。

（5）规格：×××。

（6）成分：×××。

（7）含量：×××。

（8）使用浓度：×××。

（9）保存条件：×××。

（10）配制方法：×××。

（四）溶媒或辅料

（1）名称：×××。

（2）提供单位：×××。

（3）批号：×××。

（4）有效期：×××。

（5）规格：×××。

（6）成分：×××。

（7）使用浓度：×××。

（8）保存条件：×××。

（9）配制方法：×××。

（五）阳性对照品

（1）名称：×××。

（2）代号：×××。

（3）缩写名：×××。

（4）性状：×××。

（5）提供单位：×××。

（6）批号：×××。

（7）有效期：×××。

（8）规格：×××。

（9）含量：×××。

（10）保存条件：×××。

（11）配制方法：×××。

（六）动物资料

（1）种：×××。

（2）系：×××。

（3）性别和数量：雄性，×××只。

（4）年龄：×××。

（5）体重范围：×××。

（6）来源：×××。

（7）等级：×××。

（8）许可证号及发证单位：实验动物生产许可证号×××，×××单位颁发；实验动物使用许可证号×××，×××单位颁发。

（9）实验系统选择说明：×××动物是毒

理学研究中公认的标准动物之一。根据×××制订的《×××》使用该种动物。

（10）实验动物识别方法：使用符合动物福利的方法标识。

（11）笼具或饲料、垫料及饮用水：×××。

（12）饲养条件和环境：大动物饲养于不锈钢笼内，1只/笼；每天喂专用饲料，上、下午各喂食1次，自由饮水；室温16～26℃，相对湿度40%～70%，空调通风，光照明暗各12 h。小动物在SPF级动物房内饲养，饲养于400 mm×350 mm×200 mm塑料笼内，每笼饲养同性别动物不多于5只，染毒前禁食不禁水至少4 h，解剖前禁食不禁水过夜，其余时间自由饮水、摄食。室温20～26℃，相对湿度40%～70%，光照12 h，黑暗12 h，换气12次/h，全新风。

（13）试验期间动物管理和使用遵循美国 *Guide for the Care and Use of Laboratory Animals*（2011年）及国家科学技术委员会2017年修订的《实验动物管理条例》。本试验所涉及的动物管理、使用和相关操作均经过×××实验动物管理和使用委员会批准，批准号为×××。

（七）分组和剂量设置

1. 分组方法

（1）设溶媒对照组及低、中、高剂量组和阳性对照组，共5组。

（2）按动物随机分组方法，选择随机区组设计法用Excel软件进行分组，每组M只动物（雄性）。

2. 剂量设置依据

（1）同类物质毒性数据。

（2）本物质既往研究资料数据。

（3）本机构预初试验数据。

3. 剂距　×倍

4. 剂量　具体如表1-3-4。

（八）染毒方法

（1）染毒频率：×××。

（2）染毒途径：染毒。

（3）染毒量：××。

（4）染毒时间：11：00～16：00。

（5）染毒期限：n天。

（6）染毒PTS的途径说明：尽可能与人用途径相同。

（7）PTS配制方法：按PTS质量标准方法配制，具体如表1-3-5。

（8）PTS配制地点：×××。

（9）PTS配制仪器：×××。

（10）PTS的给予方法：按动物福利要求方法染毒。

（九）试验方法和观察指标

1. 主要检测仪器　全自动生化分析仪、血细胞分析仪、凝血分析仪、尿液化学分析仪及石蜡切片机和病理显微镜。

2. 试验方法

（1）检疫：大动物接收后按实验动物检疫管理规定检疫观察21～30天，小动物观察5～7天。

表1-3-4　PTS染毒n天动物一般毒性试验剂量分组

组　别	剂量（g/kg）	有效剂量的倍数	人用剂量的倍数	人用等效剂量的倍数	动物数（只）	
					♀	♂
溶媒对照组						
低剂量组						
中剂量组						
高剂量组						
阳性对照组						

表1-3-5　染毒 n 天动物一般毒性试验 PTS 配制方法表

分　组	剂量（g/kg）	PTS量（g）	溶液量至（mL）	目标浓度（g/mL）
溶媒对照组				
低剂量组				
中剂量组				
高剂量组				
阳性对照组				

（2）适应性饲养：检疫期至染毒前一天按动物适应性饲养规定进行适应性饲养观察，每天至少观察1次，待动物较好适应后再进行试验。

（3）PTS检测：染毒前按高效液相色谱检测PTS浓度（或含量）方法、稳定性检测和方法学验证方法及PTS均一性检测方法检测PTS-溶媒混合浓度、稳定性及其均一性；初次和末次染毒当天按上述方法检测PTS-溶媒混合浓度。

（4）分组：染毒前一天时，选择健康状况良好且体重均一（个体体重不超过或低于平均体重的20%）的动物N只，按上述分组方法随机分入溶媒对照、低、中、高剂量和阳性对照组，每组N/5只（雄性）。

（5）染毒：分组后按上述染毒方法染毒给予相应浓度的PTS，同时设阴、阳对照组；每天染毒1次，共 n 天；染毒第1天计为 D_1，第2天计为 D_2，依此类推。

（6）观察：按实验动物一般状况观察方法观察动物出现的毒性体征，染毒期每天至少观察2次。

（7）称重：按上述大或小动物体重测定方法称量动物体重，染毒前称量1次，染毒期每周称量2次，解剖当天（解剖前）称量计划解剖动物体重1次。

（8）称摄食量：按小动物摄食量测定方法称量饲料添加量和剩余量，染毒期每周称量2次。

（9）尿液采集：D_n 时，取计划解剖动物，按啮齿类或非啮齿类动物尿液采集方法使用惊吓发射法或代谢笼法采集尿液至少0.2 mL。

（10）尿液指标：D_n 时，取上述新鲜采集尿液，使用尿液化学分析仪用干试纸条法检测尿液指标。

（11）眼科检查：D_{n+1} 时，取计划解剖动物，按啮齿类动物眼的一般检查方法进行检查。

（12）动物麻醉：D_{n+1} 时，取计划解剖动物，按动物麻醉方法，使用3%戊巴比妥钠以40～50 mg/kg剂量腹腔注射进行麻醉。

（13）血液采集：D_{n+1} 时，取上述麻醉后动物，按大鼠采血方法，使用腹主动脉采血法采集血液至少5 mL。

（14）血液前处理：D_{n+1} 时，按临床指标检测前处理规定，取上述新鲜采集血液0.4 mL，加入预先加有0.1 mL EDTA-K$_2$（5%）的抗凝管中，立即轻轻混匀后用于检测一般血液学指标；取上述新鲜采集血液0.9 mL，加入预先加有0.1 mL柠檬酸钠（3.8%）的抗凝管中，充分混匀后3 000 r/min离心10 min，吸取上清液用于检测凝血指标；剩余血液静止1～2 h以上，3 000 r/min离心15 min，吸取上清液用于检测血液生化学指标。

（15）一般血液学指标检测：D_{n+1} 时，使用血细胞分析仪对上述用于检测一般血液学指标的样本进行检测，具体如表1-3-6。

（16）凝血指标检测：D_{n+1} 时，使用凝血分析仪对上述用于检测凝血指标的样本进行检测，具体如表1-3-6。

（17）血液生化学指标检测：对上述用于检测血液生化学指标的样本，于 D_{n+1} 当天或冻存解冻后，使用全自动生化分析仪进行检测，具体如表1-3-7。

表1-3-6　PTS剂SD动物染毒n天一般毒性试验血液学检测指标和方法

指标（参数）	缩写名	单 位	方 法
红细胞计数	RBC	$\times 10^{12}$/L	鞘流DC检测方法
血红蛋白	Hb	g/L	SLS血红蛋白检测法
血细胞比容	HCT	%	RBC累积脉冲高度检测法
平均红细胞体积	MCV	fL	由RBC和HCT算出
平均血红蛋白含量	MCH	pg	由RBC和HGB算出
平均血红蛋白浓度	MCHC	g/L	由HCT和HGB算出
红细胞分布宽度	RDW-SD	fL	根据红细胞直方图算出
网织红细胞计数	RET#	$\times 10^{9}$/L	流式细胞计数
网织红细胞比率	RET%	%	流式细胞计数
白细胞计数	WBC	$\times 10^{9}$/L	流式细胞计数
中性粒细胞数	NEUT#	$\times 10^{9}$/L	流式细胞计数
淋巴细胞计数	LYMPH#	$\times 10^{9}$/L	流式细胞计数
单核细胞计数	MONO#	$\times 10^{9}$/L	流式细胞计数
嗜酸性粒细胞计数	EO#	$\times 10^{9}$/L	流式细胞计数
嗜碱性粒细胞计数	BASO#	$\times 10^{9}$/L	流式细胞计数
中性粒细胞比率	NEUT%	%	流式细胞计数
淋巴细胞比率	LYMPH%	%	流式细胞计数
单核细胞比率	MONO%	%	流式细胞计数
嗜酸性粒细胞比率	EO%	%	流式细胞计数
嗜碱性粒细胞比率	BASO%	%	流式细胞计数
血小板计数	PLT	$\times 10^{9}$/L	鞘流DC检测方法
血小板压积	PCT	%	根据血小板直方图算出
平均血小板体积	MPV	fL	根据血小板直方图和PLT算出
血小板分布宽度	PDW	fL	根据血小板直方图算出
凝血酶原时间	PT	s	凝固法
活化部分凝血酶时间	APTT	s	凝固法

（18）动物处死：D_{n+1}时，随机选择2/3比例动物，按实验用动物福利原则处死方法，麻醉采血后处死动物，具体如表1-3-8。

（19）骨髓涂片的制作：D_{n+1}时，取计划解剖动物股骨骨髓，按动物骨髓涂片及检查方法进行骨髓涂片、固定和染色，每只动物至少制作2

表1-3-7　PTS剂SD动物染毒n天一般毒性试验血液生化学检测指标和方法

指标（参数）	缩写名	单 位	方 法
谷草转氨酶	AST	U/L	连续监测法
谷丙转氨酶	ALT	U/L	连续监测法
碱性磷酸酶	ALP	U/L	AMP缓冲液法
肌酸激酶	CK	U/L	DKGC法
尿素氮	BUN	mmol/L	紫外酶法
肌酐	CREA	μmol/L	肌氨酸氧化酶法
总蛋白	TP	g/L	双缩脲法
白蛋白	ALB	g/L	溴甲酚绿法
葡萄糖	GLU	mmol/L	葡萄糖氧化酶法
总胆红素	TBIL	μmol/L	二氯苯重氮盐法
总胆固醇	CHOL	mmol/L	胆固醇过氧化酶法
甘油三酯	TRIG	mmol/L	甘油三酯过氧化酶法
γ谷氨酰转移酶	GGT	U/L	连续监测法
钾	K^+	mmol/L	酶法
钠	Na^+	mmol/L	酶法
氯	Cl^-	mmol/L	硫氰酸汞终点法

张涂片。

（20）骨髓指标检查：当PTS可能对动物造血系统有影响时，按上述动物骨髓涂片及检查方法，根据需要选择部分或全部上述涂片进行镜下检查。

（21）解剖和取材：D_{n+1}时，取计划解剖动物，按小动物解剖取材、动物组织解剖操作规程和动物脏器解剖取材放置方法进行解剖取材。

（22）组织脏器的大体观察：D_{n+1}时，按上述动物组织解剖操作规程，对解剖取材脏器组织进行观察。

（23）脏器称重：D_{n+1}时，按动物脏器称重方法，对脏器进行称重。

表1-3-8　PTS动物染毒n天一般毒性试验动物解剖计划表（只）

组 别	D_{n+1}	D_{2n+1}	合 计
溶媒对照组			
低剂量组			
中剂量组			
高剂量组			
阳性对照组			

（24）病理组织标本的制备：按病理组织标本制备的固定、取材及冲洗、脱水、透明及浸蜡、病理组织包埋、组织切片（石蜡切片法）及苏木精-伊红染色等标准操作规程对上述处死动物制备病理组织标本。

（25）濒死或异常死亡动物的处理：按患病或死亡实验动物的管理规定及上述骨髓涂片的制作、解剖和取材、组织脏器的大体观察和病理组织标本的制备等标准操作规程进行处理。

（26）组织病理学检查：至少应对溶媒对照组、高剂量组和尸检异常动物进行详细检查，如高剂量组动物某一组织发生病理改变时，需对其他剂量组动物的相同组织进行检查。

3. 一般毒性观察指标（表1-3-9）

（1）一般状况：动物的外观、体征、行为、活动及有无死亡等所有异常体征。

（2）体重：体重和两相邻称量时间点的增重（不包括解剖前一天至解剖当天的增重）。

（3）摄食：两相邻称量时间点的摄食量和食物利用率。

（4）尿液：颜色、透明度、比重（SG）、pH、尿糖（GLU）、尿蛋白（PRO）、尿胆红素（BIL）、尿胆原（URO）、酮体（KET）、潜血（BLO）、白细胞（WBC）和亚硝酸盐（NIT）。

（5）眼科检查：至少包括眼睑、结膜、角膜、瞳孔和虹膜。

（6）一般血液学：红细胞计数（RBC）、血红蛋白（Hb）、血细胞比容（HCT）、平均红细胞体积（MCV）、平均血红蛋白含量（MCH）、平均血红蛋白浓度（MCHC）、红细胞分布宽度（RDW-SD）、网织红细胞（RET）计数和百分比、白细胞及其五分类计数和百分比、血小板计数（PLT）、血小板压积（PCT）、平均血小板体积（MPV）和血小板分布宽度（PDW）。

（7）凝血：凝血酶原时间（PT）和活化部分凝血酶时间（APTT）。

（8）血液生化学：谷草转氨酶（AST）、谷丙转氨酶（ALT）、碱性磷酸酶（ALP）、肌酸激酶（CK）、尿素氮（BUN）、肌酐（CREA）、总蛋白（TP）、白蛋白（ALB）、葡萄糖（GLU）、总胆红素（TBIL）、总胆固醇（CHOL）、甘油三酯（TRIG）、γ谷氨酰转移酶（GGT）、钾离子浓度（K^+）、氯离子浓度（Cl^-）和钠离子浓度（Na^+）。

（9）骨髓：增生程度，原粒、早幼粒、中性中幼粒、中性晚幼粒、中性杆状核、中性分叶核、嗜酸/嗜碱性粒、原红、早幼红、中幼红、晚幼红、粒系、红系、淋巴/浆细胞、单核细胞、巨核细胞、巨噬细胞和其他类型细胞数量。

（10）脏器重量：脑、胸腺、心脏、肺脏、肝脏、脾脏、肾脏、肾上腺、睾丸、附睾、子宫和卵巢重量及其脏器重量/体重系数和脏器重量/脑重量系数。

（11）脏器组织大体观察：脑（大脑、小脑和脑干）、垂体、眼、哈氏腺、颈部淋巴结、脊髓（颈、胸和腰段）、甲状腺（含甲状旁腺）、唾液腺、胸腺、食管、气管、主动脉、心脏、肺（附主支气管）、肝脏、脾脏、胰腺、胃、十二指肠、空肠、回肠、盲肠、结肠、直肠、肠系膜淋巴结、肾脏、肾上腺、膀胱、坐骨神经、睾丸、附睾、前列腺、精囊腺、阴道、子宫和子宫颈、卵巢和输卵管、乳腺、骨（股骨）、骨骼肌、皮肤、骨髓（胸骨）、异常组织和组织肿块肉眼观察到的所有异常变化。

（12）组织病理学检查：脑（大脑、小脑和脑干）、垂体、眼、哈氏腺、颈部淋巴结、脊髓（颈、胸和腰段）、甲状腺（含甲状旁腺）、唾液腺、胸腺、食管、气管、主动脉、心脏、肺（附主支气管）、肝脏、脾脏、胰腺、胃、十二指肠、空肠、回肠、盲肠、结肠、直肠、肠系膜淋巴结、肾脏、肾上腺、膀胱、坐骨神经、睾丸、附睾、前列腺、精囊腺、阴道、子宫和子宫颈、卵巢和输卵管、乳腺、骨（股骨）、骨骼肌、皮肤、骨髓（胸骨）、异常组织和组织肿块镜下观察到的所有异常变化。

4. 前列腺毒性特异观察指标 当研究前列腺毒性及其作用机制时，在观测上述一般指标的基础上，要特别关注或添加下列一些关系到前列腺毒性的特异性指标。下列指标后的"箭头"常常是前列腺毒性指标呈现的上升（↑）或下降（↓）。

（1）前列腺炎毒性常见异常指标：如下。

表1-3-9　PTS动物染毒 n 天一般毒性试验检测指标和时间安排

项　目	具　体　指　标	阶段/频率
一般状况	外观、体征、行为、活动及有无死亡等所有异常体征	D_1 至 D_n 时每天至少观察2次，D_{n+1}～D_{n-1} 时每天至少观察1次，依此类推
体重	体重 增重	
摄食	摄食量和食物利用率	
尿液	颜色、透明度、SG、pH、GLU、PRO、BIL、URO、KET、BLO、WBC 和 NIT	D_n、D_{2n}，依此类推
眼科检查	至少包括眼睑、结膜、角膜、瞳孔和虹膜	D_{n+1} 和 D_{2n-1}，依此类推
一般血液学	RBC、Hb、HCT、MCV、MCH、MCHC、RDW-SD、RET#、RET%、WBC、NEUT#、LYMPH#、MONO#、EO#、BASO#、NEUT%、LYMPH%、MONO%、EO%、BASO%、PLT、PCT、MPV 和 PDW	D_{n+1} 和 D_{2n-1}，依此类推
凝血	PT 和 APTT	D_{n+1} 和 D_{2n-1}，依此类推
血液生化学	AST、ALT、ALP、CK、BUN、CREA、TP、ALB、GLU、TBIL、CHOL、TRIG、GGT、K^+、Cl^- 和 Na^+	D_{n+1}、D_{57}，依此类推或冻存解冻后
骨髓	增生程度，原粒、早幼粒、中性中幼粒、中性晚幼粒、中性杆状核、中性分叶核、嗜酸/嗜碱性粒、原红、早幼红、中幼红、晚幼红、粒系、红系、淋巴/浆细胞、单核细胞、巨核细胞、巨噬细胞和其他类型细胞数量	D_{n+1} 和 D_{2n-1}，依此类推
脏器重量	脑、胸腺、心脏、肺、肝脏、脾脏、肾脏、肾上腺、睾丸、附睾、子宫和卵巢重量及其脏器重量/体重系数和脏器重量/脑重量系数	D_{n+1} 和 D_{2n-1}，依此类推
大体观察和组织病理学检查	脑（大脑、小脑和脑干）、垂体、眼、哈氏腺、颈部淋巴结、脊髓（颈、胸和腰段）、甲状腺（含甲状旁腺）、唾液腺、胸腺、食管、气管、主动脉、心脏、肺（附主支气管）、肝脏、脾脏、胰腺、胃、十二指肠、空肠、回肠、盲肠、结肠、直肠、肠系膜淋巴结、肾脏、肾上腺、膀胱、坐骨神经、睾丸、附睾、前列腺、精囊腺、阴道、子宫和子宫颈、卵巢和输卵管、乳腺、骨（股骨）、骨骼肌、皮肤、骨髓（胸骨）、异常组织和组织肿块肉眼和镜下观察到的所有异常变化	D_{n+1} 和 D_{2n-1}，依此类推

注：表中英文缩写词可参见表1-3-6和表1-3-7

1）血常规：白细胞数量↑。

2）血清学：PSA↑、酸性磷酸酶↓。

3）尿常规：病原体（+）、白细胞数量↑。

4）尿动力学（大动物）：尿流率↓、尿道阻力↑、膀胱功能失调。

5）免疫学：CRP↑、IgG↑、IgM↑、IgA↑、IL-1β↑、TNF-α↑、IFN-γ↑。

6）精子活力：时有异常。

7）组织病理学（金指标）：前列腺间质或腺腔炎症细胞浸润。

（2）前列腺增生毒性常见异常指标：如下。

1）激素指标：雌二醇（E_2）↓、睾酮（T）↑、双氢睾酮（DHT）↑。

2）血清指标：前列腺特异抗原（PSA）↑、胰岛素样生长因子-1（IGF-1）↑、表皮生长因子（EGF）↑。

3）脏器重量：腹侧叶和背侧叶前列腺的干重和湿重↑。

4）前列腺组织分子生物学因子：PSA↑、EGF↑、转化生长因子（TGF-β1）↑。

5）组织病理学（金指标）：大体观察到异常的组织和组织肿块↑，腹侧前列腺上皮和背侧前列腺上皮厚度↑，腹侧前列腺腺腔和背侧前列腺腺腔大小↑。

（3）前列腺癌毒性常见异常指标：如下。

1）大动物B超、CT或MRI：前列腺增大，包膜不完整，表面欠光滑。

2）肿瘤生长描述：成瘤率↑、肿瘤生长曲线↑。

3）肿瘤转移描述：转移率↑、发现前列腺外转移瘤。

4）血液：ERG蛋白含量↑、PSA↑、miRNA含量↑。

5）尿液：血尿、血精、肌氨酸含量、铁和铜等微量元素水平↑（广泛转移时肿瘤破裂引起）。

6）组织病理学：血管内皮生长因子（VEGF）↑、基质金属蛋白酶（MMP）↑、蛋白基因组学特殊"标志物"表达阳性。

7）免疫组化因子表达：CK34βE12（＋）、CK34βE12（＋）、P63（＋）、P504s（＋），p63（－）和b34e12（－）等。

8）转移前列腺癌：上皮细胞小体外泌蛋白（PSEP）↑、嗜铬粒蛋白A（CgA）↑。

9）组织病理学（金指标）：上皮癌、腺泡腺癌、导管腺癌、尿路上皮癌、鳞状细胞癌和腺鳞癌表现等。

（十）恢复期观察

染毒期结束即 D_{n+1} 时剖杀2/3比例动物，剩余动物恢复观察n天，以了解毒性反应的可逆性和可能出现的迟发毒性；恢复观察期时，每天至少观察1次动物的一般状况；每周称量1次体重，并于解剖当天（解剖前）称量计划解剖动物体重；观察和称量方法与染毒期相同。恢复期结束时进行尿液、眼科、血液学、凝血、血液生化学、骨髓和病理学等项目检查，样本采集、检查方法及指标（具体如表1-3-7）与染毒期相同。

（十一）统计分析

采用SPSS统计软件进行统计分析，体重等计量资料以 $\bar{x} \pm SD$ 形式表示，组间比较时用单因素方差分析或非参数检验；阳性数等计数资料以构成比形式表示，组间比较时用 χ^2 检验；病变程度等级资料用频数或构成比形式表示，组间比较时用非参数检验。

（十二）参考文献

略。

（十三）记录保存

除计算机或自动化仪器直接采集的数据外，其他所有在实际研究中产生的数据均记录在表格或记录纸上，并随时整理装订。所有数据记录都注明记录日期，并由记录人签字。对原始记录进行更改时按要求进行。

记录的所有数据都由另一人（非做记录的人）进行核查、签字，保证数据可靠。研究结束后，递交最终报告时，所有原始资料、文件等材料均交档案室保存。具体管理内容、程序和方法按本中心制订的标准操作规程执行。

（十四）资料归档时间和地点

保存单位：×××。

地址：×××。

邮编：×××。

保管人：×××。

电话：×××。

归档时间：××××-××-××。

保存时间：＞10年。

案例三

前列腺毒性物质动物生殖毒性试验方法

虚拟题目：前列腺毒性物质染毒妊娠大鼠 n 天对子代发生前列腺炎易感性的影响

（一）目的

SD孕大鼠（由美国Sprague Dawley农场培育而成）于交配前14天至妊娠14天（GD_{14}）染毒，给予两种剂量的PTS，待雄性子代性成熟后（PND_{56}）分别采用低、中和高三个剂量的雌二醇（E_2）诱导，观察子代发生前列腺炎的难易程度，同时探讨与前列腺炎相关基因、受体和生物标志物的变化。

（二）PTS

（1）名称：前列腺毒性物质。

（2）缩写名：PTS。

（3）提供单位：×××。

（4）批号：×××。

（5）规格：×××。

（6）性状：×××。

（7）保存条件：×××。

（8）配制方法：×××。

（三）雌二醇

（1）名称：17β-雌二醇（E_2）。

（2）提供单位：×××公司。

（3）批号：×××。

（4）规格：1 g/瓶。

（5）性状：白色或淡黄色粉末。

（6）保存条件：常温贮存。

（7）配制方法：采用药用级橄榄油配制。

（四）溶媒

（1）名称：×××。

（2）提供单位：×××。

（3）批号：待定。

（4）规格：×××。

（5）保存条件：密闭、常温。

（6）配制方法：无需配制。

（五）动物资料

（1）种：Sprague-Dawley大鼠。

（2）系：远交系。

（3）性别和数量：雌性36只，雄性18只。

（4）年龄：雌性80～100天，雄性90天以上。

（5）体重范围：雌性200～250 g，雄性300 g以上（接收时）。

（6）来源：×××。

（7）等级：SPF。

（8）许可证号及发证单位：实验动物生产许可证号×××，×××单位颁发；实验动物使用许可证号×××，×××单位颁发。

（9）实验系统选择说明：SD大鼠是毒理学研究中公认的标准动物之一。

（10）实验动物识别方法：动物到达后，按要求接收，按动物福利要求进行编号，为每只动物指定一个单一的研究动物号。原始资料中使用研究动物号来识别。

（11）饲料、垫料及饮用水：饲料由×××生产的繁殖鼠饲料，垫料为×××提供的木屑垫料，饮用水为自来水，三者均经高温高压灭菌后使用。

（12）饲养条件和环境：SPF级动物房内饲养。室温20～26℃，相对湿度40%～70%，光照12 h，黑暗12 h；实验开始前适应性饲养5～7天，经一般行为观察，选用符合要求的大鼠作为实验动物。饲养于400 mm×350 mm×200 mm塑料笼内，交配前每笼饲养同性大鼠不超过5只，交配合笼时每笼饲养1雌（或2雌）1雄，合笼后未交配成功大鼠放回原饲养笼饲养，交配成功雌鼠单笼饲养；自由饮水、摄食。

（六）分组和剂量设置

1. 分组方法

（1）将F_0代雌鼠分为溶媒对照组、PTS低和高剂量组及阳性对照组，共4组（表1-3-10），将F_1代雄鼠分为溶媒对照组（使用橄榄油）及E_2低、中和高剂量组，共4组（表1-3-11）。

（2）为保证每组有不少于8只孕鼠，每组可使用已受精雌鼠约10只或更多。每组所分配的具体受精雌鼠数量视最终受精鼠总数而定，原则上尽量使各实验组受精雌鼠数量相等（近）。

2. 剂量设置依据

（1）同类物质毒性数据。

（2）本物质既往研究资料数据。

（3）本机构预初试验数据。

3. 剂距 ×倍。

4. 剂量 F_0代雌鼠见表1-3-10，F_1代雄鼠见表1-3-11。

（七）染毒方法

1. PTS

（1）染毒频率：1次/天。

（2）染毒途径：×××。

（3）染毒对象：F_0代雌鼠。

（4）染毒量：×××。

（5）染毒时间：交配前2周至GD_{14}，09：00～12：00。

（6）染毒期限：28天。

（7）给予PTS的途径说明：尽可能同人用途径染毒的染毒方式。

（8）PTS配制方法：按药品配制要求，将PTS粉末采用蒸馏水混匀稀释至所需浓度（表1-3-12）。

2. 雌二醇

（1）染毒频率：1次/天。

（2）染毒途径：皮下注射（sc）。

（3）染毒对象：F_1代雄鼠。

（4）染毒量：0.1 mL/100 g。

（5）染毒时间：PND_{61}～PND_{90}，09：00～

表1-3-10　PTS染毒SD孕鼠对子代发生前列腺炎易感性的影响试验剂量分组（F_0代）

组　别	剂量（mg/kg）	等效剂量的倍数	人用剂量的倍数	孕鼠数量（只）
溶媒对照组	××	××	××	≥8
低剂量组	××	××	××	≥8
高剂量组	××	××	××	≥8
阳性对照组	××	××	××	≥8

表1-3-11　PTS染毒SD孕鼠对子代发生前列腺炎易感性的影响试验雌二醇剂量分组（F_1代）

组　别	剂量（mg/kg）	等效剂量的倍数	人用剂量的倍数	雄鼠数量（只）
溶媒对照组	—	—	—	≥8
E_2低剂量组	0.25	0.4	2.43	≥8
E_2中剂量组	1.25	2.0	12.14	≥8
E_2高剂量组	6.25	10.0	60.70	≥8

注：① 根据研究显示，0.25 mg/kg E_2是成年雄性SD大鼠前列腺炎造模的常用剂量；② 根据本研究室之前的前列腺炎造模方法，将1.25 mg/kg设为E_2诱导前列腺炎的中剂量；③ 本试验将0.25 mg/kg、1.25 mg/kg和6.25 mg/kg分别设为E_2低、中和高剂量；④ 剂距：5倍

12：00。

（6）染毒期限：30天。

（7）给予PTS的途径说明：雌二醇临床中主要包括肌内注射、口服、鼻黏膜染毒、经皮染毒、经阴道染毒等途径，但动物实验采用皮下注射居多，故本实验采用皮下注射的染毒方式。

（8）PTS配制方法：按药品配制要求，将雌二醇粉末采用药用橄榄油混悬并稀释至所需浓度（表1-3-13）。

（9）PTS的给予方法：按大鼠皮下注射方法。

（八）实验方法和观察指标

1. 实验方法

（1）适应性饲养：动物接收后检疫5天，根据体重增长情况决定适应性饲养时间。

（2）合笼交配：清洁级SD成年大鼠适应性饲养结束后，将雌鼠分为4个剂量组，每天染毒给予对应剂量的PTS，2周后按1∶1或1∶2比例将雄、雌大鼠合笼交配，交配期每天上午8：00～9：30进行阴道涂片检查，查到精子或阴栓日定为妊娠0天（GD_0），将受精雌鼠取出，保证每组有不少于8只孕鼠，每组可能使用已受精雌鼠约10只或更多。

（3）给予PTS：各组雌鼠每天染毒1次，从交配前2周至妊娠第14天（GD_{14}）结束，保留所有F_1代雄鼠进行编号，确保每组不少于8只雄鼠。

（4）体重：按小动物体重测定方法对已交配的雌鼠每周称重1次，F_1代雄鼠每周称重1次。

（5）母鼠处死：PND_{21}安乐处死母鼠。然后切开腹部暴露两侧子宫和内脏器官，发现任何内脏有异常应做好记录，并将所有异常组织切下来，做好标记放入10%福尔马林中固定，以便将来作组织病理学检查。

（6）仔鼠前列腺炎诱导：F_1代雄鼠于PND_{56}用3%戊巴比妥麻醉，无菌条件下取腹正中切口，直达腹腔，轻轻拉动睾丸脂肪，暴露睾丸和附睾，自输精管处结扎，完整地切除双侧睾丸和附睾，依次缝合肌肉和皮肤，放回鼠笼，自由饮食，恢复5天后在颈背部进行雌二醇皮下注射，每天染毒1次，连续染毒30天，每周根据动物体重变化调整染毒剂量。

（7）仔鼠处死：F_1代雌鼠另作他用。F_1代雄鼠分别于PND_{91}处死，麻醉后打开腹腔，取血后供免疫学指标检测，剖取前列腺、精囊腺、睾丸、附睾和脑，并进行组织形态学观察（如有必要，开展雄性性行为观察、流式细胞仪检测）、称重、阴茎勃起潜伏期时间、精子活力分析和顶

表1-3-12　PTS染毒SD孕鼠对子代发生前列腺炎易感性的影响试验PTS的配制方法

组　别	剂量（mg/kg）	PTS量（mg）	溶液量至（mL）	目标浓度（mg/mL）
溶媒对照组	××	××	××	××
低剂量组	××	××	××	××
高剂量组	××	××	××	××

表1-3-13　PTS染毒SD孕鼠对子代发生前列腺炎易感性的影响试验雌二醇（E_2）的配制方法

组　别	剂量（mg/kg）	E_2量（mg）	溶液量至（mL）	目标浓度（mg/mL）
溶媒对照组	—	—	—	—
低剂量组	0.25	10.0	40.0	0.25
中剂量组	1.25	50.0	40.0	1.25
高剂量组	6.25	250.0	40.0	6.25

体酶活力检测，其中前列腺（一侧）、精囊腺、睾丸和附睾用福尔马林固定后进一步行病理学分析，另一侧前列腺和脑保存于液氮备用。

2. 孕鼠观察指标

（1）一般状况观察：按实验动物一般状况观察规定，每天上午观察1次动物的外观体征、行为活动及有无死亡等情况；发现死亡或濒死动物应及时剖检。

（2）体重：每周称重1次。

3. 子代观察指标

（1）一般状况观察：按实验动物一般状况观察规定，每天上午观察1次动物的外观体征、行为活动及有无死亡等情况；发现死亡或濒死动物应及时剖检。

（2）体重：每周称重1次。

（3）雌雄比例和死胎率：记录仔鼠出生后的雌雄比例和死胎率。

（4）血液学检测：重点考察白细胞、淋巴细胞、中性粒细胞等。

（5）ELISA检测：解剖动物采集血液，静置1 h左右，3 000 r/min离心15 min后吸取上清，采用酶联免疫法用酶标仪检测血清睾酮（T）、双氢睾酮（DHT）、雌二醇（E$_2$）和PTS的浓度，具体指标及其检测方法见表1-3-14和表1-3-15，留剩余血清备用。

（6）病理检查：试验期间发现动物死亡应及时剖检，濒死者可即时处死进行剖检。PND$_{91}$后用3%戊巴比妥钠麻醉处死按动物解剖和取材要求解剖取材，观察并描述前列腺、睾丸等生殖器官，然后将其在改良的Davidson固定液中固定18～24 h后（固定时间最好不超过24 h），转入10%福尔马林固定液中继续固定24 h。组织固定

表1-3-14　观察及检测指标和时间

检测指标	观察及检测内容	检测时间
一般生理指标	外观体征、行为活动、摄食情况、粪便性状、腺体分泌等	每天1次
	体重变化	每周1次
	仔鼠雌雄比例和死胎率	PND$_1$
血液学指标	白细胞计数及其三分类：淋巴细胞、中性粒细胞、单核细胞计数及其百分比	PND$_{91}$
血清生化指标	CRP、IgM、Zn^{2+}	PND$_{91}$
免疫组化检测	COX-2、TNF-α、ERα、NF-κB	PND$_{91}$
RT-PCR检测	DNA甲基转移酶1、3A、3B和3L	PND$_{91}$
ELISA检测	血清睾酮、雌二醇、双氢睾酮、PTS（FA）	PND$_{91}$
病理检查	前列腺、精囊腺、睾丸和附睾	PND$_{91}$

表1-3-15　血液激素检测指标和方法

指标（参数）	缩写名	单　位	方　法
雌二醇	E$_2$	ng/L	酶联免疫法
睾酮	T	nmol/L	酶联免疫法
双氢睾酮	DHT	nmol/L	酶联免疫法
PTS	FA	nmol/L	酶联免疫法

程序结束后，将组织从中部横切，取 4 mm 厚度组织样本，经过梯度乙醇脱水、二甲苯透明及浸蜡处理后包埋成蜡块，并制作成 4 μm 厚的切片，进行 HE 染色。

（7）脏器称量：前列腺、精囊腺、睾丸、附睾和脑等。

（8）进行组织形态学观察（如有必要，开展雄性性行为观察）、称重、阴茎勃起潜伏期时间、精子活力分析和顶体酶活力检测。

（9）以流式细胞仪检测各组织器官的细胞凋亡和细胞周期等变化。

（10）免疫组化：将取材组织或脏器固定于 4% 多聚甲醛，常规包埋切片后常规免疫组化检测 TNF-α、环氧化酶 COX-2、雌激素受体 ERα 和核转录因子 NF-κB。

（11）血清生化和免疫学指标：血液静置 1 h 左右，3 000 r/min 离心 15 min 后吸取上清，用全自动生化分析仪检测 CRP、IgM 和 Zn^{2+}。

（12）图像分析：分析前列腺腺体上皮细胞和腺腔间结缔组织面积比例变化。

（13）DNA 甲基转移酶（Dnmt）测定：利用 RT-PCR 检测 Dnmt1、Dnmt3A、Dnmt3B 和 Dnmt3L。

（14）甲基化检测：采用 DNA 甲基化测序技术分析差异表达蛋白的基因甲基化状态。

（15）基因芯片检测：对前列腺炎相关基因进行检测。

4. 子代前列腺炎的特别观察指标及其选择依据

（1）TNF-α：细胞因子产物 TNF-α 是肿瘤坏死因子，它可以促进 T 细胞产生各种炎症因子，进而促进炎症反应的发生。TNF-α 作为一种重要的炎症介质，是前列腺炎常见的生物标志物。

（2）COX-2：生理状态下绝大部分组织细胞不表达 COX-2；而在炎症、肿瘤等病理状态下受炎性刺激物、损伤、有丝分裂原和致癌物质等促炎介质诱导后，呈表达增高趋势，参与多种病理生理过程。COX-2 是常见的炎症因子，也是前列腺炎诊断中常用的指标。

（3）NF-κB：核转录因子 NF-κB 在炎症、免疫反应和肿瘤的发生中都发挥着很重要的作用，因为它可以激活多种基因的转录。

（4）Dnmt：DNA 甲基化是表观遗传学的重要组成部分，同组蛋白相互作用，通过改变染色质结构，调控基因表达。DNA 甲基转移酶在胚胎发育中起到了关键作用。在胚胎发育的早期，Dnmt3A 和 Dnmt3B 功能重叠。Dnmt1 的甲基化作用发生在植入期，并在胚胎发育过程中起到了维持甲基化的作用。这说明，无论是 DNA 从头甲基化还是 DNA 甲基化的维持都是胚胎发育的重要环节，可能与不同组织细胞中不同基因的表达有关。

（5）其他生物学指标或生物标志物。

（九）统计分析

采用 SPSS 统计软件进行统计分析，计量资料，如体重、脏器重量、激素水平等以 $\bar{x} \pm SD$ 表示，组间比较采用单因素方差分析或非参数检验；计数资料，如出生存活率、死胎率等用百分率表示，组间比较采用 χ^2 检验。

（十）参考文献

略。

（十一）记录保存

除计算机或自动化仪器直接采集的数据外，其他所有在实际研究中产生的数据均记录在表格或记录纸上，并随时整理装订。所有数据记录都注明记录日期，并由记录人签字。对原始记录进行更改时按要求进行。

记录的所有数据都由另一人（非做记录的人）进行核查、签字，保证数据可靠。研究结束后，递交最终报告时，所有原始资料、文件等材料均交档案室保存。具体管理内容、程序和方法按本中心制订的标准操作规程执行。

（十二）资料归档时间和地点

保存单位：×××。

地址：×××。

邮编：×××。

保管人：×××。

电话：×××。

归档时间：××××-××-××。

保存时间：>10 年。

（闫晗　郭隽　周莉　孙祖越）

第二章

前列腺炎毒理学

第一节 · 前列腺炎概述

前列腺炎是一种发生在青壮年男性中的疾病，在50岁以下男性中常见，有4%～11%的男性（在不考虑年龄和种族差异的情况下）患过前列腺炎，泌尿外科门诊患者中，前列腺炎患者占8%～25%，且有逐年增加的趋势，没有明显的流行病学特征。

毒理学家发现，前列腺炎是老龄大鼠常见的毒性反应，幼龄大鼠随年龄增长，发病率升高。解剖后发现其基本病理变化为间质充血、水肿、炎症细胞浸润、腺管阻塞及纤维组织增生等组织病理学表现。

慢性前列腺炎在前列腺增生的发生和发展中起到重要作用。两者之间相互诱导，互为因果，形成恶性循环。有学者认为，两者之间的关联是慢性前列腺炎刺激前列腺充血，长期的充血致使前列腺腺体体积增大。炎症环境刺激下，前列腺液可诱导周围淋巴细胞释放一些生长因子和炎症介质，包括成纤维细胞生长因子（fibroblast growth factor，FGF）、白介素（interleukin，IL）-2、淋巴因子、IL-7和IL-4等，导致前列腺细胞增生。而前列腺增生时，间质细胞的增生挤压前列腺腺管，使前列腺液排出受阻，同时由于排尿不畅，使得残余尿增加和尿液长期在膀胱内存放，增加了前列腺感染及前列腺炎发生的可能性。

一、前列腺炎国内外诊断标准差异

国际前列腺组织炎症的分类诊断标准由北美和国际慢性前列腺炎研究协作机构制订，将前列腺组织炎症定义为：炎症细胞浸润或聚集在前列腺腺体组织内。我国尚未制订关于前列腺组织炎症的统一诊断标准，目前主要采用北京大学泌尿外科研究所制订的诊断标准，具体如下：① 经病理诊断结果证实，术后前列腺标本中前列腺腺体周围有炎症细胞浸润，必须是在前列腺的腺管周围间质有炎症细胞，并有一定量的浸润，而不是在其他部位，如血管周围等；② 由于炎症细胞的浸润，不同程度地破坏了腺体上皮组织的周围；③ 前列腺腺腔内存在炎症细胞，并储存有炎症渗出物。

张祥华等对530例前列腺增生患者采用上述国际和国内诊断标准，进行了前列腺标本病理观察，结果发现采用国际标准，诊断患有前列腺组织炎症的有472例（89.11%），但采用国内标准，诊断患有前列腺组织炎症的为208例（39.12%）（$P < 0.01$）。

二、前列腺炎的表现

（一）临床症状与体征

前列腺炎患者通常伴有尿路感染、前列腺腺体炎症及周围疼痛的症状，甚至可以牵涉到泌尿系统发生症状。

特征性的临床表现有以下几种。

（1）排尿异常：尿频、尿急、尿痛、尿不净、尿道灼热，排尿或排便时末尿道口有俗称"尿白"的白色混浊分泌物滴出。

（2）疼痛：疼痛较轻微，多属间歇性，常发生于腰骶部、下腹部、耻骨、腹股沟、会阴部、睾丸和精索等处。

（3）性功能低下：常见性欲减退、阳痿、早泄和射精疼痛等。

（4）神经衰弱：失眠、多梦、头痛、头晕和精神抑郁等。

按照分型来说，有以下临床表现。

（1）急性细菌性前列腺炎（Ⅰ型）：起病急，可表现为高热、寒战，伴有持续和明显的下尿路感染症状，如尿频、尿急、尿痛和排尿烧灼感，排尿困难、尿潴留，后尿道、肛门和会阴区坠胀不适。血液和尿液中白细胞数量升高，细菌培养阳性。

（2）慢性细菌性前列腺炎（Ⅱ型）：下尿路

感染反复发作持续3个月以上。

（3）慢性前列腺炎（Ⅲ型）：主要表现为骨盆区域疼痛，可见于会阴、阴茎、肛周部、尿道、耻骨部或腰骶部等部位。排尿异常如尿急、尿频、尿痛和夜尿增多等。由于慢性疼痛久治难愈，患者生活质量下降，并可能有性功能障碍、焦虑、抑郁、失眠和记忆力下降等。

（4）无症状性前列腺炎（Ⅳ型）：没有主观症状，仅在有关前列腺方面的检查时发现炎症证据。

（二）生理生化指标

前列腺炎除了一些常见的生理、病理指标外，还有一些特异性的生物学标志物。

1. 生理指标

（1）直肠指诊：直肠指诊Ⅰ型前列腺炎可发现前列腺肿大、明显的压痛和局部温度升高。Ⅱ型和Ⅲ型前列腺炎直肠指检可了解前列腺大小、质地、是否有结节、是否有压痛及其范围和程度、盆底肌肉的紧张度、盆壁是否有压痛等，在实验室检查时可通过按摩前列腺获得前列腺液。

（2）前列腺液（expressed prostatic secretions，EPS）：EPS常规检查一般采用湿涂片法和血细胞计数板法镜检，血细胞计数板法具有更好的精确度。正常前列腺液沉渣中，在高倍显微镜下，每个视野的白细胞含量应在10个以内，前列腺炎患者白细胞数量 > 10个/视野，尤其是在其中发现了含有脂肪的巨噬细胞。但一些慢性细菌性前列腺炎患者，其前列腺液中的白细胞数可能会布满整个视野。当然，另有少数正常男性的前列腺液中白细胞数 > 10个/视野。

（3）尿液细菌学：具体方法如下，收集尿液前指导患者多喝水，包皮过长者要把包皮上翻。洗净阴茎头和尿道口后，排尿并收集尿液10 mL；继续排尿200 mL左右后收集中段尿10 mL；接着停止排尿，做前列腺按摩，将前列腺液搜集起来；最后再次采集10 mL尿液。每个标本做镜检和培养，通过以上标本细菌菌落数量对比，可鉴别有没有前列腺炎或尿道炎的存在。

（4）尿动力学：大多数学者认为前列腺内尿液反流是引起前列腺炎发生的因素之一，前列腺

内尿液反流引起腺腔内压力增加，并导致腺体的破坏和分泌物中炎症因子在间质内渗出而引起慢性疼痛，由于排尿时的高压湍流和尿路解剖结构异常所引起，称为前列腺导管尿液反流。由于存在于前列腺基质、前列腺包膜、膀胱颈和后尿道平滑肌的肾上腺素能受体主要是 α_1 受体，一般认为，这种功能性下尿路梗阻为下尿路 α_1 肾上腺素能受体兴奋性增强所致。首先是从血管周围到腺体逐渐发生的炎症，然后是尿动力学的改变。实验结果显示，排尿阈值压增加，膀胱容量和顺应性降低，说明慢性前列腺炎可以反射性地引起膀胱充盈受限，容量减小，排尿性收缩抑制，膀胱的这些功能改变必然引起尿频、尿急、排尿困难和尿不尽等排尿异常症状。

（5）其他：不是特异性的体征，可以用于辅助诊断，具体为：① 前列腺炎患者可发生白细胞增多、精液不液化、血精及精子活力下降等精液质量异常的变化；② B超检查可发现前列腺回声不均，前列腺结石或钙化，静脉丛扩张围绕前列腺；③ 尿流率检查能对患者的排尿状况有一个大致的了解，有助于鉴别前列腺炎与排尿障碍有关的疾病。

2. 生化指标

（1）卵磷脂小体（small particle of lecithin，SPL）密度：有学者采用卡拉胶诱导大鼠前列腺炎，24 h后检测白细胞水平和卵磷脂小体密度，发现与对照组相比，白细胞水平明显升高，且卵磷脂小体密度降低。

（2）免疫球蛋白和炎症细胞因子水平：细胞因子是由免疫细胞和炎症细胞产生的调节局部和全身免疫反应的小分子蛋白，在炎症反应过程中扮演着重要角色。大部分细胞因子是由局部的自分泌或旁分泌产生的，作用于局部损伤、炎症和感染。前列腺炎患者前列腺液中常出现某些细胞因子水平的变化，例如Ⅲ型和Ⅳ型患者的前列腺液中常出现IL-1β和TNF-α，并且水平较高，因此对慢性盆腔疼痛综合征（chronic pelvic pain syndrome，CPPS）的识别、特征化和治疗提供了新方法和新方向，可作为传统的前列腺液白细胞计数和微生物分析的重要补充。前列腺炎患

者前列腺液内的一些细胞因子，如 IL-6、IL-8、IL-10、IL-1β、IL-2、TNF-α 和上皮中性粒细胞活性肽 78（ENA-78）等水平较高，提示对慢性前列腺的诊断具有一定的价值。测定方法有放射免疫法、化学发光法和酶联免疫吸附试验等免疫学方法。

免疫球蛋白存在于前列腺炎患者的前列腺组织、血清和前列腺液中，而总 IgA 和 IgG 在慢性前列腺炎患者的前列腺液中含量明显增高。全身和局部的免疫球蛋白 IgA、IgG 和 IgM 增高与泌尿系统细菌感染有关。胡小朋等的研究结果表明，前列腺液细菌培养阳性患者的前列腺液中免疫球蛋白 IgA 和 IgG 水平较高。血清中的抗原特异性抗体及前列腺液中总免疫球蛋白水平往往不能表达前列腺的免疫反应程度，但局部免疫反应与血清中的反应不同，其对感染的微生物具有特异性，前列腺对感染反应的免疫球蛋白以局部分泌型 IgA(SIgA) 为主。前列腺液中 SIgA 增高可作为诊断慢性细菌性前列腺炎的基础之一，但是免疫球蛋白的检测不能区别前列腺内感染的病原体。

（3）金属离子：男性前列腺液中含有一定的天然抗菌成分，此成分属于一种含 Zn 蛋白，Zn 是最主要的成分。有研究表明，前列腺 Zn 水平在患慢性前列腺炎时明显降低。还有前列腺炎的风险随着铁蛋白水平的增加而升高。

3. 生物标志物

（1）细胞因子：细胞因子是由免疫细胞和某些非免疫细胞经刺激而合成和分泌的小分子蛋白质，其主要参与调节免疫细胞分化发育、免疫应答、组织修复介导炎症反应、刺激造血功能等。细胞因子基因表达水平的复杂变化过程，在前列腺炎的发生过程中可能扮演着举足轻重的角色。Razumov 认为在诊断慢性前列腺炎时，细胞因子可以作为一个客观指标。

1）肿瘤坏死因子 α（TNF-α）：TNF-α 是由脂多糖和细菌产物刺激单核巨噬细胞活化后产生的，包括可溶性的 TNF-α（sTNF-α）和膜相关的 TNF-α（mTNF-α）两种形式，是由三个相同的单体亚单位组成的致密三聚体，以三聚体的形式发挥作用，属于 II 型膜蛋白（即 N 端在胞内区，C 端向胞外区），保持 C 端的完整性对维持 TNF-α 的生物学活性是必需的。TNF-α 主要诱导内皮细胞上如 ELAM-1、ICAM-1 等一些黏附分子表达增加，从而促进淋巴细胞和单核细胞的聚集、黏附、迁移、浸润和中性粒细胞脱颗粒，同时促进巨噬细胞本身释放炎症介质如白三烯、前列腺素等，促进炎症反应，在前列腺炎的发生中可能起重要作用。

2）白细胞介素 8（IL-8）：IL-8 是由 72 个氨基酸残基组成的多肽。在炎症因子 IL-1、TNF-α 及脂多糖（LPS）激活下由多种细胞合成表达，可于单核巨噬细胞、内皮细胞、成纤维细胞和上皮细胞中产生。IL-8 水平与局部浸润的单核细胞和中性粒细胞数量的多少有一定相关性。其既可作用于 T 淋巴细胞、中性粒细胞和内皮细胞，诱导释放炎症介质（TNF-α）和促进成纤维细胞增殖，促进炎症反应，又可通过抑制中性多形核白细胞（PMN）黏附和渗出，起到抗炎作用。

3）Hochreiter 等发现，I 型、IIIA 型及 IV 型前列腺炎患者与正常对照组、前列腺增生组和 IIIB 型慢性前列腺炎（CP）组相比，前列腺液中 IL-8 的水平明显升高。而 Khadra 等发现，CP 患者精浆中 IL-8 水平升高与症状评分有一定的相关性，且 IL-8 对 CP/CPPS 的发生机制有一定的研究价值。Penna 等在检测慢性前列腺炎患者精浆中 IL-8 的水平时发现，IIIA 型 CP 患者较 III B 型患者其水平明显高于正常对照组，且与患者的临床症状呈正相关。因此，IL-8 对 IIIA、IIIB 型前列腺炎分型的诊断可能是一个可靠指标。

4）白细胞介素 6（IL-6）：IL-6 是长链组造血因子家族的代表，人的 IL-6 基因位于 7 号染色体上，编码蛋白由 184 个氨基酸组成。主要由 T 淋巴细胞（主要是 Th2）、B 细胞、单核巨噬细胞、成纤维细胞、血管内皮细胞、角质细胞和小胶质细胞等产生，与机体炎症有关。其主要功能是激活和诱导 T 淋巴细胞和 B 淋巴细胞分化；增强单核细胞和 NK 细胞杀伤效果；激活并趋化中性粒细胞，促进中性粒细胞的溶酶体活性和吞噬功能。Orhan 研究发现 IIIA、IIIB 的 CPPS 患者和健康对照组相比，IL-6的水平明显升高。Igor等和John等研究均发现在前列腺炎患者的精浆中IL-6水平明显升高，而后者认为IL-6水平与疼痛的缓解有一定的相关性。Korrovits等对无临床症状（Ⅳ型）前列腺炎患者的精浆中IL-6进行测定，发现与健康对照组相比前列腺炎患者中IL-6水平较高，有明显差异。认为精浆中IL-6水平的变化可以在诊断青年Ⅳ型前列腺炎中作为良好的预测指标。

5）趋化因子：趋化因子是细胞因子中的一个超家族，趋化和激活免疫细胞。组织内的细胞因子可以通过趋化炎症细胞如单核细胞、巨噬细胞、中性粒细胞、T细胞及B细胞到达炎症部位而发挥调节组织炎症的幅度和强度的作用。

A. 巨噬细胞炎性蛋白1α（MIP-1α）：MIP-1α是由92个氨基酸残基前体蛋白和22个氨基酸残基信号肽组成的趋化性细胞因子家族。T细胞、B细胞、单核细胞、巨噬细胞、中性粒细胞、内皮细胞、成纤维细胞、平滑肌细胞等均可活化分泌。MIP-1α可特异性地趋化单核细胞、T淋巴细胞和中性粒细胞向炎症部位迁移，也可刺激炎症细胞分泌促炎介质，如IL-1、IL-6和TNF-α等。MIP-1α在慢性炎症反应、炎症性肉芽肿中具有重要作用。

有研究发现在慢性前列腺炎，尤其是CPPS患者的精液中炎症细胞因子水平升高。Desireddi等证明慢性前列腺炎尤其是CPPS患者的前列腺液中，MIP-1α的表达与正常人相比明显增高，并认为其可以作为诊断和治疗CPPS的生物标志物。邹伟等采用RT-PCR方法显示了在ⅢA型或ⅢB型慢性前列腺炎患者的前列腺液中，MIP-1α mRNA呈高表达，并可以将前列腺液中MIP-1α的表达作为慢性前列腺炎尤其是CPPS患者分子分型的指标。

B. 单核细胞趋化因子-1（MCP-1）：MCP-1属于趋化因子CC亚家族。MCP-1可由巨噬细胞、单核细胞、成纤维细胞、内皮细胞和肾小球系膜细胞等分泌，在生理情况下呈低水平表达，在高血糖、血管紧张素Ⅱ、氧化应激、肾小球血流动力学改变等刺激因素影响下表达明显上调。MCP-1具有诱导和激活单核巨噬细胞的双重作用。

MCP-1由前列腺基质细胞产生并刺激上皮细胞的增殖，Fujita等和Parsons等认为在伴随前列腺增生的下尿路症状（lower urinary tract symptoms，LUTS）疾病中，MCP-1是一个潜在的生物标志物。Sugimoto等研究发现大鼠慢性非细菌性前列腺炎模型中MCP-1的水平在前列腺组织中明显升高，可以作为慢性前列腺炎诊断的标志物，且对前列腺炎分型有一定参考价值。Marsha等也发现MCP-1在前列腺炎中的表达水平明显升高，是慢性前列腺痛中重要的调节因子。

（2）其他标志物

1）C反应蛋白（CRP）：CRP是人体非特异性炎症反应中最敏感的主要标志物之一，为人体血浆中的一种正常蛋白成分，正常人中平均值为3.5 μg/mL，含量极低，但在急性炎症反应阶段其含量可迅速增加1 000多倍。实验证实，在急性炎症反应6～8 h内CRP浓度迅速升高，并在48～72 h达高峰。CRP主要由肝细胞在IL-6、IL-1β及TNF-α刺激下合成，因其可与肺炎链球菌细胞C多糖发生沉淀反应，故名C反应蛋白。CRP可作用于单核细胞和淋巴细胞膜表面受体，诱发淋巴细胞的活化、增生；其能激活补体的经典途径，释放炎症介质，促使细胞间黏附及与吞噬细胞发生反应，使目标细胞得以溶解。

血清中CRP容易受到前列腺外部位感染、损伤等影响而增高，而前列腺液中的CRP可以排除这些干扰，特异性地反映前列腺局部的病变，故测定前列腺液中的CRP在慢性前列腺炎的诊断、分型和判断疗程等方面具有一定的参考价值。由于CRP只有在病原菌控制、局部炎症反应好转时才能降低，因而在前列腺液中进行CRP测定对疗效判断也有一定意义。CRP测定方法操作简单和灵敏度高，1 h内就有结果，不受抗菌药物、免疫抑制剂和激素的影响，也不受尿道正常菌群的影响。因此，CRP可作为CP严重程度和分型的参考依据。

2）核转录因子（NF-κB）：NF-κB处于炎症反应复杂细胞因子网络的中心环节，抑制NFκB 的活化，从转录水平或基因水平进行调节，从而有效地抑制细胞因子、酶和黏附分子表达，减少炎症细胞的聚集，调节炎症反应，对局部损伤起到抑制作用。研究表明，NF-κB 活化后可启动多种促炎基因的转录如 TNF-α、IL-1β 等，在炎症过程中扮演了关键性角色。慢性前列腺炎患者中 NF-κB 表达异常。刘颖等在慢性非细菌性前列腺炎模型组中发现，前列腺上皮细胞和间质中的炎症细胞 NF-κB 呈强阳性表达，在给予吡格列酮后抑制了 NF-κB 的高表达，同时促炎性细胞因子 TNF-α 和 IL-1β 表达降低。杨镒缸等通过动物试验显示雷公藤治疗组 NF-κB 蛋白表达与前列腺炎模型组相比表达有明显差异，证明 NF-κB 在慢性非细菌性前列腺的发病过程中扮演了一定角色。因此，通过分析 NF-κB 了解慢性前列腺炎的发病机制，为进一步诊治慢性前列腺炎提供可靠依据。

目前文献报道的前列腺炎指标有 PSA、B7-H3、嗜酸性粒细胞趋化因子（eotaxin）和环氧合酶（COX-2）等，但是目前还没有确切的实验数据和临床报道证明其可以作为前列腺炎特异性标志物而用于诊断前列腺炎。

（三）组织病理学表现

前列腺炎分类不同，其炎症反应的组织病理学表现也不相同，现将一一描述如下。

1. 急性细菌性前列腺炎　其病理变化分为三个阶段：① 腺管性，后尿道炎向前列腺导管及其周围间质延伸，表现为充血、水肿，脓细胞浸润，腺管上皮细胞时有增生及脱落；② 腺泡性，炎症进一步发展，波及导管及腺泡，充血及水肿更明显，引起整个前列腺肿大，出现大量小型脓肿；③ 实质性，小型脓肿逐渐增大，浸入周围实质及间质，扩张至叶或整个腺体。

大多数急性前列腺炎会出现脓细胞浸润、上皮脱落和坏死等病变，严重时会出现微脓肿或脓肿。病理显微镜检查可见多量中性粒细胞、红细胞、腺上皮细胞变性脱落等，即便是重度急性前列腺炎也多为灶性而不是弥漫性。多数急性前列腺炎是细菌感染引起，但少部分细菌培养为阴性，研究表明，急性前列腺炎的病变程度并不一

定与菌尿、膀胱炎及临床症状一致。

2. 慢性前列腺炎　慢性前列腺炎可由细菌或非细菌引起，后者更为常见。炎症细胞浸润在前列腺导管和腺泡周围，常见淋巴细胞、单核细胞和浆细胞。腺泡上皮可萎缩、化生或增生，同时伴有纤维结缔组织增生（图 2-1-1）。当慢性前列腺炎发生化生或修复性再生时，可发生上皮的非典型性改变，这种情况会被误诊为前列腺上皮内瘤。

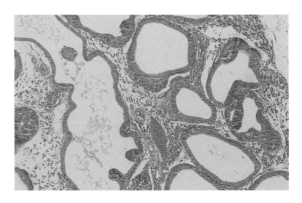

图 2-1-1　大鼠慢性前列腺炎（来自主编实验室，HE 染色，×100）

3. 肉芽肿性前列腺炎　是形态上以肉芽肿为特点的慢性前列腺炎。本病可以是感染性的或治疗措施不当所致，也可为全身性疾病的局部表现。

（1）肉芽肿性前列腺炎中最常见的类型是非特异性肉芽肿性前列腺炎。其发病原因尚不明确，可能由某些因素导致前列腺腺泡-导管阻塞，腺泡上皮破坏，分泌物潴留，从而导致细胞碎屑、分泌物、细菌毒素甚至间质内精液溢入，引起局部灶性肉芽肿性反应。由上皮样细胞、中性粒细胞、嗜酸性粒细胞、淋巴细胞、浆细胞及巨细胞组成肉芽肿，其中央见较多的泡沫样细胞，没有干酪样坏死，结节状结构不明显，多核巨细胞少见。炎症细胞浸润常围绕在上皮已遭破坏而脱落的腺泡周围，在陈旧的病变中，腺泡可因炎症破坏而发生闭塞，并发生广泛纤维化。

炎症反应很重时，可能会误认为癌。其病理表现为腺泡结构变形，甚至残破而不清楚，上皮细胞中可有非典型性细胞，核深染及大小不等。

此种情况有报道，约占前列腺炎的4%。

（2）结核性前列腺炎：常继发于结核病患者或其他泌尿生殖系结核病患者。孤立发生于前列腺的结核罕见。在前列腺实质内形成1～2 mm的干酪样坏死结节，呈黄色小病灶或斑纹。

（3）真菌性前列腺炎：由深部真菌病导致的真菌血症引起，是深部真菌病的局部表现。孢子菌、组织胞浆菌、曲霉菌及隐球菌等是其常见致病菌。常形成坏死性或非坏死性肉芽肿，可通过确认病变中的病原体明确诊断。在国内，前列腺真菌病往往是由局部感染的念珠菌引起，念珠菌可从前列腺液中检出，是成群孢子体和细长的假菌丝。

（4）术后或穿刺活检后的肉芽肿性前列腺炎：发生于近期经尿道前列腺切除手术或前列腺穿刺活检之后。这种肉芽肿的中央是纤维素样的坏死区，周围有栅栏状排列的上皮样细胞，还有常呈特殊葡萄形态的多核巨细胞、淋巴细胞、浆细胞和嗜酸性粒细胞。后者的特点与其以往的手术操作病史相结合，对识别感染性肉芽肿性炎症有一定的帮助。术后不久引起的肉芽肿，肉芽肿周围常出现较多嗜酸性粒细胞，此时应区别于以过敏为主的肉芽肿性炎，如类风湿结节。后者炎症细胞浸润的特点是弥漫性的，与术后肉芽肿呈周围浸润不同。

（5）前列腺Wegener肉芽肿病：Wegener肉芽肿病是一种累及多器官的坏死性肉芽肿性血管炎，好发于上呼吸道、肺及肾。肉芽肿性病变在前列腺内呈星状或图样分布。主要病变为脓性、凝固性坏死，周围有组织细胞浸润带，并偶见多核巨细胞的淋巴细胞、浆细胞。破坏性血管炎常累及细小的动脉血管和静脉血管。Wegener肉芽肿形成的结节，一般不如结核病或结节病那样明显。

（6）前列腺软斑：前列腺偶尔可单独发生软斑病，较常伴有消化道软斑病。临床上，前列腺弥漫性肿大，坚硬而有韧性，易误认为癌。前列腺间质中可见胞质嗜酸性的巨噬细胞聚集，并有淋巴细胞、浆细胞浸润。这些组织细胞的胞质中具有诊断性的Michaelis-Gutmann小体，这种小体呈境界清楚的球形、直径5～8 μm，具有靶心样或牛眼样形态，von Kossa钙特殊染色或PAS染色呈阳性。

（7）黄色肉芽肿性前列腺炎：又称黄色瘤，见于老年患者，偶尔可见前列腺内病变，呈结节状，但多数在经尿道切除的前列腺标本或活检组织中偶然发现。病变为含有脂质的成簇或成片的组织细胞，胞质呈泡沫状，常与浸润的炎症细胞混在一起。如果病灶内缺少炎症细胞浸润，有时还需要与前列腺癌（肾上腺样型）鉴别，后者可见明显的核仁，常有腺泡性分化，PSA免疫组化染色阳性，与黄色瘤有一定区别。

（8）其他类型的肉芽肿性前列腺炎：有因治疗措施如应用卡介苗或特氟纶诱发的肉芽肿性前列腺炎，以及全身性肉芽肿性病在前列腺的表现，如过敏性前列腺炎、前列腺结节病和类风湿肉芽肿等。

（四）动物与人前列腺炎的区别

人体前列腺的发育与性激素关系密切，大小、重量随年龄的不同而不同。小儿前列腺体积较小，腺体组织发育不全，以结缔组织及肌肉组织为主。青春期后，随着性腺的发育，前列腺也迅速增大，尤其是腺体组织，发育到高峰大约在24岁左右。一般认为，50岁以后前列腺发育极为缓慢，腺体分泌逐渐下降。

人类前列腺解剖学发现，前列腺周围区域的腺管向后走，然后弯向侧面，最后向前在前列腺实质内向尿道开口，行程长而弯曲，周围的腺管沿着与尿道垂直的方向走，这是引起前列腺炎的重要解剖因素，当前列腺尿道内压升高时，尿流可回到周围腺管内，所以周围区域是前列腺炎的好发部位。炭末悬液膀胱灌注后，测定前列腺组织中的炭浓度，显示外周带浓度最高，表明反流最严重的是外周带，这也符合组织学研究发现外周带前列腺炎症最明显。

在一项研究中，Kohnen和Drach发现，经尿道切除或剜除获得的前列腺腺瘤组织中有很大一部分显示出炎症。这项研究使用横截面积技术来量化前列腺组织发炎的比例。前列腺炎与主要发生于老年男性患者的前列腺增生和前列腺癌不同，它可以影响到成年男性的各个年龄阶段。该病通常需要依据症状和相应的体格检查及相关实验室检查明确诊断，遗传或（和）解剖易感患者人群常会因为感染、免疫、损伤和应激等发生该病。前列腺炎性疾病虽然不会对患者造成致命的身体损伤，但一部分前列腺炎却会大大降低患者的生存质量，并且还会对本来就有限甚至缺乏的医疗资源造成不必要的浪费。

组织学前列腺炎诊断标准应同时具备以下三个条件：① 前列腺腺体周围有炎症细胞浸润；② 周围炎症细胞浸润的腺体上皮组织受到不同程度的损害；③ 腺腔内存在炎症细胞，存在炎症渗出物。

多数动物种属的前列腺属于浆液型管泡状腺，腺腔内可见嗜酸性分泌物，分泌物中含有丰富的酸性磷酸酶和纤维蛋白溶酶等，前列腺素也由前列腺分泌。前列腺因动物种属不同，或围绕尿道弥散性分布或形成独立的腺体，腺体导管贯穿尿道壁进入尿道。其中猴、犬和大鼠等均为独立腺体。腺上皮由单层扁平、立方、柱状或假复层柱状上皮细胞构成，正常大鼠前列腺组织见图2-1-2，这与腺体的分泌状态有关。

食蟹猴与实验用犬前列腺也常见非特异性的炎症细胞浸润，Dorso及同事对108周龄实验犬进行研究，结缔组织及尿道周围区域的炎症细胞主要为淋巴细胞，累及腺泡上皮的为亚急性炎症。犬前列腺一般分为左叶和右叶，每叶再细分为多个小叶，被膜富含胶原纤维和平滑肌纤维，

腺上皮和固有层折叠成黏膜皱褶伸向官腔，形成不规则腺腔。

大鼠前列腺通常分为背叶、侧叶和腹叶或者背叶和腹叶。急性和慢性前列腺炎症常见于老年大鼠前列腺，常与附属腺体或尿道的炎症有一定相关性，前列腺炎没有强特异性，但常与腺上皮的鳞状上皮化生有关。

大鼠前列腺发生急性炎症时，前列腺腺泡腔内及腺泡周围有大量的中性粒细胞浸润，表现为腺泡炎症。腺泡常被破坏，并形成许多细胞碎屑，偶有小脓肿形成。大鼠前列腺发生慢性炎症时，前列腺导管及腺泡周围间质中慢性炎症细胞浸润，常见淋巴细胞、单核细胞和浆细胞。腺泡上皮可萎缩、化生或增生，同时伴有纤维结缔组织增生。

大鼠自发性前列腺炎显示以中性粒细胞、淋巴细胞浸润为主的非特异性炎症灶（图2-1-3）。间质中中性粒细胞及淋巴细胞浸润可在轻度病例发现，上皮细胞无变化。随着病情发展，管腔内可见脱落的前列腺上皮细胞及脓细胞。转为慢性后淋巴细胞、浆细胞浸润增强，间质纤维化，前列腺上皮细胞化生为鳞状上皮细胞。

综上，前列腺炎的毒性表现多样，如生理生化指标、生物标志物及其病理学表现。不管是对患者的诊断，还是对动物的确认，只有组织病理学才是真正的"金指标"。对非临床研究而言，组织病理学这一"金指标"尤为重要，当然还有一些辅助指标，是间接判断前列腺炎毒性的重要

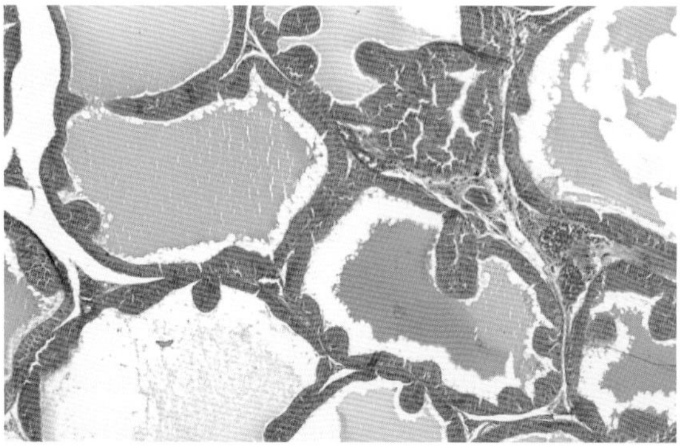

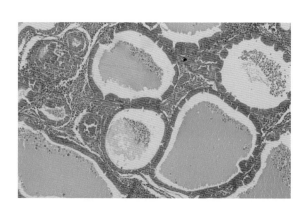

图2-1-2 正常大鼠前列腺组织学表现（来自主编实验室，HE染色，×100）

图2-1-3 大鼠自发性前列腺炎组织学表现（来自主编实验室，HE染色，×100）

指标，具体如下。

（1）前列腺特异性抗原（PSA）是前列腺癌的诊断和鉴别的一项重要指标。研究显示，PSA是前列腺组织特异，而不是前列腺癌特异。前列腺炎的病理改变表现为间质及腺泡中浸润大量的炎症细胞，这些炎症反应使前列腺管及原有生理屏障的完整性被破坏，使前列腺管及腺泡内的PSA渗漏进入血液循环，造成血清PSA增高。

（2）免疫球蛋白存在于前列腺炎患者的前列腺组织、血清和前列腺液中，而总IgA和IgG在慢性前列腺炎患者的按摩液中含量明显增高。

（3）动物染毒成功与否，与人的前列腺炎诊断学不完全一致，主要是依靠一系列的客观指标，无法对动物进行主观性的问诊。

（4）根据前列腺炎的不同发生机制，可以选择病理学（前列腺间质或腺腔炎症细胞浸润）、免疫学（CRP、IgG、IgM、IgA、IL-1β、TNF-α和IFN-γ）、血常规（白细胞计数）和尿常规指标（白细胞计数）等为判断动物模型建立成功的指标。

（5）然而，对动物模型来讲，实验动物前列腺炎染毒成功验证的"金指标"是：前列腺间质或腺腔发现大量的炎症细胞浸润。慢性前列腺炎临床诊断和验证指标对应比较如表2-1-1所示。

表2-1-1　慢性前列腺炎临床诊断和动物模型验证指标比较

检测项目	慢性前列腺炎常见生物学症状和指标		备　注
	临床诊断指标	动物毒性判断指标	
临床症状	尿频、尿急、尿痛、尿淅沥 会阴部疼痛不适 性功能减弱	—	
体征	早期增大、晚期缩小 大多数有触痛 一般质地坚硬，多数欠光滑，晚期少数可有结节	—	
尿常规	白细胞≥10个/每高倍视野 有些患者发现病原体 白细胞数量↑	白细胞≥10个/每高倍视野 有些患者发现病原体 白细胞数量↑	
尿动力学	尿流率↓ 尿道阻力↑ 膀胱功能失调	尿流率↓　（仅限大动物） 尿道阻力↑（仅限大动物） 膀胱功能失调（仅限大动物）	
血常规	白细胞增多	白细胞增多	
前列腺液	白细胞数量↑ 钙、镁、锌离子↓ pH↑	白细胞数量↑（仅限大动物） 钙、镁、锌离子↓（仅限大动物） pH↑（仅限大动物）	
血液学 （血清）	PSA↑ 酸性磷酸酶↓	PSA↑（部分动物） 酸性磷酸酶↓（部分动物）	
免疫学	CRP↑、IgG↑、IgM↑、IgA↑、IL-1β↑、 TNF-α↑、IFN-γ↑	CRP↑、IgG↑、IgM↑、IgA↑、 IL-1β↑、TNF-α↑、IFN-γ↑	
病理学	前列腺间质或腺腔炎症细胞浸润	前列腺间质或腺腔炎症细胞浸润	

续 表

检测项目	慢性前列腺炎常见生物学症状和指标		备 注
	临床诊断指标	动物毒性判断指标	
B超、CT、MRI	前列腺增大 包膜不完整 表面欠光滑	前列腺增大（仅限大动物） 包膜不完整（仅限大动物） 表面欠光滑（仅限大动物）	
精子活力	时有异常	时有异常	

（贾玉玲　许丽　王芬　周莉）

参考文献

［1］ 吴在德.外科学［M］.6版.北京：人民卫生出版社，2018.

［2］ 刘彤华.诊断病理学［M］.北京：人民卫生出版社，2013.

［3］ 谭毓治.药物毒理学［M］.北京：科学出版社，2010.

［4］ 袁伯俊，廖明阳，李波.药物毒理学实验方法与技术［M］.北京：化学工业出版社，2007.

［5］ 安然，马业香，陈振中，等.犬前列腺疾病概述［J］.动物医学进展，2015，36（2）：111-114.

［6］ 陈佳，詹长生，张力，等.难治性慢性前列腺炎的治疗进展［J］.临床泌尿外科杂志，2020，35（8）：665-667.

［7］ 胡小朋，白文俊，朱积川，等.慢性前列腺炎细菌及免疫学研究［J］.中华泌尿外科杂志，2002，23（1）：29-31.

［8］ 贾玉玲，陈颖，刘絮，等.生物标志物在前列腺炎中的研究进展［J］.现代生物医学进展，2014，14（31）：6164-6167.

［9］ 琚建军，李云，郑军荣，等.急性前列腺炎前列腺特异抗原和炎症指标的动态变化规律及意义［J］.山西医药杂志，2018，47（23）：2789-2792.

［10］ 李宏军，黄宇烽.前列腺炎的流行病学研究进展［J］.中华泌尿外科杂志，2004，25（3）：213-215.

［11］ 李云，李忠涛，夏正武，等.慢性前列腺炎的病原菌及其耐药性分析［J］.西南国防医药，2006，16（5）：533-535.

［12］ 梁朝朝，张学军，王克孝.前列腺炎病因学研究进展［J］.中华泌尿外科杂志，2003，24（6）：426-428.

［13］ 孙一鸣，刘丽，李英林，等.前列腺水丸对慢性细菌性前列腺炎大鼠血清IL-6和TNF-α水平的影响［J］.中国男科学杂志，2006，12（5）：470-472.

［14］ 吴金虎，张晓燕，肖雨清，等.大鼠前列腺炎模型的建立［J］.山西医药杂志，2006，35（3）：193-194.

［15］ 夏同礼.良性前列腺增生与前列腺炎的关系值得深入研究［J］.中华男科学杂志，2004，10（2）：83-85.

［16］ 周晓辉，韩蕾，周智恒，等.免疫性慢性非细菌性前列腺炎大鼠模型的形态学与分子生物学特性［J］.中华男科学杂志，2005，11（4）：290-295.

［17］ 周彦，刘小林，吴宜澄.慢性前列腺炎患者前列腺液CD64的检测［J］.中华男科学杂志，2011，17（2）：179-181.

［18］ 周彦，刘小林，杨林.定量检测CD64在慢性前列腺炎诊断中的研究［J］.中华医院感染学杂志，2012，22（1）：213-215.

［19］ 朱勇，孙红君，刘正建，等.难治性慢性前列腺炎的治疗进展［J］.中国男科学杂志，2016，30（5）：70-72.

［20］ Altuntas CZ, Daneshgari F, Veizi E, et al. A novel murine model of chronic prostatitis/chronic pelvic pain syndrome (CP/CPPS) induced by immunization with a spermine binding protein (p25) peptide［J］. Am J Physiol Regul Integr Comp Physiol, 2013, 304(6): R415-R422.

［21］ Bray F, Ferlay J, Soerjomataram I, et al. Global cancer statistics 2018: GLOBOCAN estimates of incidence and mortality worldwide for 36 cancers in 185 countries［J］. CA Cancer J Clin, 2018, 68(6): 394-424.

［22］ Chen CS, Chang PJ, Lin WY, et al. Evidences of the inflammasome pathway in chronic prostatitis and chronic pelvic pain syndrome in an animal model［J］. Prostate, 2013, 73(4): 391-397.

［23］ Cho YH, Lee SJ, Lee JY, et al. Antibacterial effect of intraprostatic zinc injection in a rat model of chronic bacterial prostatitis［J］. Int J Antimicrob Agents, 2002, 19(6): 576-582.

［24］ Elkahwaji JE, Ott CJ, Janda LM, et al. Mouse model for acute bacterial prostatitis in genetically distinct inbred strains［J］. Urology, 2005, 66(4): 883-887.

［25］ Ellem SJ, Wang H, Poutanen M, et al. Increased endogenous estrogen synthesis leads to the sequential induction of prostatic inflammation (prostatitis) and prostatic pre-malignancy［J］. The American journal of pathology, 2009, 175(3): 1187-1199.

［26］ Ihsan AU, Khan FU, Nawaz W, et al. Establishment of a rat model of chronic Prostatitis/Chronic Pelvic Pain Syndrome (CP/CPPS) induced by immunization with a novel peptide T2［J］. Biomedicine & Pharmacotherapy, 2017, 91: 687-692.

［27］ Jackson CM, Flies DB, Mosse CA, et al. Strain-specific induction of experimental autoimmune prostatitis (EAP) in mice［J］. The Prostate, 2013, 73(6): 651−656.

［28］ Kamijo T, Sato S, Kitamura T. Effect of cernitin pollen-extract on experimental nonbacterial prostatitis in rats［J］.Prostate, 2001, 49(2): 122−131.

［29］ Khan FU, Ihsan AU, Nawaz W, et al. A novel mouse model of chronic prostatitis/chronic pelvic pain syndrome induced by immunization of special peptide fragment with aluminum hydroxide adjuvant［J］. Immunology Letters, 2017, 187: 61−67.

［30］ Lojanapiwat B, Anutrakulchai W, Chongruksut W, et al. Correlation and diagnostic performance of the prostate-specific antigen level with the diagnosis, aggressiveness, and bone metastasis of prostate cancer in clinical practice［J］. Prostate Int, 2014, 2(3): 133−139.

［31］ Ludwig IA, Bravo J, De Peña MP, et al. Effect of sugar addition (torrefacto) during roasting process on antioxidant capacity and phenolics of coffee ［J］. LWT-Food Science and Technology, 2013, 51(2): 553−559.

［32］ Müller A, Mulhall JP. Sexual dysfunction in the patient with prostatitis［J］. Current Opinion in Urology, 2005, 15(6): 404−409.

［33］ Murphy AB, Macejko A, Taylor A, et al. Chronic prostatitis［J］. Drugs, 2009, 69(1): 71−84.

［34］ Okada K, Kojima M, Naya Y, et al. Correlation of histological inflammation in needle biopsy specimens with serum prostate-specific antigen levels in men with negative biopsy for prostate cancer［J］. Urology, 2000, 55(6): 892−898.

［35］ Oni AA, Mbah GA, Ogunkunle MO, et al. Nosocomial infections: urinary tract infection in patients with indwelling urinary catheter［J］. African Journal of Clinical and Experimental Microbiology, 2003, 4(1): 63−71.

［36］ Pakarainen T, Zhang FP, Mäkelä S, et al. Testosterone replacement therapy induces spermatogenesis and partially restores fertility in luteinizing hormone receptor knockout mice［J］. Endocrinology, 2005, 146(2): 596−606.

［37］ Penna G, Amuchastegui S, Cossetti C, et al. Spontaneous and prostatic steroid binding protein peptide-induced autoimmune prostatitis in the nonobese diabetic mouse［J］. The Journal of Immunology, 2007, 179(3): 1559−1567.

［38］ Petersen RD，Sesterhenn IA，Davis CJ. Urologic Pathology［M］. 3rd ed. New York: Lipincott Williams and Wilkins，2009: 461−465.

［39］ Pron G. Prostate-specific antigen (PSA)-based population screening for prostate cancer: an evidence-based analysis［J］. Ontario Health Technology Assessment Series, 2015, 15(10): 1−64.

［40］ Radhakrishnan R, Nallu RS. Development and characterisation of a novel animal model of prostate inflammation-induced chronic pelvic pain［J］. Inflammopharmacology, 2009, 17(1): 23−28.

［41］ Rivero V, Carnaud C, Riera CM. Prostatein or steroid binding protein (PSBP) induces experimental autoimmune prostatitis (EAP) in NOD mice［J］. Clinical Immunology, 2002, 105(2): 176−184.

［42］ Stabile A, Orczyk C, Giganti F, et al. The role of percentage of prostate-specific antigen reduction after focal therapy using high-intensity focused ultrasound for primary localised prostate cancer. results from a large multi-institutional series［J］. European Urology, 2020, 78(2): 155−160.

［43］ Vykhovanets EV, Resnick MI, MacLennan GT, et al. Experimental rodent models of prostatitis: limitations and potential［J］. Prostate Cancer And Prostatic Diseases, 2007, 10(1): 15−29.

［44］ Vykhovanets EV, Resnick MI, Marengo SR. The healthy rat prostate contains high levels of natural killer-like cells and unique subsets of CD4$^+$ helper-inducer T cells: implications for prostatitis［J］. The Journal of Urology, 2005, 173(3): 1004−1010.

［45］ Wang X, Zhong S, Xu T, et al. Histopathological classification criteria of rat model of chronic prostatitis/chronic pelvic pain syndrome［J］. International Urology and Nephrology, 2015, 47(2): 307−316.

［46］ Wilson M J, Woodson M, Wiehr C, et al. Matrix metalloproteinases in the pathogenesis of estradiol-induced nonbacterial prostatitis in the lateral prostate lobe of the Wistar rat［J］. Experimental and Molecular Pathology, 2004, 77(1): 7−17.

［47］ Zeng F, Chen H, Yang J, et al. Development and validation of an animal model of prostate inflammation-induced chronic pelvic pain: evaluating from inflammation of the prostate to pain behavioral modifications［J］. PLoS One, 2014, 9(5): e96824.

第二节·前列腺炎发生机制毒理学研究

前列腺炎毒理学（prostatitis toxicology，PT）是一门研究外源因素（化学、物理、生物因素）导致前列腺炎的科学，是一门研究外源因素对前列腺致炎毒性反应、严重程度、发生频率和毒性作用机制的科学，也是对前列腺炎作用进行定性和定量评价的科学。

一、前列腺炎的分类

前列腺炎的分类方式至少有三种，即传统分类、美国NIH分类和病因分类，具体如下。

（一）传统分类

1968年，Meares和Stamey首先提出"四杯法"，依次收集患者的分段尿液和前列腺液（EPS）分别进行分离培养。这是第一个标准化的前列腺炎分类法，通过比较初始尿（voided bladder one，VB1）、中段尿（voided bladder two，VB2）、前列腺液（EPS）和前列腺按摩后尿液（voided bladder three，VB3）这"四杯"标本中白细胞数量和细菌培养结果，将其划分为：急性细菌性前列腺炎（ABP）、慢性细菌性前列腺炎（CBP）、慢性非细菌性前列腺炎（CNP）和前列腺痛（PD）。

该分类现在几乎不再被采用。

（二）美国NIH分类

美国国家卫生研究院（NIH）于1995年根据当时前列腺炎的基础和临床研究情况制订了新的分类方法。该分类也被写入《中国泌尿外科疾病诊疗指南2014版》，得到普遍采用。

（1）Ⅰ型：急性细菌性前列腺炎症（acute bacterial prostatitis，ABP），等同于传统分类方法中的ABP。

（2）Ⅱ型：慢性细菌性前列腺炎症（chronic bacterial prostatitis，CBP），等同于传统分类方法中的CBP，约占慢性前列腺炎的5%～8%。

（3）Ⅲ型：慢性前列腺炎/慢性骨盆疼痛综合征（chronic prostatitis/chronic pelvic pain syndrome，CP/CPPS），等同于传统分类方法中的CNP和PD，是最常见的前列腺炎类型，约占慢性前列腺炎的90%以上。根据EPS/精液/VB3常规显微镜检查结果，该型又可分为：① ⅢA（炎症性）：ⅢA型患者的EPS/精液/VB3中白细胞数量增加，占50%左右；② ⅢB（非炎症性）：ⅢB型患者的EPS/精液/VB3中白细胞在正常范围内，占50%左右。

（4）Ⅳ型：无症状性前列腺炎（asymptomatic inflammatory prostatitis，AIP），无主观症状，仅在进行前列腺相关检查时发现有炎症证据。

各类前列腺炎的分类具体描述详见表2-2-1。

（三）病因分类

除了上述两种分类方法外，前列腺炎还可以按照传统的病因学进行分类，现简单归纳入表2-2-2。

二、前列腺炎发生机制研究

在男性生殖系统中，前列腺是重要的附属性腺，具有内、外双重分泌功能，还参与控制排尿和射精。前列腺炎是成年男性常见的疾病，发病率有逐年上升的趋势。它与季节、饮食、药物、化学物质、性活动、泌尿生殖道炎症、前列腺增生或下尿路综合征等多种因素有关，也与职业、社会经济状况有关，还与精神心理有关。这些因素有可能是单一或成群导致炎症形成恶性循环，使得触发因素被排除后，腺体炎、下尿路疼痛等症状仍继续维持下去。就其发生机制而言，主要还是以病原体感染、免疫机制、神经内分泌机制和精神心理因素等为主。

（一）病原体感染

1. 细菌　常见的前列腺炎病原体包括细菌、真菌、支原体、衣原体、病毒、寄生虫和放线菌

表2-2-1　美国国家卫生研究院对前列腺炎的分类方法

分类	分型	前列腺炎全称	特　征　描　述
Ⅰ型	/	急性细菌性前列腺炎	① 发病急；② 高热、寒战；③ 下尿路感染症状（尿频、尿急、尿痛、排尿困难）；④ 血液和尿液中白细胞含量升高；⑤ 细菌培养阳性；⑥ 血清PSA较正常人升高
Ⅱ型	/	慢性细菌性前列腺炎	① 下尿路感染症状反复，时间超过3个月；② 前列腺有细菌感染；③ 前列腺腺泡及周围有淋巴细胞、中性粒细胞、浆细胞、巨噬细胞聚集；④ 伴有纤维结缔组织不同程度的增生；⑤ 尿道、会阴部、肛周部、耻骨部或腰骶部等出现疼痛；⑥ 对PSA的影响较小
Ⅲ型	Ⅲ A	炎症性慢性前列腺炎/慢性骨盆疼痛综合征	EPS/精液/VB3中白细胞数量升高，占Ⅲ型的50%左右
	Ⅲ B	非炎症性慢性前列腺炎/慢性骨盆疼痛综合征	EPS/精液/VB3中白细胞在正常范围，占Ⅲ型的50%左右
Ⅳ型	/	无症状性前列腺炎	① 一般无主观症状，不需治疗；② 前列腺炎证据（精液、前列腺液、前列腺按摩后尿液、前列腺组织活检或切除标本检查有炎症）；③ 常对生育有影响

注：慢性前列腺炎/慢性骨盆疼痛综合征，即前列腺炎综合征（盆骶疼痛、排尿异常和性功能障碍），具体包括：① 盆骶疼痛——耻骨上、腰骶部及会阴部；放射痛——沿尿路向腹部尿道、精索、睾丸、腹股沟和腹内侧放射；② 排尿异常——尿频、尿急、尿痛、排尿不畅、尿线分叉、尿后沥滴和夜尿次数增多，尿后或大便时尿道流出乳白色分泌物；③ 性功能障碍——性欲减退、早泄、射精痛、勃起减弱及阳痿

表2-2-2　前列腺炎病因学分类

序号	前列腺炎全称	主要病因	特　征　描　述
1	急性细菌性前列腺炎	细菌感染	① 发病急、病情重，有全身症状 ② 前列腺液检查有大量的白细胞、脓细胞，细菌培养阳性，偶有脓肿形成
2	慢性非特异性前列腺炎	细菌性/非细菌性	① 腺体周围炎症细胞浸润 ② 腺体上皮组织有不同程度的破坏 ③ 该腺腔内有炎症细胞和炎症渗出物存留
3	真菌性前列腺炎	真菌	① 化脓性、肉芽肿性或混合性 ② 组织学特征圆形厚壁，广泛出芽
4	病毒性前列腺炎	病毒	① 有呼吸道感染或病毒感染史 ② PCR检测出病毒（如疱疹病毒、巨细胞病毒或HIV）
5	衣原体性前列腺炎	衣原体	免疫组化和原位杂交技术发现前列腺液中衣原体
6	寄生虫/原虫性前列腺炎	寄生虫/原虫性	检出阴道毛滴虫、阿米巴、血吸虫卵形成的肉芽肿、虫卵钙化和周围纤维化

续　表

序号	前列腺炎全称	主要病因	特 征 描 述
7	肉芽肿性前列腺炎	感染、特发、手术后或过敏	不规则、坚硬和固定的结节，可有液化性坏死（常误诊为癌）
8	精阜炎性前列腺炎	急性精阜炎	伴有急性精阜炎
	结核性前列腺炎	结核菌	结核病史
	肉芽肿性前列腺炎	肉芽肿病	伴身体部位肉芽肿
	分枝杆菌肉芽肿性前列腺炎	分枝杆菌	伴分枝杆菌病
	化学刺激性前列腺炎	化学物质	接触化学物质史
	过敏性前列腺炎	过敏原	过敏史

注：该分类多数用于病理研究及诊断方面

等，其中以细菌感染最为普遍，其主要致病细菌为革兰阴性细菌。感染的类型有：一种细菌单独感染，两种或多种以上的细菌混合感染，一种或多种细菌与真菌、支原体或衣原体混合感染。微生物学家把细菌感染作为前列腺炎的病因，认为埃希菌属和球菌属的革兰阴性菌是细菌性前列腺炎最主要的致病菌。急性前列腺炎不能及时治愈时，易变成慢性细菌性前列腺炎。

吴金虎等采用250～300 g的SD大鼠诱导急性细菌性前列腺炎，腹腔麻醉，腹部去毛消毒后，沿腹壁中线切开皮肤和肌肉，打开腹腔暴露前列腺，从前列腺背叶处注入0.05 mL大肠埃希菌（ATCC25922）5.2×10^{10} CFU/L，然后缝合腹壁肌肉和皮肤。分别对SD大鼠在造模后第1、3、5和7天解剖，观察大鼠前列腺大小、硬度和色泽、有无粘连等，并在显微镜下观察组织病理学的改变，再对其结果进行统计学分析和评价，结果发现在造模3天后炎症反应最严重。孙一鸣等用10^7/mL的大肠埃希菌液注入Wistar大鼠前列腺背侧叶，每只0.2 mL，1个月后造模成功。Yong-Hyun Cho等在大鼠前列腺尿道部滴注大肠埃希菌4周后，结果表现为慢性细菌性前列腺炎。

2. 非细菌性因素　除了细菌，还有其他种类病原体也可以导致前列腺炎，主要是真菌，以酵母菌最为常见，其中念珠菌属的白念珠菌、克柔念珠菌、近平滑念珠菌、热带念珠菌和高里念珠菌等是比较常见的菌种。正常情况下，大部分真菌与机体处于共生状态，并不致病。但在长期使用大量广谱抗生素时，易出现菌群失调，免疫功能下降，真菌进入前列腺的机会增加，从而诱发前列腺真菌感染。

支原体也可以通过尿道逆行感染导致前列腺炎。支原体包括解脲支原体和人型支原体，可以引起前列腺的显性感染，从而导致患者出现急性前列腺炎或慢性前列腺炎。Juan等研究发现沙眼衣原体感染鼠科动物生殖道后，通过尿道感染引起前列腺慢性炎症。

（二）免疫学机制

虽然已知Ⅰ型和Ⅱ型前列腺炎主要是细菌感染引起的，但在临床研究中，目前研究较多的是Ⅲ型和Ⅳ型前列腺炎，人们将前列腺炎发生机制的重点聚焦到调控机制上来，具体有以下几个方面。

1. 细胞因子　细胞因子是由免疫细胞和相关细胞产生的具有调节功能的高活性、多功能的一类可溶性小分子蛋白质。细胞因子根据其在感染和炎症反应中所起的作用分为三大类：① 促炎性细胞因子，如 IFN-γ、TNF-α、IL-1β、IL-8、IL-12 和 IL-18 等，在炎症反应中起促进作用；② 抗炎性细胞因子，如 IL-1α、IL-4、IL-6、IL-10、IL-11、IL-13 和 TGF-β 等，抑制促炎性细胞因子的活性；③ 调节性细胞因子，如 IL-2 等，促进细胞增殖和分化，对多种免疫细胞进行调节。

（1）促炎性细胞因子 TNF-α 和 IFN-γ：TNF-α 是由单核巨噬细胞被脂多糖和细菌产物活化后产生的重要的促炎性细胞因子，具有广泛的生物学活性。TNF-α 由 T 淋巴细胞、星状细胞、中性粒细胞、平滑肌细胞分泌，其主要作用于内皮细胞，使一些黏附分子的表达增加，进而促进炎症细胞黏附、游走、浸润和中性粒细胞脱颗粒，同时也促进巨噬细胞自身释放炎症介质，如白三烯和前列腺素等。因此，TNF-α 可能在前列腺炎的发病过程中扮演重要角色。

Nadler RB 等研究发现，在 CPPS（ⅢA）及Ⅳ型前列腺炎患者的前列腺液中，IL-1β 与 TNF-α 水平明显比健康对照组升高。在 CPPS 及Ⅳ型前列腺炎患者中 IL-1β 检出率为 90%，TNF-α 水平在 CPPS 及Ⅳ型前列腺炎患者最高，且 IL-1β 和 TNF-α 之间存在一定的相关性，但两个炎性因子与白细胞计数无相关性。HE 同样证实了 CPⅡ型组与ⅢA 型组患者的 TNF-α 水平明显高于ⅢB 型组与对照组，并且进一步发现了 CP 患者 TNF-α 水平与白细胞计数存在相关性。王洪志等研究发现，CAP 模型组 TNF-α 蛋白表达显著比正常对照组高（$P < 0.01$），表明 TNF-α 参与了 CAP 的过程。并认为其机制可能是在某种始动因素的作用下单核巨噬细胞产生大量的 TNF-α。TNF-α 可提高中性粒细胞的吞噬效应，增强超氧阴离子的产生，刺激中性粒细胞的释放作用和分泌过氧化酶，还能刺激内皮细胞产生多种黏附分子如 ELAM-1 和 ICAM-1 等，使中性粒细胞和淋巴细胞黏附到内皮细胞上，从而诱导血管内皮细胞产生炎症介质，引起局部的炎症反应，对前列腺组织造成炎性损伤。

IFN-γ 主要由 T 淋巴细胞分泌，是一种强有力的促炎性因子。当抗原、植物血凝素或刀豆素 A 刺激后 T 淋巴细胞可大量分泌 IFN-γ。IFN-γ 具有诱导巨噬细胞和 T 细胞等细胞表达 MHC-Ⅱ类分子，从而提高抗原呈递作用，使免疫应答增强。还有活化巨噬细胞促使其释放过氧化氢和产生 iNOS，进而促进 NO 的合成等功能，引起内皮细胞损伤，从而参与慢性前列腺炎炎症反应过程。

高菊兴等在对 CP 患者 EPS 进行分析时，发现按 CBP 组、CPPS ⅢA 组和 CPPS ⅢB 组的顺序，其 EPS 中的 IFN-γ 浓度呈现明显的下降趋势，三者之间均存在显著性差异；认为 IFN-γ 在慢性前列腺炎的发病过程中起重要作用。Motrich 研究发现在Ⅲ型前列腺炎组中存在针对 PSA 的 T 淋巴细胞增值反应，并伴有 IFN-γ 水平明显升高。最近，Motrich RD 等分别对 C57Bl/6、STAT-1K/O、IRF-1K/O 小鼠进行前列腺甾体结合蛋白（PSBP）免疫注射后，发现缺少了能使 IFN-γ 信号产生级联放大作用转录因子的 STAT-1K/O 和 IRF-1K/O 两组小鼠其 IFN-γ 含量较低，并且发现两组小鼠对前列腺抗原免疫，其前列腺未见炎症浸润和改变。说明 IFN-γ 在前列腺炎自身免疫动物模型（experimental autoimmune prostatitis, EAP）的免疫调节及免疫损伤过程中具有重要作用。

（2）抗炎性细胞因子 IL-6 和 IL-10：IL-6 主要由巨噬细胞和内皮细胞产生，具有多种生物学活性，能激活诱导 T 和 B 淋巴细胞分化；增强单核细胞和 NK 细胞对靶细胞的杀伤作用；激活并趋化中性粒细胞，促进中性粒细胞的溶酶体活性和吞噬功能。Orhan 研究发现ⅢA、ⅢB 的 CPPS 患者和健康对照组相比，IL-6 水平明显升高。John 等研究证实，ⅢB 型前列腺炎患者的精浆中 IL-6 水平明显升高，并与疼痛缓解有一定的相关性。Korrovits 等对 490 例年龄在 16～25 岁的Ⅳ型前列腺炎患者精浆中 IL-6 和 PSA 进行测定发现，与健康对照组相比，Ⅳ型前列腺炎 IL-6 和 PSA 水平较高，具有统计学差异。认为精浆中 IL-6 与血清中的 PSA 变化可作为诊断青年Ⅳ型前列腺炎两项较好的阴性预测指标。

IL-10 主要来源于单核巨噬细胞和 T 辅助细

胞，此外，树突状细胞、B细胞、细胞毒性T细胞、NK细胞、肥大细胞及中性粒细胞和嗜酸性细胞也可以合成IL-10。IL-10可抑制单核巨噬细胞释放炎症介质。此外，它可增强如IL-1受体拮抗剂和溶解性TNF-α受体等抗炎性细胞因子的释放。因此，IL-10可以急剧降低多数天然免疫中重要细胞因子的作用，还可抑制单核巨噬细胞的抗原递呈作用。它可降低IFN-γ诱发的MHC-Ⅱ分子和共刺激分子（如CD86）、黏附分子（如CD54）的表达。

Miller等发现与对照组相比，CP患者的EPS中IFN-γ水平和精液中的IL-10水平较高；随着IL-10水平的升高，患者疼痛症状也会加重；并且认为最初升高的IL-10水平并不能抑制促炎性细胞因子介导的炎症过程，促炎性细胞因子的表达会导致组织损伤，而IL-10水平的升高会抑制这种炎症反应。这可能是由于IL-10基因表达晚于细胞因子，如TNF-α和IL-1等。而且，在IL-10 mRNA出现后，TNF-α和IL-1基因表达量降低。与此相一致的是，在激活的T细胞中，相对细胞因子如IL-2和IL-4的基因而言，IL-10基因表达滞后。提示其具有反馈性抑制促炎性细胞因子持续产生的功能。黄志洪等研究发现，与对照组相比，慢性非细菌性前列腺炎（ⅢA型组和ⅢB型组）EPS中IL-8及IL-10水平具有统计学差异；与ⅢB型组相比，ⅢA型组EPS中IL-8和IL-10水平具有统计学差异。并且ⅢA型组EPS中IL-8水平明显高于ⅢB型组和对照组，ⅢB型组的IL-10水平高于ⅢA型组和对照组。所有患者EPS中IL-8水平与白细胞计数的相关性分析表明，两者呈正相关，而IL-10则没有明显的相关性，说明前列腺液IL-8和IL-10的检测对于区分ⅢA型和ⅢB型慢性前列腺炎有一定的帮助，并可作为了解病情和评价治疗效果可靠指标。

（3）调节性细胞因子：调节性细胞因子可调节如淋巴细胞和巨噬细胞等多种免疫细胞增生与分化。IL-2作为一种主要由活化的T细胞产生的免疫调节因子，能促进Th2细胞、自然杀伤细胞（NK细胞）和淋巴因子活化杀伤细胞（LAK细胞）的增殖与分化。它所引起的免疫细胞增殖反

应是整个免疫应答强度的关键所在。

段志国等研究发现31例CP患者中IL-2和IL-10水平明显低于对照组，推测其可能是前列腺细胞免疫功能遭受破坏，使得IL-2和IL-10释放减少。He等发现Ⅱ型CP患者的EPS中IL-2水平与对照组相比较低，且IL-2与IL-10具有相关性。说明IL-2随着促炎症因子和抗炎症因子的上调，其活化调节的作用增强，IL-2同样可以监测前列腺炎症的发生和发展，但仍需进一步研究其炎症机制及其在前列腺炎分型中的指导作用。

2. 自身免疫　大量研究认为，CP/CPPS的主要致病机制与自身免疫性过程相关，已采用动物模型证明与自身免疫有关。大鼠前列腺腹侧叶、背叶和侧叶的组织匀浆可作为自身免疫性前列腺炎的免疫刺激物。

自身免疫反应的启动和持续需要满足四个条件：① 个体必须表达能有效呈递自身抗原肽的MHC分子；② 患者体内需要存在T细胞来表达能识别自己的抗原受体，在某些情况下也会产生相同的B细胞；③ 必须存在能打破自身免疫反应淋巴细胞正常耐受机制的环境因子，目前认为是炎症；④ 黏膜屏障的持续破坏，这也是自身免疫反应持续需要的条件，这在肠道自身免疫性疾病的研究中已经得到公认。在同时具备以上四个条件时，就会造成自身免疫性前列腺炎与性器官、性腺分泌等都可能有关联。将自身免疫性前列腺炎动物模型大鼠的血液输入受体大鼠，导致自身免疫性前列腺炎的发生，并因此证明了抗前列腺特异抗原（PSA）的存在。将来自前列腺纯化的精浆蛋白抗原，包括PSA、前列腺酸性磷酸酶（PAP）和β微精浆蛋白（β-MSP）用于刺激CD4+T淋巴细胞增值反应，结果发现一些有临床症状的CPPS患者可以产生针对PSA增值的CD4+T淋巴细胞反应，因此认为某些慢性前列腺炎是自身免疫性疾病。PSA作为正常的自身抗原，可能是直接诱发前列腺炎免疫反应的一种物质。Kouiavskaia等发现，CP/CPPS患者相对于正常对照组其外周血CD4+T淋巴细胞对自身的PAP和PSA具有更高的识别率。

美国Suri及其同事在实验性CAP动物模型中

发现该病与自身免疫有密切联系，即免疫失衡导致自身炎性物质发生自身攻击，引起前列腺组织持续受到破坏，从而使病情反复不愈，且Suri等发现在CAP的免疫失衡中，一种重要的免疫细胞CD4$^+$CD25$^+$Tr（简称Tr细胞）起到重要作用。Tr细胞在诱导实验性自身免疫前列腺炎中扮演重要角色。Tr活化后不仅能抑制CD4$^+$和CD8$^+$T细胞的活化和增殖，还可抑制组织内由于T细胞免疫杀伤过度所致的免疫性损伤，因此Tr具有下调及抑制免疫的功能。FOXP3是一个重要的蛋白，其可促使初始（未成熟）T细胞向Tr转化，因此FOXP3作为Tr的主要功能因子，前者的减少可导致Tr功能的缺陷。Bai等发现，尽管CP/CPPS患者外周血Tr调控T淋巴细胞与健康对照组相比无变化，但FOXP3基因表达增加，说明CP/CPPS很可能由自身免疫因素导致的。

（三）神经内分泌机制

前列腺的各种功能受雄激素调控，雄激素的生理作用主要通过与靶细胞上雄激素受体的结合而实现。在大鼠模型建立过程中发现阉割或雄激素水平下降能够引起前列腺炎；给予略高于生理剂量的睾酮能降低雌二醇诱导的炎症发生率，并且能减轻炎症程度。所以前列腺炎与雄激素的分泌水平不足有关，也与雄激素受体异常有关。Nickle等在使用非那雄胺治疗CPPS时发现雄激素具有限制前列腺炎症的作用，认为非那雄胺是一种抑制睾酮转变为双氢睾酮（DHT）并提高局部雄激素水平的5α-还原酶抑制剂。Emrah等在探索雌、雄激素比例对大鼠前列腺中炎症和上皮细胞的影响时发现，雄激素缺乏增加外周血和基质炎症浸润的剂量依赖性。在正常或高于正常水平的睾酮和DHT会刺激精囊泡的生长。雄激素对前列腺炎症有一定的限制作用，且会剂量依赖地降低ERα、PR阳性细胞的数量。在E$_2$升高的情况下，上皮细胞对E$_2$的反应可能取决于雄激素对附属性腺刺激的强度。

前列腺炎患者会阴部疼痛不适是临床主要症状之一，主要归因于前列腺炎症反应过程。神经生长因子（NGF）在慢性前列腺炎的发病和病程发展中的作用日益受到重视。正常生理情况下，NGF是连接炎症和痛觉过敏的重要纽带，是疼痛持续状态的重要炎症介质。Toyohiko等探索了CP/CPPS患者前列腺液中NGF水平与疼痛的相关性，发现CP/CPPS患者前列腺液中NGF水平明显增加，患者的疼痛与NGF水平有一定的相关性，提示NGF可能参与了CP的发生，认为NGF可作为一个新的生物标志评估CP/CPPS症状和治疗效果。目前认为NGF可能通过诱导神经源性炎症反应参与CP发病机制。神经活性物质降钙素基因相关肽（CGRP）是肽能神经末梢释放的疼痛相关神经递质，主要在脊髓背角中合成表达，是目前公认与伤害性信息传导密切相关的神经活性物质，参与痛觉信息传递及痛觉过敏的形成。NGF能够直接作用于外周感觉神经末梢，与受体结合运输到脊髓背角中，上调CGRP的表达，加速痛觉过敏的产生。

（四）精神心理因素

精神心理因素与慢性前列腺炎的发生和发展有着密不可分的联系，许多慢性前列腺炎患者具有不同程度的精神症状，而不良的精神心理因素本身也可能成为前列腺炎的直接病因和加重疾病的重要因素。一些有前列腺炎症状的患者，特别是有前列腺痛的患者，往往无任何的客观病因。在对其进行心理学调查时发现，其有明显的精神心理因素和人格特点的改变，表现为焦虑、压抑、疑病和癔症，甚至出现自杀倾向。由于精神和心理因素的影响，可能会造成全身自主神经功能紊乱。有人认为，在前列腺炎的发病机制中，精神心理因素占据着重要地位，几乎50%以上的患者都有这方面的困扰。为了尽量减少患者的精神和心理症状诱发因素，在治疗慢性前列腺炎患者时，追求早期显著疗效十分重要，让患者在就诊的初期就感受到疾病是完全可以战胜的，增强自信心，减少不良情绪；另一方面是对病情和预后进行细致的解释，这有利于缓解患者的紧张和恐惧情绪，使其很好地配合治疗。

（五）血-前列腺屏障机制

王养民等针对上述慢性前列腺炎的发病机制，综合认为人体中可能存在一个"血-前列腺屏障"，即存在于前列腺腺管上皮的一个屏障结构，它与处于内环境与外环境之间的血脑屏障不同，更容易遭受泌尿道内微生物和物理、化学因素的侵害，所以它除了具有一般屏障结构（过滤血液内成分）的静态屏障功能外，还具有一些动态屏障功能，即在前列腺腺管上皮中通过一些生物大分子的外分泌来中和、稀释形成保护层，以抵抗各种侵害因子的侵害。

已有实验证实，各种类型的慢性前列腺炎均可导致前列腺液中的柠檬酸浓度明显降低，这一实验结果除了提示慢性前列腺炎症状的起源器官可能仍是前列腺外，还提示了前列腺腺管上皮（血-前列腺屏障）的外分泌功能即动态屏障功能在慢性前列腺炎发生和发展过程中的衰退是最早的病理生理过程之一。慢性前列腺炎的经典病理学描述在《坎贝尔泌尿外科》中为"围绕腺管分布的单核细胞浸润"，说明炎症是由腺管周围扩散到整个前列腺间质。这一过程很可能伴随着静态屏障对前列腺的损伤。

早期实验已证实前列腺腺管反流现象。慢性前列腺炎（包括Ⅱ型和Ⅲ型慢性前列腺炎）的发病多始于感染和前列腺腺管的反流，感染与反流互为因果，长期消耗前列腺腺管的动态屏障功能，造成前列腺腺管上皮生物保护层的损失，表现为腺管上皮分泌功能减退。前列腺腺管上皮（包括整个下尿路）的动态屏障丢失，可发展为下尿路上皮功能失调，表现为腺管黏膜缺损和下尿路上皮表面糖蛋白保护层缺损（如氨基葡聚糖）。这一点，通过钾敏感测试可以得到证实。下尿路上皮功能失调可以直接导致钾内流，刺激黏膜下神经末梢，造成疼痛现象。

下尿路上皮功能失调会导致疼痛，各种前列腺炎症（神经性炎症、间质炎症、自身免疫性炎症）也会导致疼痛。疼痛作为慢性前列腺炎的核心症状，其共同的病理生理学过程是前列腺组织压增高。伤害性疼痛刺激通过去极化、轴突反射及背角反射等机制激活外周初级感觉神经末梢，导致其释放神经肽，作用于外周靶细胞（肥大细胞、免疫细胞和血管平滑肌细胞），引起局部炎症反应（即神经性炎症）。神经性炎症也可导致前列腺水肿，增高前列腺组织压力，使疼痛症状加剧。

疼痛可以通过外周神经重塑（外周致敏）和中枢神经重塑机制（中枢致敏）引发痛觉增敏。

王养民等以"血-前列腺屏障"这个概念为核心把CBP、CAP、无症状性慢性前列腺炎、间质性膀胱炎及女性尿道综合征的病理生理过程综合在一起，构建了慢性前列腺炎病理生理模式图（图2-2-1）。从模式图中可以看出，细菌学证据、EPS炎症证据、前列腺组织学炎症证据及各组慢性前列腺炎的临床症状，都是慢性前列腺炎病理生理过程中的阶段性表现，其间并没有绝对的关联性。间质性膀胱炎和女性尿道综合征虽无前列腺这一核心发病器官，但与慢性前列腺炎在下尿路上皮功能紊乱和疼痛的神经生理方面有一个共同的病理生理过程。这种模式包括前列腺间质炎症、自身免疫性炎症和神经源性炎症三种主要炎症类型，还包括慢性前列腺炎的四组主要症状，分别是排尿梗阻症状、排尿刺激症状、疼痛和精神症状。

因此，CP/CPPS包括间质炎症、自身免疫性炎症、神经性炎症和EPS炎症四种类型的炎症证据。由于前列腺间质内没有神经末梢，炎症本身并不能直接导致疼痛症状，而是有一个病理生理过程"前列腺组织压增高"，再加上疼痛阈值个体差异较大，炎症与疼痛症状之间并没有很好的相关性。

自身免疫反应的存在使血-前列腺屏障进一步受损。在大鼠自身免疫性慢性前列腺炎模型中发现，精子的损害发生在前列腺液与精子混合的过程中，可作为血-前列腺屏障遭到破坏的间接实验依据。这样就形成了一个恶性循环。

慢性前列腺炎随着病情的发展，前列腺的周围组织、器官及神经、精神、内分泌、尿流动力学等因素逐渐参与进来，所以症状逐渐加重，变得复杂，反应性的治疗也开始呈现多样性。慢性前列腺炎患者无论有没有感染证据，都有可能造成血-前列腺屏障的破坏，而血-前列腺屏障的一个重要功能就是阻止血液中对精子有损害的成分渗透到前列腺液中，所以慢性前列腺炎患者无论是CBP还是CAP，都有可能发生精液质量异常而导致不育。

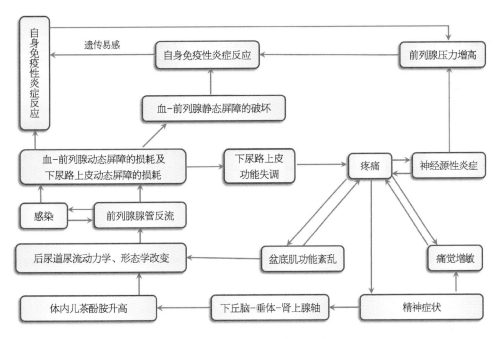

图2-2-1 CP/CPPS病理生理学模式图

慢性前列腺炎的发病器官很可能还是前列腺，慢性前列腺炎会导致前列腺腺管塌陷、堵塞及引流不畅，在治疗慢性前列腺炎时发现，如果患者的EPS呈明显脓性，那么前列腺按摩的辅助治疗疗效就比较满意，说明腺管塌陷、狭窄是慢性前列腺炎症状顽固存在的原因之一。

前列腺腺管反流、炎症使射精管炎性狭窄，引起射精痛的症状，这类患者经直肠B超发现精囊增大。射精痛常常预示着顽固症状和不佳的治疗反应，在个别情况下解除射精管梗阻能够缓解疼痛，但是仍然缺乏大规模临床数据支持。慢性前列腺炎在病理生理过程中有诸多恶性循环，一些恶性循环被阻断，剩下的恶性循环仍继续存在，造成病程迁延不愈。

综上，前列腺炎发病机制复杂，虽然上述几种主要因素或作用机制可导致前列腺炎的发生，但它们并不是孤立的，往往是互相渗透和彼此关联。对于前列腺炎众多复杂的毒性表现，任何单一的器官或单一的发病机制都无法合理解释，往往是多种因素通过多种机制共同作用的结果，或许其中一个因素起到了关键性的作用。

（贾玉玲　王欣然）

参考文献

［1］袁伯俊，廖明阳，李波.药物毒理学实验方法与技术［M］.北京：化学工业出版社，2007.

［2］谭毓治.药物毒理学［M］.北京：科学出版社，2010.

［3］贾玉玲，周莉，孙祖越.前列腺炎发生机制的研究进展［J］.实验医学杂志，2013，29（5）：317-320.

［4］高菊兴，张纪云.前列腺按摩液中γ干扰素测定的临床意义［J］.中华男科学杂志，2007，13（1）：76-77.

［5］黄志洪，袁少英，李慎果，等.检测前列腺液中IL-8、IL-10对于慢性非细菌性前列腺炎分型的临床意义［J］.中国医药导报，2009，6（12）：25-26.

［6］段志国，杨为民.慢性前列腺炎患者前列腺液中IL-2、IL-8及IL-10水平分析［J］.中华男科学杂志.2005，11（3）：201-203.

［7］Jackson CM, Flies DB, Mosse CA, et al. Strain-specific induction of experimental autoimmune prostatitis (EAP) in mice［J］. The Prostate, 2013, 73(6): 651-656.

［8］Ihsan AU, Khan FU, Nawaz W, et al. Establishment of a rat model of chronic Prostatitis/Chronic Pelvic Pain Syndrome (CP/CPPS) induced by immunization with a novel peptide T2［J］. Biomedicine & Pharmacotherapy, 2017, 91: 687-692.

[9] Khan FU, Ihsan AU, Nawaz W, et al. A novel mouse model of chronic prostatitis/chronic pelvic pain syndrome induced by immunization of special peptide fragment with aluminum hydroxide adjuvant [J]. Immunology Letters, 2017, 187: 61-67.

[10] Wilson MJ, Woodson M, Wiehr C, et al. Matrix metalloproteinases in the pathogenesis of estradiol-induced nonbacterial prostatitis in the lateral prostate lobe of the Wistar rat [J]. Experimental and Molecular Pathology, 2004, 77(1): 7-17.

[11] Tommaso Cai, Sandra Mazzoli, Francesca Meacci, et al. Epidemiological features and pattern in uropathogens isolated from chronic bacterial prostatitis [J]. Microbiology, 2011, 49(3): 448-454.

[12] Ivanov IB, Gritsenko VA, Kuzmin MD. Phenotypic differences between coagulase-negative staphylococci isolated from seminal fluid of healthy men and men suffering from chronic prostatitis syndrome [J]. International Journal of Andrology, 2010, 33(3): 563-567.

[13] Mackern-Oberti JP, Motrich RD, Breser ML, et al. Male rodent genital tract infection with Chlamydia muridarum: persistence in the prostate gland that triggers self-immune reactions in genetically susceptible hosts [J]. The Journal of Urology, 2011, 186(3): 1100-1106.

[14] Nadler RB, Koch AE, Calhoun EA, et al. IL-1beta and TNF-alpha in prostatitis secretions are indications in the evaluation of men with chronic prostatitis [J]. Urol, 2000, 164(1): 214-218.

[15] He L, Wang Y, Long Z, et al. Clinical significance of IL-2, IL-10 and TNF-α in prostatic secretion of patients with chronic prostatitis [J]. Urology，2010, 75(3): 654-657.

[16] Motrich RD, Maccioni M, Molina R, et al. Presence of INF-gamma secreting lymphocytes specific to prostate antigens in a group of chronic prostatitis patients [J]. Clin Immunol, 2005, 116(2): 149-157.

[17] Motrich RD, van Etten E, Baeke F, et al. Crucial role of interferon-gamma in experimental autoimmune prostatitis [J]. Urol, 2010, 183(3): 1213-1220.

[18] Orhan I, Onur R, Ilhan N, et al. Seminal plasma cytokine levels in the diagnosis of chronic pelvic pain syndrome [J]. International Journal of Urology, 2001, 8(9): 495-499.

[19] John H, Maake C, Barghorn A, et al. Immunological alterations in the ejaculate of chronic prostatitis patients: Clues for autoimmunity [J]. Andrologia，2003, 35(5): 294-299.

[20] Korrovits P, Ausmees K, Mndar R, et al. Seminal interleukin-6 and serum prostate-specific antigen as possible predictive biomarkers in asymptomatic inflammatory prostatitis [J]. Urology, 2011, 78(2): 442-446.

[21] Miller LJ, Fischer KA, Goralnick SJ, et al. Interleukin-10 levels in seminal plasma: Implications for chronic prostatitis-chronic pelvic pain syndrome [J]. Urol, 2002, 167(21): 753-756.

[22] Kouiavskaia DV, Southwood S, Berard CA, et al. T-cell recognition of prostatic peptides in men with chronic prostatitis/chronic pelvic pain syndrome [J]. Urol, 2009, 182(5): 2483-2489.

[23] Suri-Payer E, Fritzsching B. Regulatory T cells in experimental autoimmune disease [J]. Springer Semin Immunopathol, 2006, 28(1): 3-16.

[24] Setiady YY, Ohno K, Samy ET, et al. Physiologic self-antigens rapidly capacitate autoimmune disease — specific polyclonal CD4$^+$CD25$^+$ regulatory T cells [J]. Blood, 2006, 107(3): 1056-1062.

[25] Bai J, Wang S, Liu J, et al. Characterization of circulating CD4$^+$CD25 high regulatory T cells in men with chronic prostatitis/chronic pelvic pain syndrome [J]. Urology, 2010, 75(4): 938-942.

[26] Vykhovanets E V, Resnick M I, MacLennan G T, et al. Experimental rodent models of prostatitis: limitations and potential [J]. Prostate Cancer and Prostatic Diseases, 2007, 10(1): 15-29.

[27] Nickel JC, Downey J, Pontari MA, et al. A randomized placebo-controlled multicentre study to evaluate the safety and efficacy of finasteride for male chronic pelvic pain syndrome (category ⅢA chronic nonbacterial prostatitis) [J]. Clinical Trial, 2004, 93(7): 991-995.

[28] Yatkin E, Bernoulli J, Talvitie E M, et al. Inflammation and epithelial alterations in rat prostate: impact of the androgen to oestrogen ratio [J]. International Journal of Andrology, 2009, 32(4): 399-410.

[29] Pontari MA, Ruggieri MR. Mechanisms in prostatitis/chronic pelvic pain syndrome [J]. The Journal of Urology, 2008, 179(5): S61-S67.

[30] Watanabe T, Inoue M, Sasaki K, et al. Nerve growth factor level in the prostatic fluid of patients with chronic prostatitis/chronic pelvic pain syndrome is correlated with symptom severity and response to treatment [J]. BJU international, 2011, 108(2): 248-251.

[31] Birklein F, Schmelz M. Neuropeptides, neurogenic inflammation and complex regional pain syndrome (CRPS) [J]. Neuroscience Letters, 2008, 437(3): 199-202.

[32] Park KA, Fehrenbacher JC, Thompson EL, et al. Signaling pathways that mediate nerve growth factor-induced increase in expression and release of calcitonin gene-related peptide from sensory neurons [J]. Neuroscience, 2010, 171(3): 910-923.

第三节·前列腺炎毒理学研究案例

开展前列腺炎毒理学研究，首先要假设其发生机制，根据毒性物质的特点，制订出确实可行的研究方案，并根据前列腺炎毒理学研究目的，选择适合的动物，对毒物进行研究。我们曾经开展过一系列的前列腺炎毒性研究，并撰写出不少的研究报告，此次我们选择一个案例，列举如下。

案例四

叶酸增加 SD 大鼠子代发生前列腺炎易感性的研究

（一）目的

SD 孕鼠于交配前 14 天至妊娠 14 天（GD_{14}）灌胃给予两种剂量的叶酸（folic acid，FA），待雄性子代性成熟，选择出生后第 56 天（PND_{56}），分别采用低、中和高三个剂量的雌二醇（E_2）诱导，观察子代发生前列腺炎的易感性，同时探讨与前列腺炎相关激素、基因、受体和生物标志物的变化情况，从而探索怀孕期间母亲服用叶酸增加子代患前列腺炎的可能性。

（二）受试物一

（1）名称：叶酸。

（2）缩写名：FA。

（3）提供单位：武汉×××生物科技有限公司。

（4）批号：×××。

（5）规格：100 g/袋。

（6）含量：≥97.5%。

（7）性状：黄色或橘黄色的粉末。

（8）保存条件：4℃冷藏。

（9）配制方法：采用蒸馏水配制。

（三）受试物二

（1）名称：17β-雌二醇。

（2）提供单位：×××公司。

（3）批号：×××。

（4）规格：1 g/瓶。

（5）性状：白色或淡黄色粉末。

（6）含量：≥98%。

（7）保存条件：常温贮存。

（8）配制方法：采用药用级橄榄油配制。

（四）溶媒一

（1）名称：蒸馏水。

（2）提供单位：上海××水处理技术有限公司。

（3）批号：×××。

（4）规格：25 L/桶。

（5）保存条件：密闭、常温。

（6）配制方法：无需配制。

（五）溶媒二

（1）名称：玉米油。

（2）提供单位：×××（上海）试剂有限公司。

（3）批号：×××。

（4）规格：500 mL/瓶。

（5）保存条件：密闭、常温。

（6）配制方法：无需配制。

（六）动物资料

（1）种：Sprague-Dawley 大鼠。

（2）系：远交系。

（3）性别和数量：雌性 24 只，雄性 18 只。

（4）年龄：雌性 80～100 天，雄性 90 天以上。

（5）体重范围：雌性150～170 g，雄性320～370 g（接收时）。

（6）来源：上海×××实验动物有限公司。

（7）等级：清洁级。

（8）许可证号及发证单位：实验动物质量合格证号×××；实验动物生产许可证号SCXK（沪）20××-××××，×××科学技术委员会；实验动物使用许可证号SYXK（沪）20××-××××，×××科学技术委员会。

（9）动物接收日期：20××-××-××。

（10）实验系统选择说明：SD大鼠是药理学研究中公认的标准动物之一。

（11）实验动物识别方法：动物到达后，按要求接收，按本中心统一的编号方法用苦味酸标记法进行编号，为每只动物指定一个单一的研究动物号。原始资料中使用研究动物号来识别。

（12）饲料、垫料及饮用水：饲料由上海×××生物科技有限公司生产的繁殖鼠饲料；垫料为上海市×××实验用品供应站提供的木屑垫料；饮用水为自来水；三者均经高温高压灭菌后使用。

（13）饲养条件和环境：SD大鼠在×××清洁级动物房内饲养。室温20～26℃，相对湿度40%～70%，光照12 h，黑暗12 h；实验开始前适应性饲养5～7天，经一般行为观察，选用符合要求的大鼠作为实验动物。饲养于400 mm×350 mm×200 mm塑料笼内，交配前每笼饲养同性大鼠不超过5只，交配合笼时每笼饲养1雌（或2雌）1雄，合笼后未交配成功的大鼠放回原饲养笼饲养，交配成功的雌鼠单笼饲养；自由饮水、摄食。

（七）分组和剂量设置

1. 分组方法

（1）将F_0代雌鼠分为溶媒对照组（蒸馏水）、FA低和FA高剂量组，共3组（表2-3-1），将F_1代雄鼠分为溶媒对照组（橄榄油）及E_2低、中和高剂量组，共4组（表2-3-2）。

表2-3-1　叶酸剂量分组

组　别	剂量（mg/kg）	等效剂量的倍数	临床剂量的倍数	孕鼠数量（只）
FA溶媒对照组	—	—	—	≥8
FA低剂量组	0.20	5.0	29.9	≥8
FA高剂量组	2.00	50.0	298.5	≥8

注：受试物叶酸的临床用量为0.4 mg/d，即0.006 7 mg/（kg·d），折算成大鼠的等效剂量为0.04 mg/（kg·d）。表中叶酸的"等效剂量的倍数"和"临床剂量的倍数"分别以0.04 mg/（kg·d）和0.006 7 mg/（kg·d）计算

表2-3-2　雌二醇剂量分组

组　别	剂量（mg/kg）	等效剂量的倍数	临床剂量的倍数	雄鼠数量（只）
E_2溶媒对照组	—	—	—	≥8
E_2低剂量组	0.25	0.4	2.43	≥8
E_2中剂量组	1.25	2.0	12.14	≥8
E_2高剂量组	2.50	4.0	24.28	≥8

注：受试物雌二醇肌内注射的临床用量为0.003～0.100 mg/（kg·d），取中剂量0.052 mg/（kg·d）计算，折算成SD大鼠的肌内注射等效剂量约为0.309 mg/（kg·d），为达到同等药效，按照不同给药途径计量换算规律，皮下注射剂量约为肌内注射剂量的2倍，因此SD大鼠的皮下注射等效剂量约为0.618 mg/（kg·d）。表中雌二醇的"等效剂量的倍数"和"临床剂量的倍数"分别以0.618 mg/（kg·d）和0.103 mg/（kg·d）计算

（2）为保证每组不少于8只孕鼠，每组可能使用已受精雌鼠约10只或更多。每组所分配的具体受精雌鼠数量视最终受精鼠总数而定，原则上尽量使各实验组受精雌鼠数量相等（近）。

2. 药物选择依据

（1）文献显示，孕妇叶酸的可耐受最高摄入量（tolerable upper intake levels，UL）14～18岁孕妇为0.8 mg/d，19岁以上的孕妇为1 mg/d。在生殖与发育毒性方面，孕妇口服叶酸0.4～5.0 mg/d，为期1个月，未发现子代生殖系统异常。在整体毒性方面，健康志愿者口服叶酸15 mg/d，为期1个月，出现精神异常、睡眠障碍和胃肠道不适等不良反应。临床研究显示，孕妇口服叶酸0.4～1 mg/d，会有胎儿宫内窘迫或死胎等风险。

（2）文献研究显示，SD雌鼠于交配前3周至PND21分别摄入含2 mg/kg和5 mg/kg的叶酸膳食，新生仔鼠出生后12～24 h内处死，发现孕期补充叶酸会导致仔鼠脑内叶酸浓度增加，脑体总DNA甲基化程度增高。

（3）根据文献的研究，孕鼠分为对照组（2 mg/kg叶酸）、缺乏组（0 mg/kg叶酸）、过量组（5 mg/kg叶酸）和超量组（20 mg/kg叶酸），于孕期摄入叶酸，子代也服用同样的膳食至青春期，发现子代乳腺的上皮导管和淋巴结发生改变，其余未发现异常。

（4）根据上述研究及临床叶酸的应用现状，我们提出设想：SD雌鼠于交配前和妊娠期摄入过量叶酸是否会对子代雄鼠前列腺的发育及前列腺炎的发病产生影响，因此选择叶酸作为研究药物。

3. 剂量设置依据

（1）叶酸

1）临床上孕妇口服叶酸的常用剂量为0.4 mg/d，即0.006 7 mg/（kg·d），折算成大鼠的等效剂量为0.04 mg/（kg·d）。

2）按照大鼠等效剂量的5倍和50倍设置给药剂量，则FA低剂量和FA高剂量分别为0.2 mg/kg和2.0 mg/kg。

3）剂距：5～50倍。

4）剂量：见表2-3-1。

（2）雌二醇

1）根据研究显示，0.25 mg/kg E_2是成年雄性SD大鼠前列腺炎造模的常用剂量。

2）根据本研究室之前的前列腺炎造模方法，将1.25 mg/kg设为E_2诱导前列腺炎的中剂量。

3）故本试验将0.25 mg/kg、1.25 mg/kg和2.5 mg/kg分别设为E_2低、中和高剂量。

4）剂距：2～5倍。

5）剂量：见表2-3-2。

（八）给药方法

1. 叶酸

（1）给药频率：1次/天。

（2）给药途径：灌胃（ig）。

（3）给药对象：F_0代雌鼠。

（4）给药量：10 mL/kg。

（5）给药时间：交配前2周至GD_{14}，09:00～12:00。

（6）给药期限：28天。

（7）给予受试物的途径说明：临床上叶酸的给药途径一般为口服，故本实验采用灌胃方式给药。

（8）受试物配制方法：按《药品配制要求》的SOP进行，将叶酸粉末采用蒸馏水混匀稀释至所需浓度（表2-3-3）。

（9）受试物的给予方法：按《大鼠灌胃给药方法》的SOP进行。

表2-3-3 受试物叶酸（F_0代）的配制方法

组 别	剂量（mg/kg）	受试物量（mg）	溶液量至（mL）	目标浓度（mg/mL）
FA溶媒对照组	—	—	—	—
FA低剂量组	0.20	2.0	100.0	0.02
FA高剂量组	2.00	20.0	100.0	0.20

2. 雌二醇

（1）给药频率：1次/天。

（2）给药途径：皮下注射（sc）。

（3）给药对象：F_1代雄鼠。

（4）给药量：0.1 mL/100 g。

（5）给药时间：$PND_{61} \sim PND_{90}$，09：00～12：00。

（6）给药期限：30天。

（7）给予受试物的途径说明：雌二醇临床中主要包括肌内注射、口服、鼻黏膜给药、经皮给药、经阴道给药等途径，但动物实验采用皮下注射居多，故本实验采用皮下注射的给药方式。

（8）受试物配制方法：按《药品配制要求》的SOP进行，将雌二醇粉末采用药用橄榄油混悬并稀释至所需浓度（表2-3-4）。

（9）受试物的给予方法：按《大鼠皮下注射给药方法》的SOP进行。

（九）实验方法和观察指标

1. 实验方法

（1）适应性饲养：动物接收后检疫5天，根据体重增长情况决定适应性饲养时间。

（2）合笼交配：清洁级SD成年大鼠适应性饲养结束后，将雌鼠分为4个剂量组，每天灌胃给予对应剂量的叶酸，2周后按1∶1或1∶2比例将雄、雌大鼠合笼交配，交配期每天上午8：00～9：30进行阴道涂片检查，查到精子或阴栓日定为妊娠0天（GD_0），将受精雌鼠取出，保证每组不少于8只孕鼠，每组可能使用已受精雌鼠约10只或更多。

（3）给予受试物：各组雌鼠每天灌胃给药1次，从交配前2周至妊娠第14天（GD_{14}）结束，保留所有F_1代雄鼠进行编号，确保每组不少于8只雄鼠。

（4）体重：按《小动物体重测定方法》的SOP对已交配的雌鼠每周称重1次，F_1代雄鼠每周称重1次。

（5）母鼠处死：PND_{21}安乐处死母鼠，然后切开腹部暴露两侧子宫和内脏器官，发现任何内脏有异常应做好记录，并将所有异常组织切下来，做好标记放入10%福尔马林中固定，以便将来做组织病理学检查。

（6）仔鼠前列腺炎诱导：F_1代雄鼠于PND_{56}用3%戊巴比妥麻醉，无菌条件下取腹正中切口，直达腹腔，轻轻拉动睾丸脂肪，暴露睾丸和附睾，自输精管处结扎，完整地切除双侧睾丸和附睾，依次缝合肌肉和皮肤，放回鼠笼，自由饮食，恢复5天后在颈背部进行雌二醇皮下注射，每天给药1次，连续给药30天，每周根据动物体重变化调整给药剂量。

（7）仔鼠处死：F_1代雌鼠另作他用。F_1代雄鼠分别于PND_{91}处死，麻醉后打开腹腔，取血后供免疫学指标检测，剖取前列腺、精囊腺和脑，并进行组织形态学观察（其中一侧前列腺、精囊腺用福尔马林固定后进一步行病理学分析，另一侧前列腺和脑保存于液氮备用）。

2. 孕鼠观察指标

（1）一般状况观察：按《实验动物一般状况观察规定》的SOP进行，每天上午观察1次动物的外观体征、行为活动及有无死亡等情况；发现死亡或濒死动物应及时剖检。

表2-3-4　受试物雌二醇（F_1代）的配制方法

组　别	剂量（mg/kg）	受试物量（mg）	溶液量至（mL）	目标浓度（mg/mL）
E_2溶媒对照组	—	—	—	—
E_2低剂量组	0.25	10.0	40.0	0.25
E_2中剂量组	1.25	50.0	40.0	1.25
E_2高剂量组	2.50	100.0	40.0	2.50

（2）体重：每周称重1次。

3. 子代观察指标

（1）一般状况观察：按《实验动物一般状况观察规定》的SOP进行，每天上午观察1次动物的外观体征、行为活动及有无死亡等情况；发现死亡或濒死动物应及时剖检。

（2）体重：每周称重1次。

（3）血液学检测：重点考察白细胞、淋巴细胞、中性粒细胞等。

（4）ELISA检测：解剖动物采集血液，静置1 h左右，3 000 r/min离心15 min后吸取上清，采用酶联免疫法用酶标仪检测血清睾酮（T）、双清睾酮（DHT）、雌二醇（E_2）和叶酸的浓度，留剩余血清备用。

（5）病理检查：试验期间发现动物死亡时应及时剖检，濒死者可即时处死进行剖检；PND_{91}后用3%戊巴比妥钠麻醉处死后解剖取材，观察并描述前列腺等生殖器官，然后将其在改良的Davidson固定液中固定18～24 h后（固定时间最好不超过24 h），转入10%福尔马林固定液中继续固定24 h。组织固定程序结束后，将组织从中部横切，取4 mm厚度组织样本，经过梯度乙醇脱水、二甲苯透明及浸蜡处理后包埋成蜡块，并制作成4 μm厚的切片，进行HE染色。

（6）脏器称量：前列腺、精囊腺和脑。

（7）免疫组化：将取材组织或脏器固定于4%多聚甲醛，包埋切片后常规免疫组化检测TNF-α、环氧合酶COX-2、雌激素受体ERα和核转录因子NF-κB。

（8）血清生化和免疫学指标：血液静置1 h左右，3 000 r/min离心15 min后吸取上清，用全自动生化分析仪检测CRP、IgM和Zn^{2+}。

4. 指标选择依据

（1）TNF-α：细胞因子产物TNF-α是肿瘤坏死因子，它可以促进T细胞产生各种炎症因子，进而促进炎症反应的发生。TNF-α作为一种重要的炎症介质，是前列腺炎常见的生物标志物。

（2）COX-2：生理状态下绝大部分组织细胞不表达COX-2；而在炎症、肿瘤等病理状态下，受炎性刺激物、损伤、有丝分裂原和致癌物质等促炎介质诱导后，呈表达增高趋势，参与多种病理生理过程。COX-2是常见的炎症因子，也是前列腺炎诊断中常用的指标。

（3）NF-κB：NF-κB在炎症、免疫反应和肿瘤的发生中都发挥着重要作用，因为它可以激活多种基因的转录。

（十）统计分析

采用SPSS统计软件进行统计学分析，计量资料，如体重、脏器重量、激素水平等以 $\bar{x} \pm SD$ 表示，组间比较采用单因素方差分析或非参数检验；计数资料，如出生存活率、死胎率等用百分率表示，组间比较采用χ^2检验。

（十一）结果

1. 孕前和孕期给予叶酸建立子代雄鼠前列腺炎模型

（1）叶酸对F_0代雌鼠一般状况的影响：实验过程中，F_0代雌鼠生长状况良好，外观体征、行为活动未见明显异常。摄食、饮水及排便均正常。无流产、难产或早产的现象发生。

（2）叶酸对F_0代雌鼠妊娠结局的影响：经过21～23天妊娠，F_0代雌鼠顺利分娩，F_1代大鼠出生后外观未观察到明显异常。FA各剂量组的平均胎仔数和雌雄比例也未出现明显差异。

（3）F_1代大鼠一般状况：从出生至PND_{56}，F_1代雄鼠活动正常，被毛浓密有光泽，眼睛鲜红而有精神，呼吸正常，鼻部无血性分泌物，行为活动未见明显异常。与FA溶媒组动物相比无明显异常，未见给予FA对动物一般状况造成明显影响。

（4）去势手术对F_1代大鼠的影响：F_1代雄鼠手术后，生长状况良好，外观体征、行为活动未见明显异常。手术部位未发生感染，摄食、饮水及排便均正常。

（5）前列腺病理组织学

1）各剂量组F_1代雄鼠的炎症表现：FA各剂量组子代大鼠前列腺外观无明显差异。光学显微镜下观察：由于大鼠均进行了去势手术，因此与正常大鼠相比，本研究中的大鼠前列腺出现不同程度的萎缩，腺腔面积较小。给予雌二醇诱导前

列腺炎后 F_1 代雄鼠前列腺炎发病率见表 2-3-5 所示，溶媒和低剂量 E_2 对 F_1 代雄鼠前列腺影响的病理学表现见图 2-3-1，中剂量和高剂量 E_2 对 F_1 代雄鼠前列腺影响的病理学表现见图 2-3-2 所示。

给予玉米油（E_2 溶媒）后，子代大鼠未发现前列腺炎，给予 E_2 低、中、高三个剂量后，子代大鼠均发现前列腺炎，但炎症发生比例和表现有所差异。E_2 低剂量组（0.25 mg/kg）中，FA 各剂量组均有 2 只大鼠呈现前列腺炎，且炎症细胞较少，分布稀疏。E_2 中剂量组（1.25 mg/kg）中，FA 溶媒组、FA 低剂量组和 FA 高剂量组分别有 2 只、3 只和 7 只大鼠呈现前列腺炎，且 FA 高剂量组炎症细胞浸润十分明显，分布密集。E_2 高剂量组（2.5 mg/kg）中，FA 溶媒组、FA 低剂量组和 FA 高剂量组分别有 1 只、1 只和 5 只大鼠呈现前列腺炎，且 FA 高剂量组炎症细胞相对较多，FA 低剂量组和 FA 溶媒组炎症细胞较少。

2）E_2 中剂量组 F_1 代雄鼠的炎症表现：1.25 mg/kg E_2 剂量下，大鼠前列腺腺腔面积随着 FA 剂量的升高而增大，FA（0）+E_2（0）组和 FA（0）+E_2（1.25 mg/kg）组大鼠前列腺的腺腔面积较小，而 FA（2.0 mg/kg）+E_2（0）组和 FA（2.0 mg/kg）+E_2（1.25 mg/kg）组大鼠前列腺的

腺腔面积较大，孕前和孕期给予叶酸对 F_1 代雄鼠前列腺腺腔形态的影响详见图 2-3-3。

FA（0）+E_2（0）、FA（0.2 mg/kg）+E_2（0）和 FA（2.0 mg/kg）+E_2（0）组，均未观察到明显的炎症反应。而在 FA（0）+E_2（1.25 mg/kg）、FA（0.2 mg/kg）+E_2（1.25 mg/kg）和 FA（2.0 mg/kg）+E_2（1.25 mg/kg）组，均发现了前列腺炎，且炎症的发生率和严重程度存在明显差异。在 FA（0）+E_2（1.25 mg/kg）组，25%（2/8）的大鼠发现有前列腺炎，炎症较为分散，以间质炎症为主。在 FA（0.2 mg/kg）+E_2（1.25 mg/kg）组，37.5%（3/8）的大鼠发现有前列腺炎，炎症细胞较分散，且炎症多分布在前列腺腺腔内。值得注意的是，在 FA（2.0 mg/kg）+E_2（1.25 mg/kg）组，87.5%（7/8）的大鼠呈现明显的前列腺炎，且有大量的炎症细胞浸润，炎症在前列腺间质、腺腔及血管周均有分布，炎症表现比 FA（0）和 FA（0.2 mg/kg）组明显，且前列腺炎发生率与 FA（0）+E_2（1.25 mg/kg）组相比有统计学差异（$P<0.05$），孕前和孕期给予叶酸对 F1 代雄鼠前列腺炎症表现的影响详见图 2-3-4，孕前和孕期给予叶酸对 F_1 代雄鼠前列腺炎症局部和分布情况的影响见图 2-3-5。

表 2-3-5　给予雌二醇诱导前列腺炎后 F_1 代雄鼠前列腺炎的发病情况

分　组	组　别	前列腺炎动物比例	前列腺炎发病率
E_2 溶媒组（玉米油）	FA 溶媒组（蒸馏水）	0/8	0
	FA 低剂量组（0.2 mg/kg）	0/8	0
	FA 高剂量组（2.0 mg/kg）	0/8	0
E_2 低剂量组（0.25 mg/kg）	FA 溶媒组（蒸馏水）	2/8	25%
	FA 低剂量组（0.2 mg/kg）	2/8	25%
	FA 高剂量组（2.0 mg/kg）	2/8	25%
E_2 中剂量组（1.25 mg/kg）	FA 溶媒组（蒸馏水）	2/8	25%
	FA 低剂量组（0.2 mg/kg）	3/8	37.5%
	FA 高剂量组（2.0 mg/kg）	7/8	87.5%*
E_2 高剂量组（2.5 mg/kg）	FA 溶媒组（蒸馏水）	1/8	12.5%
	FA 低剂量组（0.2 mg/kg）	1/8	12.5%
	FA 高剂量组（2.0 mg/kg）	5/8	62.5%

注：* 与相同 E_2 剂量下的 FA 溶媒组比，$P<0.05$

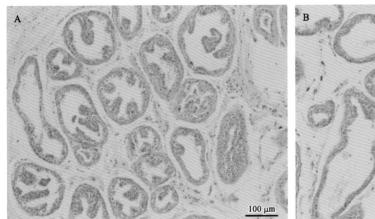

FA（0）+E$_2$（0）组（HE染色，×100）

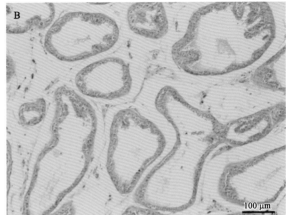

FA（0.2 mg/kg）+E$_2$（0）组（HE染色，×100）

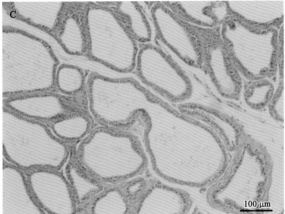

FA（2.0 mg/kg）+E$_2$（0）组（HE染色，×100）

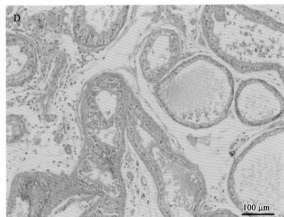

FA（0）+E$_2$（0.25 mg/kg）组（HE染色，×100）

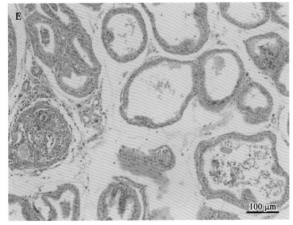

FA（0.2 mg/kg）+E$_2$（0.25 mg/kg）组（HE染色，×100）

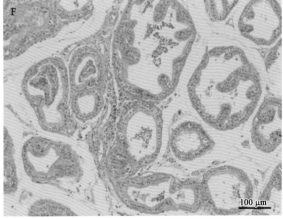

FA（2.0 mg/kg）+E$_2$（0.25 mg/kg）组（HE染色，×100）

图2-3-1　溶媒和低剂量E$_2$对F$_1$代雄鼠前列腺的影响

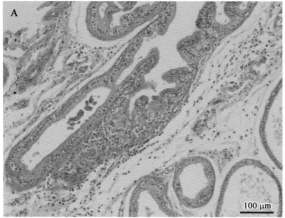

FA（0）+E$_2$（1.25 mg/kg）组（HE染色，×100）

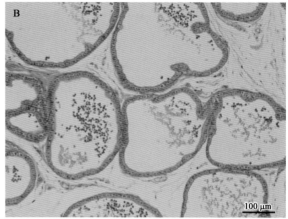

FA（0.2 mg/kg）+E$_2$（1.25 mg/kg）组（HE染色，×100）

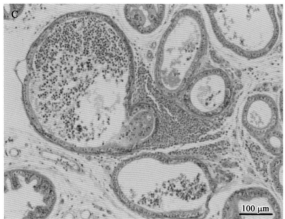

FA（2.0 mg/kg）+E$_2$（1.25 mg/kg）组（HE染色，×100）

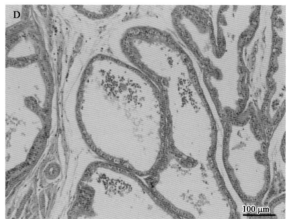

FA（0）+E$_2$（2.5 mg/kg）组（HE染色，×100）

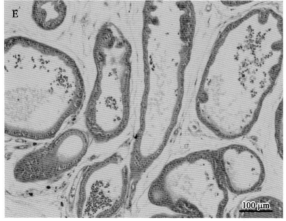

FA（0.2 mg/kg）+E$_2$（2.5 mg/kg）组（HE染色，×100）

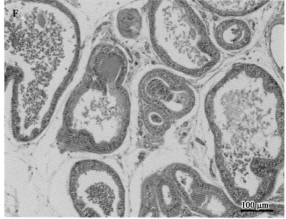

FA（2.0 mg/kg）+E$_2$（2.5 mg/kg）组（HE染色，×100）

图2-3-2　中剂量和高剂量E$_2$对F$_1$代雄鼠前列腺影响的病理表现

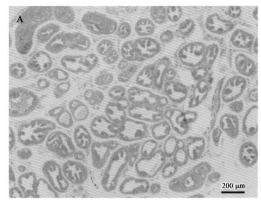
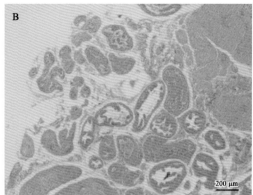

FA（0）+E₂（0）组（HE染色，×40）　FA（0）+E₂（1.25 mg/kg）组（HE染色，×40）

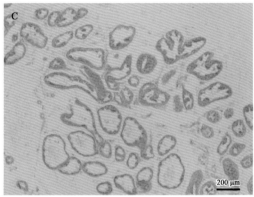
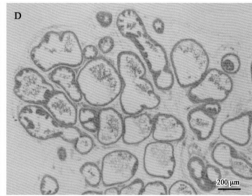

FA（0.2 mg/kg）+E₂（0）组（HE染色，×40）　FA（0.2 mg/kg）+E₂（1.25 mg/kg）组（HE染色，×40）

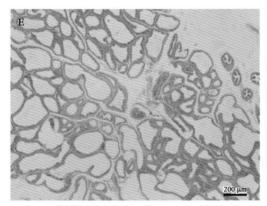
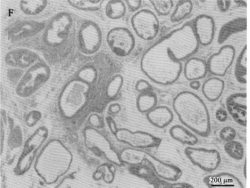

FA（2.0 mg/kg）+E₂（0）组（HE染色，×40）　FA（2.0 mg/kg）+E₂（1.25 mg/kg）组（HE染色，×40）

图2-3-3　孕前和孕期给予叶酸对F$_1$代雄鼠前列腺的影响——腺腔形态

A. FA（0）+E$_2$（0）组大鼠的前列腺腺腔均出现明显萎缩，腺腔面积很小；B. FA（0）+E$_2$（1.25 mg/kg）组大鼠的前列腺均出现明显萎缩，腺腔极小且数量很少，萎缩程度比FA（0）+E$_2$（0）组严重；C. FA（0.2 mg/kg）+E$_2$（0）组大鼠的前列腺部分腺腔较小且数量较少，部分前列腺出现萎缩，萎缩程度相比FA（0）+E$_2$（0）组减弱；D. FA（0.2 mg/kg）+E$_2$（1.25 mg/kg）组大鼠的前列腺极少数腺腔较小，其余腺腔较为正常；E. FA（2.0 mg/kg）+E$_2$（0）组大鼠的前列腺腺腔很大且数量多，几乎没有发生萎缩；F. FA（2.0 mg/kg）+E$_2$（1.25 mg/kg）组大鼠的前列腺腺腔饱满且数量多，未观察到萎缩现象

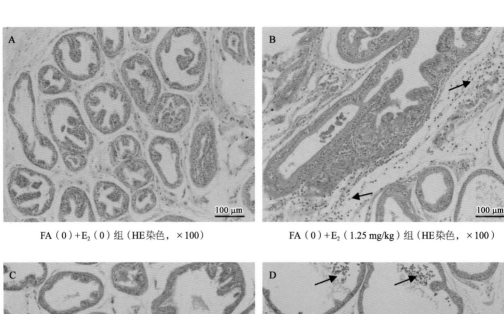

FA（0）+E$_2$（0）组（HE染色，×100）　　　　　　FA（0）+E$_2$（1.25 mg/kg）组（HE染色，×100）

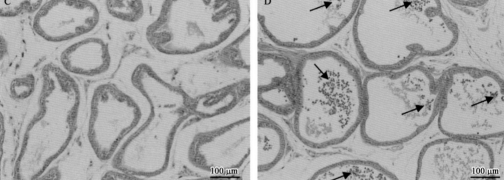

FA（0.2 mg/kg）+E$_2$（0）组（HE染色，×100）　　FA（0.2 mg/kg）+E$_2$（1.25 mg/kg）组（HE染色，×100）

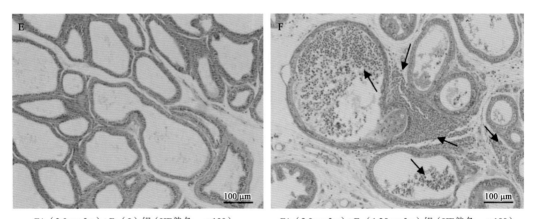

FA（2.0 mg/kg）+E$_2$（0）组（HE染色，×100）　　FA（2.0 mg/kg）+E$_2$（1.25 mg/kg）组（HE染色，×100）

图2-3-4　孕前和孕期给予叶酸对F$_1$代雄鼠前列腺的影响——炎症表现

A. FA（0）+E$_2$（0）组大鼠的前列腺未观察到炎症；B. FA（0）+E$_2$（1.25 mg/kg）组大鼠的前列腺间质出现炎症细胞，但数量很少且较分散；C. FA（0.2 mg/kg）+E$_2$（0）组大鼠的前列腺未观察到炎症；D. FA（0.2 mg/kg）+E$_2$（1.25 mg/kg）组大鼠的前列腺腺腔内观察到炎症，炎症细胞数量较多，且大部分腺腔内均有分布；E. FA（2.0 mg/kg）+E$_2$（0）组大鼠的前列腺未观察到炎症；F. FA（2.0 mg/kg）+E$_2$（1.25 mg/kg）组大鼠的前列腺间质和腺腔内均出现炎症，炎症细胞数量很多且呈聚集分布

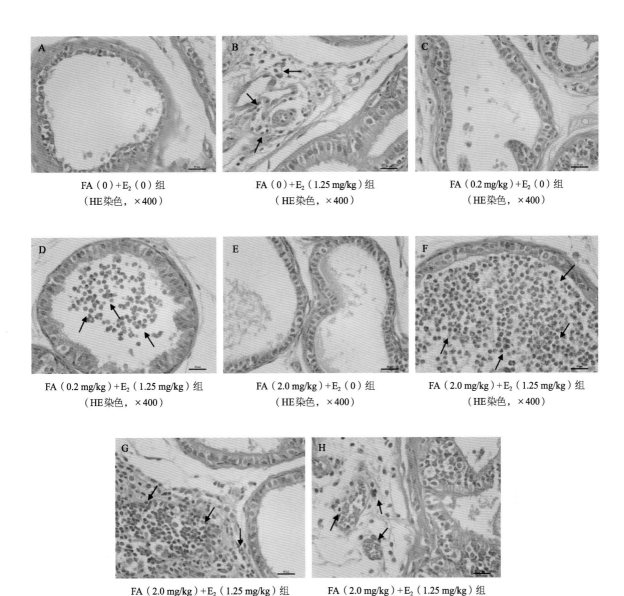

FA（0）+E₂（0）组
（HE染色，×400）

FA（0）+E₂（1.25 mg/kg）组
（HE染色，×400）

FA（0.2 mg/kg）+E₂（0）组
（HE染色，×400）

FA（0.2 mg/kg）+E₂（1.25 mg/kg）组
（HE染色，×400）

FA（2.0 mg/kg）+E₂（0）组
（HE染色，×400）

FA（2.0 mg/kg）+E₂（1.25 mg/kg）组
（HE染色，×400）

FA（2.0 mg/kg）+E₂（1.25 mg/kg）组
（HE染色，×400）

FA（2.0 mg/kg）+E₂（1.25 mg/kg）组
（HE染色，×400）

图2-3-5　孕前和孕期给予叶酸对F₁代雄鼠前列腺的影响——炎症局部和分布情况

A. FA（0）+E₂（0）组大鼠的前列腺未观察到炎症；B. FA（0）+E₂（1.25 mg/kg）组大鼠的前列腺炎症基本分布在间质，炎症细胞（箭头）数量很少且较分散；C. FA（0.2 mg/kg）+E₂（0）组大鼠的前列腺未观察到炎症；D. FA（0.2 mg/kg）+E₂（1.25 mg/kg）组大鼠的前列腺腺腔内有炎症细胞（箭头）浸润，且炎症细胞数量较多，大部分腺腔均有分布；E. FA（2.0 mg/kg）+E₂（0）组大鼠的前列腺未观察到炎症；F. FA（2.0 mg/kg）+E₂（1.25 mg/kg）组大鼠的前列腺腺腔内有大量炎症细胞浸润（箭头），非常聚集，且大部分腺腔均有分布；G. FA（2.0 mg/kg）+E₂（1.25 mg/kg）组大鼠的前列腺间质出现大量炎症细胞浸润；H. FA（2.0 mg/kg）+E₂（1.25 mg/kg）组大鼠的前列腺间质和血管周有炎细胞（箭头）浸润

2. 孕前和孕期给予叶酸对子代雄鼠生理指标的影响

（1）叶酸对F_0代雌鼠体重的影响：FA各剂量组的大鼠体重随时间呈上升趋势，未见统计学差异（$P > 0.05$），叶酸对F_0代雌鼠体重的影响详见图2-3-6。

（2）给予雌二醇后F_1代雄鼠体重的变化：E_2组（1.25 mg/kg）大鼠给予雌二醇1周后体重开始明显下降，一直持续至给药结束（PND_{90}），给药3周后体重下降趋于平缓；从给药2周后起与溶媒对照组（玉米油）大鼠相比有显著性差异（$P < 0.01$）。而溶媒对照组大鼠的体重在整个给药期均呈上升趋势。在PND_{56}时，FA（2.0 mg/kg）组子代大鼠的体重高于FA（0.2 mg/kg）组和FA溶媒组，但无统计学差异（$P > 0.05$）。相同E_2剂量下，F_1代雄鼠的体重未受到FA的明显影响；出生前叶酸暴露及性成熟后给予雌二醇对F1代雄鼠体重的影响详见图2-3-7。

（3）给予雌二醇后F_1代雄鼠的器官重量及脏器系数的变化

1）前列腺与精囊腺：相同E_2剂量下，与FA溶媒组相比，FA高剂量组大鼠的前列腺重量较轻，而FA低剂量组大鼠的前列腺重量较重。在E_2溶媒组，FA高剂量组大鼠的前列腺重量与FA低剂量组和FA溶媒组相比均具有统计学差异（$P < 0.05$）；前列腺脏器系数的结果与此一致。与E_2溶媒组相比，FA各剂量组子代雄鼠在给予1.25 mg/kg E_2后，前列腺重量明显上升，且在FA高

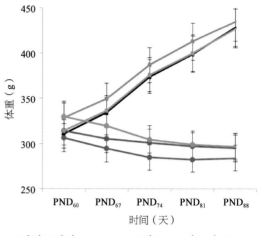
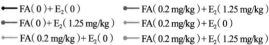

图2-3-7　出生前叶酸暴露及性成熟后给予雌二醇对F_1代雄鼠体重的影响（$\bar{x} \pm SD$，$n=8$）

剂量组有统计学差异（$P < 0.01$）；E_2（1.25 mg/kg）组大鼠的前列腺脏器系数与E_2溶媒组相比明显升高，且在FA各剂量组均具有统计学差异（$P < 0.01$）。给予雌二醇后F_1代雄鼠前列腺和精囊腺重量及前列腺脏器系数的变化分别详见表2-3-6和表2-3-7。相同E_2剂量下，FA对前列腺重量的影响见图2-3-8；相同FA剂量下，E_2对前列腺重量的影响见图2-3-9；相同E_2剂量下，FA对前列腺脏器系数的影响见图2-3-10；相同FA剂量下，E_2对前列腺脏器系数的影响见图2-3-11。对精囊腺重量和脏器系数的影响见图2-3-12至图2-3-15。

2）脑：相同E_2剂量下，脑的重量随着FA剂量的升高而增加，但未见明显差异。相同FA剂量下，E_2（1.25 mg/kg）组大鼠脑的重量小于E_2溶媒组，且FA（0.2 mg/kg）+E_2（1.25 mg/kg）组与FA（0.2 mg/kg）+E_2（0）组相比，具有统计学差异（$P < 0.01$）；在FA各剂量组中，E_2（1.25 mg/kg）组大鼠脑的脏器系数与E_2溶媒组相比均具有统计学差异（$P < 0.01$），给予雌二醇后F_1代雄鼠脑重量和脏器系数的变化详见表2-3-8。相同E_2剂量下，FA对脑重量的影响见图2-3-16；相同FA下，E_2对脑重量的影响见图2-3-17；相同E_2剂量下，FA对脑脏器系数的影响见图2-3-18；相同FA剂量下，E_2对脑脏器系数的影响见图2-3-19。

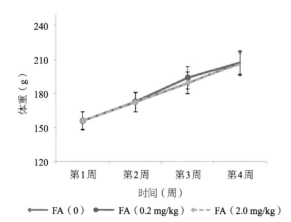

图2-3-6　叶酸对F_0代雌鼠体重的影响（$\bar{x} \pm SD$，$n=8$）

表2-3-6　给予雌二醇后F_1代雄鼠前列腺重量和前列腺脏器系数的变化（$\bar{x} \pm SD$，$n=8$）

组　别	前列腺重量（g）		前列腺脏器系数（/1 000）	
	E_2（0）	E_2（1.25 mg/kg）	E_2（0）	E_2（1.25 mg/kg）
FA（0）	0.048 1 ± 0.006 3	0.070 2 ± 0.014 0	0.112 9 ± 0.012 3	0.240 6 ± 0.055 7**
FA（0.2 mg/kg）	0.048 4 ± 0.006 9	0.074 7 ± 0.020 2	0.113 9 ± 0.018 9	0.262 1 ± 0.064 6**
FA（2.0 mg/kg）	0.032 8 ± 0.008 1#△	0.062 3 ± 0.013 7**	0.076 0 ± 0.019 1#△	0.210 7 ± 0.049 5**

注：** 与相同FA剂量下的E_2溶媒组比，$P < 0.01$；# 与相同E_2剂量下的FA溶媒组比，$P < 0.05$；△ 与相同E_2剂量下的FA低剂量组比，$P < 0.05$

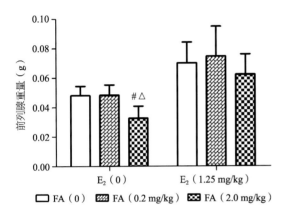

图2-3-8　相同E_2剂量下FA对前列腺重量的影响

注：# 与相同E_2剂量下的FA溶媒组比，$P < 0.05$；△ 与相同E_2剂量下的FA低剂量组比，$P < 0.05$

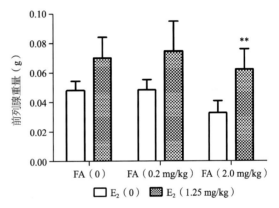

图2-3-9　相同FA剂量下E_2对前列腺重量的影响

注：** 与相同FA剂量下的E_2溶媒组比，$P < 0.01$

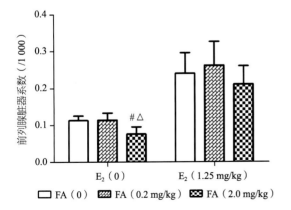

图2-3-10　相同E_2剂量下FA对前列腺脏器系数的影响

注：# 与相同E_2剂量下的FA溶媒组比，$P < 0.05$；△ 与相同E_2剂量下的FA低剂量组比，$P < 0.05$

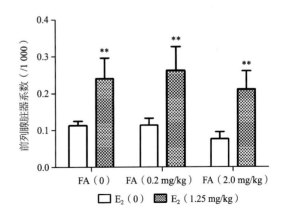

图2-3-11　相同FA剂量下E_2对前列腺脏器系数的影响

注：** 与相同FA剂量下的E_2溶媒组比，$P < 0.01$

表2-3-7　给予雌二醇后F₁代雄鼠精囊腺重量和脏器系数的变化（$\bar{x} \pm SD$，$n=8$）

指　标	重量（g）		脏器系数（/1 000）	
	E₂（0）	E₂（1.25 mg/kg）	E₂（0）	E₂（1.25 mg/kg）
FA（0）	0.086 1 ± 0.023 2	0.091 6 ± 0.015 1	0.201 3 ± 0.059 3	0.311 0 ± 0.048 1**
FA（0.2 mg/kg）	0.084 8 ± 0.013 4	0.095 6 ± 0.014 5	0.198 0 ± 0.026 4	0.340 2 ± 0.067 0**
FA（2.0 mg/kg）	0.075 3 ± 0.021 0	0.106 8 ± 0.014 3	0.171 7 ± 0.039 0	0.360 3 ± 0.050 7**

注：** 与相同FA剂量下的E₂溶媒组比，$P < 0.01$

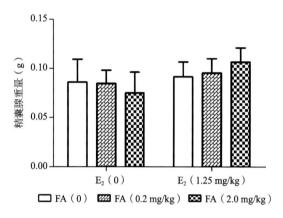

图2-3-12　相同E₂剂量下FA对精囊腺重量的影响

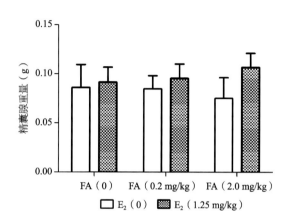

图2-3-13　相同FA剂量下E₂对精囊腺重量的影响

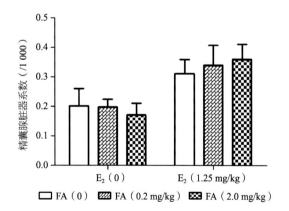

图2-3-14　相同E₂剂量下FA对精囊腺脏器系数的影响

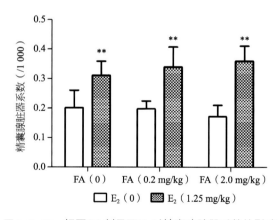

图2-3-15　相同FA剂量下E₂对精囊腺脏器系数的影响
注：** 与相同FA剂量下的E₂溶媒组比，$P < 0.01$

3）垂体：在E₂溶媒组，垂体的重量和脏器系数均随FA剂量的升高而增加，且FA高剂量组与FA溶媒组相比，垂体的重量增加具有统计学差异（$P < 0.05$），垂体的脏器系数增加也具有统计学差异（$P < 0.01$）。相同FA剂量下，E₂（1.25 mg/kg）组大鼠的垂体重量和脏器系数均明显大于E₂溶媒组（$P < 0.01$）。相同E₂剂量下，FA未对E₂（1.25 mg/kg）组大鼠的垂体

表2-3-8　给予雌二醇后F₁代雄鼠脑重量和脏器系数的变化（$\bar{x} \pm$ SD，$n=8$）

组　别	重量（g）		脏器系数（/1 000）	
	E₂（0）	E₂（1.25 mg/kg）	E₂（0）	E₂（1.25 mg/kg）
FA（0）	1.943 3 ± 0.076 5	1.875 7 ± 0.044 2	4.544 4 ± 0.318 2	6.384 0 ± 0.406 5**
FA（0.2 mg/kg）	2.007 7 ± 0.069 3	1.880 0 ± 0.040 9**	4.718 5 ± 0.393 5	6.648 6 ± 0.484 3**
FA（2.0 mg/kg）	2.170 7 ± 0.342 8	1.893 3 ± 0.057 6	5.015 9 ± 0.796 7	6.380 6 ± 0.208 6**

注：** 与相同FA剂量下的E₂溶媒组比，$P < 0.01$

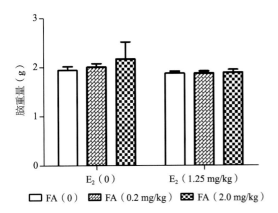

图2-3-16　相同E₂剂量下FA对脑重量的影响

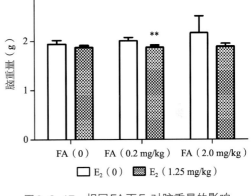

图2-3-17　相同FA下E₂对脑重量的影响

注：** 与相同FA剂量下的E₂溶媒组比，$P < 0.01$

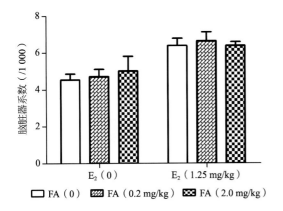

图2-3-18　相同E₂剂量下FA对脑脏器系数的影响

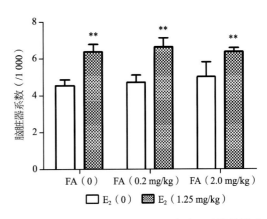

图2-3-19　相同FA剂量下E₂对脑脏器系数的影响

注：** 与相同FA剂量下的E₂溶媒组比，$P < 0.01$

重量和脏器系数产生明显影响，给予雌二醇后F₁代雄鼠垂体重量和脏器系数的变化详见表2-3-9。相同E₂剂量下，FA对垂体重量的影响详见图2-3-20；相同FA剂量下，E₂对垂体重量的影响详见图2-3-21；相同E₂剂量下，FA对垂体脏器系数的影响详见图2-3-22；相同FA剂量下，E₂对垂体脏器系数的影响详见图2-3-23。

表2-3-9　给予雌二醇后F₁代雄鼠垂体重量和脏器系数的变化（$\bar{x} \pm SD$，$n=8$）

组　别	重量（g）		脏器系数（/1 000）	
	E₂（0）	E₂（1.25 mg/kg）	E₂（0）	E₂（1.25 mg/kg）
FA（0）	0.011 0 ± 0.001 0	0.030 4 ± 0.004 0**	0.025 5 ± 0.001 5	0.103 2 ± 0.012 8**
FA（0.2 mg/kg）	0.012 0 ± 0.003 0	0.031 1 ± 0.009 2**	0.027 7 ± 0.009 3	0.108 6 ± 0.027 1**
FA（2.0 mg/kg）	0.014 4 ± 0.001 3#	0.029 8 ± 0.005 2**	0.033 3 ± 0.003 7##	0.100 3 ± 0.015 9**

注：** 与相同FA剂量下的E₂溶媒组比，$P < 0.01$。与相同E₂剂量下的FA溶媒组比，#$P < 0.05$，##$P < 0.01$

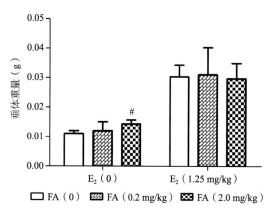

图2-3-20　相同E₂剂量下FA对垂体重量的影响

注：# 与相同E₂剂量下的FA溶媒组比，$P < 0.05$

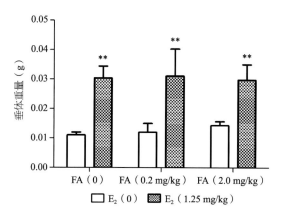

图2-3-21　相同FA剂量下E₂对垂体重量的影响

注：** 与相同FA剂量下的E₂溶媒组比，$P < 0.01$

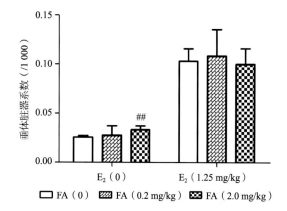

图2-3-22　相同E₂剂量下FA对垂体脏器系数的影响

注：## 与相同E₂剂量下的FA溶媒组比，$P < 0.01$

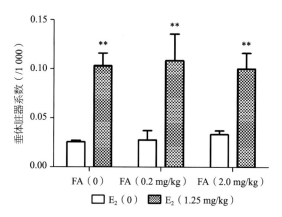

图2-3-23　相同FA剂量下E₂对垂体脏器系数的影响

注：** 与相同FA剂量下的E₂溶媒组比，$P < 0.01$

（4）血液学和血生化指标

1）血液学指标：与相同FA剂量下的E_2溶媒组比，FA（0.2 mg/kg）+E_2（1.25 mg/kg）组和FA（2.0 mg/kg）+E_2（1.25 mg/kg）组的RBC、WBC、Hb、HCT、MCHC、LYMPH#和LYMPH%均明显下降（$P < 0.01$）。此外，相同E_2剂量下，LYMPH%随着FA剂量的升高而呈下降趋势，但未见统计学差异。相同FA剂量下，FA（0）+E_2（1.25 mg/kg）组、FA（0.2 mg/kg）+E_2（1.25 mg/kg）组和FA（2.0 mg/kg）+E_2（1.25 mg/kg）组与各自对应的E_2溶媒组相比NEUT#和NEUT%均呈上升趋势，其中NEUT%的变化有统计学差异（$P < 0.01$），给予雌二醇后F_1代雄鼠血液学指标的变化详见表2-3-10。

2）血生化指标：FA（0）+E_2（1.25 mg/kg）组、FA（0.2 mg/kg）+E_2（1.25 mg/kg）组和FA（2.0 mg/kg）+E_2（1.25 mg/kg）组大鼠血清中Zn^{2+}的浓度与同等FA剂量下的E_2溶媒组相比明显下降，均具有统计学差异（$P < 0.01$）。FA（0.2 mg/kg）+E_2（1.25 mg/kg）组的Ca^{2+}水平明显低于FA（0.2 mg/kg）+E_2（0）组，且具有出统计学差异（$P < 0.01$）。在E_2溶媒组，Ca^{2+}浓度随着FA剂量的升高而增加，FA（0.2 mg/kg）+E_2（0）组与FA（2.0 mg/kg）+E_2（0）组和FA（0）+E_2（0）组相比，均具有统计学差异（$P < 0.01$）。在E_2（1.25 mg/kg）组，FA（2.0 mg/kg）+E_2（1.25 mg/kg）组的Ca^{2+}水平明显高于FA（0.2 mg/kg）+E_2（1.25 mg/kg）组（$P < 0.05$）。E_2（1.25 mg/kg）的FA各剂量组大鼠的CRP与相同FA剂量下的E_2溶媒组相比均明显升高（$P < 0.01$）。相同FA剂量下，E_2（1.25 mg/kg）组的IgG水平均高于E_2溶媒组，且FA（0.2 mg/kg）+E_2（1.25 mg/kg）组和FA（0）+E_2（1.25 mg/kg）组相比，具有统计学差异（$P < 0.05$）。FA（0）+E_2（1.25 mg/kg）组、FA（0.2 mg/kg）+E_2（1.25 mg/kg）组和FA（2.0 mg/kg）+E_2（1.25 mg/kg）组的大鼠血清中TACP的浓度与相同FA剂量下的E_2溶媒组相比明显降低，且均具有统计学差异（$P < 0.01$）。相同FA剂量下，E_2（1.25 mg/kg）组的Mg^{2+}和IgM浓度均小于E_2溶媒组，但未见统计

学差异（$P > 0.05$），给予雌二醇后F_1代雄鼠血生化指标的变化详见表2-3-11。

（5）给予雌二醇后F_1代雄鼠血清激素水平的变化

1）ELISA结果显示，相同FA剂量下，E_2（1.25 mg/kg）组大鼠血清中雌二醇的浓度高于E_2溶媒组，且在FA各剂量组均具有统计学差异（$P < 0.01$），给予雌二醇后F_1代雄鼠血清雌二醇和睾酮的变化详见表2-3-12。相同E_2剂量下，FA对血清雌二醇浓度的影响详见图2-3-24；相同FA剂量下，E_2对血清雌二醇浓度的影响详见图2-3-25。

2）相同FA剂量下，E_2（1.25 mg/kg）组大鼠血清中睾酮的浓度高于E_2溶媒组，FA（2.0 mg/kg）+E_2（1.25 mg/kg）组与FA（2.0 mg/kg）+E_2（0）组相比，具有统计学差异（$P < 0.01$）。在E_2溶媒组中，睾酮的浓度随着FA剂量的增大而降低，但未见统计学差异（$P > 0.05$，表2-3-12）。相同E_2剂量下，FA对血清睾酮浓度的影响详见图2-3-26；相同FA剂量下，E_2对血清睾酮浓度的影响详见图2-3-27。

3）在E_2溶媒组中，FA（2.0 mg/kg）组双氢睾酮（DHT）的浓度高于FA（0.2 mg/kg）组和FA溶媒组，且均具有统计学差异（$P < 0.05$）。在E_2（1.25 mg/kg）组，FA（2.0 mg/kg）组DHT的浓度也高于FA（0.2 mg/kg）组和FA溶媒组，且均具有统计学差异（$P < 0.01$）。当FA剂量一定时，E_2（1.25 mg/kg）组大鼠血清中双氢睾酮的浓度低于E_2溶媒组，但无统计学差异，给予雌二醇后F_1代雄鼠血清双氢睾酮和雌雄激素比例的变化详见表2-3-13。相同E_2剂量下，FA对血清双氢睾酮浓度的影响详见图2-3-28；相同FA剂量下，E_2对血清双氢睾酮浓度的影响详见图2-3-29。

4）当FA剂量一定时，E_2（1.25 mg/kg）组大鼠血清中的雌雄激素比例（E_2/T）高于E_2溶媒组，且均具有统计学差异（$P < 0.01$，表2-3-13）。相同E_2剂量下，FA对血清雌雄激素比例的影响详见图2-3-30；相同FA剂量下，E_2对血清雌雄激素比例的影响详见图2-3-31。

表 2-3-10　给予雌二醇后 F$_1$ 代雄鼠血液学指标的变化（$\bar{x} \pm SD$，$n=8$）

组　别	RBC	WBC	Hb	HCT	LYMPH#	LYMPH%	NEUT#	NEUT%	MCHC
FA（0）+E$_2$（0）	5.48±0.41	3.75±0.77	100.88±6.62	30.48±1.68	3.28±0.64	87.45±3.01	0.29±0.11	7.74±2.03	330.63±3.85
FA（0）+E$_2$（1.25）	5.21±0.48	1.71±0.41	92.25±5.47	28.79±1.37	1.26±0.32**	73.55±5.11**	0.33±0.08	19.68±2.81**	320.25±4.98
FA（0.2）+E$_2$（0）	5.88±0.19	4.89±1.15	106.88±4.36	31.88±1.02	4.26±0.97	87.23±3.02	0.37±0.12	7.66±2.17	335.25±5.06
FA（0.2）+E$_2$（1.25）	4.90±0.27**	2.00±0.44**	89.50±3.82**	27.54±1.08**	1.42±0.39**	70.94±7.32**	0.45±0.15	22.66±6.67**	325.13±6.03**
FA（2.0）+E$_2$（0）	6.08±0.32	4.85±1.42	110.88±4.19	33.28±1.17	4.00±1.24	86.26±3.06	0.39±0.16	9.39±2.82	333.00±4.78
FA（2.0）+E$_2$（1.25）	4.96±0.33**	1.69±0.51**	88.75±5.95**	27.39±1.52**	1.15±0.33**	68.18±5.28**	0.42±0.18	24.59±4.24**	323.88±4.67**

注：**与相同 FA 剂量下的 E$_2$ 溶媒组比，$P < 0.01$

表 2-3-11　给予雌二醇后 F$_1$ 代雄鼠血生化指标的变化（$\bar{x} \pm SD$，$n=8$）

组　别	Ca^{2+}	Mg^{2+}	Zn^{2+}	CRP	IgG	IgM	TACP
FA（0）+E$_2$（0）	2.163 8±0.052 9	0.757 5±0.081 0	12.062 5±1.598 2	1.357 5±0.415 4	1.386 3±0.156 1	0.067 5±0.012 8	11.475 0±1.787 1
FA（0）+E$_2$（1.25）	2.058 8±0.105 6	0.708 8±0.045 2	6.137 5±2.152 0**	1.845 0±0.279 5	1.837 5±0.465 7	0.057 1±0.018 0	4.087 5±0.619 8*
FA（0.2）+E$_2$（0）	2.246 3±0.041 0#	0.751 3±0.080 6	13.612 5±1.114 1	1.294 0±0.272 8	1.503 8±0.322 8	0.071 3±0.019 6	13.150 0±2.138 8
FA（0.2）+E$_2$（1.25）	2.006 3±0.166 1**	0.686 3±0.063 0	4.637 5±2.061 2**	1.570 0±0.118 3	2.001 3±0.211 7*	0.062 5±0.013 9	4.862 5±0.942 5
FA（2.0）+E$_2$（0）	2.261 3±0.044 5#	0.797 5±0.065 2	11.462 5±1.158 7△	1.025 0±0.268 0	1.641 3±0.354 6	0.076 3±0.018 5	11.350 0±0.865 2
FA（2.0）+E$_2$（1.25）	2.121 3±0.114 8△	0.728 8±0.076 2	4.975 0±1.514 5**	1.585 0±0.406 1**	1.863 8±0.123 4	0.055 0±0.013 1	4.625 0±0.377 0**

注：与相同 FA 剂量下的 E$_2$ 溶媒组比，*$P < 0.05$，**$P < 0.01$；#与相同 E$_2$ 剂量下的 FA 溶媒组比，$P < 0.01$；△与相同 E$_2$ 剂量下的 FA 低剂量组比，$P < 0.05$

表2-3-12　给予雌二醇后F$_1$代雄鼠血清雌二醇和睾酮的变化（$\bar{x} \pm$SD，n=8）

组　别	雌二醇（E$_2$）（pg/mL）		睾酮（T）（pg/mL）	
	E$_2$（0）	E$_2$（1.25 mg/kg）	E$_2$（0）	E$_2$（1.25 mg/kg）
FA（0）	18.38 ± 9.11	1 010.98 ± 553.37*	20.67 ± 6.56	29.74 ± 12.83
FA（0.2 mg/kg）	15.81 ± 3.57	1 144.60 ± 578.62*	15.00 ± 6.53	27.53 ± 9.02
FA（2.0 mg/kg）	20.92 ± 6.22	987.97 ± 316.81*	10.28 ± 5.00	33.55 ± 10.54**

注：与相同FA剂量下的E$_2$溶媒组比，*$P<0.05$，**$P<0.01$

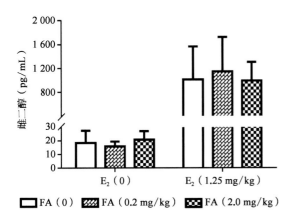

图2-3-24　相同E$_2$剂量下FA对血清雌二醇浓度的影响

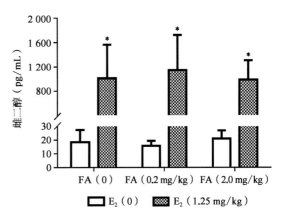

图2-3-25　相同FA剂量下E$_2$对血清雌二醇浓度的影响
注：* 与相同FA剂量下的E$_2$溶媒组比，$P<0.05$

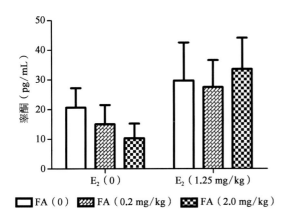

图2-3-26　相同E$_2$剂量下FA对血清睾酮浓度的影响

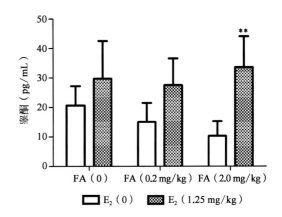

图2-3-27　相同FA剂量下E$_2$对血清睾酮浓度的影响
注：** 与相同FA剂量下的E$_2$溶媒组比，$P<0.01$

表2-3-13　给予雌二醇后F_1代雄鼠血清双氢睾酮和雌雄激素比例的变化（$\bar{x} \pm SD$，$n=8$）

组 别	双氢睾酮（nmol/L）		E_2/T	
	E_2（0）	E_2（1.25 mg/kg）	E_2（0）	E_2（1.25 mg/kg）
FA（0）	25.15 ± 4.52	23.70 ± 5.93	0.91 ± 0.40	39.17 ± 15.91**
FA（0.2 mg/kg）	23.70 ± 3.84	16.60 ± 5.11	1.36 ± 0.38	44.69 ± 16.99**
FA（2.0 mg/kg）	44.12 ± 13.41#△	41.41 ± 10.21##△△	3.39 ± 1.09	33.54 ± 10.67**

注：** 与相同 FA 剂量下的 E_2 溶媒组比，$P < 0.01$；与相同 E_2 剂量下的 FA 溶媒组比，#$P < 0.05$，##$P < 0.01$；与相同 E_2 剂量下的 FA 低剂量组比，△$P < 0.05$，△△$P < 0.01$

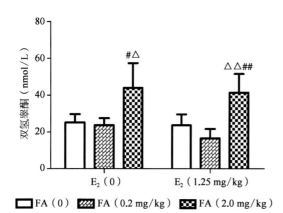

图2-3-28　相同 E_2 剂量下 FA 对血清双氢睾酮浓度
　　　　　的影响

注：与相同 E_2 剂量下的 FA 溶媒组比，#$P < 0.05$，##$P < 0.01$；
与相同 E_2 剂量下的 FA 低剂量组比，△$P < 0.05$，△△$P < 0.01$

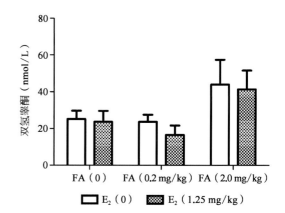

图2-3-29　相同 FA 剂量下 E_2 对血清双氢睾酮浓度
　　　　　的影响

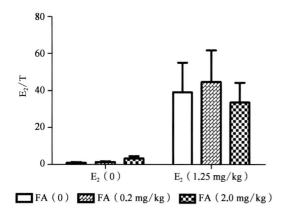

图2-3-30　相同 E_2 剂量下 FA 对血清雌雄激素比例
　　　　　的影响

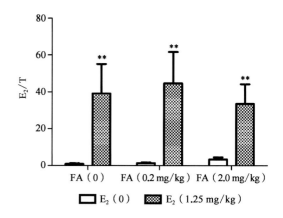

图2-3-31　相同 FA 剂量下 E_2 对血清雌雄激素比例
　　　　　的影响

注：** 与相同 FA 剂量下的 E_2 溶媒组比，$P < 0.01$

（6）给予雌二醇后F_1代雄鼠血清叶酸浓度的变化：相同E_2剂量下，大鼠血清中叶酸的浓度随着FA剂量的升高而增大。在E_2的剂量为1.25 mg/kg时，FA（2.0 mg/kg）组大鼠血清中叶酸的浓度明显高于FA（0.2 mg/kg）组和FA溶媒组，且均具有统计学差异（$P < 0.05$），给予雌二醇后F_1代雄鼠血清叶酸浓度的变化详见表2-3-14。相同E_2剂量下，FA对血清叶酸浓度的影响详见图2-3-32；相同FA剂量下，E_2对血清叶酸浓度的影响详见图2-3-33。

3. 孕前和孕期给予叶酸对子代雄鼠前列腺炎生物标志物的影响

（1）TNF-α：相同FA剂量下，E_2（1.25 mg/kg）组大鼠TNF-α的表达量高于E_2溶媒组，且FA（2.0 mg/kg）+E_2（1.25 mg/kg）组和FA（2.0 mg/kg）+E_2（0）组相比，具有统计学差异（$P < 0.01$）。相同E_2剂量下，FA（0.2 mg/kg）+E_2（0）组大鼠TNF-α的表达量高于FA（2.0 mg/kg）+E_2（0）组，且具有统计学差异（$P < 0.05$）。在E_2剂量为1.25 mg/kg时，TNF-α的表达随着FA剂量的升高而增强，且FA（0.2 mg/kg）组和FA（2.0 mg/kg）组与FA溶媒组相比均具有统计学差异（$P < 0.01$）。FA（2.0 mg/kg）+E_2（1.25 mg/kg）组和FA（0.2 mg/kg）+E_2（1.25 mg/kg）组之间也具有统计学差异（$P < 0.05$），给予雌二醇后F_1代雄鼠TNF-α的表达情况详见表2-3-15。相同E_2剂量下，FA对TNF-α表达的影响详见图2-3-34；相同FA剂量下，E_2对TNF-α表达的影响详见图2-3-35；F_1代雄鼠TNF-α的表达情况详见图2-3-36。

表2-3-14　给予雌二醇后F_1代雄鼠血清叶酸浓度的变化（$\bar{x} \pm SD$，$n=8$）

组　别	叶酸（FA）（ng/mL）	
	E_2（0）	E_2（1.25 mg/kg）
FA（0）	5.56 ± 1.38	4.56 ± 1.50
FA（0.2 mg/kg）	5.85 ± 1.29	4.64 ± 1.21
FA（2.0 mg/kg）	12.25 ± 5.02	33.53 ± 16.33[#△]

注：#与相同E_2剂量下的FA溶媒组比，$P < 0.05$；△与相同E_2剂量下的FA低剂量组比，$P < 0.05$

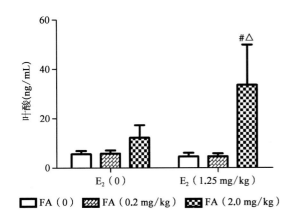

图2-3-32　相同E_2剂量下FA对血清叶酸浓度的影响
注：#与相同E_2剂量下的FA溶媒组比，$P < 0.05$；△与相同E_2剂量下的FA低剂量组比，$P < 0.05$

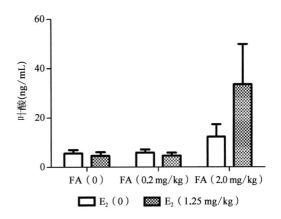

图2-3-33　相同FA剂量下E_2对血清叶酸浓度的影响

表2-3-15 给予雌二醇后F_1代雄鼠TNF-α的表达情况（$\bar{x} \pm SD$，n=8）

组　别	OD值	
	E_2（0）	E_2（1.25 mg/kg）
FA（0）	0.300 1 ± 0.024 5	0.301 5 ± 0.016 8
FA（0.2 mg/kg）	0.329 6 ± 0.034 0	0.349 7 ± 0.029 5##
FA（2.0 mg/kg）	0.290 0 ± 0.030 3 △	0.384 6 ± 0.020 9**##△

注：** 与相同FA剂量下的E_2溶媒组比，$P < 0.01$；## 与相同E_2剂量下的FA溶媒组比，$P < 0.01$；△与相同E_2剂量下的FA低剂量组比，$P < 0.05$

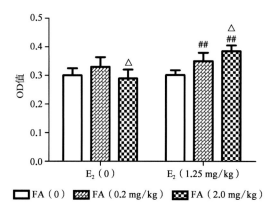

图2-3-34 相同E_2剂量下FA对TNF-α表达的影响

注：## 与相同E_2剂量下的FA溶媒组比，$P < 0.01$；△与相同E_2剂量下的FA低剂量组比，$P < 0.05$

图2-3-35 相同FA剂量下E_2对TNF-α表达的影响

注：** 与相同FA剂量下的E_2溶媒组比，$P < 0.01$

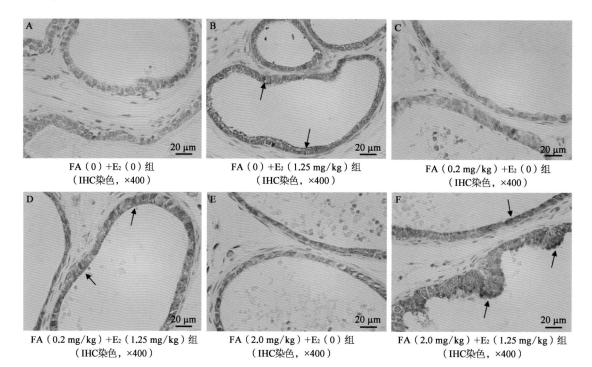

FA（0）+E_2（0）组
（IHC染色，×400）

FA（0）+E_2（1.25 mg/kg）组
（IHC染色，×400）

FA（0.2 mg/kg）+E_2（0）组
（IHC染色，×400）

FA（0.2 mg/kg）+E_2（1.25 mg/kg）组
（IHC染色，×400）

FA（2.0 mg/kg）+E_2（0）组
（IHC染色，×400）

FA（2.0 mg/kg）+E_2（1.25 mg/kg）组
（IHC染色，×400）

图2-3-36 F_1代雄鼠TNF-α的表达情况

（2）COX-2：COX-2的表达量随着FA和E_2剂量的升高而增强。FA（2.0 mg/kg）+E_2（0）组的表达量高于FA（0）+E_2（0）组，且有统计学差异（$P<0.05$）。FA（2.0 mg/kg）+E_2（1.25 mg/kg）组的表达量也高于FA（0）+E_2（1.25 mg/kg）组，且有统计学差异（$P<0.01$）。FA（2.0 mg/kg）+E_2（1.25 mg/kg）组的表达量高于FA（2.0 mg/kg）+E_2（0）组，且具有统计学差异（$P<0.01$），给予雌二醇后F_1代雄鼠COX-2的表达情况详见表2-3-16。相同E_2剂量下，FA对COX-2表达的影响详见图2-3-37；相同FA剂量下，E_2对COX-2表达的影响详见图2-3-38；F_1代雄鼠COX-2的表达情况详见图2-3-39。

（3）NF-κB：当E_2剂量为1.25 mg/kg时，NF-κB的表达量随着FA剂量的升高而增强，且FA（2.0 mg/kg）组和FA溶媒组相比，具有统计学差异（$P<0.05$），给予雌二醇后F_1代雄鼠NF-κB的表达情况详见表2-3-17。相同E_2剂量下，FA对NF-κB表达的影响详见图2-3-40；相同FA剂量下，E_2对NF-κB表达的影响详见图2-3-41；F_1代雄鼠NF-κB的表达情况详见图2-3-42。

（4）ERα：ERα的表达量随着FA和E_2剂量的升高而增强。当FA剂量为2.0 mg/kg时，E_2（1.25 mg/kg）组和E_2溶媒组相比有统计学差异（$P<0.05$）。当E_2剂量为1.25 mg/kg时，FA（2.0 mg/kg）组的表达量高于FA（0.2 mg/kg）组和FA溶媒组，且均具有统计学差异（分别为$P<0.05$，$P<0.01$），给予雌二醇后F_1代雄鼠ERα的表达情况详见表2-3-18。相同E_2剂量下，FA对ERα表达的影响详见图2-3-43；相同FA剂量下，E_2对ERα表达的影响详见图2-3-44；F_1代雄鼠ERα的表达情况详见图2-3-45。

表2-3-16　给予雌二醇后F_1代雄鼠COX-2的表达情况（$\bar{x} \pm SD$，$n=8$）

组　别	OD值	
	E_2（0）	E_2（1.25 mg/kg）
FA（0）	0.222 7 ± 0.020 4	0.279 8 ± 0.062 1
FA（0.2 mg/kg）	0.274 0 ± 0.028 2	0.287 2 ± 0.051 9
FA（2.0 mg/kg）	0.276 1 ± 0.028 2[#]	0.332 6 ± 0.042 0[**##]

注：** 与相同FA剂量下的E_2溶媒组比，$P<0.01$；与相同E_2剂量下的FA溶媒组比，[#]$P<0.05$，[##]$P<0.01$

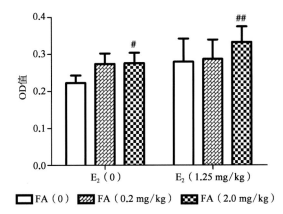

图2-3-37　相同E_2剂量下FA对COX-2表达的影响
注：与相同E_2剂量下的FA溶媒组比，[#]$P<0.05$，[##]$P<0.01$

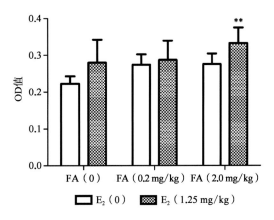

图2-3-38　相同FA剂量下E_2对COX-2表达的影响
注：** 与相同FA剂量下的E_2溶媒组比，$P<0.01$

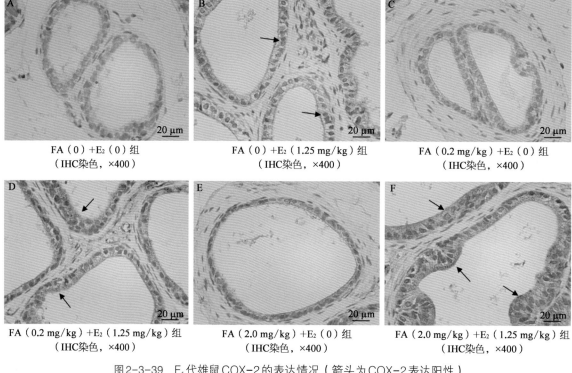

图 2-3-39　F₁ 代雄鼠 COX-2 的表达情况（箭头为 COX-2 表达阳性）

表 2-3-17　给予雌二醇后 F₁ 代雄鼠 NF-κB 的表达情况（$\bar{x} \pm SD$，$n=8$）

组　别	OD 值	
	E₂（0）	E₂（1.25 mg/kg）
FA（0）	0.267 9 ± 0.029 3	0.274 2 ± 0.034 7
FA（0.2 mg/kg）	0.261 9 ± 0.034 6	0.282 4 ± 0.018 9
FA（2.0 mg/kg）	0.264 5 ± 0.028 1	0.309 9 ± 0.034 3*

注：* 与相同 FA 剂量下的 E₂ 溶媒组比，$P < 0.05$

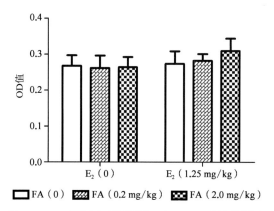

图 2-3-40　相同 E₂ 剂量下 FA 对 NF-κB 表达的影响

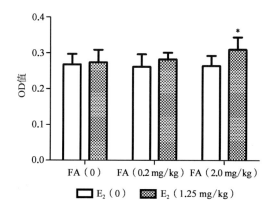

图 2-3-41　相同 FA 剂量下 E₂ 对 NF-κB 表达的影响

注：* 与相同 FA 剂量下的 E₂ 溶媒组比，$P < 0.05$

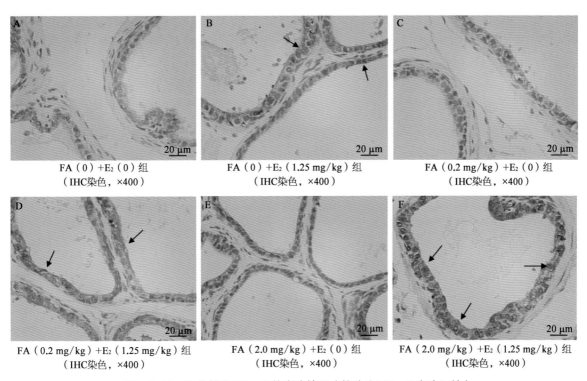

图2-3-42　F₁代雄鼠NF-κB的表达情况（箭头为NF-κB表达阳性）

表2-3-18　给予雌二醇后F₁代雄鼠ERα的表达情况（$\bar{x} \pm SD$，$n=8$）

组　别	OD值	
	E₂（0）	E₂（1.25 mg/kg）
FA（0）	0.241 7 ± 0.012 6	0.264 0 ± 0.039 2
FA（0.2 mg/kg）	0.258 6 ± 0.030 0	0.265 5 ± 0.022 8
FA（2.0 mg/kg）	0.276 5 ± 0.016 5	0.324 6 ± 0.024 5*##△

注：* 与相同FA剂量下的E₂溶媒组比，$P < 0.05$；## 与相同E₂剂量下的FA溶媒组比，$P < 0.01$；△ 与相同E₂剂量下的FA低剂量组比，$P < 0.05$

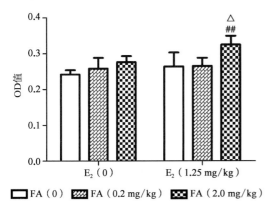

图2-3-43　相同E₂剂量下FA对ERα表达的影响

注：## 与相同E₂剂量下的FA溶媒组比，$P < 0.01$；△ 与相同E₂剂量下的FA低剂量组比，$P < 0.05$

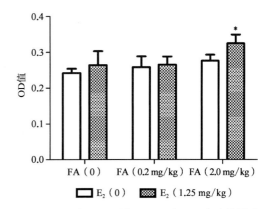

图2-3-44　相同FA剂量下E₂对ERα表达的影响

注：* 与相同FA剂量下的E₂溶媒组比，$P < 0.05$

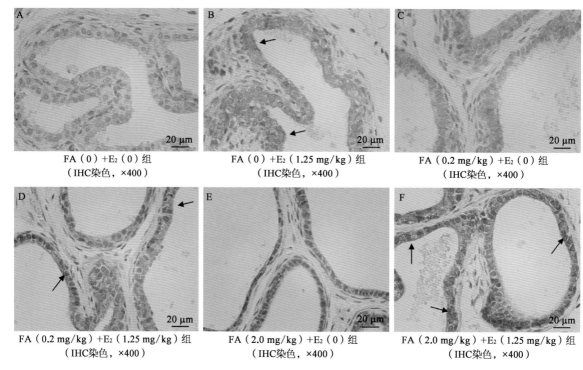

图2-3-45　F₁代雄鼠ERα的表达情况（箭头为ERα表达阳性）

（5）Vimentin：Vimentin的表达量随着FA和E₂剂量的升高而增强。当E₂剂量为1.25 mg/kg时，FA（2.0 mg/kg）组的表达高于FA溶媒组，且具有统计学差异（$P<0.05$）。相同FA剂量下，FA（0.2 mg/kg）+E₂（1.25 mg/kg）组的表达高于FA（0.2 mg/kg）+E₂（0）组，且有统计学差异（$P<0.05$）。FA（2.0 mg/kg）+E₂（1.25 mg/kg）组的表达也高于FA（2.0 mg/kg）+E₂（0）组，且有统计学差异（$P<0.01$），给予雌二醇后F₁代雄鼠Vimentin的表达情况详见表2-3-19。相同E₂剂量下，FA对Vimentin表达的影响详见图2-3-46；相同FA剂量下，E₂对Vimentin表达的影响详见图2-3-47；F₁代雄鼠Vimentin的表达情况详见图2-3-48。

（十二）讨论

1. 孕前和孕期给予叶酸建立子代雄鼠前列腺炎模型

（1）本研究选择对F₀代雌鼠在交配前14天至妊娠14天给予叶酸，模拟了育龄人群补充叶酸的阶段。与之前部分研究不同的是，本实验给

表2-3-19　给予雌二醇后F₁代雄鼠Vimentin的表达情况（$\bar{x} \pm SD$，$n=8$）

组　别	OD值	
	E₂（0）	E₂（1.25 mg/kg）
FA（0）	0.309 3 ± 0.049 3	0.318 2 ± 0.051 9
FA（0.2 mg/kg）	0.306 4 ± 0.069 2	0.352 9 ± 0.043 4*
FA（2.0 mg/kg）	0.324 1 ± 0.051 5	0.367 4 ± 0.041 7*#

注：*与相同FA剂量下的E₂溶媒组比，$P<0.05$；#与相同E₂剂量下的FA溶媒组比，$P<0.05$

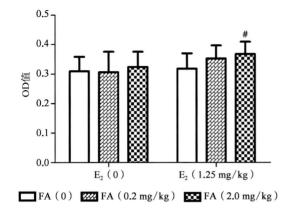

图2-3-46 相同E₂剂量下，FA对Vimentin表达的影响

注：$^{\#}$与相同E₂剂量下的FA溶媒组比，$P < 0.05$

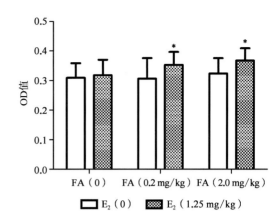

图2-3-47 相同FA剂量下，E₂对Vimentin表达的影响

注：*与相同FA剂量下的E₂溶媒组比，$P < 0.05$

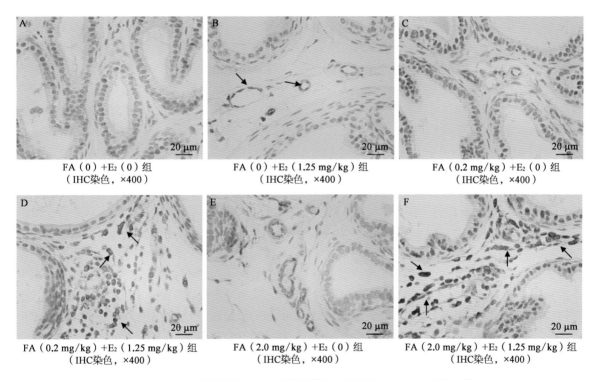

图2-3-48 F₁代雄鼠Vimentin的表达情况（箭头为Vimentin表达阳性）

予的叶酸是纯度大于97.5%的原料药，并采取灌胃给药的方式，而不是让大鼠自由摄取叶酸含量不同的动物膳食，这与人类服用叶酸的途径保持一致，并且精确地保证了大鼠的叶酸摄入量。在F₁代雄鼠诱导前列腺炎的研究中，选择去势结合皮下注射雌激素的造模方法，主要考虑到以下几种因素：首先，性激素诱导的前列腺炎是目前应用最广的前列腺炎造模方法；其次，该方法诱导

的炎症与人类慢性非细菌性前列腺炎症状一致；另外，该造模方法可操作性强，手术难度较小，大鼠愈后良好；更重要的是，该模型很好地模拟了人类激素水平的变化趋势，随着年龄的增长，男性体内雄激素水平下降，雌激素水平相对升高，从而导致体内雌雄激素比例失衡，这也是人类前列腺炎可能的发病原因之一。因此选择雌二醇诱导前列腺炎也是模拟了人类在无外界因素干

扰下发生前列腺炎的一种可能病因。

（2）病理结果显示，E_2 溶媒组大鼠未发现前列腺炎，E_2 低剂量组（0.25 mg/kg）和 E_2 高剂量组（2.5 mg/kg）大鼠虽然呈现前列腺炎，但不如 E_2 中剂量组（1.25 mg/kg）的造模效果好，且 FA 组间差异不明显，因此选择 1.25 mg/kg E_2 作为后续研究的前列腺炎造模剂量。E_2（1.25 mg/kg）组大鼠均呈现前列腺炎，并且随着 FA 剂量的不同，大鼠前列腺炎的发生率和严重程度也发生改变。在 FA（0）+ E_2（1.25 mg/kg）组，25%（2/8）的大鼠前列腺有炎症，但炎症较为分散，以间质炎症为主。在 FA（0.2 mg/kg）+ E_2（1.25 mg/kg）组，37.5%（3/8）的大鼠发现有前列腺炎，炎细胞较为分散，且炎症多发现于腺腔内部。值得注意的是，在 FA（2.0 mg/kg）+ E_2（1.25 mg/kg）组，87.5%（7/8）的大鼠呈现明显的前列腺炎，有大量炎症细胞浸润，间质、腺腔及血管周均有炎症分布，前列腺炎的发病率和严重程度远大于 FA 溶媒组和 FA 低剂量组，且前列腺炎的发生率与 FA（0）+ E_2（1.25 mg/kg）组相比有统计学差异（$P < 0.05$）。由此发现，F_0 代雌鼠于交配前 14 天至妊娠 14 天给予高剂量（2.0 mg/kg）的叶酸会促进子代雄鼠前列腺炎的发生与发展，而低剂量（0.2 mg/kg）的叶酸则未产生明显影响。在前列腺形态学方面，由于大鼠进行了去势手术，所以前列腺相较正常大鼠会有不同程度的萎缩。但病理结果显示，当 E_2 剂量相同时，FA 溶媒组大鼠的前列腺严重萎缩，而 FA（0.2 mg/kg）组和 FA（2.0 mg/kg）组大鼠的前列腺腺腔依次增大，这说明 F_0 代雌鼠给予叶酸会减少子代雄鼠前列腺腺腔的萎缩，使腺腔面积扩大，对前列腺的发育有促进作用。可见叶酸对于子代前列腺的作用似乎具有双重效应，一方面叶酸使前列腺炎的发病率升高且炎症表现更加严重，另一方面叶酸使萎缩的前列腺腺腔扩大，对雌二醇和去势造成的前列腺损伤起到了一定的修复作用。

（3）综上所述，F_0 代雌鼠于交配前 14 天至妊娠 14 天暴露于高剂量（2.0 mg/kg）的叶酸会导致子代雄性大鼠前列腺炎易感性增加，表现为子代前列腺炎发病率升高且炎症表现更加明显。综合各组大鼠的炎症表现及前列腺炎发生率的差异，选择 1.25 mg/kg E_2 作为前列腺炎造模剂量，进行后续激素水平和前列腺炎生物标志物表达的研究。

2. 孕前和孕期给予叶酸对子代雄鼠生理指标的影响

（1）给予叶酸的 F_0 代雌鼠生长状况良好，分娩过程顺利，出生的 F_1 代胎仔数量及雌雄比例也与对照组无明显差异，因此 0.2 mg/kg 和 2.0 mg/kg 叶酸并未产生母体毒性。对于 F_1 代雄鼠，在 PND_{56} 时，FA（2.0 mg/kg）组的雄鼠体重高于组，但无明显差异，说明叶酸对子代雄鼠的整体生长非但没有产生负面影响，还可能促进其体重增加。F_1 代雄鼠给予 1.25 mg/kg E_2 后，体重开始下降并持续至给药结束，但后期下降趋于平缓，而 E_2 对照组的大鼠体重始终处于上升趋势，这与本研究室之前采用该方法造模的结果保持一致。

（2）FA（0.2 mg/kg）组 F_1 代雄鼠的前列腺重量和脏器系数均升高；与此相反的是，FA（2.0 mg/kg）组 F_1 代雄鼠的前列腺重量和脏器系数均下降，且与 FA（0）+ E_2（0）组相比，FA（2.0 mg/kg）+ E_2（0）组具有统计学差异，说明高剂量的 FA 可能对子代雄性大鼠前列腺的生长有抑制作用。E_2 和 FA 并未对精囊腺的重量产生明显影响，F_1 代雄鼠给予 1.25 mg/kg E_2 后体重下降，从而导致精囊腺脏器系数明显升高。F_1 代雄鼠脑的重量随着 FA 剂量的升高而增加，随着 E_2 剂量的升高而下降，说明 FA 对子代大鼠脑部生长起到促进作用，而 1.25 mg/kg E_2 则抑制了大脑发育。F_1 代雄鼠垂体的重量和脏器系数随着 FA 剂量的升高而增加，且 FA（2.0 mg/kg）+ E_2（0）组与 FA（0）+ E_2（0）组相比，具有统计学差异，说明高剂量的 FA 可能对子代雄性大鼠垂体的生长起促进作用；垂体重量随着 E_2 剂量的升高而增加，这是由于 E_2 促进了垂体中催乳细胞的增生，增加了催乳素的合成和分泌，与之前文献报道中使用该方法造模的结果一致。

（3）血液学结果显示，FA 未对子代雄鼠的血常规指标造成明显影响，而 1.25 mg/kg E_2 则引起了血常规指标的显著变化。与E_2溶媒组相比，E_2（1.25 mg/kg）组，大鼠血液中NEUT#和NEUT%明显上升，说明大鼠体内出现了炎症反应；而Hb、HCT、MCHC和RBC的下降则与E_2引起大鼠的体重下降有关。血生化的结果表明，F_1代雄鼠给予1.25 mg/kg E_2后，与E_2溶媒组相比，CRP和IgG明显上升。C反应蛋白是一种急性时相反应蛋白，在机体发生炎症或组织出现损伤时往往急剧升高，说明1.25 mg/kg E_2对大鼠前列腺组织造成了一定的损伤。免疫球蛋白G的主要功能是在机体免疫中起保护作用，其浓度升高说明多次接触抗原以后，体液免疫明显增强，提示了炎症反应的存在。F_1代雄鼠给予1.25 mg/kg E_2后，与E_2溶媒组相比，Zn^{2+}水平明显下降。Zn^{2+}可以使前列腺的组织结构和生理功能处于稳定状态，能有效清除男性生殖系统中的致病菌，与前列腺炎的发生与发展有着密切联系。当Zn^{2+}水平下降时，提示前列腺可能出现了炎症或组织损伤。在E_2溶媒组，Ca^{2+}浓度随着FA剂量的升高而增加，与FA溶媒组相比，FA（0.2 mg/kg）组和FA（2.0 mg/kg）组均有统计学差异，说明叶酸影响了子代Ca^{2+}的代谢。Ca^{2+}通过钙离子通道参与调节细胞炎症的物质白三烯素的分泌和花生四烯酸的释放，转化为前列腺素，参与炎症反应的过程。

（4）前列腺是高度依赖性激素的性附属器官，性激素通过下丘脑-垂体-性腺轴的反馈调节机制对前列腺的生长和发育进行调控，前列腺疾病的发生也会受到性激素及其受体表达变化的影响。同时雌雄激素比例在维持雄性生理特征和生殖功能方面也发挥重要作用，因此研究激素水平的变化对前列腺疾病的病因和机制探讨十分关键。激素检测的结果显示，F_1代雄鼠给予1.25 mg/kg E_2后，血清中雌二醇的浓度明显升高，但未观察到FA对雌二醇水平有明显影响。E_2（1.25 mg/kg）组大鼠的血清睾酮浓度高于E_2溶媒组，且与FA（2.0 mg/kg）+E_2（0）组相比，FA（2.0 mg/kg）+E_2（1.25 mg/kg）组具有统计学差异，这与之前研究报道的睾酮水平下降的结果相反。在E_2溶媒组，睾酮水平随着FA

剂量的升高而下降；而在E_2（1.25 mg/kg）组，FA（0.2 mg/kg）低剂量组大鼠睾酮的浓度低于FA溶媒组，而FA（2.0 mg/kg）高剂量组的睾酮水平高于FA溶媒组，这提示了高剂量的FA与E_2可能通过共同作用导致了子代雄鼠睾酮水平的变化。睾酮是雄性体内最主要的性激素，主要以胆固醇为原料在睾丸间质细胞中合成。近年来有研究指出叶酸可能与代谢综合征及糖尿病等疾病有着密不可分的联系，产前暴露高剂量的叶酸可能与脂肪量增加及胰岛素抵抗有关。动物实验表明，过量叶酸会导致高脂肪摄食的大鼠体内脂肪储存增加。因此高剂量的叶酸可能导致大鼠体内脂代谢发生改变，从而引起睾酮水平的变化。DHT检测的结果显示，子代大鼠给予E_2并没有对DHT的浓度产生直接影响，但相同E_2剂量下，FA（2.0 mg/kg）高剂量组的DHT水平明显高于FA（0.2 mg/kg）低剂量组和FA溶媒组，且具有统计学差异。亲代高剂量的叶酸摄入对子代DHT的合成与代谢也产生了明显影响。在雌雄激素比例（E_2/T）方面，F_1代雄鼠给予1.25 mg/kg E_2后，与E_2溶媒组相比，其E_2/T明显升高，这与之前的造模结果保持一致，虽然FA（2.0 mg/kg）+E_2（1.25 mg/kg）组的睾酮水平明显升高但并没有影响最终的雌雄激素比例趋势，同时也说明了该组大鼠的前列腺炎与之前单独用雌二醇造模的结果并不完全相同，说明F_0代雌鼠高剂量的叶酸摄入对子代雄性大鼠前列腺炎的发生产生了影响。

（5）血清叶酸检测的结果表明，FA高剂量组大鼠血清中的叶酸浓度高于FA低剂量组和FA溶媒组，且FA（2.0 mg/kg）组+E_2（1.25 mg/kg）与FA（0）+E_2（1.25 mg/kg）组和FA（0.2 mg/kg）+E_2（1.25 mg/kg）组相比，均具有统计学差异。由此可以发现，F_0代雌鼠高剂量的叶酸暴露影响了F_1代大鼠血清中的叶酸水平。同样FA（2.0 mg/kg）+E_2（0）组的叶酸浓度也高于FA（0）+E_2（0）组和FA（0.2 mg/kg）+E_2（0）组，但无统计学差异，说明1.25 mg/kg E_2可能也对子代叶酸浓度的变化产生了作用。虽然F_0代暴露于叶酸的时间不长，但暴露时期非常关键，由于表观遗传机制和代谢程序化均发生在胚胎形成时期，因此胚胎阶段非常容易受到子宫环境的影响，从而导致子代成年后对某些疾病的易感风险增加。因此胚胎阶段短暂的高剂量叶酸暴露很可能会对子代产生永久的影响。

（6）综上所述，F_0 代高剂量的叶酸暴露会导致 F_1 代血清中叶酸水平升高，而叶酸干预下雌二醇诱导的前列腺炎模型与单独雌二醇诱导的前列腺炎模型并不完全相同：相同的是雌雄激素比例都有升高的趋势，不同的是雄激素水平会升高。

3. 孕前和孕期给予叶酸对子代雄鼠前列腺炎生物标志物的影响

（1）本节选取了典型的前列腺炎生物标志物 TNF-α、COX-2、ERα、NF-κB 和 Vimentin，利用免疫组化技术检测其表达情况，进一步探究大鼠前列腺炎的炎症因子、受体和细胞因子的变化。免疫组化结果表明，E_2 溶媒组大鼠前列腺 TNF-α、COX-2、ERα、NF-κB 和 Vimentin 的表达呈阴性或者不明显，这与病理诊断未发现炎症的结果保持一致。而在 E_2（1.25 mg/kg）组，以上生物标志物的表达与 E_2 溶媒组相比明显增强，且随着 FA 剂量的升高表达量也升高。

（2）TNF-α 是一种重要的炎症介质，能促进 T 细胞产生各种炎症因子，进而促进炎症反应，是前列腺炎常见的生物标志物。FA（2.0 mg/kg）+ E_2（1.25 mg/kg）组和 FA（2.0 mg/kg）+ E_2（0）组相比，TNF-α 的表达明显增强且有统计学差异，说明 FA（2.0 mg/kg）+ E_2（1.25 mg/kg）组出现了明显的炎症。当 E_2 为 1.25 mg/kg 剂量时，FA（0.2 mg/kg）组和 FA（2.0 mg/kg）组 TNF-α 的 OD 值均高于 FA 溶媒组，且具有统计学差异；FA（0.2 mg/kg）组和 FA（2.0 mg/kg）组相比也有统计学差异，说明高剂量的叶酸促进了炎症反应，增强了 TNF-α 的表达，这与病理观察到的炎症结果保持一致。

（3）COX-2 是一种常见的炎症因子，生理状态下在绝大部分组织细胞不表达，而当炎症、肿瘤等疾病发生时会呈现高表达的状态，参与多种病理生理过程。FA（2.0 mg/kg）+ E_2（1.25 mg/kg）组 COX-2 的 OD 值明显大于 FA（2.0 mg/kg）+ E_2（0）组，且具有统计学差异，提示了 FA（2.0 mg/kg）+ E_2（1.25 mg/kg）组出现了明显的炎症；当 E_2 为 1.25 mg/kg 剂量时，FA（2.0 mg/kg）组 COX-2 的表达强于 FA 溶媒组，且有统计学差异，说明高剂量的叶酸促进了炎症反应，使 COX-2 的表达增强。

（4）NF-κB 处于炎症反应细胞因子网络的中心环节，其活化后可启动多种促炎基因的转录，在炎症反应中扮演着重要角色。FA（2.0 mg/kg）+ E_2（1.25 mg/kg）组和 FA（2.0 mg/kg）+ E_2（0）组相比，NF-κB 的表达明显增强且具有统计学差异，但未发现 FA 对其表达造成明显影响。

（5）ERα 是雌激素受体的一种亚型，雌激素通过 ERα 在前列腺组织和雌激素之间起调节作用。ERα 能调控雌激素的促炎作用，在一定程度上与前列腺炎的发病密切相关。FA（2.0 mg/kg）+ E_2（1.25 mg/kg）组和 FA（2.0 mg/kg）+ E_2（0）组相比，ERα 的表达明显增强且有统计学差异。

（6）Vimentin 存在于间质细胞，参与细胞骨架的组成，在维持细胞形态、细胞信号转导方面发挥着重要作用，是间质细胞的标志性蛋白。在 1.25 mg/kg E_2 剂量下，FA 低剂量组和 FA 高剂量组的 Vimentin 表达与 FA 溶媒组比均明显增强。FA（2.0 mg/kg）+ E_2（1.25 mg/kg）组 Vimentin 的表达量明显高于 FA（0）+ E_2（1.25 mg/kg）组，说明高剂量 FA 对 Vimentin 蛋白的表达也产生了影响。

（7）本节研究表明，高剂量的叶酸促进了 F_1 代雄鼠前列腺炎生物标志物 TNF-α、COX-2、ERα 和 Vimentin 的表达，这与第一部分前列腺炎的病理表现保持一致。

（十三）结论

（1）F_0 代雌性大鼠在交配前 14 天至妊娠 14 天连续灌胃给予高剂量（2.0 mg/kg）叶酸，其 F_1 代雄性大鼠性成熟（PND_{56}）后去势结合雌二醇诱导前列腺炎，导致 F_1 代前列腺炎发病率升高且炎症表现更加明显，相关生物标志物的表达也同时增强，而 F_0 代雌性大鼠给予低剂量（0.2 mg/kg）的叶酸对其子代前列腺炎发病未产生明显影响。

（2）病理结果表明，高剂量叶酸组的 F_1 代雄性大鼠呈现明显的前列腺炎，有大量炎症细胞浸润，在间质、腺腔和血管周围均有炎症分布且十分密集。高剂量叶酸组F_1代雄性大鼠的前列腺重量和脏器系数明显降低。血液学和血生化结果显示，NEUT#、NEUT%、CRP及IgG含量在FA（2.0 mg/kg）+E_2（1.25 mg/kg）组均明显增加，证明了前列腺炎的存在。

（3）ELISA检测结果显示，F_0代雌鼠高剂量叶酸暴露会导致F_1代雄鼠血清中叶酸浓度升高，F_1代给予1.25 mg/kg E_2后血清中E_2、DHT和睾酮的水平也升高，但雌雄激素比例（E_2/T）总体呈上升趋势。值得注意的是，DHT和睾酮的变化趋势与单独使用雌二醇诱导大鼠前列腺炎的变化趋势并不完全相同，表明高剂量的叶酸对子代激素水平产生了影响。

（4）免疫组化结果显示，高剂量的叶酸促进了F_1代雄鼠前列腺炎生物标志物TNF-α、COX-2、ERα和Vimentin的表达，这与前列腺组织病理的炎症诊断结果一致。由此发现，F_0代雌鼠高剂量叶酸暴露不仅会导致F_1代雄鼠前列腺炎发病率升高和炎症程度加重，同时也对前列腺炎生物标志物的表达产生了影响。

（5）本研究首次探索了F_0代雌性大鼠孕前和孕期叶酸暴露对F_1代雄性大鼠前列腺炎的影响，同时也为前列腺炎发病的遗传易感因素研究提供了新的视角，为探索前列腺炎的病因和发病机制奠定了方法学基础。

（十四）参考文献

略。

（朱婧　贾玉玲　周莉）

第四节 · 导致前列腺炎物质或因素的毒理学研究

一、饮食与前列腺炎

前列腺炎和慢性前列腺炎属于一种慢性疾病。Gallo等人列出了与CP/CPPS相关的潜在风险因素，包括饮食（酒精、咖啡和辛辣食物、过度节食和肠道功能障碍）、性习惯（延迟射精、性节制、过度性交和性交中断）、生活方式（久坐生活）、会阴创伤（盆底肌肉压痛、坐姿、会阴部创伤性运动、紧身衣）等因素（图2-4-1）。本节主要针对饮食对前列腺炎发生与发展的影响进行介绍。

（一）膳食模式与前列腺炎

膳食模式不均衡与CP/CPPS发病有关，因此，医生往往会建议患者严格执行健康的饮食方式，例如每天50%碳水化合物、30%脂肪和20%蛋白质。受前列腺炎影响的患者群体摄入的碳水化合物、牛奶、奶酪和奶制品衍生物较高，水果和蔬菜摄入量较低。这种肉类首选的饮食习惯缺乏纤维素，易导致便秘，且含有过量的热量，可能对前列腺有害，而蔬菜优先可以增加粪便体积，缓解便秘症状，不良反应是易肠胃气胀。重蔬菜或者重肉类的饮食习惯都会增加CP/CPPS的风险。

（二）高脂饮食与慢性前列腺炎

在老年男性的组织学标本中前列腺炎比较常见，越来越多的数据表明，前列腺内炎症在BPH、下尿路症状（LUTS）和癌症的发生中起着关键作用。大量证据表明，除了衰老、雄激素和遗传易感因素外，肥胖、饮食、血脂异常、激素失衡、高血压、代谢综合征、酒精和吸烟等可变因素也有助于BPH和（或）LUTS的发展。一项为期5年的随访研究中，慢性炎症患者的最初活检中，其炎症程度和血清前列腺特异性抗原（PSA）两者之间存在明显的相关性，相比慢性炎症患者，前列腺癌的发病率高20%。临床上，许多横断面研究揭示了炎症浸润和前列腺体积增加两者之间的关系。最近一项关于前列腺癌预防性试验的研究表明，发展为前列腺癌的患者中炎症和BPH呈现了较高的发病率。在另一项研究中，食用动物脂肪是前列腺癌的一个危险因素。

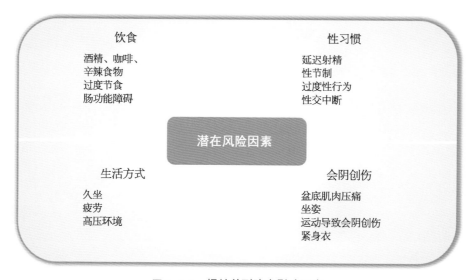

饮食	性习惯
酒精、咖啡、辛辣食物 过度节食 肠功能障碍	延迟射精 性节制 过度性行为 性交中断

潜在风险因素

生活方式	会阴创伤
久坐 疲劳 高压环境	盆底肌肉压痛 坐姿 运动导致会阴创伤 紧身衣

图2-4-1 慢性前列腺炎影响因素

摄入糖分过高可引起前列腺谷胱甘肽过氧化物酶3（GPx3）基因表达明显下调，被认为可调节前列腺癌的发生。在高脂喂养后，转基因小鼠的前列腺肿瘤进展速度加快，该小鼠经历了多个阶段，并表现出与人类前列腺癌相似的组织学和分子特征。在另一项研究中，显示NF-κB报告小鼠食用含有类似西餐成分的高脂饮食后，前列腺内炎症增加，细胞增殖增加，前列腺体积变大。高脂喂养的小鼠前列腺腹侧体重增加，血清或前列腺内雄激素水平没有任何变化。食用富含动物脂肪的食物不仅会导致肥胖、糖耐量受损和胰岛素抵抗，而且还会提高脂肪组织中的共济失调素水平，导致溶血磷脂酸（LPA）的产生增加。这种化学物质反过来又被证明能直接作用于前列腺，诱导前列腺增生和肿瘤生长。

如图2-4-2所示，促炎因子，如微生物群和饮食成分，是前列腺炎症的潜在原因。免疫细胞分泌活性氧和活性氮，诱导前列腺上皮细胞DNA损伤和基因组不稳定，导致前列腺癌的发生。免疫细胞和前列腺癌细胞都分泌细胞间信号分子，如细胞因子和趋化因子，促进炎症微环境的产生，进而促进癌症发展。在高负荷状态下，MCP-1/CCR2信号被激活，前列腺癌细胞增殖增加。显然，抗炎药能够抑制"恶性循环"，即前列腺癌的发展。

虽然认为前列腺炎症会导致组织损伤和增生，但目前还不清楚其中的机制。炎症引起淋巴细胞和巨噬细胞被吸引到前列腺组织，导致促炎性细胞因子的分泌，直接影响前列腺生长。细胞因子IL-1β的激活会引发一种时间依赖性的信号波，该信号波启动前列腺内炎症早期阶段，并传递信号至炎症通路。在脂肪组织中，高脂饮食诱导的炎症可导致多种促炎性细胞因子的产生，如IL-1、IL-6和TNF-α。有报道称促炎性细胞因子TNF-α介导肥胖引起的胰岛素抵抗。喂食高脂小鼠可引起白色脂肪组织中的巨噬细胞炎症反应，这与病态脂肪团块扩展和TNF-α释放有关，TNF-α释放触发前脂肪细胞增强炎症基因的表达。这与肥胖患者血浆TNF-α水平升高与体重增加相关的研究结果一致。研究表明，高脂饮食不仅使血浆中IL-6、IL-17、IL-1β和TNF-α水平明显升高，而且前列腺内IL-6表达量也明显升高。这些促炎性细胞因子影响外周组织，通过激活转录因子导致巨噬细胞的募集和活化及淋巴细胞浸润而引起炎症。

促炎性细胞因子诱导炎症介质，如环氧合酶-2（COX-2）和诱导型一氧化氮（iNOS），可引起前列腺增生。有研究表明，IL-17可以直

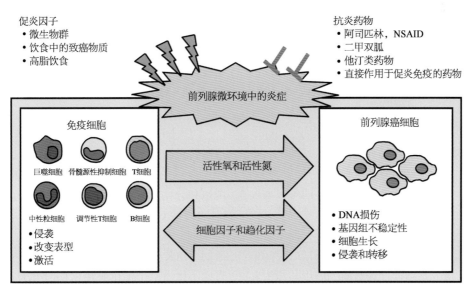

图2-4-2 慢性前列腺炎症和前列腺癌的相关性示意图

注：NSAID，非甾体抗炎药

接影响COX-2，从而稳定和阻止其降解，提高其酶活性。已经证实在增生性炎症性萎缩（proliferative inflammation atrophy，PIA）病变中巨噬细胞和中性粒细胞导致IL-17增加。IL-17生成水平在良性前列腺组织区和前列腺癌区相似。已有报道COX-2在BPH重度T淋巴细胞和巨噬细胞浸润中表达增加，在上皮高度增殖区域COX-2表达也增加。有报道称，在PIA病变中，COX-2存在于上皮和间质间隙的炎症细胞中，产生促炎性前列腺素。据报道，炎症可诱导iNOS和COX-2的表达并增加酶活性，产生前列腺素E_2（PGE_2）和一氧化氮等促炎介质。C57BL/6小鼠摄入高脂饮食发现前列腺中COX-2和iNOS水平明显升高。前列腺增生、高级别前列腺上皮内瘤变（intraepithelial neoplasia of the prostate，PIN）和前列腺癌的上皮细胞中iNOS水平升高，已证明由于氧化应激，长期摄入高铁会减少尿液中亚硝酸盐的排泄。

脂肪的积累主要发生在脂肪组织中，已有研究表明肥胖、胰岛素抵抗和炎症之间有明确的联系，炎症因子、脂肪因子和瘦素均可导致炎症。摄入高脂饮食的最终结果是脂肪组织数量增加，脂肪组织是一个巨大的胆固醇储存库，作为睾酮、雄烯二酮和甘油三酯的前体，可以通过上调雄激素受体，从而刺激前列腺上皮细胞生长。作为脂肪组织的一种关键激素——瘦素，可调节食欲和体重，并通过激活JAK-STAT通路转导STAT-3信号。高脂饮食诱导对瘦素作用的抵抗，导致PI3K通路的损害先于STAT-3通路。已被观察到大鼠青春期瘦素受体有高表达，循环瘦素水平随着前列腺生长而升高。前列腺癌标本中瘦素受体的免疫反应性升高，在高级别PIN中表达增强。有人观察到瘦素水平适度升高与前列腺癌的发生相关。高热量饮食已被证明可以增加正常小鼠和转基因小鼠的瘦素循环水平，转基因小鼠通过去除棕色脂肪组织使其肥胖，而不会增加它们的热量摄入。C57BL/6雄性小鼠以时间依赖性的方式摄入高脂饮食导致前列腺中与瘦素和雌激素信号通路相关的炎症分子水平升高。因此，过量的瘦素可能是西方生活方式和前列腺疾病之间的关键因素。

作为与肥胖相关的低级别慢性炎症的介质，有报道认为免疫细胞也参与其中。进行高脂饮食喂养已证明会导致肝脏自然杀伤T（NKT）细胞的消耗，从而导致肥胖和胰岛素抵抗。NKT细胞是高脂饮食诱导代谢异常的关键介导因子，高脂饮食喂养C57BL6小鼠也显示出腹股沟脂肪组织中CD4、CD8和巨噬细胞水平升高，这可能是低级别炎症的一个原因。在肥胖小鼠的中枢神经系统中观察到外周免疫细胞大量募集，并在肥胖期间促进炎症反应。在临床研究中，BPH患者的结节中含有慢性活化的B淋巴细胞、T淋巴细胞和巨噬细胞的浸润。这些浸润细胞产生的TGF-β、IL-2和IFN-γ可能支持前列腺增生的纤维肌生长。研究表明，前列腺增生中促炎性细胞因子IL-6、IL-8和IL-17的高表达可能使前列腺增生中的慢性免疫反应持续，并以自分泌或旁分泌的方式诱导持久的前列腺内炎症和纤维肌生长。但仍需要进一步的研究来确定肥胖和入侵的免疫细胞在引起BPH/LUTS症状中作用之间的关系。

高脂饮食影响前列腺炎症，并在前列腺炎、BPH和前列腺癌的发展中起到关键作用。尽管高脂饮食促进前列腺生长或炎症的确切分子机制尚不清楚，但目前的研究提供了支持上述途径参与这些疾病发展的证据。高脂饮食诱导的慢性炎症在前列腺生长和BPH进展中发挥了关键作用，而氧化应激的增强可能导致PIA病变，使前列腺易受癌症启动的影响。高脂饮食诱导的NF-κB和STAT-3之间的联系可能是导致前列腺炎症的信号传导机制之一。

（1）NF-κB包含多种功能性转录因子家族，这些转录因子整合成复杂的细胞外干扰和信号传导通路网络，参与与炎症、免疫、凋亡、细胞增殖和分化相关的数百个基因的转录调控。NF-κB的激活是通过经典/规范或替代/非规范途径协调的，从而导致其核易位。激活刺激包括κB激酶（IKK）信号素小体的磷酸化和参与，该信号素小体由两个催化亚基IKKα（IKK1）和IKKβ（IKK2），以及一个调节亚基IKKγ和κB（IκB）蛋白的抑制剂IκBα/IκBβ/IκBε组成，IκBβ、IκBε

调节核易位及与DNA结合的NF-κB。正常情况下，NF-κB二聚体要么与IκBα、IκBβ和IκBε结合，要么与维持这些二聚体在细胞质中处于不活跃状态的前体蛋白p100和p105结合。典型途径的激活是配体与其相应受体相互作用的结果，导致IκB激酶复合物中IKKβ的β亚基激活，IKKβ磷酸化并降解IκBα。这导致NF-κB异源二聚体（由p65、p50和c-Rel组成）易位到细胞核中，通过与靶基因启动子和增强子元件中的被称为κB元件的离散DNA序列结合来诱导或抑制基因。在替代途径激活的情况下，NF-κB2/p100转化成p52，由IKKα磷酸化将NF-κB2/p100激活，允许p52与RelB一起易位进入细胞核。

NF-κB的组成性激活不仅与前列腺癌有关，还与许多人类疾病有关，如类风湿关节炎、炎症性肠病、神经退行性疾病、哮喘和慢性阻塞性肺病。由于NF-κB是炎症反应的关键介质，有人研究了高脂饮食是否能引起其激活，结果表明，高脂饮食导致小鼠NF-κB激活并升高，且在雄性和雌性之间存在区域差异：雌性的活动局限于胸部区域，而雄性的活动在腹部区域。高脂饮食喂养NF-κB报告基因小鼠可导致其全身NF-κB激活增加，并在前列腺中观察到明显延长的激活作用。前列腺中RelA/p65、IKKα/β磷酸化和IκBα水平明显升高，提示高脂饮食可激活NF-κB。已有大量报道，在各种炎症性疾病中NF-κB的过表达及其与活性氧（ROS）和NADPH氧化酶活性增加的关系。炎症过程中NF-κB的上调也会导致炎症细胞的募集，导致炎症部位产生多种促炎性细胞因子，如IL-1、IL-6和IL-8。NF-κB的组成性激活与促生存分子（包括Bcl-2家族成员，如Bcl-XL、Bcl-2和Mcl-1）的上调有关，这些分子有助于避免细胞凋亡。已证实，在前列腺癌中NF-κB对Bcl-2的转录调控及NF-κB激活与Bcl-XL/Mcl-1表达之间有密切联系，但在高脂饮食环境中不适用。仍然需要更细致的研究来确定Bcl-2家族成员在BPH/LUTS病因方面和高脂饮食环境中的作用。高脂饮食的结果同时导致肾脏中TNF-α水平升高，进一步诱导p-IKK/β磷酸化和NF-κB激活的增加，导致氧化

应激。小鼠肠道中，高脂饮食诱导的TNF-α和NF-κB激活增加通过与肠道细菌的相互作用促进了炎症的发生，而肠道细菌先于肥胖和胰岛素抵抗。一项高脂饮食研究中，观察到血浆TNF-α和IL-6水平升高，提示高脂饮食可能导致前列腺中NF-κB的持续激活，细胞因子如IL-1β、IL-6和TNF-α可以激活NF-κB，IL-1β可以启动时间依赖性的信号波，诱导前列腺内炎症的初始阶段。

（2）STAT-3是失活状态时位于细胞质中的转录因子。几种受体酪氨酸激酶激活STAT-3。它们作为表皮生长因子受体（EGFR）、成纤维细胞生长因子受体（FGFR）及血小板源性生长因子受体和Janus激酶（JAK）家族成员，组成结合在细胞因子受体的细胞质尾部，或非受体相关的酪氨酸激酶。生长因子EGF和FGF等与受体结合时，启动STAT-3信号转导，激活胞内激酶。JAK蛋白或受体酪氨酸激酶募集不活跃的STAT-3单体，使其在酪氨酸705上磷酸化，导致同源或异源二聚体形成。然后STAT-3二聚体转移到细胞核，扮演转录激活因子的角色。作为一种急性时相反应蛋白，STAT-3与炎症的驱动有关。已证明几种促炎性细胞因子可以激活STAT-3，尤其是IL-6。IL-6的激活依赖于COX-2。有研究表明，炎症相关胃上皮细胞致癌转化中IL-11及其糖蛋白130（gp130）受体的激活是由STAT-3激活增加介导并依赖于STAT-3激活的增加。

已知有几种感染性和非感染性因子可引起炎症，并通过各种不同的机制激活STAT-3。相关的病例对照研究将STAT-3多态性与代谢综合征联系起来，这些研究表明STAT-3位点常见的遗传变异与腹型肥胖相关，腹型肥胖是代谢综合征的关键因素。事实上，饮食中的饱和脂肪已经被报道可以激活STAT-3，而STAT-3与体重调节有关。饮食和遗传肥胖通过增强IL-6和TNF-α的表达促进肝脏炎症和肿瘤的发生。高脂饮食喂养导致前列腺中STAT-3激活和DNA结合增加，这可能是IL-6介导的，因为其在血浆水平明显升高。高脂饮食还可能会创造一个增强IL-

6/STAT-3轴的环境，从而维持持续的慢性炎症。

（3）NF-κB和STAT-3是普遍表达的转录因子，在炎症和肿瘤发生中发挥重要作用，它们之间的联系以直接和间接的方式发生。这些蛋白质通过物理关联直接相互作用，而这些途径间接地相互激活以维持炎症和肿瘤的进展。虽然这些途径转录的是该通路上的一组基因，但某些基因亚组的诱导需要STAT-3和NF-κB途径之间的合作。这两种途径之间的交流已经成为炎症驱动的致癌过程中的一个标志。持续激活的STAT-3通过诱导其赖氨酸310位点的乙酰化，保持了细胞核内NF-κB的活性。这种关联或串联需要细胞因子或信号通路，如NF-κB释放IL-6，通过自分泌/旁分泌机制刺激STAT-3。例如，在结肠炎相关癌症中，IL-6不仅连接NF-κB和STAT-3，而且还负责肿瘤起始阶段和肿瘤生长。NF-κB和STAT-3是相互连接的，需要磷酸肌醇3-激酶（PI3K）和Myc（原癌基因）表达，NF-κB和STAT-3之间的物理关联在Myc驱动的B细胞瘤的发生和发展中非常重要。

NF-κB和STAT-3的功能已经超出了致癌作用，因为这两个转录因子在免疫和炎症反应中发挥了关键作用。STAT-3产生促炎症状态，同时抑制抗肿瘤免疫反应。据报道，在肠上皮细胞中，STAT-3和NF-κB在肿瘤促进中是必需的，NF-κB通过募集骨髓细胞分泌STAT-3所诱导的细胞因子，并转录这些细胞因子激活STAT-3，以双重方式控制STAT-3的激活。STAT-3与NF-κB相互作用的另一个显著特征是诱导IL-6、COX-2、IL-17和IL-23等炎症介质，这些炎症介质需要STAT-3与RelA作为共转录因子增强其表达，从而引起免疫抑制。在喂食高脂肪饲料的C57BL/6小鼠中，证实STAT-3和NF-κB之间有物理联系，以及它们可以与炎症基因启动子区域结合。这两种转录因子需要相互联系才能持续诱导它们的激活因子。目前尚不清楚这种关联是否仅存在于肿瘤微环境中。在处于炎症状态的细胞中，潜在的危险因素如高脂饮食是否驱动STAT-3和NF-κB之间的联系？高脂饮食不仅激活了STAT-3和NF-κB，而且它们之间的关

联导致了小鼠前列腺的持续慢性炎症。这种关联的独特性在于，在由高脂饮食诱导的非癌性环境中，高脂饮食驱动广泛的促生存、增殖和炎症基因。STAT-3的另一个功能是抑制免疫反应，它抑制NF-κB靶基因的表达，这些基因参与TH1固有免疫和适应性免疫反应，是控制微生物感染和肿瘤生长所必需的。因此，STAT-3与NF-κB的相互作用发生在多个水平上，细胞环境是其相互作用的关键因素。在前列腺，高脂饮食驱动的STAT-3/NF-κB相互作用可能是慢性前列腺炎症的潜在原因之一，可能是常见前列腺疾病（如BPH和前列腺癌）发展的发起者。从理论上讲，高脂饮食发起的STAT-3/NF-κB协作应该在饮食模式改变和恢复正常后停止。持续摄入高脂饮食可能为STAT-3和NF-κB的持续激活奠定了基础，导致它们之间的关联，从而加剧前列腺炎症，导致包括癌症在内的前列腺疾病。

高脂饮食可导致上游激酶的激活增加，如蛋白激酶Cε（PKCε）和Akt，它们通过STAT-3和NF-κB协调前列腺中的信号转导。PKCε可激活STAT-3，Akt可激活NF-κB，并通过高表达Bcl-2、Bcl-XL和Mcl-1以增加促生存信号。据报道，在高脂饮食环境中，PKCε通过介导脂肪诱导的肝脏胰岛素抵抗在肝脏中发挥重要作用。瘦素也与PKCε和PI3K/Akt相关，虽然它已被证明能以PKCε依赖的方式抑制溶血磷脂酸诱导的细胞内钙离子升高，但有报道称其耐药性可导致PI3K通路受损。高脂喂养可诱导一系列通路（图2-4-3），这些通路均可导致炎症信号的激活。而且情况似乎很复杂，因为这些上游激酶也可激活促炎性细胞因子。在脂肪细胞中，PKCε通过MAPK途径参与IL-6的激活，从而参与2型糖尿病的发病机制。在有高脂饮食倾向的环境中，前列腺中的PKCε激活不仅可以作为STAT-3激活的推动力，也可以作为IL-6激活的推动力。

（三）酒精与前列腺炎

酒精的副作用在全球范围内广泛存在。酒是一种具有血管扩张作用的饮品，酒精摄取几乎影响每个器官和系统，并与各种炎症状况有关，如

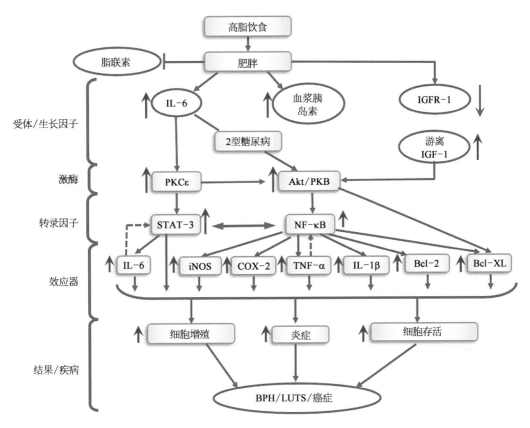

图2-4-3 高脂饮食引发前列腺疾病的可能机制

肝炎、胰腺炎和动脉粥样硬化病变。流行病学研究显示，酒精摄取与CP/CPPS之间存在密切关联。有饮酒习惯的人群CP/CPPS 发病率更高，症状更严重，长期饮酒甚至酗酒的人群一旦患有慢性前列腺炎就不容易治愈，即便治愈也十分容易复发。

有几项针对前列腺炎及间质性膀胱炎/膀胱疼痛综合征（interstitial cystitis/bladder pain syndrome，IC/BPS）的研究评论了酒精摄入在这些疾病中的作用。Liang 等评估结果表明，中国人群中，拥有前列腺炎样综合征患者的饮酒率为63.4%（对照组为54.9%）。Bartoletti 等在意大利人群研究中发现，前列腺炎样综合征患者和对照组比率分别为63%和51.3%。Short 等一项研究中，经过问卷调查评估了有前列腺炎病史的美国男性的卫生专业人员的主要风险因素，发现这些人每晚喝两杯以上的酒精饮品，包括红葡萄酒、白葡萄酒、啤酒、香槟和酒精饮料。

据报道，NLRP3炎症小体参与前列腺的慢性炎症状态。炎症小体是属于大型多蛋白细胞内模式识别受体家族的复合物，其对各种外源性病原体相关分子模式（pathogen associated molecular patterns，PAMP）和内源性危险相关分子模式做出反应，以促进促炎性细胞因子的分泌，包括白细胞介素-1β（IL-1β）和IL-18。最重要和广泛研究的炎症小体之一是NLRP3小体。NLRP3小体也是一个关键的组织损伤传感器。许多研究表明，NLRP3小体的故障是一系列自身炎症和自身免疫性疾病的有力触发因素，包括狼疮、痛风和类风湿关节炎。

Zhang 等学者为了验证酒精在CP/CPPS中的作用并确定其潜在机制，通过皮内注射前列腺抗原加佐剂诱导动物免疫来构建前列腺炎小鼠模型。结果表明，酒精加剧模型中前列腺炎严重程度的方式是通过激活NLRP3小体。此外，MCC950（一种特异性NLRP3小体抑制剂）通过抑制NLRP3小体和减少IL-1β分泌以减轻模型的严重程度，意味着MCC950可能在CP/CPPS治疗方面发挥作用，相关药理学前景值得进一步研究。

饮酒与CP/CPPS风险相关因素比值比（odds ratio，OR）为1.34，乙醇的代谢物是乙醛，其可诱导类偶氮释放和血管舒张，这种反应很可能导致前列腺充血，并最终导致炎症。另一项病例研究也宣传饮酒与慢性前列腺炎的患病有正向关系，且OR为3.59。

多数研究表明，饮酒与CP/CPPS风险呈正相关。虽然也有部分学者持反对意见，但无论中医还是西医已基本达成统一共识。中医认为，酗酒等习惯易导致湿热内生，在生殖器官和前列腺内蕴积使其充血。西医则认为，酒精对血管扩张的作用比较明显，引起脏器充血，那么对于前列腺肯定也不例外。长期饮酒可使前列腺反复充血，引起局部抵抗力下降，极易诱发慢性前列腺炎。一些青壮年时期有长期喝酒、喝烈性酒甚至酗酒习惯者，慢性前列腺炎的发生概率则会大大高于不喝酒者。对于有慢性前列腺炎的人来说，即使治愈了，如不加控制的话还会容易复发。因此，所有前列腺患者应该避免饮酒，尽量少饮酒。

（四）咖啡与前列腺炎

过去的研究发现，咖啡摄入量是IC/BPS的危险因素。Moon和Herati等学者报道，摄入咖啡因会使CP/CPPS症状恶化，这与其他研究的结果一致。Shorter等学者的研究结果表明，饮用咖啡能使61%的IC患者症状恶化，而饮用脱咖啡因咖啡的患者恶化率为47%。在Koziol进行的调查中，同样的比率超过50%。咖啡作为一种兴奋剂，能加剧刺激性排尿症状。Bade等学者发现，与一般人群相比，IC患者身体消耗的咖啡（咖啡因）更少。Chen等学者也证明了这一点，吸烟、饮酒和含咖啡因的饮品对CP/CPPS的疼痛症状有不良影响。CP/CPPS全球著名专家之一——丹尼尔·肖斯克斯（Daniel Shoskes）曾肯定表示，避免咖啡因是治疗和预防IC/BPS一种简单而有效的措施。Amin S Herati等学者发现不含咖啡因的咖啡比含咖啡因的咖啡对前列腺炎相关症状的影响更低。这一意义表明咖啡因可能在症状

恶化中发挥作用。含有咖啡因的物品也会加重症状，其排名顺序是含咖啡因的咖啡＞含咖啡因的茶＞苏打水＞无咖啡因的咖啡＞牛奶巧克力糖＞黑巧克力糖。据报道，咖啡、可乐苏打水、茶、无咖啡因咖啡、牛奶巧克力和黑巧克力糖的咖啡因含量分别为135 mg、50 mg、34.5 mg、5 mg、10 mg和31 mg。

（五）辛辣食物与前列腺炎

辛辣饮食也是诱发慢性前列腺炎的危险因素之一。一些患慢性前列腺炎且病情反复的患者常有喜食辛辣的饮食习惯。Shorter发现，以下食物会使IC/BPS症状恶化，且发生率相对较高：辛辣食物（66%）、辣椒（52%）、辛辣的胡椒粉（39%）、墨西哥食物（47%）、泰国食物（28%）、印度食物（25%）、辣根酱（32%）和墨西哥卷饼（29%）。

一项调查研究表明，辛辣饮食对诱发前列腺炎的OR值为3.826。Shoskes和Herati等学者也同样根据丰富的经验劝告医生建议患者远离辛辣食物。其原因可能是：辛辣食物中含有对慢性前列腺炎发病有一定催化作用的刺激性物质。辛辣食物具有刺激性，能够直接作用于尿路上皮黏膜，因此能够加剧刺激性排尿症状。食用后可能会有短暂的尿道不适或灼热感，并且可使前列腺血管扩张、黏膜水肿，影响局部血液循环。这些改变或导致前列腺的抵抗力降低，从而对大量借居在前列腺内的菌群生长繁殖变得更加有利，从而诱发急性前列腺炎。

有学者研究提示，辛辣食物中有众多的化学成分，它们最后还是通过各种炎症因子导致前列腺炎症急性发作，辛辣食物中的主要化学成分及其促进前列腺炎的发生途径见图2-4-4和图2-4-5。

Amin S Herati等学者的研究团队发现在95名受访患者中，52%的人表示对食物敏感，绝大多数人表示食物会加重他们的症状。在他们所分析的176个可食用项目中发现，辛辣食物对前列腺炎患者的影响最严重，并支持这样的观点，即与低教育程度、年轻化、低收入和更多慢性骨盆疼痛症状等因素相比，食物对前列腺炎症状的影响更大。Amin S Herati等学者的报告还指出，有

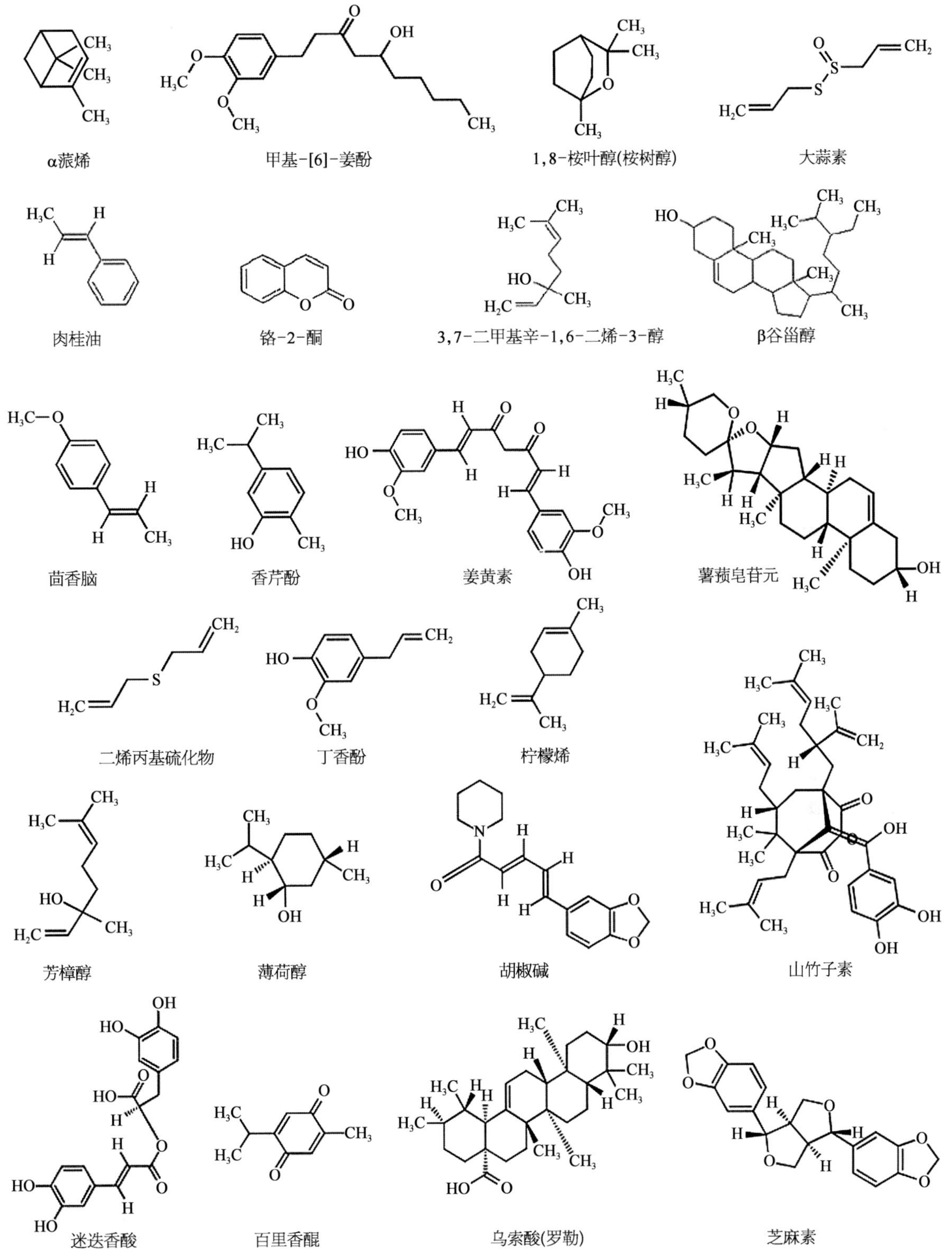

图2-4-4 辛辣食物中的主要化学成分

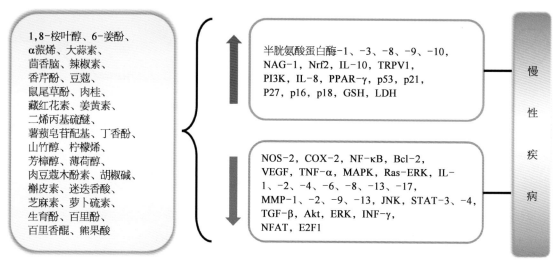

1,8-桉叶醇、6-姜酚、α蒎烯、大蒜素、茴香脑、辣椒素、香芹酚、豆蔻、鼠尾草酚、肉桂、藏红花素、姜黄素、二烯丙基硫醚、薯蓣皂苷配基、丁香酚、山竹醇、柠檬烯、芳樟醇、薄荷醇、肉豆蔻木酚素、胡椒碱、槲皮素、迷迭香酸、芝麻素、萝卜硫素、生育酚、百里酚、百里香醌、熊果酸

半胱氨酸蛋白酶-1、-3、-8、-9、-10, NAG-1, Nrf2, IL-10, TRPV1, PI3K, IL-8, PPAR-γ, p53, p21, P27, p16, p18, GSH, LDH

NOS-2, COX-2, NF-κB, Bcl-2, VEGF, TNF-α, MAPK, Ras-ERK, IL-1、-2、-4、-6、-8、-13、-17, MMP-1、-2、-9、-13, JNK, STAT-3、-4, TGF-β, Akt, ERK, INF-γ, NFAT, E2F1

慢性疾病

图2-4-5 辛辣食物中主要成分通过炎症因子促进前列腺炎发生途径示意图

CP/CPPS症状的患者表示，他们在食用类似食物后症状加重，症状严重程度按评分增加：辛辣食物、含咖啡因的咖啡、辣椒、辣椒和酒精饮料。虽然Ku等学者在早期研究中认为，没有证据支持辛辣食物、酒精摄入、咖啡因或烟草使用构成前列腺炎风险因素的观点，每天摄入的酒精量也不构成前列腺炎病史的风险因素。但他同样承认尽管这些因素可能不会起到致病作用，一旦疾病进展，饮食因素本身完全有可能加剧前列腺炎相关症状。

（六）锌与前列腺炎

人体不同组织中微量元素锌的含量差别很大。据文献报告，锌在前列腺液或精液中的含量比其他器官或体液中的含量明显要高。前列腺液的主要成分除蛋白质、各种酶类及有机物质外，还含有不少微量元素，其中锌元素的含量占了大部分。锌在前列腺周边区上皮细胞线粒体内以锌脂蛋白的形式聚集，其含量是血浆中锌的100倍以上，说明前列腺的组织细胞能主动地从血浆或组织中摄取锌离子。锌可抑制线粒体中乌头酸酶的活性，增加柠檬酸盐的生成，并可通过降低线粒体的跨膜电位，促使细胞凋亡的Bcl-2蛋白水平降低。人的前列腺组织中锌的含量远远高于身体其他组织，有人测定前列腺液中锌的含量为720 μg/dL，而其他组织只有80 μg/dL。

Stamey最早在1960年代发现前列腺液中有一种低分子的抗菌活性物质，将其称为强力抗菌因子，后来证实这种强力抗菌因子是一种含锌的化合物，具有直接杀菌和活化作用，可提高组织的抗菌能力，是一种重要的局部免疫防御机制因子。Drach在20世纪70年代用实验证明，正常人的前列腺液可以杀死从慢性前列腺炎患者前列腺液中分离出来的病菌。所以一般认为锌在慢性前列腺炎的发生和发展过程中扮演着重要的角色。另外，正常人前列腺液中所含的抗菌因子能杀伤引发泌尿系感染的病原体，而前列腺炎患者的前列腺液中由于锌含量降低，抗菌因子活性受到明显抑制或丧失。1983年Fait等学者首先证实了抗菌因子为锌的化合物，后来又被肯定为自由锌。由于慢性细菌性前列腺炎患者前列腺液中的锌离子含量减少。且抗菌因子活性受到明显抑制或丧失，有医生认为锌是局部免疫防御机制的重要因子，能在前列腺液或精液中直接起到杀菌、激活和提高组织细胞抗菌能力的作用，作为正常男性前列腺内抗感染的天然防线。

进一步研究证明，前列腺液中这种具有抗菌作用的锌蛋白可影响炎症细胞的吞噬功能，其抗菌作用类似于青霉素，所以把这种抗菌成分叫做前列腺液抗菌因子，并且发现慢性前列腺炎时锌的含量明显减少而难以改善。通过研究结果发现，正常前列腺液锌含量为567.5 µg/mL ± 49.4 µg/mL，非细菌性前列腺炎患者为324.5 µg/mL ± 34.9 µg/mL，细菌性前列腺炎患者为135.6 µg/mL ± 28.1 µg/mL，证实炎症发生时前列腺液锌含量明显降低，细菌性炎症锌含量更低，用药治疗后随着前列腺炎好转或治愈，锌含量也能逐渐恢复正常，表明锌与慢性前列腺炎的发病和转归有明确的相关性。

但是，是否由于前列腺液中锌离子含量降低和（或）抗菌因子被抑制导致男性发生前列腺感染的原因还不清楚，或者可能因为慢性细菌性前列腺炎患者前列腺液中的阳离子含量全部降低，而不仅仅是锌离子含量降低，前列腺的炎症反应造成了锌离子含量与抗菌因子活性的继发性改变。蒋立城等研究发现，慢性非细菌性前列腺炎患者前列腺液中的转铁蛋白（Tf）水平和功能发生改变，可能与前列腺液中的锌离子含量降低有关，因为Tf除了运输铁，还可以将其他微量元素如铜、锰、锌和钙等离子结合起来进行转运。

前列腺的主要功能之一是产生前列腺液，与血清和体液相比，前列腺液含有高浓度的锌和较高水平的钙、镁和铷等微量元素。20世纪60年代初，首次报道在人类前列腺液中发现了高水平的锌。对8例25～55岁健康男性前列腺液的成分进行分析，发现Zn的浓度在300～730 mg/L之间变化。在这一发现之后，一些研究者提出前列腺液中Zn水平的测量可能是前列腺分泌功能异常的一个有用的标记。它促进了对健康受试者和包括CP在内的不同前列腺疾病患者前列腺液中锌浓度的更详细研究。

慢性前列腺炎患者前列腺液中微量元素含量变化的数据非常重要，可使用射线荧光光谱仪（energy-dispersive X-ray fluorescence，EDXRF）等无损害方法对正常和慢性前列腺炎患者的前列腺液样本进行微量元素测量。该方法可用于人体前列腺液样品中 Br、Fe、Rb、Sr 和 Zn 浓度及某些微量元素比值的无损测定。测定结果表明，慢性前列腺炎患者前列腺液中 Zn/Br、Zn/Fe 和 Zn/Rb 比值均较对照组降低。

综上，本部分内容阐述了膳食因素在前列腺炎发生和发展中的作用，阐明了膳食中潜在前列腺炎致病因素。如图2-4-6所示，诱发前列腺炎发生的潜在因素多样，除此，其还对前列腺癌的发生和发展有一定的促进作用。

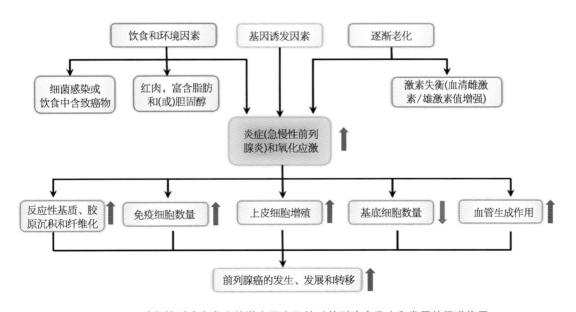

图2-4-6　诱发前列腺炎发生的潜在因素及其对前列腺癌发生和发展的促进作用

（郭隽　陈丽芬）

二、药物与前列腺炎

前列腺炎在临床上是一种常见的泌尿系统疾病，CP/CPPS出现的症状可能与机体多种功能变化的相互作用相关，包括心理因素改变、免疫功能降低和神经内分泌功能失调，其确切的发病机制尚不明确。前列腺炎发生机制也较复杂，除了机体自身原因之外，某些外部因素（如药物的不良反应和化学物质的刺激等）也可能会引起前列腺炎。下面就部分药物和化学物质导致前列腺炎的研究现状进行逐一阐述。

（一）消痔灵

消痔灵注射液（hemorrhoid injection）是一种由硫酸铝钾、五倍子鞣质等成分组成的用于治疗内痔的中药制剂。消痔灵在药理上的作用主要有两个阶段：首先，早期促进纤维结缔组织增生，造成前列腺间质纤维化和腺腔梗阻；其次，后期的纤维瘢痕性硬化。Hu等发现雄性大鼠前列腺注入消痔灵后出现严重水肿并伴有纤维化，特别是前列腺腹侧叶重量增加，白细胞增多明显。卵磷脂小体数在前列腺液中明显减少，总酸性磷酸酶和前列腺酸性磷酸酶的活性均明显增加。病理组织学检查发现严重的弥漫性炎症，具体表现为腺泡萎缩、白细胞浸润和间质纤维化，与之前学者的研究结果类似。前列腺微阵列基因表达谱显示有20个基因表达异常，其中多数与炎症和免疫反应具有一定的相关性。

曾瑾等研究发现消痔灵可导致前列腺质地变硬、前列腺脏器指数升高、前列腺腔体减小、腺腔内分泌物减少、有坏死及剥落的上皮组织出现、纤维母细胞增生及血清中的细胞因子表达异常。其将雄性大鼠前列腺背叶注入25%消痔灵生理盐水注射液，按照表2-4-1前列腺炎模型病理学程度分级标准，诱导大鼠前列腺组织无菌性慢性增生性炎症的病理模型。结果显示，前列腺质地变硬、前列腺指数增加、前列腺液中白细胞增多、卵磷脂小体数降低，前列腺组织病理改变表现为腔体减小、腺腔内分泌物减少、腺体上皮局灶性坏死脱落、间质水肿明显伴大量单核炎症细胞（慢性炎症细胞）浸润及纤维母细胞增生，血清中细胞因子异常表达，以上各项指标基本接近临床情况。

赵富虎等在雄性Wistar大鼠前列腺腹叶两侧各注入25%消痔灵生理盐水0.2 mL，术后30天处死，消痔灵组的前列腺指数增加、白细胞增多、腺泡上皮细胞萎缩扁平、腺腔炎症细胞浸润、间质水肿及纤维细胞增生，呈现慢性前列腺炎表现。

表2-4-1 消痔灵致大鼠慢性前列腺炎模型
病理学程度分级标准

记分值	病理组织学改变
0分	前列腺组织未见明显炎症改变
1分	前列腺间质轻度水肿，可见少量的炎症细胞浸润
2分	腺上皮局灶性坏死（面积<1/3），水肿明显，可伴炎症细胞浸润
3分	腺上皮片块状坏死（1/3<面积<1/2），水肿明显，可伴炎症细胞浸润
4分	腺上皮大片坏死（面积>1/2），高度水肿，可伴炎症细胞浸润

（二）维生素D

维生素D是一类具有抗佝偻病作用的类固醇化合物，结构见图2-4-7。随着研究的深入，人们提出了维生素D内分泌系统的概念。维生素D即$1,25(OH)_2D_3$，在体内必须通过维生素D受体（vitamin receptor，VDR）发生作用。VDR是一种亲核蛋白，属于类固醇激素/甲状腺激素受体超家族中的一员，是介导维生素D发挥生物学效应的核内大分子。VDR是核受体超家族的成员之一，存在于靶细胞核内。人类VDR基因位于12q13.14上，全长约78 000 bp，由11个外显子和11个内含子组成。VDR分为核受体（nVDR）和膜受体（mVDR）两类。nVDR影响基因表达，控制相应蛋白质的合成，mVDR则主要参与维持钙磷平衡。人体内几乎所有细胞均有VDR的存在。维生素D在体内具有多种生物学功能，如调

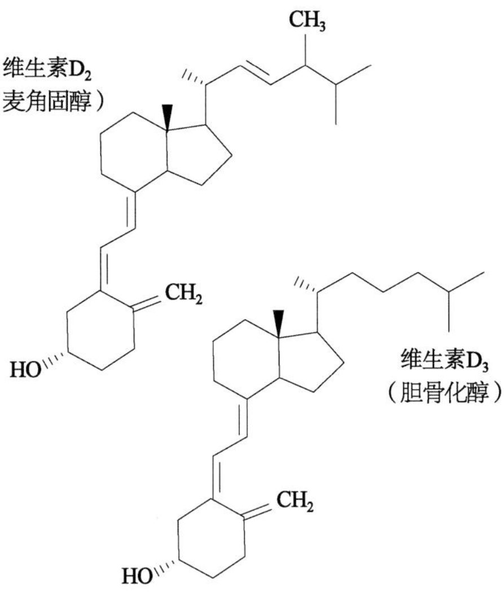

图2-4-7　维生素D化学结构式

控免疫应答、控制细胞增殖和分化及体内矿物质平衡等，其功能主要是通过VDR介导的。VDR具有广泛的生物学效应，包括维持体内血清钙和磷的稳定，调节细胞增殖、分化及免疫调节功能等。其与$1,25(OH)_2D_3$结合，可改变VDR的转录效率。调节钙磷代谢是VDR的主要功能。近年来发现，它还具有调节机体免疫功能的重要作用。VDR与多种疾病的发生有相关性，成为近年来医学研究的热点。

已有研究结果表明，VDR基因在不同人群中存在单核苷酸多态性（single nucleotide polymorphism，SNP）的差异。由于SNP存在种族差异性，从而导致不同种族人群对某些疾病有遗传易感染性。目前已经发现VDR基因上存在与疾病发生有关的基因多态性位点有BsmI、TaqI、FokI等酶切位点，其中FokI位于启动子上，启动子结构的改变对基因的表达会产生重要的调节作用。研究表明维生素D缺乏与多种自身免疫疾病相关，包括类风湿关节炎、系统性红斑狼疮、1型糖尿病、实验性变应性脑脊髓炎、炎性肠病和自身免疫性前列腺炎等。李时军等还认为前列腺炎可能是一种自身免疫性疾病，维生素D受体可能参与了组织学前列腺炎的发生，其类似物BXL-35和TX527对前列腺炎有抑制作用。如果上述理论进一步得到证实，那么治疗前

列腺炎的方案就会有新的选择。研究表明，VDR配体可以通过提高IrBa的水平来阻断NF-κB信号通路的活化，这也阻断了一系列前炎性细胞因子的表达。BXL-35是一种新的人工合成维生素D类似物，它能最大程度地降低为机体带来的钙磷代谢异常，同时又能较好体现其免疫调节效应，这也为临床应用VDR配体提出了新的问题和要求。

李时军等通过研究发现，VDR mRNA表达水平在慢性非细菌性前列腺炎大鼠模型组中明显低于正常对照组和BXL-35治疗慢性非细菌性前列腺炎组，而后两者之间则无统计学差异，提示BXL-35可能上调了VDR mRNA的表达，有研究发现特殊疾病状态下VDR配体也能上调VDR的表达，但具体机制不明。Higashimoto等的研究表明，一定数量的VDR对于维生素D及其类似物（VDR配体）诱导细胞应答是必需的，维生素D及其类似物的效应与VDR mRNA水平高低有关，这揭示VDR在前列腺炎的病理发展中扮演着重要角色。关于慢性非细菌性前列腺炎大鼠VDR mRNA水平降低的原因，可能受细胞因子、细胞发展阶段、细胞类型及疾病的状态等调节。其结果还表明，大鼠慢性非细菌性前列腺炎通过VDR配体BXL-35治疗，其炎症组织中的TNF-α和IFN-γ等炎症因子明显受到抑制，而IrBa的表达水平增加明显，抑制了NF-κB的活性，从而也抑制许多因子的转录，其中包括在炎症反应发生中起重要作用的炎症介质如TNF-α和IFN-γ等，这与VDR的免疫调节机制相吻合。上述结论将为慢性非细菌性前列腺炎的临床治疗提供新的策略。

（三）氢氧化铝

复方氢氧化铝，又称胃舒平，为白色或类白色的非处方药。复方氢氧化铝中含有大量金属离子Al^{3+}，Al^{3+}可与四环素形成络合物，影响人体吸收，部分铝经过消化道由人体排泄，但是仍然有一部分Al^{3+}残留在人体内。由于复方氢氧化铝会妨碍磷的吸收，导致低磷血症、骨质疏松及骨质软化等。氢氧化铝常用于治疗胃酸过多，有中和胃酸、调节酸碱平衡的作用。同时氢氧化铝

也是一种免疫佐剂，其能诱导早期、高效和持久的保护性免疫，刺激机体产生持久的高水平的抗体，使用方便，安全性高，目前已成为人类疫苗中最广泛使用的免疫佐剂。

夏金鑫等改良了周晓辉的方法利用氢氧化铝和前列腺提取液诱导了小鼠慢性前列腺炎，染毒21天后小鼠前列腺出现不同程度的组织增生与粘连，病理观察确认有慢性炎症表现，与临床上慢性非细菌性前列腺炎病理改变有异曲同工之妙。同种前列腺匀浆辅以FCA给予NOD小鼠可以产生强烈的免疫反应，这种小鼠发病比Wistar大鼠早，无需免疫增强，染毒成功率高达100%。大鼠前列腺提取液作为抗原也可染毒诱导大鼠的实验性CNBP，其中重要的免疫佐剂为百白破疫苗。小鼠前列腺匀浆作为免疫佐剂的饱和氢氧化铝溶液染毒也会造成实验性前列腺炎小鼠模型，建模14天后，模型组小鼠前列腺出现不同程度的组织增生与粘连等病理学变化。

Qi等学者用相同的方法制成免疫佐剂对大鼠进行皮下注射，组织学结果显示前列腺间质内有炎症细胞浸润、上皮组织出现退化、炎症主要集中在间质，少数在腺腔内。TNF-α的表达和血清中IgG浓度均呈上升趋势。铝佐剂吸附抗原后会在体内形成一个抗原库，缓慢释放抗原，以增强机体的体液免疫，促进肥大细胞的组胺和其他活性物质释放，引起过敏反应。与弗氏完全佐剂（complete Freund's adjuvant，CFA）相比，氢氧化铝佐剂的辅佐性不如CFA高，但导致的炎症表现更加明显，CFA可导致肉芽肿形成、组织损伤和坏死等不良反应。氢氧化铝佐剂作为一种免疫增强剂，其本身不具有免疫原性，但与前列腺提取液一起注入机体后会影响免疫调节网络，使机体更早、更有效、更持久地产生免疫应答。

（四）卡介苗

卡介苗（bacillus calmette-guérin，BCG）是一种减毒活疫苗，由牛型分支结核杆菌制成，主要用于预防各种结核病。是一种从卡介菌中分离提取得到的生物活性物质，主要含有两种组分：多糖和核酸，其中75%以上为多糖。卡介苗素作为一种提高T细胞免疫功能的免疫调节物质，其通过激活T细胞、促进白细胞介素（IL-1和IL-2）等生成和产生各种免疫调节的淋巴因子，增强巨噬细胞的功能，提高机体免疫细胞对细菌、病毒等病原体的杀伤能力和提高溶菌酶活力，对抗感染发挥重要作用。研究显示卡介苗膀胱灌注后会出现一些并发症，如肉芽肿性前列腺炎（granulomatous prostatitis，GP）、膀胱炎和睾丸炎等。其中，GP为较常见的一种不良反应，且发病率在1.3%～40%。

1985年，Stilmant等最早报道了BCG膀胱灌注后出现GP的病例。Witjes等发现BCG膀胱灌注后导致尿液被BCG污染，引起了前列腺炎。但通常患者的症状并不明显，只有1%～3%的患者会有局部或全身的反应。直肠指诊发现前列腺硬结，前列腺特异性抗原（PSA）水平升高，超声检查提示有低回声区。组织学表现为干酪性卵圆形肉芽肿伴中央坏死液，前列腺出现明显损伤。小肉芽肿主要由组织细胞构成，它们通常位于腺周，也可以延伸至腺腔。Kawada等发现GP患者的前列腺腺体大小可正常或增生，表面高低不平，腺体以不对称居多。目前还未发现BCG导致动物前列腺炎的研究报道，但建议对BCG这一确切并常见的不良反应予以重视，制订相关的合理用药方案或预防手段。

膀胱内注射BCG已成为一种标准的治疗方法，以降低表浅非肌肉浸润性膀胱癌（non-muscular invasive bladder cancer，NMIBC）的复发和进展风险。尽管在BCG给药的患者中GP的组织学证据很常见，但这些患者大多数无症状，没有严重的临床并发症。然而，在高达40%的病例中，观察到PSA水平升高明显。

Tae Jin Kim等回顾性分析了2004年3月至2018年8月期间，256例患者在经尿道膀胱肿瘤切除术（TUR-BT）和BCG治疗后接受心肌灌注磁共振成像（myocardial perfusion MRI，MPMRI）检查的病历。BCG在膀胱内灌注3个月后，对所有候选人进行常规磁共振成像检查，以进行术前评估和随访研究。尽管在之前的磁共振成像中没有异常表现，47例患者的血清PSA水平≥4，另外3例被诊断为前列腺癌的患者和12例在术前MPMRI扫描中没有充分医疗记录或影像学异常的患者也被排除在外。在剩下的194例患者中，将研究人群分为两组，BCG前列腺炎组和阴性组，以比较接触BCG后前列腺病变的发生率。

在这项研究中，将BCG前列腺炎定义为一种均匀、中度低强度的病灶/肿块，与前列腺相对应，在BCG滴注3个月后获得的MPMRI扫描中，其表观弥散系数（ADC）图中的信号相应降低。对年龄、体重指数（BMI）、高血压和糖尿病病史、膀胱癌病理分期和分级、伴发原位癌（CIS）、血清PSA水平、排尿后残余体积（PVR）、国际前列腺症状评分（international prostate symptom score，IPSS）和前列腺体积等临床和病理参数进行了综述。BCG前列腺炎组的平均年龄为（66.2±11.3）岁，阴性组的平均年龄为（67.2±10.8）岁；各组BCG滴注前PSA水平均为（1.87±1.49）ng/mL和（1.55±1.92）ng/mL，估计前列腺体积分别为（33.8±10.7）mL和（30.8±11.7）mL。平均IPSS在BCG前列腺炎组为17.93±3.79，阴性对照组为16.18±5.46，而平均PVR为（35.3±5.2）mL和（32.5±4.9）mL。平均体重指数BCG前列腺炎组为（25.2±3.5）kg/m²，阴性对照组为（24.1±3.3）kg/m²。BCG前列腺炎组T1期35例（70.0%），阴性组107例（74.3%）。BCG前列腺炎组有6名患者（72.0%）和阴性组有46名患者（31.9%）显示统计学差异。在膀胱内注入BCG治疗NMIBC后，继发性前列腺炎可能会出现局部和全身并发症，包括前列腺脓肿和GP。

根据之前的组织病理学报告，大多数接受BCG免疫治疗的患者在前列腺中出现肉芽肿性炎症性病变。大多数患者无症状，只有低比例（0.9%～1.3%）的临床投诉，如前列腺轻度硬化或PSA水平升高。这些患者中，放射学检查结果可能与前列腺癌相似，因此可能需要前列腺活检来确定诊断。虽然BCG诱导的前列腺炎的发病机制尚不清楚，但它通常是一种由膀胱中被BCG污染的尿液在前列腺内回流引起的前列腺炎症反应。对BCG抗原的超敏反应可能导致包括BCG诱导的GP在内的感染性并发症的假说已得到普遍认可。它可以发生在正常的、癌变的或更常见的增生性前列腺中。已知各种易感因素，如尿路感染（UTI）、包括经尿道前列腺电切术和前列腺切除术在内的手术干预、穿刺活检及将BCG注入膀胱与GP有关。在BMI较高、前列腺较大的男性中，前列腺炎在BCG诱导后患病率较高。

（五）5-氟尿嘧啶

5-氟尿嘧啶（图2-4-8）是抗代谢类抗肿瘤药，是胸苷合成酶抑制剂。有研究发现5-氟尿嘧啶会对生殖与泌尿器官产生毒性。灌胃给予雄性Wistar大鼠5-氟尿嘧啶，连续4天，第5天处死大鼠，发现其前列腺腺泡萎缩并伴有核分层，前列腺分泌增加，腺腔内有白细胞浸润，前列腺出现明显的组织损伤。虽然5-氟尿嘧啶在临床应用中尚未发现导致前列腺炎的病例，但对大鼠前列腺的损伤却提示其具有潜在的前列腺毒性，提醒临床应用时密切关注。5-氟尿嘧啶在1957年由Heidelberger合成后，用于临床治疗乳腺癌和胃肠道肿瘤，获得较好效果，对其敏感的肿瘤还有卵巢癌、宫颈癌、膀胱癌、前列腺癌和头颈部肿瘤等，亦可作为放射疗法的增敏剂。5-氟尿嘧啶作为一种抗代谢类的治疗癌症的药物，在治疗癌症的同时也会引起不良反应，骨髓抑制为其主要毒性，表现为白细胞减少，单剂注射后9～14天降到最低，亦有血小板减少和贫血；另外有脱发、指甲改变、皮炎、皮肤色素增加、流泪过多以致丧失泪腺功能；亦有极少见的急性小脑综合征和心肌缺血的报道，后者为暂时性的，停药后很快恢复，但仍应注意。大剂量静注时，骨髓抑制是其剂量限制性毒性，而连续静滴96 h以上黏膜炎则成为其主要毒性反应。

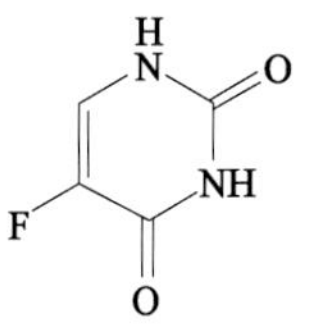

图2-4-8 氟尿嘧啶化学结构式

（六）阿伦单抗

阿伦单抗（Alemtuzumab，ALM）是完全化人源化抗CD52单克隆抗体。ALM可以通过抗体依赖的细胞毒和补体介导的细胞溶解过程杀死一切表达CD52分子的细胞。由12个氨基酸残基通过锚区连接于细胞膜表面，在正常造血系统的单核细胞、树突状细胞、嗜酸性粒细胞及一些肿瘤细胞等表面广泛表达，不表达于造血干细胞，其在成熟淋巴细胞中表达丰富，而在淋巴前体细胞中不表达，是非常好的治疗靶点。阿伦单抗结合后可启动抗体依赖细胞介导的细胞毒效应和补体依赖的细胞毒效应，导致淋巴细胞裂解，使机体很快进入严重淋巴细胞减少状态。阿伦单抗治疗慢性淋巴细胞白血病时最常见的不良反应是免疫抑制，患者存在真菌感染的风险。Roux等报道用阿伦单抗治疗慢性淋巴细胞白血病导致一名患者的前列腺感染了曲霉菌，在第8周出现发热、尿频、前列腺有灼烧感的症状，骨盆CT显示前列腺有肿块，前列腺活检结果显示化脓性脓肿，并伴有真菌增殖和缺血性坏死，医生确诊其为前列腺炎。目前还未发现阿伦单抗导致前列腺炎的其他临床报道，前列腺炎是否为其不良反应还有待证实。

（七）氟喹诺酮类

氟喹诺酮类药物（图2-4-9）具有较强的选择性，可对细菌中的拓扑异构酶、DNA回旋酶产生抑制效果，以此中断细菌DNA继续合成及修复，能对活跃期、静止期的细菌起到灭杀效果。针对细菌中的分子螺旋结构，氟喹诺酮类药物具有选择性，而对于人类无影响。氟喹诺酮类药物不良反应很多，症状通常表现为头晕、幻觉、头痛、情绪异常及失眠等，氟原子可以通过血脑屏障进到脑细胞，肝功能异常者会产生脑细

胞水肿，进而出现对应的神经系统症状，病情较恶劣者还会出现椎体外系统症状。其内分泌系统不良反应通常表现为冷汗、四肢无力、头晕和心慌等，病情较为严重者会发生无意识等。这是由于这种药物能够阻断胰岛β细胞中的钾离子通道，进而使三磷酸腺苷的代谢功能发生障碍，最终导致胰岛素的分泌发生紊乱现象。其泌尿生殖系统不良反应症状为肾功能损害、尿频、血尿素氮升高和镜下血尿等，发生率较低，这是由于大剂量使用及较高药物浓度，致使高龄患者的肾脏功能出现减退反应。

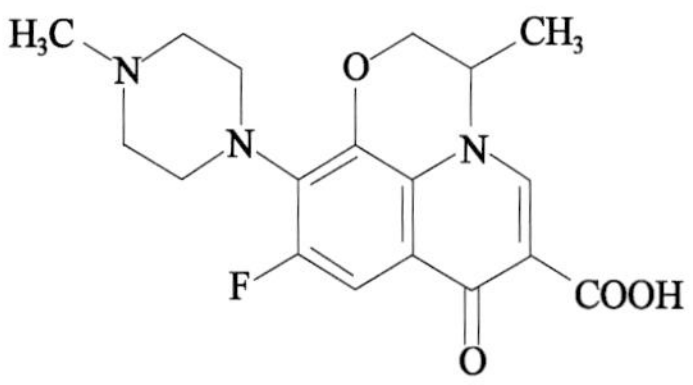

Ashraf A等学者报道，107例患者平均年龄62.7（48~81）岁，10例（9.3%）患者出现急性前列腺炎，其余97例患者中，95例患者随访（至少2次活检检查）未出现感染相关并发症。发生与未发生前列腺炎患者的年龄无统计学差异，前者的中位数和四分位差为60和7.5，后者为61和11，明显的危险因素是活检后6个月内使用过氟喹诺酮抗生素，并出现急性前列腺炎，41例患者中有7例（17.1%）使用过氟喹诺酮，而66例无服用抗生素史的患者中有3例（4.5%）使用过氟喹诺酮（P为0.042）。虽然无统计学差异（P为0.061），但术前接受灌肠的患者发生前列腺炎的可能性较低。其他的危险因素（糖尿病、高血压、既往前列腺活检史、前列腺炎活检的病理证据、慢性便秘/憩室疾病）对急性前列腺炎的发展没有影响。采用二元logistic回归分析探讨既往使用氟喹诺酮类药物对前列腺炎的影响，同时控制其他自变量（年龄、灌肠、糖尿病、高血压和既往活检）的影响。既往使用氟喹诺酮类药物的患者患前列腺炎的概率为非使用者的4.3倍。

Otrock等学者注意到，经直肠前列腺活检后又因临床尿路感染住院的患者中，50%存在耐氟喹诺酮的大肠埃希菌，Feliciano等学者描述了31例患者前列腺活检后出现急性前列腺炎，这些患者中21例（91%）产生大肠埃希菌，其中18例（86%）大肠埃希菌对氟喹诺酮类药物产生耐药性。Shigehara等学者报道，与首次活检（0.5%）相比，再次活检患者的急性前列腺炎发生率更高（4.7%），所有阳性尿液和血液培养均产生耐左氧

图2-4-9　氟喹诺酮类结构式

氟沙星的大肠埃希菌；Ozden等也发现了类似的结果，15例患者在第一次活检后发生急性前列腺炎（1.3%），13例患者在重复活检后发生急性前列腺炎（6.8%）；在17例尿液或血液样本呈阳性的患者中，有14例发现了大肠埃希菌，包括93%的氟喹诺酮耐药和43%的产生广谱β-内酰胺酶（ESBL）的大肠埃希菌。

这些研究显示，由于直肠中氟喹诺酮耐药大肠埃希菌的增加，第一次活检时使用氟喹诺酮可能是重复活检时导致急性前列腺炎的危险因素。既往接受前列腺活检的患者服用氟喹诺酮类药物（无论是泌尿系还是非泌尿系指征）的情况，发现氟喹诺酮类药物是急性前列腺炎发生的一个具有统计学意义的危险因素。

（八）谷胱甘肽

谷胱甘肽（图2-4-10）是一种含有γ-酰胺键和巯基的三肽化合物，存在于所有动物细胞中，由半胱氨酸、谷氨酸和甘氨酸这三种氨基酸通过肽键缩合而成。研究表明，谷胱甘肽主要分为还原型谷胱甘肽（GSH）和氧化型谷胱甘肽（GSSG）两种类型。在绝大多数正常生物的体内，氧化型谷胱甘肽的含量要远比还原型的低，并且谷胱甘肽的主要活性成分是还原型谷胱甘肽，因此，通常所说的谷胱甘肽主要指的是还原型谷胱甘肽。

Orsilles等观察到，某些情况下，当谷胱甘肽的含量或功能下降时，CAP（chronic abacterial prostatitis）模型大鼠的抗氧化或清除超氧化物（以氧自由基O_2^-为代表）的能力也会下降，这时机体的超氧负荷就会增加，而这种负荷增加能使前列腺组织细胞内氧自由基蓄积增加，从而增强对前列腺健康组织的损害，并协同致病因素，

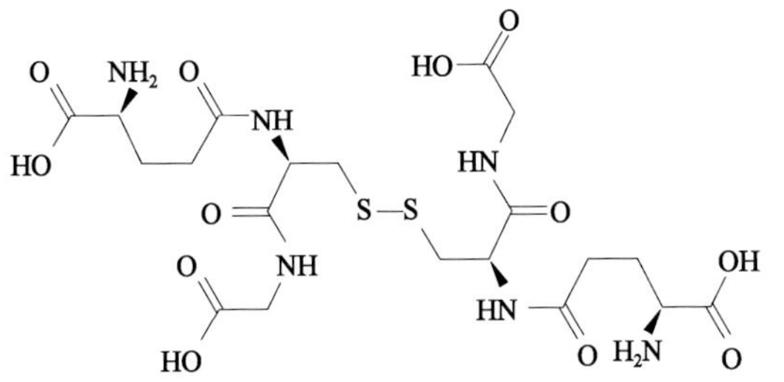

图2-4-10 谷胱甘肽的结构式

引起各种CAP的临床表现。

（九）百白破疫苗

百白破疫苗在婴幼儿中长期广泛地应用改变了百日咳疾病的流行模式，即完成免疫程序的婴幼儿可获得免疫保护，由于没有相应的免疫措施致使青少年和成人的免疫保护力迅速衰减。

陈志威等通过注射百白破疫苗及注射大鼠自身前列腺蛋白提纯液和弗氏完全佐剂的混悬液等方法，对大鼠进行染毒引起自身免疫性前列腺炎。SD雄性大鼠，模型组分别于0、7、14、21天腹腔注射百白破疫苗0.5 mL，并同时皮内多点（颈部、大腿内侧、背部或后肢）注射大鼠前列腺蛋白提纯液和弗氏完全佐剂混悬液。空白组分别行腹腔及皮内多点注射等体积0.9%生理盐水，在第35天，随机从模型组和空白组各选3只进行病理学检查。光镜下观察染毒是否成功，判断标准为：前列腺体遭到破坏、部分腺腔内有分泌物。管腔内上皮组织坏死、剥落和消失，间质和腺体内含有大量弥散的淋巴细胞和单核细胞，间质组织明显变宽，形成前列腺炎。

孙祖越团队的李冬梅等将SD大鼠分为4组，阴性对照组及低、中和高剂量模型组，每组8只，除阴性对照组外，其他各组分别于第0、7天，在大鼠2只脚掌、腹股沟和颈部4处皮内注入大鼠前列腺蛋白提纯液与FCA（等比混匀）混悬液1 mL，脚掌0.1 mL×2只、腹股沟0.4 mL、颈部0.4 mL，腹腔注射百白破疫苗0.5 mL，第21天腹腔注射大鼠前列腺蛋白提纯液0.5 mL。其中，在低、中和高剂量组的大鼠发现前列腺炎。

（十）胰岛素

胰岛素是一类由胰腺产生的激素类物质，有利于物质的新陈代谢和各种离子穿越细胞膜，同时可以促进体内能源物质的储备，刺激葡萄糖合成肝糖原、脂质合成脂肪、氨基酸转化为蛋白质而储备起来。其主要不良反应是低血糖，与胰岛素剂量过大和（或）饮食过少、运动过多等因素有关。

近年流行病学研究发现，胰岛素抵抗（insulin resistance，IR）可能是慢性前列腺炎的一个危险因素。国内学者研究发现肥胖会导致前列腺局部

炎症因子分泌增加，前列腺液中IL-6和IL-8的分泌均明显高于正常人群。研究还发现代谢综合征患者的前列腺体积增长速度比正常人快，其机制可能与IR和高胰岛素血症有关。

SIgA（分泌型免疫球蛋白A）是20世纪60年代初Chodircker等学者在胃肠液、乳汁、前列腺液和呼吸道分泌液等外分泌液中发现的一种IgA抗体，是消化系统、泌尿生殖系统和呼吸系统等组织抵御病原微生物及有害物质的第一道免疫屏障，是人体黏膜免疫的最重要抗体之一。SIgA通常在体液中以多聚体存在，有较强的抗原结合力。当有病原微生物或有害刺激因素等致病因子作用前列腺时，前列腺组织发生炎症反应，与此同时，机体的局部防御系统也会做出相应的反应。前列腺局部防御系统的一个表现就是各种细胞因子的改变，如SIgA、TGF-β和凋亡抑制蛋白（inhibitor of apoptosis protein，IAP）等，同时也有前列腺组织上皮细胞表面细胞因子受体改变，如IL-2R等，各种细胞因子相互影响，组成复杂的反馈网，对CP的发生、发展和预后都有影响。研究发现，SIgA不活化补体，直接阻止病原体和有害因子黏附于上皮细胞，达到局部抗炎效果。在本研究中，IR组的SIgA基因和蛋白表达明显高于对照组，说明IR促进了前列腺组织炎症反应的发生和发展。

IR促进前列腺局部发生炎症反应可能与下列机制有关：① 发生IR时，身体会发生代偿性的高胰岛素血症，刺激下丘脑腹内侧核，增加交感神经活性，导致血液中儿茶酚胺（CA）浓度升高。CA可通过缓慢地降低前列腺细胞凋亡而对促进其生长作用，并导致前列腺炎症反应；② 高胰岛素血症可促进性激素水平升高，增加CP风险；③ 胰岛素受体与胰岛素样生长因子（IGF）受体同源，胰岛素与IGF受体结合能够促进前列腺细胞有丝分裂，刺激前列腺生长。在慢性前列腺炎的发生、发展中IR介导的慢性炎症可能发挥了重要作用。对男性来说，可能是慢性前列腺炎的高危因素。

总而言之，前列腺炎的发生和发展是多种因素综合作用的结果，多种药物和化学物质导致前列腺炎的特征不尽相同。就生物学特征来说，它们的共同点大体都包括炎症细胞浸润和组织损伤。随着研究的不断深入，我们还会陆续发现一些可能导致前列腺炎的药物，进一步为探索前列腺炎机制提供新的思路。

（王琴霞　周莉）

三、激素与前列腺炎

前列腺作为性附属器官，高度依赖于性激素，性激素和受体改变对患者疾病发生和发展均密切相关。人体内大多数激素系统存在反馈调控平衡机制，因此可使一种激素限制于一定范围内，人体下丘脑-垂体-睾丸轴系的反馈有3个水平，然而在此反馈系统中，雌激素在特定条件下具有正反馈效应。人体前列腺具有内、外分泌功能，同时具有一定免疫功能。在人体控制前列腺发育及维持正常功能中，雄激素起着十分关键的作用。前列腺发生于人体泌尿生殖窦上皮，其属于性激素依赖器官，其发生、发育及病变均与性激素有一定关系，因此，对前列腺与性激素间相关性进行研究，对临床慢性非细菌性前列腺炎的发生和机制研究具有一定的借鉴作用。

有研究证实，血清中E_2（雌二醇）水平增高是临床导致慢性非细菌性前列腺炎的本质，但目前临床上却缺乏相关支持资料。曹勤等研究结果显示，与对照组E_2（雌二醇，14.61 pg/mL ± 5.42 pg/mL）、T（睾酮，3.97 ng/mL ± 0.98 ng/mL）和PRL（催乳素，14.72 ng/mL ± 4.69 ng/mL）比较，观察组患者E_2、T和PRL水平分别为32.51 pg/mL ± 12.31 pg/mL、2.14 ng/mL ± 0.51 ng/mL和15.59 ng/mL ± 7.08 ng/mL，U值分别为13.44、16.72和1.03，P值分别为0、0和0.30。由此说明性激素分泌功能紊乱是导致非细菌性前列腺炎患者发病的影响因素。睾酮可影响人体前列腺分泌物的形成和运输，同时还可维持人体前列腺生物活性，避免腺体自噬，有效控制细胞核增生。因此，人体睾酮过低则不利于其维持前列腺正常功能及结构。此外，睾酮为受控变量，其分泌量直接受人体腺垂体促性腺激素细胞所分泌的黄体生成素（luteinizing hormone，LH）的控制，当人体性激素睾酮水平升高后，其将反馈抑制LH分泌，最终影响雌二醇的分泌。

许多研究证明，睾酮下降，雌二醇升高，而催乳素无明显变化，由此说明人体性激素分泌失衡则会减弱雄激素的生物效应，使患者前列腺腺体分泌活动受到一定影响而致其前列腺组织瘀血及水肿，最终导致该病的发生和发展。

（一）雌激素

1. 雌激素、雌激素受体（ER） 雌激素作为人及其他动物体内最重要的激素之一，是由内分泌系统产生的类固醇性激素，具有十分广泛的生理功能。在男性体内调节细胞的生长和凋亡，参与生殖系统与中枢神经系统的发育与分化等。30%的雌激素在男性体内直接来自睾丸sertoli细胞，70%则由睾丸和肾上腺产生的雄激素经芳香酶的作用转化而来。雄激素转化雌激素与多种酶的调节有关。类固醇5α-还原酶2基因启动子的甲基化致5α-还原酶2基因表观沉默，可以上调睾丸基质*ESRα*基因磷酸化水平和芳香化酶水平，有益于雄激素向雌激素转化。雌激素会影响男性生殖系统包括影响雄激素的水平，引发睾丸组织结构改变，引起睾丸癌，精液中的精子数量降低，引起男性乳腺发育，造成内分泌紊乱等。雌激素对前列腺的发育和自身稳定起着直接和间接的影响，在前列腺相关疾病的病因中长期扮演着可疑角色。

雌激素的生理作用由雌激素受体介导，ER是由配体激活的一类转录因子，是核激素受体超家族的一员。ER主要有两种亚型ERα和ERβ，分别由2个独立的基因编码，存在于不同组织或同一组织，对雌二醇有相似的亲和力。*ERα*位于6q24-q27，长约140 kb，包含外显子8个和内含子7个。其包括A、B、C、D、E和F六个功能性区域，完成配体结合、DNA结合、受体二聚化、转录激活、热休克蛋白（HSP）结合和核定位信号等功能。*ERβ*位于14q22-24，它较*ERα*亚型小，但结构类似，其氨基酸序列在DNA结合区域（DBD）及配体结合区域（LBD）与ERα的同源性分别达96%和53%，人类ERβ第10个α螺旋（H-10）氨基酸序列不同而存在5种

不同的亚型ERβ1～5，ERβ1是发挥主要功能的亚型。

ER有511个多态位点，基因单核苷酸多态位点的基因型存在地区差异。胞质和胞核内均含ER，胞质内的ER具有运载雌激素的功能，胞核内的ER有转录因子的功能。ER在核内与雌激素结合，可由配体独立活化转录。雌激素与雌激素受体经典的作用机制为：受雌激素激活的ER形成同源二聚体，结合到靶基因启动子雌激素响应元件（estrogen response element，ERE），或者通过其他转录因子如Fos/Jun，结合到AP-1或Sp-1相应元件上，进而调节基因的表达。

基于细胞色素P450家族的分类系统，ERα和ERβ是NR3 A亚群仅有的成员，各自分别为NR3A1和NR3A2。它们在分布上也有不同的组织特异性，ERα多位于前列腺间质，而ERβ多见于上皮细胞内。它们既可相互影响，也可单独表达，发挥的功能也不相同。雌激素在生理条件下与两种受体（ERα、ERβ）相结合，形成"配体-受体复合体"起到基因调节作用。因此，雌激素对人体的生理调节，除了取决于雌激素自身的分泌与代谢外，还与ER的表达与功能有着密不可分的关系。

2. ER在雄性前列腺组织中的分布及作用机制 前列腺器官发育是受雄激素控制，雌激素调节。一直以来，人们认为雌激素是通过单一受体ERα在前列腺组织和雌激素之间起调节作用。然而直到1996年Kuiper等在鼠前列腺和卵巢中发现并克隆出ERβ，同年由Mosselmna等克隆出人源性ERβ，使人们对雌激素与BPH和PCa发生关系的分子基础和对BPH及PCa治疗选择方面有了进一步的认识。

人类在胚胎期、围产期和青春期早期前列腺组织中仅有ERβ表达，胚胎7周始在泌尿生殖窦上皮及基质中有ERβ表达，在睾丸内管道形成过程中一直高表达，ERβ是胎儿发育过程中唯一可检测到的雌激素受体，11岁之后，开始局限于上皮基底层及间质。ERβ在成人前列腺的间质细胞及上皮细胞都有表达，上皮中的表达率高于间质细胞，ERβ亚型中仅ERβ1、ERβ2、ERβ4及

ERβ54个亚型在前列腺中有不同的表达。ERα的表达仅局限于前列腺外周带的间质细胞，可见于上皮及间质基底层细胞。免疫组化半定量分析显示，ERα在正常前列腺组织的间质细胞核及上皮细胞核中阳性表达率低（4/22，18.2%），在BPH间质及上皮中阳性表达率相对较高（30/45，66.7%；27/45，60%），散在分布；ERβ在正常前列腺组织的上皮细胞核及间质细胞核中阳性表达率为（12/20，54.5%；2/20，9%），在BPH上皮及间质中阳性表达率为（31/45，80%；5/45，11%）。

3. 雌激素、ER与炎症的关系　流行病学和免疫学研究显示，机体对刺激所做出的反应具有性别差异，女性较男性受感染的概率小，死亡率也较低，但是女性患有自身免疫疾病的概率比较高。研究表明，造成这些差异的一个重要因素就是雌激素。

雌激素既具有抗炎作用，又具有促炎作用。炎症反应中很多的因素影响着雌激素的作用，比如免疫刺激及其产生的免疫反应、细胞类型、雌激素给予的时间、雌激素的浓度、ERα和ERβ的表达水平及雌激素的代谢情况等。

多项相关研究证实雌激素具有调节多种炎症性疾病的能力，比如类风湿关节炎、系统性红斑狼疮和心血管疾病等，炎症的发生、发展及转归与雌激素水平改变有关。女性罹患系统性红斑狼疮（systemic lupus erythematosus，SLE）的概率明显高于男性，雌激素水平升高可以明显增加系统性红斑狼疮的严重程度，这主要由17β-雌二醇促进TNF-α的分泌引起的。另一方面，雌激素水平升高，能明显降低类风湿关节炎和多发性硬化症的严重程度，17β-雌二醇可抑制巨噬细胞渗出及IL-1β和TNF-α等细胞因子释放，下调血清中细胞间黏附分子（ICAM-1）和血管细胞黏附分子（VCAN-1）表达，减少白细胞的黏附和浸润，从而发挥抗炎作用保护心脑血管系统。

雌激素在不同组织和器官中对炎症反应的调节作用不同。炎症性肠病的动物实验证实雌激素的促肠炎效应可能是通过ERα完成的，特异性激动ERβ可以减轻三硝基苯磺酸（TNBS）所致大鼠结肠炎的症状。雌激素在神经系统疾病中的神经保护作用和抗炎作用通过ERα介导，ERα通过抑制CD4⁺T淋巴细胞的转移减轻炎症反应，ERα配体可使TNF-α、干扰素-γ及IL-6表达降低，增加IL-5的表达，减轻实验性自身免疫性脑脊髓炎的炎症反应。高雌激素增加关节炎发病率和发病风险，这与高雌激素引发的更多攻击性自身免疫性疾病有关，与ESR的基因多态性相关。有研究表明，ESRα基因型为PPxx（Px纯合子）的女性患关节炎的年龄较小，而基因型为PPXX和ppxx的女性患关节炎的年龄较大。但在男性患者中，没有观察到ESR多态性的影响。

雌二醇可诱导B细胞产生抗体，相反地，高浓度的雌二醇可抑制B细胞前体，可能是一些B细胞依赖性疾病，如全身性红斑狼疮、混合性结缔组织病、IgA肾病等主要发生在育龄期女性的原因之一。妊娠水平的雌二醇可促进IL-4、IL-10和IFN-γ的分泌，并增加GATA-2和FoxP3的表达，但对TNF-α水平具有抑制作用。

4. 雌激素、ER与前列腺炎的动物模型研究　染毒导致前列腺炎的实验动物用得最多的是大鼠。大鼠前列腺炎诱发有方法有多种，包括免疫诱导、激素诱导、感染诱导和理化因素诱导等及自发性炎症等。其中，以雌二醇诱导的大鼠前列腺炎是目前应用最广的动物模型，常被认为可以代表临床上慢性无菌性前列腺炎情况（图2-4-11）。Naslund等研究发现，新生时期雌激素水平的波动会对大鼠前列腺造成永久的影响，并决定了成年时期前列腺的生长和疾病的发生。这为雌二醇诱导大鼠前列腺炎提供了理论基础。随后Naslund等通过给予新生大鼠100 mg 17β-雌二醇，10～12周后大鼠成年期再给予生理水平的睾酮（2 mg/d）2周，诱发大鼠弥漫性前列腺炎，这是迄今运用最多的模型。动物组织病理学检查发现淋巴细胞浸润占优势，炎症多位于血管周围、间质/腺周，这些都与人类CP/CPPS所描述的组织学情况极其类似。魏武然等研究，将12月龄SD大鼠去势后，每天皮下给予雌二醇0.125 mg/kg或0.25 mg/kg，连续30天。结果发现，低和高剂量组的前列腺血管扩张充血、间质

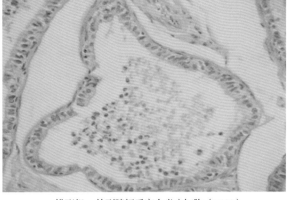

对照组，前列腺正常（×400）　　　　　模型组，前列腺间质富含炎症细胞（×400）

图2-4-11　雌激素诱导的大鼠前列腺炎模型中组织病理变化（主编实验室照片）

疏松水肿、血管周围和间质有淋巴细胞浸润等炎症表现，腺泡上皮细胞呈乳头状增生。Bernoulli等认为，血清中雌二醇浓度的增高是引起实验大鼠慢性无菌性前列腺炎的本质。这些动物模型的炎症是雌激素依赖性的，能被雌激素受体拮抗剂所阻断。Yatkin等发现Fispemifene即Z-2-乙醇，作为一种新的选择性雌激素受体调节剂，应用在诺布尔大鼠慢性非细菌性前列腺炎模型中可以减少炎症细胞浸润。目前对啮齿动物模型的广泛研究显示，早期暴露于雌激素个体的前列腺易发生慢性炎症细胞浸润、前列腺上皮内瘤体形成，以及前列腺癌的易感性都明显增加。

（1）雌激素、ER的作用机制：各种动物染毒研究证明了雌激素、ER与前列腺相关疾病存在着密切联系，而在各种动物染毒研究中都是给予了实验个体额外的雌激素或运用ER激动剂加强了雌激素的额外作用，这些额外雌激素确切的作用机制尚不明确。但是，血清中雌二醇浓度的增高是引起实验大鼠慢性无菌性前列腺炎的本质。相对地，男性一生中雌激素水平一直维持在一个较低的水平，但是当男性在母亲子宫内及年龄老化后会暴露于一个相对较高的雌激素水平中，此时前列腺就会在雌激素的作用下发生变化。另外，雌激素可以由前列腺基质中的芳香化酶将睾酮转化为17β-雌二醇而在前列腺内的局部生成，因此雌激素对前列腺起作用也可以不依赖于血清中的雌激素水平。

雌激素可能通过改变血清中其他激素来间接影响前列腺。雌激素水平增高对刺激垂体释放催乳素有部分作用，因而雌激素对前列腺的作用可能直接归因于催乳素对前列腺的作用。此外，通过负反馈，雌二醇作用于下丘脑-垂体-睾丸轴，从而抑制促性腺激素的释放，使睾丸类固醇激素合成减少（换言之就是药物去势作用）。这种反馈调节也是高剂量雌激素治疗前列腺癌的理论基础。

研究发现，雌激素还有促进炎症因子转录的作用。2000年Harris等报道利用雌激素成功诱导大鼠CP/CPPS模型，并测定了决定IL-1β、IL-6、MIP-2、COX-2和iNOS等炎症基因在不同时期的表达水平，发现模型组与正常组比较有很大差异，而且多数指标的数值变化比传统检查方法早，临床应用价值很大。Harris等认为，采用此法诱导的实验性CP/CPPS发病机制可能是：大剂量雌激素能诱导大鼠前列腺组织细胞内的iNOS含量显著增加，从而提高前列腺组织局部的NO含量。由于NO能明显提高机体免疫系统的整体活性，引起前列腺组织局部免疫功能的亢进，当这种亢进状态达到一定程度时，就可引起局部前列腺组织细胞的损伤，引发炎症反应，从而引起CP/CPPS。另一方面，iNOS还很有可能具有直接造成前列腺组织细胞损伤的作用。雌激素作用的早期效应是使血管周围间隙淋巴细胞聚集，这说明雌激素诱导的血管通透性增高在炎症反应中也起重要作用。Jia等研究发现雌激素和雄激素联合作用引起的前列腺炎，能够调节炎症相关因子TNF-α、COX-2和MIP-1α表达（图2-4-12至图2-4-14）。

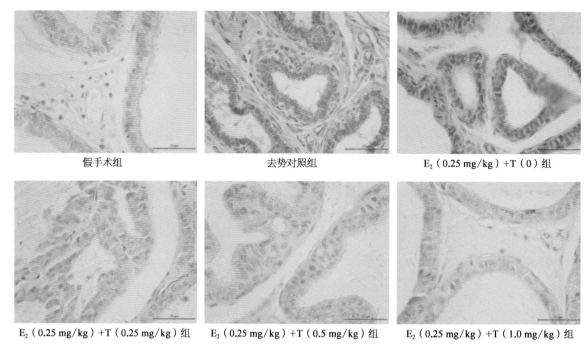

图2-4-12　性激素对前列腺组织TNF-α表达的影响（主编实验室照片，×400）

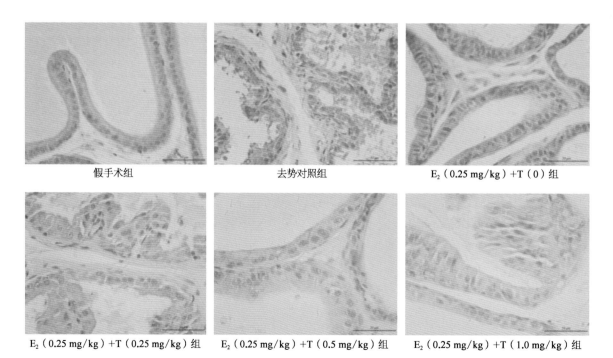

图2-4-13　性激素对前列腺组织COX-2表达的影响（主编实验室照片，×400）

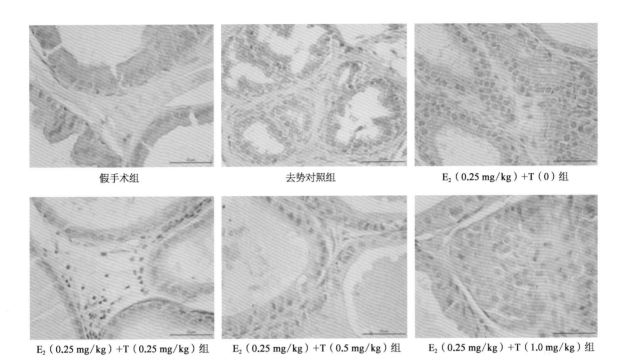

图2-4-14　性激素对前列腺组织MIP-1α表达的影响（主编实验室照片，×400）

　　Wilson等利用90日龄的去势Wistar大鼠，给其皮下埋植1 cm的硅胶管（内植17β-雌二醇）8天，于第22天给予双氢睾酮（DHT）或睾酮，于第36天处死并进行组织学检查。结果发现，雌二醇组的大鼠前列腺侧叶管腔内有大量中性粒细胞浸润，间质有单核细胞渗出，表现明显的炎症症状。还发现，基质金属蛋白酶（matrix metalloproteinase，MMP）活性增强明显，包括MMP-2和MMP-9的活性形式和酶原形式两种。在给予睾酮后，这些金属蛋白酶的活性明显减弱，炎症也随之减轻。而大鼠给予DHT后，金属蛋白酶活性仅轻度减弱，炎症未减轻。这说明雌二醇很有可能通过激活MMP而引起前列腺侧叶炎症发生。

　　除了上雌激素的直接作用，通过试验对照研究，现有足够的证据证明许多雌激素效应是通过雌激素受体介导的。在人类胚胎发育过程中能持续监测到间质细胞中存在ERα的表达，最近有报道指出，ERα存在于中晚期胎儿的前列腺小囊和尿道周围上皮内。更重要的是，在胎儿发育后期能观察到发育中的前列腺鳞状化生等变化与尿道周围及间质上皮内的ERα密切相关。另外，有直接证据显示ERβ具有抗增殖作用，观察到敲除芳香酶基因的小鼠前列腺明显肥大，但是经重组芳香酶基因后再给予ERβ激动剂，增生的前列腺又能恢复到标准状态。

　　（2）雌激素、ER在临床中的研究进展：目前对于雌激素、ER在人体中如何起作用的机制尚未研究清楚，描述雌激素在人类CP/CPPS发生中起作用的临床证据依然不足。目前的证据来自De Rose等的临床随机对照试验，证实美帕曲星（mepartricin，别名甲帕霉素）能通过降低血清雌二醇浓度和前列腺内雌二醇浓度，从而明显改善CP/CPPS患者的临床症状和NIH-CPSI评分（美国国家卫生研究院的慢性前列腺炎症状积分指数）。汤文鑫等采用化学发光免疫分析法（CLIA）检测了50例CP/CPPS患者和20例健康体检者前列腺液中的性激素水平，结果显示，慢性前列腺炎组雌二醇水平比对照组升高明显，具有统计学差异（$P < 0.01$）。

　　（二）雄激素

　　1. 雄激素、雄激素受体（AR）　雄激素是所有雄性激素的总称。在男性中，雄激素主要来源于睾丸中的间质细胞（Leydig细胞），也有少量来源于肾上腺皮质的网状带。雄激素主要包括睾酮（T）、双氢睾酮（DHT）、雄烯二酮和脱氢表雄酮（DHEA）。其中，活性最高的睾酮由睾丸间质细胞合成与分泌，受垂体分泌的黄体生成激素（LH）调控。

因为有Y染色体的存在，睾酮大约在胚胎的第二个月开始分泌，它是胎儿生殖器官和性征发育的决定因素。当睾酮分泌时，胎儿的雄性器官会发育；若无睾酮，胚胎的生殖管道自动分化成女性生殖器官，其间受许多因素，如5α-还原酶和受体等的影响。雄激素能促进和维持精子发生，也能促进和维持正常的性功能，对于性欲和自发勃起是必要的。雄激素会引起男性副性征的发育，如肌肉发达、骨骼变粗、喉结增大和出现胡须等。除此，雄激素还可以促进蛋白质的合成、降低氨基酸的分解，所以可以促进骨骼生长、肌肉变得发达且力量也会增强。作用于脑中枢的雄激素使雄性动物具有好斗及较强的竞争性。雄激素还可以刺激红细胞的生成，所以成年男性比成年女性的红细胞计数和血红蛋白都要高。雄激素还能加速机体形成多种抗体，提高机体免疫能力等。

正常男性体内睾酮水平的变化具有一定规律性，第一个增高期在胚胎12~18周出现，第二个增高期在出生2个月出现，青春期再次增高，在20~30岁达到最大分泌水平。雄激素缺乏，60岁以上的男性约占20%，80岁以上的男性约占30%。睾酮的分泌呈脉冲式，最高在早晨6~8时，最低在夜间20~22时，但老年男性睾酮分泌节律丧失，没有早晨出现分泌高峰的情况。睾酮分泌减少的原因可能是老年男性睾丸的血流量下降，Leydig细胞的分泌能力降低或细胞数目减少。

前列腺具有内、外分泌功能和一定的免疫功能，雄激素在控制前列腺正常发育和保持正常功能方面具有主导作用。睾酮对前列腺的功能和结构产生多方面的影响，可影响前列腺分泌物的形成和运输、维持前列腺生物活性、防止腺体自噬及控制细胞核的增生等。显然，患者体内睾酮过

低对于维持前列腺正常功能和结构是不利因素。从垂体-性腺轴看，睾酮为可受控变量，其分泌直接受LH的控制，而睾酮水平的升高又反馈抑制LH的分泌，进而影响雌二醇分泌。雄激素受体AR是核受体家族中的一员，该基因定位于X染色体长臂Xqll-12上，蛋白由919个氨基酸组成。AR在人体的分布很广泛，不仅存在于性腺组织，而且还分布于白细胞、脑、骨髓及皮肤纤维等组织中。雄激素虽然是最早发现的类固醇激素，但其受体的研究却落后于其他家族。这是因为AR在其靶器官组织中的含量低且易被降解，使AR的纯化和测定十分困难。

2. 雄激素、AR与前列腺炎的动物模型研究 Robinette报道，给予17β-雌二醇过长时间，可诱发去势雄性Wistar大鼠的前列腺侧叶发生特异性无菌性炎症反应，这种组织学反应与其他报道的CP在老龄问题上的表现十分吻合。另外，单独使用雌激素或睾酮并不能成功诱发前列腺炎，只有在生理性雄激素存在的情况下，新生时期额外的雌激素刺激才能诱导小鼠前列腺炎。大鼠染毒过程中发现阉割或雄激素水平下降，也可导致前列腺炎。给予略高于生理剂量的睾酮能降低雌二醇诱导的炎症发生率，并且能减轻炎症程度。

主编所在实验室研究，通过雌、雄激素联合作用引发大鼠前列腺炎（图2-4-15）。与假手术组比较，去势对照组胸腺的重量和脏器系数明显升高（$P<0.01$），E_2（0.25 mg/kg）+T（0.25 mg/kg）组、E_2（0.25 mg/kg）+T（0.5 mg/kg）组和E_2（0.25 mg/kg）+T（1.0 mg/kg）组的胸腺重量明显下降，考虑是雄激素的作用结果。胸腺作为造血器官，可以产生淋巴细胞，并输送至淋巴结和脾脏等处。生长激素和甲状腺素对胸腺生长有刺激作用，而性激素对胸腺退化有促进作用。去势对照组、E_2（0.25 mg/kg）+T（0）组、E_2（0.25 mg/kg）+T（0.25 mg/kg）组和E_2（0.25 mg/kg）+T（0.5 mg/kg）组的前列腺的重量明显下降（$P<0.01$），考虑是去势手术的结果，睾酮来源被阻断，而外源给予的睾酮尚未达到体内正常水平。

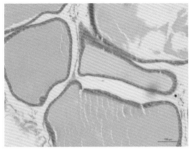

假手术组，前列腺正常

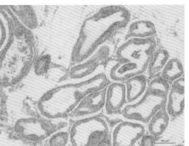

去势对照组，前列腺重度萎缩

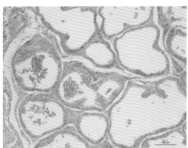

E_2（0.25 mg/kg）+T（0）组，前列腺腔炎症细胞浸润

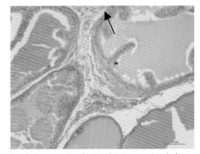

E_2（0.25 mg/kg）+T（0.25 mg/kg）组，前列腺间质炎症细胞浸润

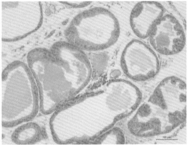

E_2（0.25 mg/kg）+T（0.5 mg/kg）组，前列腺间质炎症细胞浸润

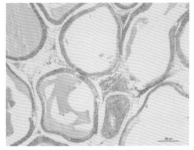

E_2（0.25 mg/kg）+T（1.0 mg/kg）组，前列腺间质和血管周炎症细胞浸润

图2-4-15　性激素对前列腺组织病理的影响（主编实验室照片，HF染色，×100）

与去势对照组比较，E_2（0.25 mg/kg）+T（0.25 mg/kg）组、E_2（0.25 mg/kg）+T（0.5 mg/kg）组和E_2（0.25 mg/kg）+T（1.0 mg/kg）组胸腺及胸腺脏器系数均明显降低（$P < 0.01$）；E_2（0.25 mg/kg）+T（0.25 mg/kg）组、E_2（0.25 mg/kg）+T（0.5 mg/kg）组和E_2（0.25 mg/kg）+T（1.0 mg/kg）组前列腺和精囊腺的重量和脏器系数均明显升高（$P < 0.01$），这是因为前列腺和精囊腺均为雄激素依赖的附属器官，给予雄激素后便恢复为原来体积大小（表2-4-2和表2-4-3）。

3. 雄激素、AR的作用机制　到目前为止，雄激素及AR在人类CP/CPPS发病中的作用机制尚不清楚。Wilson等在由雌二醇诱导的大鼠前列腺炎模型中发现了明显的MMP激活作用，这种

表2-4-2　性激素诱导的前列腺炎模型大鼠脏器指标的变化（主编实验室数据）

组　别	n（个）	胸腺（g）	脾脏（g）	前列腺（g）	精囊腺（g）
假手术组	8	0.43 ± 0.09	0.72 ± 0.00	1.11 ± 0.11	2.01 ± 0.16
去势对照组	8	0.65 ± 0.06**	0.76 ± 0.16	0.13 ± 0.08**	0.08 ± 0.02
E_2（0.25 mg/kg）+T（0）	8	0.29 ± 0.06##	0.63 ± 0.06	0.14 ± 0.05**	0.11 ± 0.03
E_2（0.25 mg/kg）+T（0.25 mg/kg）	8	0.25 ± 0.08###	0.69 ± 0.11	1.13 ± 0.25**##	1.15 ± 0.24##
E_2（0.25 mg/kg）+T（0.5 mg/kg）	8	0.20 ± 0.07***##	0.63 ± 0.13	1.40 ± 0.19***##	1.53 ± 0.27##
E_2（0.25 mg/kg）+T（1.0 mg/kg）	8	0.22 ± 0.06***##	0.58 ± 0.18	1.78 ± 0.16##	1.99 ± 0.42##

注：与假手术组比，**$P < 0.01$，*$P < 0.05$；##与去势对照组比，$P < 0.01$

表2-4-3　性激素诱导的前列腺炎模型大鼠脏器系数的变化（主编实验室数据）

组　别	n（个）	胸腺	脾脏	前列腺	精囊腺
假手术组	8	0.08 ± 0.01	0.14 ± 0.01	0.34 ± 0.01	0.38 ± 0.00
去势对照组	8	$0.15 \pm 0.01^{**}$	0.18 ± 0.03	$0.03 \pm 0.02^{**}$	$0.02 \pm 0.01^{**}$
E_2（0.25 mg/kg）+T（0）	8	$0.09 \pm 0.01^{\#\#}$	0.19 ± 0.02	$0.04 \pm 0.01^{*}$	$0.03 \pm 0.01^{**}$
E_2（0.25 mg/kg）+T（0.25 mg/kg）	8	$0.08 \pm 0.02^{\#\#}$	0.21 ± 0.03	$0.34 \pm 0.08^{\#\#}$	$0.35 \pm 0.08^{\#\#}$
E_2（0.25 mg/kg）+T（0.5 mg/kg）	8	$0.06 \pm 0.02^{\#\#}$	0.19 ± 0.02	$0.43 \pm 0.08^{\#\#}$	$0.47 \pm 0.10^{\#\#}$
E_2（0.25 mg/kg）+T（1.0 mg/kg）	8	$0.07 \pm 0.02^{\#\#}$	0.18 ± 0.05	$0.54 \pm 0.06^{**\#\#}$	$0.61 \pm 0.13^{*\#\#}$

注：与假手术组比，$**P < 0.01$，$*P < 0.05$；$^{\#\#}$与去势对照组比，$P < 0.01$

作用可被睾酮阻断，并相应地减轻炎症反应，表明睾酮的作用机制可能与它阻断MMP活化有关。Pontari等对1963年到2003年的文献进行回顾，认为睾酮水平降低可诱导前列腺局部产生炎症，而局部炎症又可以抑制睾酮的合成。前列腺的各种功能受雄激素调控，且雄激素对前列腺的能量代谢也有明显的影响，雄激素的生理作用主要通过与靶细胞上AR的结合介导，因此其生理效应依赖于AR的数目和功能。另外，Sader等通过实验发现，AR在白细胞上的基因表达受性激素水平的调控，甚至超过遗传基因的调控。由于雌激素能促使体液免疫呈高反应，而雄激素有抑制体液免疫的作用，因此，余秋健等推测CP/CPPS患者是性激素分泌紊乱和机体自身免疫反应相互协同作用导致了炎症的发生。

4. 雄激素、AR在临床中的研究进展　临床上还发现，人类慢性无菌性前列腺炎常常发生在雄激素水平下降的年龄段。有观点认为引起某些患者慢性无菌性前列腺炎的原因是睾酮水平降低，但到目前为止，相应临床证据仍然缺乏。目前证据来自2004年Nickel等发表的多中心临床随机对照实验，证实了5α-还原酶抑制剂可以有效缓解慢性无菌性前列腺炎患者的临床症状，提高生活质量，并认为其中可能机制是5α-还原酶抑制剂可以抑制睾酮转化为双氢睾酮，从而提高局部睾酮浓度。此外，基因研究发现CPPS患者Xq11-Xq13区域和健康人群不同，导致这些基因编码的雄激素受体和膜相关蛋白出现异常，从而使雄激素失敏、无效，提示人类慢性无菌性前列腺炎中低雄激素有一定作用。

Cowin等经对照实验研究发现，成年大鼠前列腺炎发生率十分接近人类非细菌性前列腺炎，90%的前列腺炎病例病因不能确定。这些引起炎症改变的病因首先归结为有抗雄激素作用的内分泌干扰物（endocrine disrupting chemicals，EDC）如乙烯菌核利的诱发作用，而这种诱发作用大部分通过经典的NF-κB途径产生。尽管用于试验研究的乙烯菌核利远超过环境监测量，但是也必须警惕这些EDC的抗雄激素作用会在胚胎时期加强，从而在早期对前列腺炎的发生产生长期不良后果。汤文鑫等在50例CP/CPPS患者和20例健康体检者中，利用CLIA，检测了前列腺液中的性激素水平。结果显示，与对照组相比，CP/CPPS组睾酮水平明显下降（$P < 0.05$），具有统计学差异。余秋健等采用放射配体结合分析法检测78例CP/CPPS患者和32例正常对照者外周血白细胞AR，同时采用放射免疫法检测患者血清睾酮和雌二醇水平。研究结果显示，外周血白细胞AR含量CP/CPPS组比对照组低（$P < 0.01$），CP/CPPS组E_2/T比对照组高（$P < 0.05$）。CP/CPPS患者CP症状指数评分（CPSI）与白细胞AR含量呈负相关（$r = -0.512$，$P < 0.01$）。另外，中、重度CP/CPPS患者AR含量与轻度CP/CPPS患者相比下降（$P < 0.05$），这说明CP/

CPPS患者AR降低与其症状的发生和发展存在着密切的关系。

（三）催乳素

1. 催乳素（prolactin，PRL）、催乳素受体（hPRLR） 人类催乳素（hPRL）相对分子量为23 kDa，包含了199个氨基酸，不同种属PRL的原始序列具有一定差异，异种的哺乳动物间PRL的同源性在60%以上。hPRL基因为单拷贝基因，在第6对染色体上，长约15 kb，包括6个外显子，其中la为额外的编码外显子。催乳素主要由腺垂体分泌，还可由多种垂体外组织产生，在男性中还包括前列腺、免疫细胞和大脑。在正常人血清中有3种形式的PRL，分别是小hPRL（23 kDa）、大hPRL（48～56 kDa）和巨大hPRL（1 000 kDa）。巨大hPRL多见于催乳素水平高的患者血清中。另外，还有较小相对分子质量的PRL，其相对分子质量为16 kDa，由组织蛋白酶D样蛋白酶裂解生成，与PRL受体结合弱，经其特殊介导后可以抑制毛细血管内皮细胞生长；经研究推测这些PRL可能在雌激素系统中发挥重要作用。PRL除了具有激素的一般特性外，还具有细胞因子的一些特点。hPRL作用的信号转导机制是通过细胞膜上的hPRLR来完成的，hPRL与hPRLR结合，使JAK2磷酸化而激活，诱导受体细胞内远侧的酪氨酸磷酸化，并激活sTAT蛋白，激活后的sTAT转移到细胞核内，激活目标基因的转录，从而产生其生物学效应。

2. 催乳素、催乳素受体与前列腺炎的动物模型研究 腺垂体分泌的催乳素对雄性哺乳动物副性腺作用的体内研究结果表明，注射PRL或埋植外源垂体会引起高催乳素血症，能使大鼠前列腺增重，促进前列腺分泌特异性的前列腺酸性磷酸酶（PAP），且与雄激素协同作用，提示PRL与前列腺的生长和发育有关。目前小鼠模型研究结果表明，在青春期短暂地应用药物诱导催乳素分泌增多能增加前列腺侧叶炎症的发生率。由于鼠的前列腺侧叶同人类前列腺具有很大的同源性，所以催乳素可能同人类前列腺炎的发病风险存在着密切联系。在动物模型中，出生后第22～32天产生的高催乳素血症和成年后前列腺炎的发生之间的现象证明，在染毒期使用催乳素剂量越大，成年后前列腺炎的发病率会越高。

3. 催乳素、催乳素受体的作用机制 PRL水平增高在大鼠前列腺炎发生和发展中具有重要作用。但是目前关于hPRL及hPRLR在前列腺炎的发生和发展中起作用的具体机制尚未研究清楚。张才乔等建立了无血清培养的大鼠前列腺上皮细胞内AR的测量方法，并研究了PRL对细胞内AR数量的影响，结果表明，PRL使前列腺上皮细胞内AR数量明显增加，其中10 ng/mL PRL作用最强，但高剂量的PRL则失去对AR的刺激作用；PRL还能拮抗雄激素引起的其自身受体的下调作用，使受体的数量同升至对照组水平。另外，实验证实，在大鼠青春期前（出生后第21～32天）给予不同类别的促进催乳素分泌的化合物，会明显增加前列腺炎症的发生率，其原因可能是催乳素具有细胞因子的作用，使炎症细胞聚集。

4. 催乳素、催乳素受体在临床中的研究进展 虽然PRL在人前列腺炎发生和发展中可能起着不可忽视的作用，但是目前临床上鲜有报道催乳素水平在CP/CPPS患者中有明显变化。汤文鑫等在50例CP/CPPS患者和20例健康体检者中，采用CLIA检测前列腺液，结果发现催乳素在两组间无明显差异。关于PRL在针对CP/CPPS的临床工作中的应用前景尚待进一步的研究和开发。

（四）胰岛素

近来有研究发现，CP的危险因素除了感染因素、年龄、不良生活方式和雄激素因素外，还有高胰岛素血症和代谢紊乱。国内学者研究发现肥胖会导致前列腺局部炎症因子分泌增加，前列腺液中的炎症因子IL-6和IL-8的分泌表达都比正常组明显增加。研究发现，代谢综合征患者的前列腺体积增长速度比正常人快，其机制可能与胰岛素抵抗和高胰岛素血症有关。李杰等研究建立了胰岛素抵抗模型，比较了两组大鼠糖耐量试验和胰岛素耐量试验指标，发现胰岛素抵抗组的SIgA基因和蛋白表达明显高于对照组，说明胰岛素抵抗对前列腺组织炎症反应的发生和发展起到了促进作用。

由上述一系列试验可见，人体下丘脑接受来自中枢神经系统信息及睾丸的激素信息，有效调节人体促性腺激素释放激素的合成和分泌，神经递质对人体下丘脑分别产生刺激素及抑制素效应。男性睾丸中，LH及FSH分别与间质细胞及支持细胞膜上的特异性受体结合，并刺激细胞代谢，而LH引起男性睾丸间质细胞分泌睾酮，从而间接影响精子的发生；而FSH刺激睾丸支持细胞，加速精子生成。支持细胞分泌抑制素，作用于人的垂体，对FSH的分泌具有抑制作用。性激素睾酮对人体垂体具有一定反馈性调节作用，如切除睾丸，人体血清中LH及FSH将会升高，由此看出睾酮对FSH及LH的分泌具有一定抑制作用。睾酮在人体组织代谢中为有活性的雌激素-雌二醇或雄激素-双氢睾酮，其可独自调节LH分泌；而雌二醇可降低患者内源性促性腺激素，从而可致高LH水平。睾酮则可使LH下降至正常水平，说明雌二醇可作用于垂体水平，而睾酮则作用于下丘脑。垂体还可分泌催乳素，下丘脑所分泌的肽类激素促甲状腺释放激素及血管活性肠肽刺激垂体释放催乳素；而人体下丘脑所产生的多巴胺可抑制催乳素的释放。有研究表明催乳素对前列腺的生长和发育具有重要作用，但也有研究认为催乳素水平与男性前列腺体积改变无明显关联。性激素对慢性非细菌性前列腺炎的发生和发展有一定影响，这可能是由性激素促进炎症因子转录，增加人体血管通透性，其还可对人体血管平滑肌细胞产生一定作用，增加血管通透性，最后实现了触发前列腺炎的结局。

（贾玉玲）

四、环境物质与前列腺炎

除了不良生活方式等因素外，目前关于环境内分泌干扰物对前列腺炎影响及机制的研究寥寥无几，仅局限于部分农药、个人护理用品和少量持久性的有机污染物。环境内分泌干扰物在环境中广泛暴露，可通过空气、饮水和膳食进入人体，并可经由食物链富集，其固有的内分泌干扰特性和生物累积效应可对人体生殖健康（包括前列腺炎）造成深远的影响。

（一）农利灵与前列腺炎

农利灵（vinclozolin）是一种具有抗雄激素作用的二甲酰亚胺杀真菌剂，常用于防治水果、蔬菜和观赏植物等农作物的灰霉病和核菌病等，是一种食物中最常接触的环境内分泌干扰物。Cowin等研究发现大鼠在子宫内接触农利灵和青春期接触睾酮（5 mg后），前列腺炎明显，病变的特点是炎症细胞增多，特别是白细胞和巨噬细胞，包围导管并渗入血管，表明大鼠孕晚期（14～19天）短期宫内暴露于农利灵会导致子代青春期及以后出现慢性前列腺炎、肛门生殖器距离（anogenital distance，AGD）缩短，在青春期通过雄激素治疗可逆转。Anway等研究证实了农利灵暴露效应具有跨代遗传特性，在性腺器官决定期，雌性大鼠短暂暴露于农利灵会导致F_1代生精能力（细胞数量和活力）下降，雄性不育发生率增加，且这些效应可通过雄性生殖系传递到F_1到F_4几乎所有的雄性，在F_3代都能观察到明显损伤，此外，还发现母鼠宫内农利灵的暴露是通过表观遗传学改变引起继代前列腺损伤如腺泡过早萎缩、年龄相关的前列腺炎。很显然，在农利灵的表遗传和传代效应中，暴露时间是非常关键的，与胚胎期8～14天决定雄性性发育的DNA甲基化方式有关。农利灵通过抑制雄激素受体（AR）反式激活及雄激素依赖基因的表达，干扰雄激素受体活性，表现出抗雄激素特性。表2-4-4总结了农利灵毒性效应的动物实验证据和人群研究证据，以及两者一致性比较结果。

许多农药可作为内分泌干扰物，如有机氯农药DDT（dichloro-diphenyl-trichloroethane，二氯二苯三氯乙烷）曾作为杀虫剂而广泛使用，被认为是具有内分泌干扰作用的代表物质，它具有抗雄激素效应及类雌激素样活性，干扰雄性生物体内正常内分泌物质的合成、释放、代谢和结合等过程。研究发现DDT暴露与许多生殖异常有关，包括前列腺生长缓慢，可能与前列腺发病风险有关。Jacobsen等研究了氟环唑、代森锰锌、咪酰胺、戊唑醇和腐霉利等5种内分泌干扰农药对大鼠生殖系统的影响，发现了农药对前列腺不利影响的累积效应，即5种农药混合物暴露组出现多

表2-4-4　农利灵毒性效应在动物实验和人类之间关键事件的一致性

事　件	动物/体外实验的证据	人类的证据	文　献
农利灵代谢为M1和M2两种形式的代谢产物	支持：在暴露的大鼠血清中检测到，也存在于物种和可能的直接水解产物中	有可能。根据尿液中是否存在3,5-DCA推断	Wittke et al., 2001
M1和M2与雄激素受体结合	支持：雄激素与大鼠雄激素受体结合的抑制	支持：M1和M2体外抑制雄激素结合重组人雄激素受体	Wong et al., 1995
M2抑制AR与DNA反应元件结合	支持：M2可以在体外抑制AR诱导的反式激活	支持：但受体相互作用的证据仅来自体外研究	Wong et al., 1995; Wilson et al., 2002; Kojimo et al., 2004; Kelce et al., 1997
体内AR刺激的基因诱导抑制的检测	暴露于农利灵的大鼠前列腺TRPM-3和C3 mRNA表达改变	未知	Wong et al., 1995; Wilson et al., 2002; Kojimo et al., 2004; Kelce et al., 1997
发育中的雄性生殖道畸形	支持：尿道下裂、阴茎裂、乳头保留；已知雄激素受体拮抗剂氟他胺诱导的相似表型	没有数据。但人类的雄激素不敏感综合征（如由于雄激素受体的遗传缺陷）产生类似的表型	Barthold et al., 2000; Nitsche and Hiort 2000; Imperato-McGinley et al., 2003

注：农利灵在大鼠体内主要有3种代谢产物，M1、M2和M3，其中中间代谢产物M1和M2具有生物活性

种损伤，其胎仔在青春期前列腺重量下降，成年后腹侧前列腺形态改变，与对照组相比，最高剂量暴露组的腺泡上皮萎缩的情况明显减少，出现乳头状增生等病变，但单个农药暴露并未观察有统计学差异。硫丹（endosulfan，ES）是一种广谱性的有机氯农药，有α和β两种同分异构体，已广泛应用于农业。硫丹具有生殖毒性，有研究显示，雄性小鼠在硫丹暴露下，睾丸间质细胞功能发生改变，血浆中睾酮水平降低，睾丸组织的雄激素受体表达减少。Saiyed等调查了喷洒硫丹超过20年地区的男性青少年生殖系统发育情况，该地区的117个年龄在10～19岁的男性学生参与了研究，结果显示硫丹推迟了男性的性成熟，干扰了体内性激素的合成。不同剂量的硫丹引起人脐静脉血管内皮细胞（human umbilical vein endothelial cells，HUVEC）的生物学过程存在差异，中剂量硫丹（40 μmol/L）使细胞发生炎症反应，且通过上调或下调信号通路引起前列腺疾病，IL-6、IL-8和血管内皮生长因子A

（VEGFA）信号通路被证实在40 μmol/L硫丹暴露后明显上调，引发前列腺炎症，表2-4-5所示的是通过qRT-PCR对HUVEC-C细胞的基因进行验证并按功能进行划分的情况。

（二）邻苯二甲酸酯与前列腺炎

邻苯二甲酸酯主要用于聚氯乙烯材料，使得聚氯乙烯由硬塑胶变为有弹性的塑胶，起到增塑剂的作用。它被普遍应用于玩具、食品包装材料、医用血袋和胶管、乙烯地板和壁纸、清洁剂、润滑油、个人护理用品（如指甲油、头发喷雾剂、香皂和洗发液）等数百种产品中。李文兰等研究邻苯二甲酸丁苄酯（butyl benzyl phthalate，BBP）对前列腺结构和功能的影响，采用1 000 mg/kg、500 mg/kg和250 mg/kg剂量连续染毒大鼠6周、20周，发现染毒20周时，各剂量BBP引起雄鼠前列腺缩小，而光镜下观察到前列腺增生性肥大、腺体上皮增生、内质纤维组织增生和大量炎症细胞浸润。实验中还观察到卵泡刺激素FSH水平增高、睾丸Sertoli细胞超微结构

表2-4-5　通过qRT-PCR对HUVEC-C细胞的基因进行验证并按功能进行划分

功　能	基因标志	20 μm ES		40 μm ES		60 μm ES	
		微阵列芯片	QRT-PCR	微阵列芯片	QRT-PCR	微阵列芯片	QRT-PCR
细胞因子-细胞因子受体相互作用	VEGFA	—		↑2.1		↑2.4	—
	IL-6		↑2.1	↑2.5	↑3.3	↑3.9	↑8.5
	IL-8		↑3.4	↑4.8	↑6.5	↑8.9	↑13.8
转录失调	Cdkn1a					↑3.3	↑2.4
	Atm				↓1.8	↑2.4	↑2.4
	Mmp3	↑4.2	↑2.3	↑58.2	↑20.1	↑177.8	↑128.1
	Max				↑2.6	↑3.4	↑6.5
	Tp53						

注：↑，表示上调；↓，表示下调；—，表示没有变化；并显示了相对于对照的折叠变化（≥1.5）

的改变，Sertoli细胞是FSH的靶细胞，FSH水平增高可能与Sertoli细胞受损有关，FSH与Sertoli细胞膜上的受体结合受到影响，从而引起cAMP水平降低及雄激素结合蛋白（ABP）合成受到影响，睾丸中睾酮水平降低，导致雄激素依赖的前列腺损伤。

Scarano等研究了胚胎期和哺乳期邻苯二甲酸二丁酯（DBP）暴露对成年雄性大鼠前列腺的毒性效应，发现DBP可干扰前列腺的发育，可能是通过雄激素依赖或非雄激素依赖机制促使AR表达和激活。Peixoto等使用不同剂量的DBP对大鼠染毒发现，随着染毒剂量增加，大鼠炎症灶的发生率增加，与对照组相比，500 mg/（kg·d）DBP染毒组大鼠的前列腺上皮瘤变及炎症灶的发生率明显增加，可能是由于DBP激活了G蛋白偶联受体GPCR30相关的细胞通路，或调节这些途径的遗传或表观遗传标记导致。

此外，邻苯二甲酸二异辛酯具有明显的抗雄激素活性，可减轻雄激素依赖组织的重量。对孕7天到出生后16天的Wistar大鼠给予3～900 mg/（kg·d）不同水平DEHP暴露处理，Christiansen等发现相对低剂量如10 mg/（kg·d）的DEHP

暴露，会引起抗雄激素效应而对雄性大鼠的发育有害，如肛门生殖器距离缩短、前列腺重量减轻等。高剂量的DEHP暴露会导致睾丸的组织生理学改变、雄激素调控的基因表达减少。Dalsenter等研究显示，至少超过500 mg/（kg·d）的宫内和哺乳期DEHP暴露剂量，才能观察到雄性子鼠生殖系统功能和行为的长期危害。Chang等研究发现，暴露于邻苯二甲酸盐（特别是DEHP），可能通过刺激5α-还原酶及芳香化酶的活性，激活ERα，而ERα的激活直接促进了前列腺炎的发展。李小林等发现DEHP明显降低刚离乳雄性SD幼鼠的雄激素依赖组织，如睾丸、前列腺、精囊腺等组织重量，具有明显的抗雄激素作用，DEHP染毒引起多种睾丸细胞及非睾丸细胞Sertoli细胞活性氧ROS及线粒体ROS明显升高，影响雄激素的合成，进而对前列腺造成损害。目前，尚缺乏人群日常接触水平的DEHP暴露对生物体的影响方面的研究资料。

（三）BPA与前列腺炎

作为最常使用的增塑剂，双酚A（bisphenol A，BPA）被广泛应用于制造塑料（奶）瓶、幼儿用的吸口杯、食品（奶粉）和饮料罐内侧涂层。BPA无处不在，从矿泉水瓶、医疗器械到食品包装的内里，都有它的身影。每年，全世界生产2 700万吨含有BPA的塑料。BPA可导致内分泌失调，威胁着胎儿和儿童的健康。癌症和新陈代谢紊乱导致的肥胖也被认为与此有关。欧盟认为含双酚A奶瓶会诱发性早熟，从2011年3月2日起，禁止生产含化学物质双酚A的婴儿奶瓶。

作为环境内分泌干扰物的一种，BPA能同时激活雌激素受体ERα、ERβ，但明显比内源性雌激素的活性要低，BPA在体内表现出的雌激素活性可能是通过非基因信号途径激活ER所致。BPA同时又是AR拮抗剂，其亲和力弱于与ERα、ERβ的结合。5α-双氢睾酮是由血循环中的睾酮在5α-还原酶的作用下生成的，主要是5α-R1和5α-R2同工酶参与该过程（图2-4-16）。睾酮可正向调控5α-R1和5α-R2同工酶的表达。但Sanchez等对阉割小鼠进行BPA短期暴露处理并补充睾酮，发现小鼠前列腺5α-R1和5α-R2同工酶的mRNA水平降低并呈现剂量依赖效应，而血循环中睾酮的水平却保持稳定不变，这可能需要考虑BPA对含有5α-R同工酶的组织如肝、皮肤的影响。当DHT形成受阻时，AR mRNA水平会下调，可能会引起5α-R同工酶水平的下调。

BPA还可能通过以下多种机制影响AR的功能：拮抗AR信号，阻止AR与激活剂结合及反式激活，降低前列腺基质细胞中AR的数目等。

（四）多氯联苯与前列腺炎

多氯联苯（polychlorinated biphenyls，PCB）用途广泛，可作绝缘油、热载体和润滑油等，还可作为许多种工业产品（如各种树脂、橡胶、结合剂、涂料、复写纸、陶釉、防火剂、农药延效剂和染料分散剂）的添加剂。按照联苯上被氯取代的个数（不论其取代位置），将PCB分为三氯联苯（PCB3）、四氯联苯（PCB4）、五氯联苯（PCB5）、六氯联苯（PCB6）、七氯联苯（PCB7）、八氯联苯（PCB8）、九氯联苯（PCB9）、十氯联苯（PCB10）。多氯联苯属于人类一级致癌物质，容易累积在脂肪组织，造成脑部、皮肤及内脏的疾病，并影响神经、生殖及免疫系统。

环境内分泌干扰物PCB具有雌激素或抗雄激素效应，可引起雄性生殖功能障碍。PCB也可能通过降低成年雄鼠前列腺抗氧化酶超氧化物歧化酶（SOD）、过氧化氢酶（CAT）、谷胱甘肽巯基转移酶（GST）等活性，升高脂质过氧化物和活性氧的水平，诱导氧化损伤；或影响LH受体结合力、睾酮合成酶活性，从而损伤前列腺，导

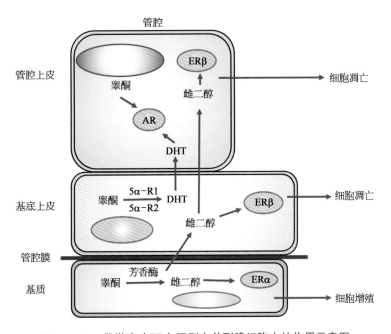

图2-4-16 雌激素（ER）亚型在前列腺细胞中的作用示意图

致相关疾病的发生。Sridhar 等研究 PCB（aroclor 1254）对成年雄性大鼠的前列腺抗氧化系统的影响，发现 PCB 染毒组大鼠体重和前列腺重量减轻，前列腺中 SOD、CAT、GST 和酸性磷酸酶活性降低，H_2O_2 和脂质过氧化水平升高。此外，大鼠血清中雌二醇和睾酮含量也减少。Selvakumar 等发现 PCB 暴露可导致大鼠前列腺中 AR 和 ERα mRNA 及蛋白表达水平降低，而 ERβ mRNA 及蛋白表达水平升高，此外，还可引起脂质过氧化损伤，影响前列腺的分泌功能。而维生素 C 和 α 生育酚可有效逆转前列腺细胞损伤和促进其功能恢复。离体实验研究中，PCB 染毒组的 LH 受体结合力、睾酮合成酶活性、酶系和非酶系抗氧化物的活性降低，脂质过氧化物和活性氧水平明显升高，影响了睾丸 Leydig 细胞中睾酮的生物合成，抑制睾酮的产生。

（五）多溴联苯醚与前列腺炎

多溴联苯醚（poly brominated diphenyl ethers，PBDE）因溴原子取代数目和位置的不同，共有包括一溴到十溴取代的 209 种不同结构的化合物。PBDE 是一类在环境中广泛存在的全球性有机污染物。2009 年 5 月，联合国环境规划署（UNEP）正式将商用五溴联苯醚、商用八溴二苯醚列入《斯德哥尔摩公约》。PBDE 最大用途是作为阻燃剂，在产品制造过程中添加到复合材料中去，以提高产品的防火性能。因为多溴联苯醚可在高温状态下释放自由基，阻断燃烧反应。其中十溴联苯醚是多溴联苯醚家族中含溴原子数最多的一种化合物，由于它价格低廉、性能优越、急性毒性在所有溴联苯醚中最低，所以在全球范围内使用最广，如用于各种电子电器和自动控制设备、建材、纺织品、家具等产品中。据统计，十溴联苯醚占阻燃剂总量的 75% 以上。

PBDE 在母乳、脂肪组织和血清中被广泛检出，具有抗雄激素效应。目前关于 PBDE 与前列腺损伤之间的研究较少。PBDE 混合物 DE-71 可影响雄激素合成及其功能。Stoker 等发现，雄性 Wistar 大鼠青春期前 PBDE 混合物 DE-71 的暴露会导致青春期滞后，雄激素依赖的组织生长受抑制，可能是因为 DE-71 影响了性激素的代谢，或者作为雄激素受体拮抗剂抑制了 AR 结合能力，DE-71 导致围产期大鼠后代的肛门生殖器距离缩短。此外，DE-71 可能通过诱导肝脏药物代谢动力学改变，促进内源性雄激素的代谢，从而加强其抗雄激素效应。

（六）恶唑啉杀菌剂与前列腺炎

杀菌剂是指用于防治由各种病原微生物引起植物病害的一类农药，按照应用领域、原料来源、使用方式和传导特性等因素可以分为不同种类，具有不同功效作用。杀菌剂可随作物残留、空气、土壤及饮水等途径进入人体，对人体健康造成损害。

恶唑啉杀菌剂［3-（3，5-二氯苯基）-5-甲基-恶唑烷-2，4-二酮］是一种抗雄激素类药物，在欧洲和美国广泛使用，主要用于控制灰霉病、核盘菌病等。长春唑啉的代谢物是雄激素受体（AR）配体结合的竞争性拮抗剂，而不是 5α-还原酶抑制剂，因此对前列腺组织可能产生一定的毒性作用，其在环境中的半衰期为 23 天。研究表明，在生殖道发育过程中暴露在啮齿动物体内的乙烯氯唑林可导致畸形，如隐睾、尿道下裂和间质细胞增生，以及生殖道结构的永久性改变。这些效应发生在下丘脑-垂体-性腺轴形成之前，因此这些效应不是经由垂体的反馈回路作用的。在胚胎性腺性别确定期间，大鼠短暂胚胎暴露（GD$_{8-14}$）可改变雄性生殖系表观基因组，并促进了跨代成人疾病的发生，包括睾丸、前列腺和肾脏疾病、免疫异常及肿瘤的发展。其中，前列腺疾病，包括炎症和上皮萎缩，发生在出生前暴露于乙烯唑林的老年大鼠（12～14 个月），尽管 F_4 代雄性大鼠前列腺病变的发生率只有 10%。还有研究结果显示，长春唑啉染毒对啮齿类动物青春期前没有任何形态学改变，但在所有青春期后年轻前列腺（PND$_{56}$）在子宫抗雄激素暴露后有炎症反应，表现为 NF-κB 炎症通路激活明显，AR 表达下调。因此，有理由假定，长春唑林诱导的 AR 信号持续抑制导致雄激素活性，该活性不足以抑制 NF-κB 信号通路，导致 NF-κB 的不适当激活和前列腺炎的出现。

（七）除草剂与前列腺炎

阿特拉津（atrazine，ATR）又称莠去津，化学名称为2-氯-4-乙胺基-6-异丙胺基1，3，5-三氮苯，是一种世界范围内广泛使用的除草剂。ATR施用后大部分进入到土壤，并可随降雨产生的地表径流汇入河流、湖泊和水库等水体，且有20%～70%残留在植株上。有研究证明ATR对动物的生殖功能有极大的影响，并威胁人类的健康。Stoker等研究的结果发现，雌性Wistar大鼠的血清中的催乳素（PRL）被相同剂量的ATR和溴隐亭所抑制，雄性后代前列腺炎程度随ATR暴露量的增加而增加，在母乳中添加催乳素后，子代的前列腺炎水平下降至正常水平，但在开始哺乳4天后再使用ATR处理大鼠，雄性后代中并未观察到明显的炎症反应。这表明雄性子代的前列腺在出生后哺乳期的最初4天内短暂接触ATR会导致雄性后代前列腺炎的发生率增加，且这是第一次观察到非类固醇化合物在前列腺中产生可识别的病理变化。这种炎症的发生可能是ATR导致乳源性PRL减少，影响了后代下丘脑TIDA神经元系统发育，从而导致高催乳素血症，引发前列腺炎。

有研究者认为，ATR也具有环境雌激素的特性。丁鉴峰等使用不同剂量ATR对大鼠进行灌胃处理，发现染毒组大鼠血清中雌二醇的含量远高于对照组，说明ATR可使雄性大鼠血清中雌二醇含量增加，而血清中雌二醇增加可引发前列腺侧叶炎症，研究发现，雌二醇处理后的雄性大鼠的前列腺侧部有大量中性粒细胞和单核细胞浸润，IL-1h、IL-6、MIP-2和诱导型一氧化氮合酶（iNOS）表达上调，MMP-2、MMP-7和MMP-9活性的升高与炎症反应中的白细胞浸润相关，这些基质金属蛋白酶可能有助于介导该器官伴随的上皮萎缩和组织损伤。

（八）重金属与前列腺炎

重金属一般以天然浓度广泛存在于自然界中，由于人类对重金属的开采、冶炼、加工及商业制造活动日益增多，造成不少重金属如铅、汞、镉和钴等进入大气、水、土壤中，引起严重的环境污染。重金属的污染主要来源工业污染，其次是交通污染和生活垃圾污染。工业污染大多通过废渣、废水、废气排入环境，在人和动物、植物中富集，从而对环境和人的健康造成很大的危害。对人体毒害最大的重金属元素主要有5种：铅、汞、砷、镉和铬。

许多金属及其化合物均有前列腺毒性。研究发现以低剂量锰（Mn）连续饲喂SD大鼠12周后发现，其前列腺明显肿胀，腹叶和侧叶的脏器系数均明显上升，证明Mn在前列腺中的蓄积可造成前列腺损伤；同时，Mn染毒大鼠血清和前列腺腹叶及侧叶中锌（Zn）含量明显下降，提示Mn的前列腺毒性可能与其造成的Zn流失增加相关。Zn可以通过影响酶的活性（如5α-还原酶），杀灭泌尿生殖道细菌，减少膜的脂质过氧化使细胞膜保持完整，对前列腺正常组织结构和功能的维持具有很重要的作用，Zn的含量降低将导致细胞膜脂质过氧化增多，引起损伤反应，引发前列腺炎。前列腺的生长发育依赖睾酮的分泌，而镉（Cd）对实验动物激素水平的调节国内外报道不完全一致。有报道称饮水Cd可提高Wistar大鼠的血清睾酮水平，但不影响前列腺脏器系数，对前列腺内AR表达也无明显影响。Ye等发现，Cd对前列腺上皮细胞具有睾酮样作用，可直接或协同睾酮激活AR介导的下游基因。卢国栋等研究发现经口Cd染毒（50 mg/LH_2O和150 mg/LH_2O）对SD大鼠睾丸器官系数无明显影响。高Cd染毒虽然使血清睾酮水平下降，低剂量Cd和高剂量Cd组大鼠前列腺腹叶和背侧叶的器官系数明显下降，高镉组中，AR表达水平在前列腺腹叶下调，与腹叶脏器系数的下降一致，Cd染毒可能通过上调血清雌二醇水平，使得可被前列腺吸收的游离睾酮含量减少，从而降低前列腺的睾酮维持水平，损伤前列腺，Cd对前列腺的毒性也可能为一种间接作用，Cd可以竞争性结合金属硫蛋白，从而降低前列腺中Zn含量。

（九）大气污染物与前列腺炎

研究表明大气中细颗粒物PM2.5与前列腺炎、前列腺增生和前列腺癌的发生和发展密切相关。前列腺中产生和储存大量柠檬酸是前列腺正常功能的一个指标。柠檬酸水平已被用作前列腺炎诊断的临床生物标志物，研究证实前列腺炎发生时，前列腺液或精液成分中柠檬酸含量下降。研究发现PM2.5暴露后，小鼠前列腺组织中腺腔内充满了突起、腺体积减小、细胞密度的增加，以及小鼠前列腺组织中柠檬酸含量降低，提示小鼠出现前列腺炎和增生变化，进一步检测发现，血清和前列腺组织中miRNA表达改变，小鼠前列腺组织中PI3K/Akt/mTOR信号通路激活，TGF-β和IL-6水平上调，从而引起前列腺损伤。一项加拿大的病例对照研究发现，暴露于环境浓度的气态污染物NO_2（二氧化氮）会增加前列腺癌的风险，但目前还缺乏更多的人群及动物实验研究证实NO_2对前列腺疾病的影响。

综上所述，目前已知影响前列腺炎的环境因素，以生活环境因素（如压力、久坐、憋尿、频繁手淫和寒冷潮湿等）为主，环境化学物质与前列腺炎发生和发展间关联的证据较少，且缺乏人群流行病学证据及机制探索证据。未来研究需基于大型队列，运用长期随访的多时点测量数据，进一步探究具有内分泌干扰活性的化学物质对前列腺炎的影响，并运用表观遗传、代谢组、蛋白组等多组学测量工具，深入探索环境物质对前列腺炎影响的作用机制。

（张蕴晖　赵越）

五、其他因素与前列腺炎

前列腺炎除了由饮食、药物、激素及环境物质直接或间接引起外，目前还认为与微生物、年龄、家族遗传、生活方式（吸烟、久坐不动、不良性行为、饮水量、憋尿、过度疲劳和睡眠障碍）、心理因素、气候、医源性损伤、肥胖、BHP病史和中医虚实证等多种因素有关。下面我们选择一些因素，介绍相关的研究。

（一）微生物

前列腺炎致病因素主要为病原体感染，总称微生物，引起前列腺炎的常见病原体包括细菌、真菌、支原体、衣原体、放线菌、寄生虫及病毒等，其中以细菌感染最为常见。

1. 细菌　据报道，前列腺炎的发病原因中，细菌感染占据重要的位置。导致慢性前列腺炎的

绝大多数为革兰阴性菌，占90%～95%，如大肠埃希菌、棒状杆菌和克雷伯球菌等。细菌的感染途径包括血行感染、淋巴感染和直接蔓延三种。

（1）大肠埃希菌：细菌性前列腺炎中，大肠埃希菌占50%～80%。Tommaso和Luri等学者通过细菌培养方法诊断CBP占前列腺炎总数的5%～10%。而在分子生物学水平上，发现50%以上的慢性前列腺炎患者存在细菌感染，前列腺炎患者的局部原核生物DNA的存在率甚至高达77%。

（2）粪肠球菌：是CBP最常见的病原体之一。Seo等从CBP患者的前列腺液中分离出粪肠球菌。

（3）鼠伤寒沙门菌：Krebs等曾报道一例脊椎损伤的患者患有罕见的鼠伤寒沙门菌感染的前列腺炎。

（4）幽门螺杆菌：Karatas等学者认为幽门螺杆菌感染会引发局部和全身炎症反应，其可能通过释放一些细胞毒性物质引起慢性炎症和免疫反应，各种炎症代谢物的产生增加，如IL-1、IL-6和TNF-α，也会增加CP/CPPS的风险。

（5）真菌：常见的真菌感染主要是念珠菌属的白念珠菌、克柔念珠菌、近平滑念珠菌、类星型念珠菌、热带念珠菌和高里念珠菌等。此外，也有新型隐球菌感染引起前列腺炎的报道。念珠菌是一种小而卵圆状能出芽的薄壁酵母状细菌。实际上人体尿液中普遍存在许多酵母状细菌，绝大部分都不致病，然而其中的白念珠菌感染时，却会引起慢性前列腺炎。

2. 病毒　肖家全等通过研究推测解脲支原体、沙眼衣原体、巨细胞病毒、人类乳头瘤状病毒总型、疱疹Ⅱ型病毒和一些难以检测的细菌，可能参与了前列腺炎的致病过程。其中，人类乳头瘤状病毒与前列腺炎的严重程度相关。生殖支原体可能是某些病例前列腺炎的一个病因，也可能是引起CP迁延不愈的原因。一项来自印度人群的队列研究分析了年龄在18～50岁、诊断为慢性前列腺炎/慢性盆腔疼痛综合征（病例组）或性行为活跃的无症状男性原发性不孕症（对照组）的患者。对所有研究患者的精液进行人类乳

头瘤病毒基因组序列评估，包括致癌亚型人类乳头瘤病毒-16和-18亚型。发现病例组和对照组（平均年龄分别为30.72岁和32.48岁）中人乳头瘤病毒感染呈阳性率分别为26例（52%）和6例（12%）。在所有组中均未发现致癌的人乳头瘤病毒-18亚型。表明人类乳头瘤病毒（HPV-16亚型）感染可被视为50岁以下印度男性发生慢性前列腺炎/慢性骨盆疼痛综合征的危险因素。

3. 支原体和衣原体　许多学者认为支原体、衣原体、病毒、真菌、滴虫等均可能引起CP的发生，但目前探讨较多的是沙眼衣原体和解脲支原体对本病的影响。Choi等研究发现韩国综合医院中，衣原体最常见（49%），其次是解脲支原体（24%）、生殖支原体（16%）、人支原体（10%）和阴道支原体（2%）。在初级保健诊所中，解脲支原体最常见（45%），其次是衣原体（34%）、人支原体（13%）、生殖支原体（7%）和阴道支原体（1%）。综合医院和初级保健诊所慢性细菌性前列腺炎的比例分别为46.6%（49/105）和67.5%（127/188）。虽然已证明生殖支原体与慢性非淋菌性尿道炎有关，但是前列腺炎患者中这种新出现的性传播感染与前列腺炎本身的因果关系仍需进一步探究。Mo等学者选择中国上海性病门诊的235例前列腺炎患者和152例健康对照者。通过以生殖支原体黏附蛋白（MgPa）为靶点的定量聚合酶链式反应（Q-PCR），在初始排尿、中段尿、前列腺液和按摩后开放尿中检测生殖支原体。发现前列腺炎组的生殖支原体感染率明显高于对照组，差异明显。在前列腺炎组中，生殖支原体感染与之前接受过泌尿生殖道感染治疗的患者明显相关。阿奇霉素治疗后83%（19/23）的生殖支原体前列腺炎患者的症状完全或部分改善，因此认为生殖支原体在前列腺炎患者中普遍存在，尤其是在接受无效抗生素治疗的患者中，并被确定为与前列腺炎有明显关联。

4. 滴虫　阴道毛滴虫是最常见的性传播寄生虫。在前列腺炎患者的前列腺组织中可检测到。Jang等学者研究了阴道毛滴虫经大鼠尿道感染引起前列腺炎的过程，首次证明大鼠阴道毛滴虫感染可引起前列腺炎。他们将阴道毛滴虫经大鼠（Wistar大鼠）尿道注入前列腺后，通过免疫组织化学检查大鼠前列腺中阴道毛滴虫滋养体的存在，发现注射组大鼠前列腺腺泡内可见阴道毛滴虫滋养体。前列腺组织的病理评分较高，腹侧叶和背外侧叶（n=6）分别有83%（5/6）和100%（6/6）存在炎症反应。在阴道毛滴虫感染的大鼠前列腺切片中，肥大细胞的浸润和脱颗粒率较高。此外，注射大鼠的前列腺组织中趋化因子CCL2水平也有所增加。

尽管引起前列腺炎的微生物种类较多，但近年来学者们发现前列腺炎致病因素中革兰阴性菌占较大比例。Shahed等学者认为某些CPPS患者前列腺液内的革兰阳性细菌也可能是致病性的，并可能构成了慢性前列腺炎的一个独特亚型，因为部分革兰阳性患者的前列腺液内氧化应激作用增强，而有效治疗后的氧化应激作用降低。

（二）年龄

前列腺炎可以影响各个年龄段的成年男性，大多研究表明50岁以下的成年男性患病率较高。

Nickel等学者对2 987例社区男性进行NIH-CPSI评分，有前列腺炎症状占9.7%，其中年龄小于50岁组的患病率（为11.5%）高于年龄大于50岁组。MehikaA等学者对芬兰北部2 500例、20～59岁男性居民的问卷调查结果显示，14.2%的人常年受慢性前列腺炎症状困扰，年龄越大发病率越高，其中年龄在20～29岁发生率为9.4%，40～49岁为11.8%，年龄50～59岁则高达24.4%，分别是前者的1.6倍和2.6倍。

Chen等和郝宗耀都证明年龄是CP/CPPS的潜在危险因素。郝宗耀对我国15～60岁男性社区人群15 000人进行问卷调查，发现前列腺炎症状发生率为8.4%，其另一项对2 498例20～59岁CP患者进行问卷调查并进行NIH-CPSI评分，显示CP患者中年龄小于40岁的占78.2%。年龄大于30岁的调查者中发病率为11.2%，其中31～40岁发病率最高，50～59岁发病率较高。

Battikhi等学者对1 150名年龄在40岁以上、有前列腺炎症状的男性患者进行了全面的泌尿学检查，患者总PSA（tPSA）和游离PSA（fPSA）

的年龄特异性参考范围如下：40～49岁年龄组为 3.1 ng/mL 和 0.7 ng/mL，50～59岁年龄组为 4.4 ng/mL 和 0.89 ng/mL，60～69 岁年龄组为 5.6 ng/mL 和 1.3 ng/mL，70～79 岁年龄组为 6.3 ng/mL 和 1.8 ng/mL。tPSA和fPSA均值和中位数持续增加，与年龄增长明显相关（$P < 0.001$，$P < 0.005$）。

（三）家族遗传

流行病学研究发现，23%的 CP/CPPS 患者其上一级男性家属中也患有前列腺炎。Tan JK 等对新加坡各人种前列腺炎发病的流行病学调查发现，华人发病率为2.23%，马来西亚人为3.15%，印度人则高达 4.49%，其他族裔为12.12%。

Shosks 研究 CP/CPSS 患者遗传基因的多态性与细胞因子基因表达的关系发现，与对照组比较，患病组在 TNF-α、TGF-β 和 IL-6 等位基因的表达频率上无明显差异，但 IL-10 基因更倾向于低表达。Chen 等学者招募了 130 名 CP/CPPS 患者和 125 名健康对照，采用改良的多重连接检测反应对 IFNG、IFNGR1 和 AR 的单核苷酸多态性（SNP）进行基因分型，采用 GTEx、RegulomeDB、HaploReg 和 3DSNP 数据库预测基因型 SNP 的调节功能，经 Chi-square 检验、logistic 回归和两种遗传模型（共显性和对数加性模型）分析 SNP 与 CP/CPPS 的相关性。结果显示 IFNG、IFNGR1 和 AR 的遗传多态性可能是 CP/CPPS 易感性的遗传因素，初步认为前列腺炎具有一定的遗传易感性，但这一结果值得进一步探讨。

（四）生活方式

1. 吸烟　众所周知，吸烟对健康有害。烟草中普遍存在烟碱、亚硝胺类、焦油和一氧化碳等有害物质，不但可以直接毒害前列腺组织，而且还能干扰支配其血管的神经功能，影响前列腺的血液循环，也可以加重前列腺的充血。Chen 等研究证明吸烟往往会增强疼痛敏感性，并且发现频繁疼痛与烟草消费之间存在剂量-反应关系。牛迪等学者的 Meta 分析认为吸烟的合并 OR 值与95%CI为1.44（1.25～1.66），也表明吸烟是 CP 的危险因素。尽管吸烟是一个潜在的危险因素，但对吸烟与前列腺炎进程之间的直接关联，

研究人员却没有给出一个合理的解释，仍旧需要进一步的证据来确定其对 CP/CPPS 的作用。国内外关于吸烟与前列腺炎关系的研究结论也存在不一致。

2. 久坐不动　李擎东认为，久坐不动对慢性前列腺炎患病有较高的危险性，其调查显示，久坐的生活方法与慢性前列腺炎风险之间 OR 值为5.386。其他学者认为，与久坐不动的影响类似，骑跨姿势/出行方式（骑自行车、摩托车和骑马等）也是前列腺炎患病风险的影响因素，均不利于前列腺炎的治疗和康复。Chen 等研究证明与步行（OR=0.59）相比，自行车/摩托车是 CP/CPPS 的可能危险因素（OR=1.32）。但在他们的研究中，久坐不动不直接与 CP/CPPS 相关，而是导致相关症状的疼痛加重（OR=1.88）。同样的结果，卢根香等对广州科学技术职业学院前列腺炎学生患者调查发现，有久坐习惯的人占85.91%。

Zhang 等学者的前瞻性队列研究分析了1986年至2008年 20 918 名卫生专业男性体力活动与 CP/CPPS 发病率之间的关系。结果表明，较休闲的体育活动与较低的 CP/CPPS 风险相关。在中等强度和剧烈强度的活动中，观察到的体力活动与 CP/CPPS 之间的反向关联相似，说明更加休闲的体育活动可能会降低患 CP/CPPS 的风险。另一项队列研究表明，体育运动的保护作用主要见于进行剧烈和长时间运动的男性。在低强度运动的参与者被纳入体力活动类别时，这一趋势并不明显。

一般时间的坐位不会对身体有任何影响。如果因工作及一些原因，长期的、较长时间的久坐，则会对前列腺有一定影响。这是因为会阴前列腺的充血可使局部的代谢产物堆积，前列腺腺管阻塞，腺液排泄不畅，导致慢性前列腺炎的发生。也有学者通过调查发现，慢性前列腺炎患者中，汽车司机占较大比例，并且不易治愈。2015年一项出租车司机的职业调查结果显示，前列腺炎患者中职业司机是多发人群，尤其是长途客运司机、货运司机和出租车司机最为多发。

3. 不良性行为　研究表明，不良性行为等是前列腺炎的重要诱因，比如不洁性交、手淫、性

禁欲和过度性行为都是CP/CPPS的危险因素。

Wallner对703例非洲裔美国男性的样本分析，47例（6.7%）有前列腺炎病史与无前列腺炎病史的男性相比，前列腺炎患者应激性生活事件数量明显增加。Chen等研究证明据报道，每周2次以上的性活动是CP/CPPS一个可能的危险因素，而每周只有1～2次或更少性活动的影响在统计学上微不足道。

手淫同样是前列腺炎的一个风险因素。研究指出，一周平均手淫的次数与慢性前列腺炎的患病呈正向关系（OR=2.281）。手淫过度频繁很容易导致慢性前列腺炎的发生。因为手淫可以引起性兴奋，只要引起性兴奋，前列腺就会处于充血状态，使得生殖器官局部血流淤积。如果长时间充血水肿，会形成细菌生长的适宜环境。而细菌产生的各种毒素，会直接损伤局部组织，导致体内的自由基增加，进一步加重局部组织损伤，由此形成恶性循环，容易诱发前列腺炎。

性活动的频率之所以与CP/CPPS相关，是因为定期射精可以清洁前列腺和精囊的储存分泌物，从而防止前列腺充血和肿胀，但次数过多会导致盆底肌肉痉挛和压痛。据统计，在短时间内反复多次性交者，急性前列腺炎的发病率高达98.7%。Mehik调查发现，离婚或独身的男性前列腺炎发病率明显低于已婚男性，认为可能与其性刺激较少有关。李海等对5 897例前列腺炎患者展开调查，发现在这些患者中性伴侣人数≥2个的占83.4%，每周性生活≥4次的占58.0%。

另外，延迟射精或中断射精的习惯也会导致肌肉组织压痛，是CP/CPPS的潜在危险因素。在Bartoletti等学者的研究中，发现性生活中断或延时与CP/CPPS风险正相关。

4. 饮水量　饮水量在一定程度上与排尿量直接相关。较少的饮水量会导致尿液浓缩，并容易引起尿道炎、膀胱炎等感染性疾病，也会引起前列腺炎。刘振华调查出租车司机职业健康的报告中指出，经多因素回顾分析发现，饮水量和运动量增加是前列腺的保护因素，其中饮水量的OR值为0.471（95%CI为0.297～0.664）。Chen等学者也认为增加饮水量是CP/CPPS的潜在保护因素。

5. 憋尿　现在工作节奏很快，很多男性都养成了憋尿的习惯，但是人们却并不知道长期憋尿的危害性。憋尿一般与职业有关，容易导致前列腺炎，原因可能有以下几点：① 膀胱功能受损：控制膀胱收缩的神经分布在膀胱壁的肌肉里，若经常有意识地憋尿，会使神经功能发生紊乱，使膀胱逼尿肌张力减弱，导致排尿发生障碍，继而引发尿潴留；② 化学性炎症：尿液长时间滞留膀胱不能及时排出，引起膀胱内压升高，尿液进一步反流至前列腺腺泡引起化学性炎症；③ 细菌感染：尿液进入前列腺内形成化学性炎症，尿液中的一些晶体物质沉积在前列腺组织上，与腺管内变性的上皮细胞、嘌呤、胆固醇、柠檬酸等包绕形成结石，从而加重前列腺炎，并且为细菌生长繁殖创造了条件，尿液潴留也容易导致尿路上行感染，继而影响到前列腺。

一项病例调查指出，憋尿的频率与慢性前列腺炎的患病有正向关系，其OR值为2.679。出租车司机因工作时间长、如厕不便等原因常有憋尿的习惯。房蕾等学者用NIH-CPSI评分对483例出租车司机（平均年龄32.1岁）进行调查，平均疼痛症状评分（7.34±0.27）分，平均排尿症状评分（4.25±0.22）分，提示出租车司机中前列腺炎症状明显高于一般人群。Chen等学者的研究显示憋尿与CP/CPPS相关风险值OR为2.63。

许多流行病研究表明，前列腺炎的发病率与有憋尿特征的职业存在相关性。司机、久坐等工作职业和某些特殊职业可能与前列腺炎的高发有关。

6. 过度疲劳和睡眠障碍　过度疲劳与睡眠障碍也很可能导致前列腺炎。与白班工作相比，夜班工作颠倒了正常的作息规律，长期夜班会导致内分泌失调，对肾脏系统造成不可逆损伤，从而引起前列腺炎。且长期夜班身体更易劳累，在生物钟颠倒的情况下持续长时间的工作，睡眠规律改变，体力透支，使得机体的免疫力和抵抗力降低，也易引起前列腺炎。另一方面，劳动强度大也会导致不健康饮食，如饮食多高热量、高脂肪，进而导致这一人群肥胖率较正常人群高，而肥胖也会增加前列腺炎的患病风险。随着时间的增加，职业危害因素的累积也就更加明显，肾脏作为身体代谢的重要器官受到的损伤更为明显，伴随身体功能退化等因素，也成为前列腺炎患病的危险因素。

7. 其他不良的生活习惯　除了上述生活方式外，男士偏好穿紧身内裤也可能是导致前列腺炎的危险因素。调查表明，穿紧身内裤的人患慢性前列腺炎的危险性高于未穿紧身内裤的人，其OR值为7.148，所以不良的穿衣习惯也成了慢性前列腺炎的一大隐患。李振奇等学者也支持这一观点，他们的调查表明经常穿牛仔裤的男性前列腺炎的发病率较高。紧身裤紧窄的环境使会阴部位得汗液不易散发，为细菌、真菌的生长繁殖提供了良好条件，容易诱发尿路上行感染。另外，穿紧身裤也会使得男性盆腔内的血液循环不良。如果长期穿着，很容易引发前列腺充血继而导致炎症。此外，裤子过紧还会导致会阴部位的温度过高，从而损伤睾丸生精，直接影响到患者的生殖能力。

（五）文化水平

研究还表明，文化教育水平与前列腺炎的发病率相关。虽然Mehik A等在对芬兰北部2个省1 832例20～59岁的男性随机进行前列腺炎问卷调查发现，前列腺炎的发生与教育程度和职业没有关系。但更多学者持反对意见，他们认为：高学历和高收入的人群中慢性前列腺炎的发病率偏高。Ku JH等对社区参军前的20岁青年体检发现，前列腺炎发病率与教育程度呈负相关，文化程度较低的前列腺炎样症状发病率较高。这与Collins等学者的发现一致。美国Sahaeffer AJ等表明低教育水平、低收入和失业状态人群，前列腺炎的症状更为严重。

我国学者郝宗耀的调查结果显示，小学及以下文化程度者患前列腺炎样症状占10.05%（118/1 129），中学或相关文化程度者患前列腺炎样症状在8.4%（668/7 932），大专及大专以上的占7.3%（246/3 354），可见文化程度较高者发病率低。文化程度低者对自身卫生和保健不够重视，可能有吸烟、喝酒等不健康的生活方式及不全面的疾病防治知识，其患病风险较高。

（六）心理因素

许多慢性前列腺炎患者都表现出明显的精神心理症状和人格特性的改变，尤其是久治不愈的患者，表现为焦虑、压抑、疑病症和癔症，有时甚至出现自杀倾向。非细菌性前列腺炎患者也常表现出焦虑、烦恼、恐惧、愤怒的精神症状及心理紧张。这些精神性因素可刺激自主神经系统，进而影响到前列腺，造成腺体分泌增加、肌肉收缩增强而表现出一系列症状。

心理因素在慢性前列腺炎的发生、发展和转归中起着重要的作用。有3项研究结果显示焦虑是慢性前列腺炎的危险因素，共纳入研究对象4 460例，其中病例组1 412例，对照组1 112例。由于异质性检验结果（$P > 0.05$），故采用固定效应模型。结果显示焦虑增加慢性前列腺炎的危险（OR=1.85，95%CI 1.33～2.58）。2008年，Li HC等学者的研究探讨了心理因素在CP/CPPS病因和症状学中的作用，采用焦虑自评量表（SAS）和抑郁自评量表（SDS）对291例CP/CPPS患者和100例正常人进行NIH-CPSI调查，随访6周。结果，在258名CP/CPPS患者中，CP/CPPS组焦虑、抑郁、焦虑和（或）抑郁的发生率分别为25.97%、21.71%和34.50%，均明显高于对照组（$P < 0.01$）。前者的内向率明显高于后者，而外向率明显低于后者（$P < 0.01$）。CP/CPPS患者的总有效率为70.54%。焦虑、抑郁和病程是影响CP/CPPS预后的决定性因素，焦虑、抑郁等心理障碍在CP/CPPS的发病、发展及预后中起重要作用。Wallner对703名非洲裔美国男性的样本进行分析，47名（6.7%）有前列腺炎病史的男性与无前列腺炎病史相比，情绪健康状况不佳的男性前列腺炎风险增加。

Lien等调查男性抑郁症患者患前列腺炎的风险是否增加，使用2000年至2010年中国台湾通用保险索赔数据库来识别新诊断抑郁症患者（n=13 019）（抑郁症队列）和无抑郁症患者（n=53 026）（对照队列）。发现抑郁症可能是与男性前列腺炎风险增加相关的独立因素。慢性前列腺炎的发病率高于急性前列腺炎。对于有前列腺炎高风险的男性。

武立新等认为性格类型很可能与CP/CPPS的发病、转归及预后有关，而焦虑和抑郁障碍既可能与CP/CPPS的发病有关，也可能是CP/CPPS的继发症状，并因此影响患者的生活质量，同时对CP/CPPS的转归和预后亦可能具有重要影响，李和程等认为焦虑或抑郁障碍可能与病程之间存在相互影响，病程迁延可能会诱发或加重患者的焦虑或抑郁障碍，而顽固的焦虑或抑郁障碍也可能是患者症状反复和迁延不愈的重要原因。有研究指出，手淫可导致慢性前列腺炎患者严重心理障碍，而过分的自责和内疚可转变为焦虑、抑郁甚至恐惧，进而前列腺炎的症状躯体化，加重病情。这些研究提示，医生在CP/CPPS的治疗中，应重视患者的心理状态，有时需要进行适当的心理干预。

此外，紧张的情绪也是前列腺炎发病的不利因素。前列腺组织中分布有自主神经，当自主神经系统受"紧张"刺激时，腺体分泌量增加，肌肉收缩增强，患者可表现为不适与尿频，当不适感觉达到一定程度时便产生坠疼痛感觉。实验数据表明，紧张可能是慢性前列腺炎的病因、类前列腺炎的反应。人的某些性格类型与前列腺炎有关，这些性格类型均在正常范围以内，并不反映任何精神疾病。许多慢性前列腺炎患者常常表现出烦恼、焦虑、恐惧、愤怒等精神症状及心理紧张。有的患者在症状加重时均有不同程度的紧张因素存在，如工作过度劳累、疲劳及焦虑等。

（七）气候因素

前列腺炎的发生与季节气候存在一定的联系，通常认为寒冷的环境易引起前列腺炎。Hedelin等以深入访谈的形式对10个平均年龄44岁患有CP/CPPS的男性（30～62岁）进行分析。他们认为寒冷暴露启动了前列腺炎，并使症状加重或引起复发。对于此现象此前并没有系统的研究。他们还认为易感个体的反复性血管收缩可能是患CP/CPPS的原因。Mehik A等调查发现，居住在芬兰北部的男性CP发生率高于其他地方，63%的前列腺炎患者在冬天寒冷季节症状会明显加重，这可能与当地寒冷的气候有关。

国内也有关于前列腺炎与气候的流行病学研究。蓝天等学者，就我国西北地区平均温差较大的气候特点，分析2005～2008年对西北地区（甘肃省、陕西省及宁夏回族自治区）泌尿外科门诊确诊的943例前列腺炎患者前列腺疾病相关危险因素的调查，结果提示环境温度是前列腺炎的危险因素，其原因可能与气候寒冷区相对缺氧、慢性应激及室外活动减少有关。高佃军等研究山东省潍坊市2 500例青年男性（18～30岁），结果6.02%被确认有前列腺炎样症状，研究显示寒冷的工作环境与前列腺炎样症状的发生相关。

推测寒冷的环境受凉后，人体处于应激状态，交感神经可以引起前列腺内丰富的α肾上腺素能受体兴奋，使尿道内压增加，妨碍前列腺液排泄，产生淤积而充血。如果因此受凉还会导致机体的抵抗力降低，也是造成尿道内病原体逆行感染或身体部位的病原体进入血液循环并扩散感染前列腺的常见因素。

在一项调查高原地区CP患者性功能障碍的患病率及特点的研究中，随机抽取637例CP患者，按其生活海拔高度分为4组，通过NIH-CPSI、国际勃起功能指数（IIEF-5）、中国早泄性功能指数（C-ISFPE）和华盛顿大学症状评分问卷对射精困难患者进行评分。结果，637例CP患者中，早泄（PE）、勃起功能障碍（ED）和射精困难（DE）的总发生率分别为28.4%、17.6%和23.9%，同时发生PE、ED和DE的总发生率为9.9%。随着居住海拔的升高，IIEF-5（$P=0.032$）和C-ISFPE（$P=0.047$）评分明显降低，PE（$P=0.047$）、ED（$P=0.046$）和DE（$P=0.019$）的发生率明显升高。患有PE或ED的患者在海拔较高的地方出现更严重的症状（$r=0.249$或0.267，$P<0.05$）。因此CP患者性功能障碍的患病率和严重程度与居住海拔高度呈正相关。

还有学者认为高温对慢性前列腺炎也有影响，姜新等认为在高温环境中，发汗量明显增加，尿液明显浓缩，其中的代谢产物浓度增高，增加了慢性前列腺炎的患病风险。

上述调查研究表明，气候环境（气温、海拔等）可能会对前列腺炎的发病造成较大影响，简单地说，温度尤其是寒冷和高海拔是慢性前列腺炎的危险因素，其原因可能与高海拔及气候寒冷区相对缺氧、慢性应激及户外活动减少等有关。

（八）医源性损伤

一些针对下尿路的医疗手段，如尿道扩张、导尿和内镜检查等，都会在一定程度上造成尿道和前列腺的机械性损伤，且尿道前段内有大量的正常菌群，容易诱发前列腺的感染。众所周知，尿路感染不及时治疗可以发展成为细菌性前列腺炎。

留置导尿管及经尿道内镜等医疗手段的风险容易引起前列腺细菌感染，对留置导尿管的患者摘除前列腺组织进行细菌培养，阳性率达到54.5%，明显高于术前19.4%。再如前列腺按摩是治疗慢性前列腺炎的一种手段，但是不必要的、过于频繁或手法过重的按摩可能会对前列腺造成一定损害，成为诱发前列腺炎症的医源性因素。所以应该尽量避免进行不必要的导尿处置，对于必须进行导尿的患者同时应用预防性的抗感染药物是非常重要的，可以明显减少前列腺的感染机会。

（九）肥胖

Wallner对703名非洲裔美国男性的样本分析，47名（6.7%）有前列腺炎病史的男性与无前列腺炎病史的男性相比，肥胖男性（BMI 30 kg/m^2）是身体健康良好男性患病风险的2.8倍。Chen X等研究证明BMI升高是CP/CPPS的潜在危险因素（OR=1.04，P=0.030）。然而，这一趋势在体重不足和肥胖患者中并不具有统计学意义。他们还证明BMI升高是疼痛严重程度的潜在危险因素（OR=1.09，P=0.013）。虽然有许多研究表明肥胖与前列腺炎之间存在相关性，但更多的研究认为肥胖并不能直接导致前列腺炎，其相关性在于导致肥胖的多种因素间接导致了前列腺炎，如疲惫、高能量饮食、工作环境和心理状态等。

（十）BHP病史

前列腺炎也与前列腺组织的疾病有关，如前列腺增生（BHP）。Wallner对703名非洲裔美国男性的样本分析，47名（6.7%）有前列腺炎病史的男性与无前列腺炎病史相比，有BHP病史的男性患前列腺炎的风险增加了11倍（OR 1/411.92，95%CI 5.99～23.75）。此外，64%的前列腺炎男性报告患有中度至重度下尿路症状，而没有前列腺炎病史的男性中只有38.4%。Li等学者探讨了组织学前列腺炎与男性前列腺增生相关临床参数之间的关系。根据196例经尿道前列腺电切术患者的临床资料，发现前列腺炎患者的前列腺体积更大，LUTS更严重，急性尿潴留风险更高。前列腺炎与BPH密切相关，可能是BPH发生和临床进展的关键因素。炎症在BPH的发展中起着重要作用。

（十一）中医虚实证

1. **本虚致病**　本虚致病包括肾虚致病、心脾两虚、阴虚火旺等。王劲松等认为本虚是本病发病的基础，而正虚邪实是其重要的致病因素，其中房劳过度耗伤肾精，机体抵抗外邪能力下降，以致病邪乘虚而入，进而引起本病的发生。徐福松教授认为肾虚是发病之本，各型均伴随肾虚的病机，可两型兼有，或三型互兼，共同致病，在所有的症候群当中，临床观察发现肾虚兼湿热证较为最多见。许多学者认为本虚以脾胃气虚、脾阳不振为先为重，脾虚是本病发生的重要原因之一，脾主运化，恶湿，脾气虚弱，引起脾胃运化功能，湿浊内生，蕴久化热，循经下注精室，进而引起本病的发生。江海身认为基本病机为阴虚火旺，其相火偏旺，克伐于肾阴，导致精不内守，败精瘀阻精道，久之酿生湿热，湿热趋下，引起本病的发生。

2. **标实致病**　标实致病，其中主要包括湿热、血瘀、气滞等。由于前列腺的特殊解剖位置，湿、热、瘀、滞等秽浊的病理产物不能及时排出，阻塞前列腺腺管，影响局部微循环，进而引起疾病的发生。李岩认为本病病因多为感染邪毒或败精瘀浊阻滞精窍，酿生湿热或久病瘀血阻络，或因肾虚、脾虚致病，以虚实夹杂共同致病。张春和认为肝之功能的失调是引起本病的重要病机，其中体现在肝郁气滞、肝经湿热和寒凝肝脉等三个系统。韩桂香等认为本病病机复杂多变，但肝之功能的失调引起的肝郁气滞始终贯穿着本病发生和发展的全过程，因郁助病、因郁致变及因郁病甚，对本病的辨证具有重要的临床病理意义。王民和等认为湿热是重要的病机之一，湿、热下注精室，久则瘀滞精室，便成"精浊"，精浊之慢性病理关键是精室瘀阻。有关报道发现发病病机中频率最高的是湿热下注合并气滞血瘀（即湿热瘀滞证），约占78.59%，部分患者在以上病证基础上兼夹肾阳亏虚证，占15.73%。王琦教授认为本病的发病特点是瘀浊阻滞为主，其中"瘀"不仅指血瘀，还包含瘀积不通，因前列腺特殊部位及腺管管腔的狭窄特点，致使前列腺导管内分泌物不能及时排出，久而形成络阻而发病。本病的发生多由湿、热、瘀、滞及虚共同致病。

然而，事实证明，在大多数与CP/CPPS相关的潜在风险因素中，由于研究人员使用的人群和研究设计不同，这些研究中存在相互矛盾的结果。在这些潜在风险因素中，饮食和生活方式因素（如性习惯和体育活动）在不同地区和人群中是可改变的。

综上所述，生活方式因素与中国人群CP/CPPS相关。年龄、夜班工作、压力、吸烟、饮水量少、久坐不动、饮食不均衡、性活动频繁、射精延迟和憋尿被确定为CP/CPPS的潜在危险因素。

（陈丽芬 周莉）

参考文献

[1] 曹勤, 薛松.检测性激素对临床诊断慢性前列腺炎患者的价值及意义［J］.中国初级卫生保健, 2017, 31（4）：88-90.

[2] 曾瑾, 赵军宁, 邓治文, 等.复方金钱草胶囊对消痔灵致大鼠慢性前列腺炎的影响［J］.中药药理与临床, 2012, 28（5）：161-163.

[3] 陈非凡, 黄远峰.从脾胃论治慢性前列腺炎浅谈［J］.新中医, 2014, 46（2）：232-233.

[4] 代爱英, 田素雯, 王宗军, 等.生活方式与前列腺炎样症状的相关性研究［J］.保健医学研究与实践, 2020, 17（5）：36-40.

[5] 高卫军, 王长海.良性前列腺增生合并慢性前列腺炎的研究进展［J］.西北国防医学杂志, 2012, 33（4）：453-455.

[6] 韩桂香, 牛培宁, 曾庆琪.论肝郁气滞在慢性前列腺炎发病及病程中的意义［J］.吉林中医药, 2015, 35（1）：13-15.

[7] 贾玉玲, 崇立明, 李雷, 等.雄激素对雌激素引发去势雄性SD大鼠前列腺炎症及炎症因子的抑制作用［J］.中国药理学与毒理学杂志, 2017, 31（6）：568-573.

[8] 琚建军, 李云, 郑军荣, 等.急性前列腺炎危险因素分析［J］.临床军医杂志, 2021, 49（5）：560-561.

[9] 蓝天, 王养民, 陈烨, 等.慢性前列腺炎相关危险因素的多中心联合调查研究［J］.解放军医学杂志.2010, 35（1）：79-82.

[10] 李德邦, 易发现.雌激素及雌激素受体与前列腺疾病的关系［J］.中国男科学杂志, 2018, 32（3）：64-67.

[11] 李杰, 胡道荣, 徐世田.胰岛素抵抗对大鼠慢性前列腺炎发病的影响及SIgA表达［J］.临床泌尿外科杂志, 2017, 32（9）：706-709.

[12] 李兰群, 李海松, 郭军, 等.慢性前列腺炎中医证型临床调查［J］.中华中医药杂志, 2011, 26（3）：451-454.

[13] 李时军, 张唯力, 何昀.维生素D受体及其配体（BXL-35）在SD大鼠慢性非细菌性前列腺炎中的作用研究［J］.中国男科学杂志, 2008, 22（12）：5-9.

[14] 李天赋, 李卫巍, 夏欣一, 等.慢性前列腺炎动物模型研究进展［J］.中华男科学杂志, 2013, 19（12）：1124-1128.

[15] 李岩, 李荣科.中医治疗慢性前列腺炎临床研究进展［J］.河北中医, 2015, 37（2）：303-305.

[16] 刘世学, 李可, 谢斌, 等.肥胖对大鼠前列腺炎性反应的影响及其相关机制［J］.重庆医学, 2014, 43（4）：469-473.

[17] 卢佃华.谷胱甘肽的药理作用及研究新进展［J］.中国医药指南, 2013, 11（29）：40-41.

[18] 罗长梅, 聂勇.我国慢性前列腺炎患病危险因素的Meta分析［J］.中国医药导报, 2015, 12（9）：85-89, 93.

[19] 马刚, 王立祥, 魏欣冰, 等.锰对大鼠前列腺的毒性作用［J］.毒理学杂志, 2007, 21（2）：127-129.

[20] 马建平.从脾虚辨治慢性前列腺炎［J］.中国中医药信息杂志, 2006, 13（4）：85-86.

[21] 马莉, 曹薇.平车前提取物对慢性非细菌性前列腺炎大鼠症因子的影响［J］.医药导报, 2016, 35（6）：592-596.

[22] 米华, 陈凯, 莫曾南.中国慢性前列腺炎的流行病学特征［J］.中华男科学杂志, 2012, 18（7）：579-582.

[23] 沈周俊, 何竑超.慢性无菌性前列腺炎与性激素［J］.中国男科学杂志, 2008, 22（2）：1-3.

[24] 孙祖越, 吴建辉, 张晓芳, 等.前列腺疾病临床前药理学研究［J］.医药导报, 2007, 11（26）：40.

[25] 王伟, 何家扬, 施国伟, 等.胰岛素抵抗对良性前列腺增生患者前列腺生长影响的初步研究［J］.现代泌尿外科杂志, 2010（6）：425-428.

[26] 夏金鑫, 韩蕾, 周晓辉, 等.浙贝母对免疫原性慢性非细菌性前列腺炎的作用［J］.中华中医药学刊, 2011, 29（5）：1023-1025.

［27］ 徐敏，张唯力.性激素与慢性无菌性前列腺炎/慢性盆底疼痛综合征关系的研究进展［J］.中国男科学杂志，2010，24
（11）：58-62.

［28］ 杨浚，王绪国，梅平.慢性前列腺炎患者治疗前后血清超氧化物歧化酶、胰岛素样生长因子-Ⅱ和白细胞介素-6水平检
测的临床意义［J］.中国实用医刊，2010，37（16）：48-49.

［29］ 郁春，陈东，王家辉.三联疗法治疗气滞血瘀型慢性前列腺炎31例［J］.辽宁中医杂志，2012，39（3）：479-480.

［30］ 张春和.从肝论治慢性前列腺炎的理论探讨［J］.环球中医药，2012，5（7）：485-487.

［31］ 张凯，徐奔，肖云翔，等.中国泌尿外科医师慢性骨盆疼痛综合征诊疗模式调查（英文）［J］.北京大学学报（医学版），
2014，46（4）：578-581.

［32］ 赵富虎，刘丽春，滕宝霞.前列舒康胶囊对前列腺炎模型大鼠及前列腺组织形态的影响［J］.中国实验方剂学，2010，16
（8）：189-191.

［33］ 郑小挺，陈胜辉，姚文亮，等.慢性前列腺炎病因病机的研究进展［J］.现代诊断与治疗，2019，30（11）：1810-1814.

［34］ 周俊杰，周爱珠.从瘀论治慢性前列腺炎180例疗效观察［J］.时珍国医国药，2014，25（5）：1166-1167.

［35］ 周莉，骆永伟，王永，等.雌激素诱导SD大鼠前列腺炎与内环境改变的关系［J］.中国比较医学杂志，2014，24（2）：
33-37.

［36］ 周晓辉，韩蕾，周智恒，等.前列通利汤对慢性非细菌性前列腺炎大鼠模型前炎性基因表达的影响［J］.中医杂志，
2008，49（12）：1116-1118.

［37］ 朱婧，周莉，孙祖越.药物和化学物质导致前列腺炎的生物学特征比较［J］.中国新药杂志，2017，26（7）：775-781.

［38］ Anway MD, Skinner MK. Transgenerational effects of the endocrine disruptor vinclozolin on the prostate transcriptome and adult onset disease［J］. Prostate, 2008, 68(5): 517-529.

［39］ Aziz M H, Manoharan H T, Church D R, et al. Protein kinase Cε interacts with signal transducers and activators of transcription 3 (Stat3), phosphorylates Stat3Ser727, and regulates its constitutive activation in prostate cancer［J］. Cancer Research, 2007, 67(18): 8828-8838.

［40］ Balasar M, Doğan M, Kandemir A, et al. Investigation of granulomatous prostatitis incidence following intravesical BCG therapy［J］. International Journal of Clinical and Experimental Medicine, 2014, 7(6): 1554.

［41］ Bhaskaran N, Shukla S, Thakur VS, et al. High-fat diet induces inflammation by increasing estrogen levels through Stat3, estrogen receptor alpha and aromatase in the mouse prostate［J］. Cancer Research, 2013, 73(8_Supplement): 5452-5452.

［42］ Castro B, Sanchez P, Torres JM, et al. Bisphenol A exposure during adulthood alters expression of aromatase and 5alpha-reductase isozymes in rat prostate［J］. PloS One. 2013, 8(2): e55905.

［43］ Chang WH, Tsai YS, Wang JY, et al. Sex hormones and oxidative stress mediated phthalate-induced effects in prostatic enlargement［J］. Environ International, 2019, 126: 184-192.

［44］ Chen L, Chen J, Mo F, et al. Genetic Polymorphisms of IFNG, IFNGR1, and Androgen Receptor and Chronic Prostatitis/Chronic Pelvic Pain Syndrome in a Chinese Han Population［J］. Dis Markers, 2021, 2021: 2898336.

［45］ Chen X, Hu C, Peng Y, et al. Association of diet and lifestyle with chronic prostatitis/chronic pelvic pain syndrome and pain severity: a case-control study［J］. Prostate Cancer Prostatic Dis, 2016, 19(1): 92-99.

［46］ Chen Y, Li J, Hu Y, et al. Multi-factors including inflammatory/immune, hormones, tumor-related proteins and nutrition associated with chronic prostatitis NIH IIIa+ b and IV based on FAMHES project［J］. Scientific Reports, 2017, 7(1): 1-12.

［47］ Christiansen S, Boberg J, Axelstad M, et al. Low-dose perinatal exposure to di(2-ethylhexyl) phthalate induces anti-androgenic effects in male rats［J］. Reprod Toxicol, 2010, 30(2): 313-321.

［48］ Cowin PA, Gold E, Aleksova J, et al. Vinclozolin exposure in utero induces postpubertal prostatitis and reduces sperm production via a reversible hormone-regulated mechanism［J］. Endocrinology, 2010, 151(2): 783-792.

［49］ Elmarakby A A, Imig J D. Obesity is the major contributor to vascular dysfunction and inflammation in high-fat diet hypertensive rats［J］. Clinical Science, 2010, 118(4): 291-301.

［50］ Gallo L. Effectiveness of diet, sexual habits and lifestyle modifications on treatment of chronic pelvic pain syndrome［J］. Prostate Cancer Prostatic Dis, 2014, 17(3): 238-245.

［51］ Gottlieb J, Princenthal R, Cohen MI. Multi-parametric MRI findings of granulomatous prostatitis developing after intravesical bacillus calmette-guérin therapy［J］. Abdominal Radiology, 2017, 42(7): 1963-1967.

［52］ Hatano K, Fujita K, Nonomura N. Application of Anti-Inflammatory Agents in Prostate Cancer［J］. J Clin Med, 2020, 9(8): 2680.

［53］ He L, Wang Y, Long Z, et al. Clinical significance of IL-2, IL-10, and TNF-alpha in prostatic secretion of patients with chronic prostatitis［J］. Urology, 2010, 75(3): 654-657.

［54］ Hedelin H, Johannisson H, Welin L. Prevalence of the chronic prostatitis/chronic pelvic pain syndrome among 40-69-year-old men residing in a temperate climate［J］. Scandinavian Journal of Urology, 2013, 47(5): 390-392.

［55］ Helle KB. Regulatory peptides from chromogranin A and secretogranin Ⅱ: putative modulators of cells and tissues involved in inflammatory conditions [J]. Regul Pept, 2010, 165(1): 45−51.

[56] Herati AS, Shorter B, Srinivasan AK, et al. Effects of foods and beverages on the symptoms of chronic prostatitis/chronic pelvic pain syndrome [J]. Urology, 2013, 82(6): 1376−1380.

[57] Ho CKM, Habib FK. Estrogen and androgen signaling in the pathogenesis of BPH [J]. Nature Reviews Urology, 2011, 8(1): 29−41.

[58] Hu Y, Xiong L, Huang W, et al. Anti-inflammatory effect and prostate gene expression profiling of steryl ferulate on experimental rats with non-bacterial prostatitis [J]. Food & Function, 2014, 5(6): 1150−1159.

[59] Jacobsen PR, Axelstad M, Boberg J, et al. Persistent developmental toxicity in rat offspring after low dose exposure to a mixture of endocrine disrupting pesticides [J]. Reprod Toxicol, 2012, 34(2): 237−250.

[60] Jain P, Ghosh A, Jana D, et al. Chronic pelvic pain syndrome/chronic prostatitis: is it related to human papillomavirus infection? A case-control study from eastern India [J]. Urologia Journal, 2020, 87(3): 137−141.

[61] Jang KS, Han IH, Lee SJ, et al. Experimental rat prostatitis caused by Trichomonas vaginalis infection [J]. Prostate, 2019, 79(4): 379−389.

[62] Kawda H, Kanematsu M, Goshima S, et al. Multiphasecontrast-enhanced magnetic resonance imaging features of bacillus calmette-guérin-induced granulomatous prostatitis in five patients [J]. Korean J R adiol, 2015, 16(2): 342−348.

[63] Kesanakurti D, Chetty C, D Maddirela R, et al. Essential role of cooperative NF-κB and Stat3 recruitment to ICAM-1 intronic consensus elements in the regulation of radiation-induced invasion and migration in glioma [J]. Oncogene, 2013, 32(43): 5144−5155.

[64] Kim CY, Lee SW, Choi SH, et al. Granulomatous prostatitis after intravesical Bacillus Calmette-Guérin instillation therapy: a potential cause of incidental F-18 FDG uptake in the prostate gland on F-18 FDG PET/CT in patients with bladder cancer [J]. Nuclear medicine and molecular imaging, 2016, 50(1): 31−37.

[65] Kim SH, Ha US, Lee HR, et al. Do Escherichia coli extract and cranberry exert preventive effects on chronic bacterial prostatitis? Pilot study using an animal model [J]. J Infect Chemother, 2011, 17(3): 322−326.

[66] Kim SJ, Kim SI, Ahn HS, et al. Risk factors for acute prostatitis after transrectal biopsy of the prostate [J]. Korean Journal of Urology, 2010, 51(6): 426.

[67] Kunnumakkara AB, Sailo BL, Banik K, et al. Chronic diseases, inflammation, and spices: how are they linked? [J]. J Transl Med, 2018; 16(1): 14.

[68] Lan T, Wang Y M, Chen Y. Investigation of sexual dysfunction among chronic prostatitis patients in high altitude area [J]. Zhonghua Nan Ke Xue, 2009, 15(10): 886−890.

[69] Li HC, Wang ZL, Li HL, et al. Correlation of the prognosis of chronic prostatitis/chronic pelvic pain syndrome with psychological and other factors: a Cox regression analysis [J]. Zhonghua Nan Ke Xue, 2008, 14(8): 723−727.

[70] Li HJ, Kang DY. Prevalence of sexual dysfunction in men with chronic prostatitis/chronic pelvic pain syndrome: a meta-analysis [J]. World Journal of Urology, 2016, 34(7): 1009−1017.

[71] Li J, Li Y, Cao D, et al. The association between histological prostatitis and benign prostatic hyperplasia: a single-center retrospective study [J]. The Aging Male, 2022, 25(1): 88−93.

[72] Lien CS, Chung CJ, Lin CL, et al. Increased risk of prostatitis in male patients with depression [J]. World J Biol Psychiatry, 2020, 21(2): 111−118.

[73] Lu B, Cai H, Huang W, et al. Protective effect of bamboo shoot oil on experimental nonbacterial prostatitis in rats [J]. Food Chemistry, 2011, 124(3): 1017−1023.

[74] Ma W, Kang SK, Hricak H, et al. Imaging appearance of granulomatous disease after intravesical Bacille Calmette-Guerin (BCG) treatment of bladder carcinoma [J]. American Journal of Roentgenology, 2009, 192(6): 1494−1500.

[75] Mändar R, Korrovits P, Rahu K, Rahu M, Sibul EL, Mehik A, Punab M. Dramatically deteriorated quality of life in men with prostatitis-like symptoms [J]. Andrology, 2020, 8(1):101−109.

[76] Mimeault M, Batra SK. Development of animal models underlining mechanistic connections between prostate inflammation and cancer [J]. World J Clin Oncol, 2013, 4(1): 4−13.

[77] Mo X, Zhu C, Gan J, et al. Prevalence and correlates of Mycoplasma genitalium infection among prostatitis patients in Shanghai, China [J]. Sexual Health, 2016, 13(5): 474−479.

[78] Murphy SF, Hall C, Done JD, et al. A prostate derived commensal Staphylococcus epidermidis strain prevents and ameliorates induction of chronic prostatitis by UPEC infection [J]. Scientific Reports, 2018, 8(1): 1−10.

[79] Parent M, Goldberg MS, Crouse DL, et al. Traffic-related air pollution and prostate cancer risk: a case-control study in Montreal, Canada [J]. Occupational and Environmental Medicine, 2013, 70(7): 511−518.

[80] Phillips CM, Goumidi L, Bertrais S, et al. Dietary saturated fat modulates the association between STAT3 polymorphisms and abdominal obesity in adults [J]. The Journal of Nutrition, 2009, 139(11): 2011−2017

［81］ Pyo KH, Lee YW, Lee SH, et al. Preventive Effects of Resveratrol-enriched Extract of Peanut Sprout on Bacteria- and Estradiol-induced Prostatitis in Mice ［J］. Nat Prod Commun, 2017, 12(1): 73−78.

［82］ Ramhøj L, Mandrup K, Hass U, et al. Developmental exposure to the DE-71 mixture of polybrominated diphenyl ether (PBDE) flame retardants induce a complex pattern of endocrine disrupting effects in rats ［J］. PeerJ (San Francisco, CA), 2022, 10: e12738.

［83］ Robert G, Descazeaud A, Nicolaiew N, et al. Inflammation in benign prostatic hyperplasia: a 282 patients' immunohistochemie alanalysis ［J］. Prostate, 2009, 69(16): 1774−1780.

［84］ Roper WG. The prevention of benign prostatic hyperplasia (BPH) ［J］. Medical Hypotheses, 2017, 100: 4−9.

［85］ Roux C, Thyss A, Gari-Toussaint M. Prostatic and renal aspergillosis due to Aspergillus fumigatus in a patient receiving alemtuzumab for chronic lymphocytic leukaemia ［J］. Journal de Mycologie Medicale, 2013, 23(4): 270−273.

［86］ Sanchez P, Castro B, Torres JM, et al. Bisphenol A Modifies the Regulation Exerted by Testosterone on 5 alpha -Reductase Isozymes in Ventral Prostate of Adult Rats ［J］. Biomed Res Int, 2013, 2013: 629235.

［87］ Selvakumar K, Sheerin BL, Krishnamoorthy G, et al. Differential expression of androgen and estrogen receptors in PCB (Aroclor 1254)-exposed rat ventral prostate: impact of alpha-tocopherol ［J］. Exp Toxicol Pathol，2011, 63(1−2): 105−112.

［88］ Shankar E, Bhaskaran N, MacLennan GT, et al. Inflammatory signaling involved in high-fat diet induced prostate diseases ［J］. Journal of urology and research, 2015, 2(1): 1018.

［89］ Suditu N, Negru D. Bacillus Calmette-Guérin therapy-associated granulomatous prostatitis mimicking prostate cancer on MRI: a case report and literature review ［J］. Molecular and Clinical Oncology, 2015, 3(1): 249−251.

［90］ Wu C, Zhang Z, Lu Z, et al. Prevalence of and risk factors for asymptomatic in flammatory (NIH-IV) prostatitis in Chinese men ［J］. PLoS One, 2013, 8(8): e71298.

［91］ Xiao J, Ren L, Lv H, et al. Atypical microorganisms in expressed prostatic secretion from patients with chronic prostatitis/chronic pelvic pain syndrome: microbiological results from a case-control study ［J］. Urologia Internationalis, 2013, 91(4): 410−416.

［92］ Xie W, Yeuh MF, Radominska-Pandya A, et al. Control of steroid, heme, and carcinogen metabolism by nuclear pregnane X receptor and constitutive androstane receptor ［J］. Proc Natl Acad Sci USA. 2003, 100(7): 4150−4155.

［93］ Xu D, Li S, Lin L, et al. Gene expression profiling to identify the toxicities and potentially relevant disease outcomes due to endosulfan exposure ［J］. Toxicol Res (Camb), 2016, 5(2): 621−632.

［94］ Zaichick V, Zaichick S. Ratio of zinc to bromine, iron, rubidium, and strontium concentration in the prostatic fluid of patients with chronic prostatitis ［J］. Global J Med Res, 2019, 19(4): 9−15.

［95］ Zhang LG, Chen J, Meng JL, et al. Effect of alcohol on chronic pelvic pain and prostatic inflammation in a mouse model of experimental autoimmune prostatitis ［J］. Prostate, 2019, 79(12): 1439−1449.

［96］ Zhang LG, Chen J, Meng JL, et al. Effect of alcohol on chronic pelvic pain and prostatic inflammation in a mouse model of experimental autoimmune prostatitis ［J］. Prostate, 2019, 79(12): 1439−1449.

［97］ Zhang R, Chomistek AK, Dimitrakoff JD, et al. Physical activity and chronic prostatitis/chronic pelvic pain syndrome ［J］. Med Sci Sports Exerc, 2015, 47(4): 757−764.

第三章

前列腺增生毒理学

第一节·前列腺增生概述

前列腺增生（即良性前列腺增生，benign prostatic hyperplasia，BPH），主要毒性表现是尿道周围的前列腺组织（包括上皮和间质细胞数量）良性增生。BPH多发生于50岁以上的中老年男性人群，是泌尿外科最常见的疾病之一，也是前列腺主要的毒性表现之一。

由于前列腺位于尿道周围的特殊位置——膀胱出口，增生的前列腺组织突入膀胱或尿道，影响前列腺解剖结构、分泌功能和运输功能，增生组织压迫尿道，导致膀胱颈处发生阻塞，继而引起膀胱颈部或尿道压力，造成尿路梗阻，使尿液在膀胱中排出梗阻，引起患者排尿困难、尿急、尿频等下尿路梗阻等临床症状（图3-1-1）。若未及时治疗，可能引起膀胱结石、前列腺炎、精囊炎和急性尿潴留（acute urinary retention，AUR）等并发症。严重的长期下尿路梗阻可导致肾功能不全，严重影响患者生存质量，甚至危及患者的生命。

一、前列腺增生的流行病学

BPH已发展为当今泌尿外科最为常见的疾病之一，发病率已超过其他男性泌尿系统疾病，

2010年全球BPH患者超过2.1亿人，占男性总人口的6.05%，20年内BPH相关的健康寿命损失年（years lived with disability，YLD）增加了41.1%。研究结果显示，从1990年到2017年，所有不同年龄段对于男性下尿路感染症状（low urinary tract symptoms，LUTS）/BPH导致的健康寿命损失年一直在稳步上升，从1990年的135万年增加到2017年的243万年。如果按每10万人的发病率进行分析，发病率从1990年的24.94/10万上升到2017年的63.77/10万。如图3-1-2所示，在全球范围内进行评估，与尿石症、前列腺癌和膀胱癌等其他重要泌尿系统疾病相比，LUTS/BPH导致的YLD总数远远高于其他男性泌尿系统疾病。2017年，由LUTS/BPH导致的总加权YLD为2 247 334，而前列腺癌和尿石症分别才为843 226和230 893。与其他主要疾病和泌尿系统疾病相比，LUTS/BPH发病率的上升速度也更高，而且呈持续上升趋势。

全球各国BPH发病率也是随年龄而递增（图3-1-3），30%～40%的40～49岁男性患有BPH，约50%的50岁男性可出现临床症状，而在80岁以上的男性中，其患病率几乎呈线性增加至

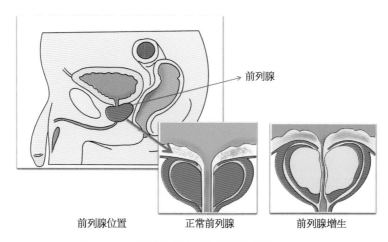

前列腺位置　　　正常前列腺　　　前列腺增生

图3-1-1　前列腺增生引发的尿路梗阻示意图

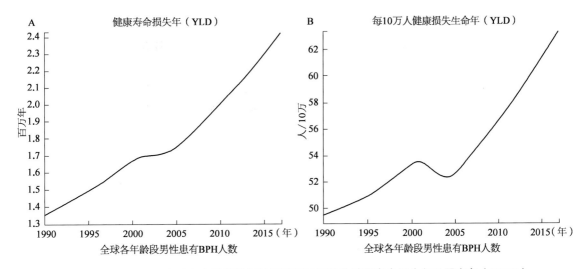

图3-1-2　1990～2017年全球男性因LUTS/BPH导致的健康寿命损失年及罹患率（/10万）

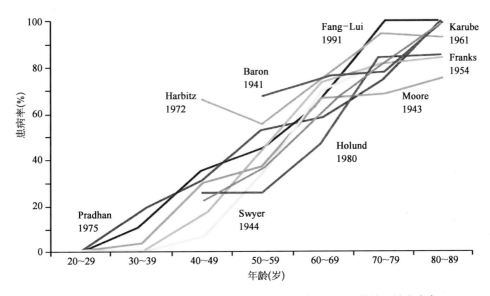

图3-1-3　不同国家人体前列腺尸检标本中前列腺增生的年龄特异性患病率

70%～80%。研究表明，伴随年龄增长的BPH发病率增加是必然的，其增长速度因人而异。一项在奥姆斯特德县进行的纵向研究数据表明，经尿道超声测量的前列腺年增长率为1.6%。Roehrborn等人对344名年龄在40～60岁且无前列腺增生临床证据的男性进行了随访，并通过直肠内螺旋MRI测量了他们的前列腺体积。平均前列腺总体积从31.3 mL分别增加到33.7、36.1和43.1 mL。组织学检查结果表明，40%的50岁男性和90%的80岁男性发现前列腺增生，临床症状如尿潴留。以前列腺重量大于20 g和最大尿流率小于15 mL/s或症状评分增高作为诊断标准，即发病率伴随年龄增长而增加。BPH是一种进展性疾病，现有的药物治疗措施尚不能完全阻止其病变的进展，仅限于延缓部分患者的疾病进程，减少BPH引发的合并症及推迟手术干预时间。一组对2 280例男性连续性观察10年结果表明，40～80岁的男性，患前列腺增生的概率为77%，而行前列腺切除手术后的概率是29%。美国每年约有170万例前列腺增生患者前往门诊就诊，约30万人进行了前列腺手术，每年因此而花掉近20亿美元。

伴随我国人口老龄化发展进程的加剧，我国临床上前列腺增生的发病率已较半个世纪前大幅上升，目前国内医院因BPH入院的患者较30年前有超过3倍的增长。从1990年到1991年，在全国各医院20名泌尿科住院患者中，前列腺增生占13.69%。北京医科大学泌尿外科研究所收集1989～1992年男性尸检前列腺结果，发现41岁以上BPH的发生率为30.5%，其中41～50岁为13.2%，51～60岁为20.3%，61～70岁为50.0%，70～80岁和81～90岁分别为57.1%和83.3%，与欧美国家的发病情况已很接近。1994年对北京、河北、湖北及内蒙古等地的城乡居民进行流行病学调查，发现前列腺增生的发病率城市高于农村，以前列腺体积大于20 cm^{3}和最大尿流率小于15 mL/s作为诊断标准，41～50岁时，农村为30%左右，城市为60%左右，城乡居民在80岁时BPH的发病率可达到80%左右。基于1989～2014年国内公开的数据，我国城市和农村地区BPH总发生率分别为41.5%和38.6%。最新的一项研究表明，城市居民LUTS/BPH患病率较高（农村8.38%，95%CI 6.90～10.15；城市13.55%，95%CI 10.95～16.64）。城市居民发生LUTS/BPH的概率是农村居民的1.5倍。不同地理区域的病情有显著差异，中南部和西南地区LUTS/BPH患病率最低（分别为9.76%和9.53%），其次为东部地区（10.56%）、北部地区（12.18%）和东北部地区（12.24%），西北地区患病率最高（13.75%）。

由此可见，前列腺增生是老年男性患者常见疾病，发病率随着年龄的增长而增加，且发病率随着时代的发展逐步增高。伴随全球人口日益老龄化、生活环境不断改变、饮食结构变化和工业化进程的推进，BPH的发病率在世界范围内呈上升趋势。特别在我国更是存在着不可忽视的逐年升高的风险。

二、前列腺增生的表现

（一）临床症状与体征

前列腺增生的临床症状多在50岁出现，60岁左右症状更为明显。膀胱过度活动和梗阻症状是BPH的主要临床表现，也是引起下尿路症状最常见的原因。"刺激性症状"和"梗阻性症状"等下尿路症状并非BPH所独有，"下尿路症状"较"前列腺症候群"用词更为严谨。"下尿路症状"有一个明确的国际定义，即"主要由尿道收缩导致尿流阻力引起，可表现为尿急、尿频、夜尿和尿流微弱，并排空不全。如不及时治疗，LUTS可导致急性尿潴留、尿失禁、反复尿路感染和（或）梗阻性尿路病"。前列腺增生是前列腺增大，若尿流动力学证实存在下尿路梗阻则称之为良性前列腺梗阻。

腺体和平滑肌是前列腺组织的主要部分，患者出现的排尿急迫、尿频、尿痛、尿不清洁、尿道灼伤症状，且伴随前列腺组织及上皮增生程度加重。大便时或排尿后出现尿道口有白色混浊分泌物滴出，俗称"尿白"等一系列排尿异常；常发生于腰骶部、下腹部、会阴部、耻骨、腹股沟、睾丸、精索等处的间歇性轻微疼痛症状；性欲减退、阳痿、早泄和射精疼痛等性功能低下症状；头痛、头晕、失眠、多梦和精神抑郁等神经衰弱症状。症状严重程度取决于增生所引起的尿路梗阻程度、病变进展速度及是否有并发症等，症状多呈进行性加重趋势。

前列腺增生状按照不同病程可分为以下几类。

1. 储尿期症状　尿频、尿急、尿失禁和夜尿增多是这一时期的主要症状。BPH最早期症状为尿频，尤其夜间，但每次尿量不多，并呈逐渐加重的趋势。尿急、尿频、急迫性尿失禁及夜尿增多等属于膀胱过度活动的一组临床症候群。逼尿肌不稳定或肾产生尿的正常节律丧失引起早期膀胱颈部充血、膀胱逼尿肌反射及后期尿道梗阻，均可以引发尿频，导致膀胱有效容积减少、膀胱内残尿增加。夜间尿频可能是夜间迷走神经系统兴奋、膀胱相对容量不断减少、膀胱张力减低致残余尿量增多等因素综合作用的结果。

通常，夜尿的发生频率往往与前列腺增生的程度相平行。随着BPH病情进展、梗阻的加重，膀胱内残余尿量增加，膀胱逼尿肌功能进一步下降，膀胱的有效容量减少，排尿时间间隔进一步缩短。当老年人夜间排尿1~2次时，提示早期梗阻，当每晚出现排尿2次，甚至每晚排尿4~5次及以上时，则提示病变发展和加重。尿频在伴有膀胱结石或合并感染时表现较明显，并常伴有疼痛、尿急等症状。严重急性或慢性尿潴留发生在膀胱逼尿肌失代偿后（表3-1-1），此时膀胱的有效容量进一步减少，排尿间隔进一步缩短。当伴有感染或膀胱结石时，尿频表现得更明显，并常伴有排尿痛等症状。当增生性前列腺进行性压迫膀胱出口，且膀胱逼尿肌过度收缩也无法完全排空尿液时，就会出现残留尿液。此时膀胱已处于失代偿状态。

膀胱代偿失调影响其功能是一个尚未解决的问题。文献报道，即使患有严重膀胱代偿失调的男性在前列腺切除术后也会有所改善。Jones等人对32名患有高压力慢性潴留的男性进行了术后平均43个月的随访。除一人外，其他人的肾功能最初都有改善，平均肌酐清除率从53 mL/min上升到83 mL/min。32名男性中有25名术后残余量＜200 mL。

2. 排尿期症状　主要表现为排尿困难、排尿踌躇及间断排尿等。前列腺增生后可突出进入尿道，使前列腺尿道出现拉长、变窄、弯曲等，肥大的前列腺压迫膀胱颈造成梗阻，增加尿道阻力。梗阻的主要症状为起尿慢、排尿困难、尿路分段、排尿不畅、排尿延迟、等待排尿、尿线小、滴落、排尿乏力、尿线分叉等。BPH引起的尿道阻塞是由于前列腺组织对尿道的静态压力及与交感神经兴奋程度有关的动态因素所致。患者进行排尿需要克服前列腺阻塞带来的阻力，出现排尿费力；前列腺增生会完全压迫尿道，使尿线变薄；伴随着疾病进展，进而出现排尿中断和排尿后排尿等症状。由于尿道阻力增加，患者排尿时间延长，范围缩短，尿线细而弱。当阻力继续增加，患者会增加腹压帮助排尿，往往没有尿感。如长期依靠增加腹压帮助排尿可能进一步引起痔、脱肛和疝等症状的出现。

3. 排尿后症状　残余尿是膀胱逼尿肌失代偿的结果，主要表现为排尿不尽和尿后滴沥等。当残余尿量达到较高水平，膀胱过度膨胀且压力高于尿道阻力时，尿自行由尿道内溢出，发生充溢性尿失禁。

4. 其他症状　晚期BPH时期，膀胱代偿功能衰竭且扩张，膀胱内残余尿量不断增加，容易造成泌尿系感染。盆底肌肉在夜间熟睡时松弛，尿液易自行流出而发生遗尿。当膀胱收缩时，前列腺黏膜上的毛细血管及小静脉充血、扩张后，

表3-1-1　来自不同研究的每1 000患者急性尿潴留（AUR）的年发病率

文献出处	男性数目	每1 000患者AUR的年发病率
Craigen et al. 1969（13）	—	15.0
Birkoff et al. 1976（14）	26	130
Ball et al. 1981（15）	107	3.7
Wasson et al. 1995（16）	276	9.6
Andersen et al. 1997（39）	2 109	13.5
Olmsted County Study 1997（43）	2 115	6.8
Barry et al. 1997（40）	500	25
Hunter et al. 1996（41）	2 002	50.9
McConnell et al. 1998（18）	1 376	18

血管可能破裂出血，可见肉眼或镜下血尿。出血多为间歇性，出血量不等，偶有大量出血，膀胱内充满血块。下尿路长期梗阻可产生残余尿，尿液结晶后在膀胱中蓄积，外加上常并发泌尿系感染等多种因素，就会形成膀胱结石，亦可出现尿道分泌物及会阴部不适和酸胀，或合并精囊炎和附睾炎等表现。

长期尿路梗阻而导致两肾功能减退而出现氮质血症，可能出现食欲不振、恶心、呕吐、贫血、水肿及营养失调等症状。老年男性出现不明原因的肾功能不全症状，应及时检查前列腺是否出现增生。

（二）生理生化指标

1. 生理体征　直肠指诊（DRE）可用于评估前列腺体积、结节和对称性。BPH发生后，前列腺的中央沟变浅或消失，根据这一现象，可以对BPH做出初步诊断。DRE无法触及凸入膀胱的部分，对前列腺大小的估计不够准确，DRE检查结果不能完全排除前列腺增生。如发现前列腺质地坚硬或出现可疑性硬结节时，需要完成B超引导下的活检以排除前列腺癌。

2. 大小及增生情况　B超检查可以在膀胱充盈时检查前列腺的不同切面，整体评估前列腺的大小及增生情况，还可以估计剩余尿量。直肠B超检查较经腹部B超检查对前列腺内部结构分辨度更佳。健康男性的前列腺呈新月形，增生后的前列腺呈半圆形或近似圆形，两侧堆积，周边区域受压缩小。增生的前列腺可以从不同角度和不同程度凸入膀胱。如以结节性增生为主时，前列腺可不对称。

3. 剩余尿量　正常人排尿后膀胱内残留的剩余尿量为5～12 mL。早期BPH所致的膀胱出口梗阻，膀胱逼尿肌可以通过代偿克服膀胱出口的阻力，但在剩余尿量达50～60 mL时，逼尿肌已处于早期失代偿状态。排尿后导尿检测剩余尿量更为准确。

4. 尿流动力学检查　尿流动力学检查可以获得最大尿流率、排尿时间、尿流时间、平均尿流率及尿量等指标，其中最大尿流率最具有诊断价值（图3-1-4）。该检查可确定前列腺处尿道及

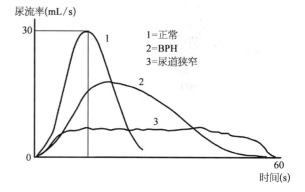

图3-1-4　尿流动力学检查

内外括约肌阻力，评估逼尿肌功能，是否存在梗阻及梗阻程度，是评价BPH的重要指标。尿流率对于评估前列腺增生患者治疗前后疗效具有重要意义，当患者尿量处于150～200 mL水平时，检测结果较为准确，最大尿流率（Qmax）≥15 mL/s为正常现象。压力流率曲线可以分析逼尿肌功能以判断是否存在膀胱颈口梗阻，有助于鉴别诊断排尿困难的病因，特别是对考虑手术治疗的患者具有重要的参考价值。

5. 血清前列腺特异性抗原（PSA）　BPH患者血清PSA水平升高认为是由于前列腺上皮质量增加，而局部组织破坏和伴随的PSA渗漏到体循环中导致的。在前列腺细胞中，PSA以酶原形式存在，可以检测到游离形式的PSA及与α1抗胰凝乳蛋白酶复合的PSA，而与α2巨球蛋白复合的PSA不能通过这些测定法进行免疫检测。另外，在患有BPH的男性中游离形式的PSA浓度相对高于前列腺癌患者。因此，总血清PSA和无血清PSA都可以用作前列腺生长或BPH的检测（图3-1-5）。PSA也可以以"剪切"形式鉴定，在赖氨酸182处切割。这种形式在前列腺的移行区获得识别，并且与正常前列腺相比，在结节性前列腺增生的移行区升高。

6. 其他指标

（1）如果怀疑慢性尿潴留，则进行尿排空后残余尿测量。

（2）当以夜尿症为主时，通过频率量表可检测出夜间多尿。

（3）血肌酐：BPH导致的膀胱出口梗阻可以

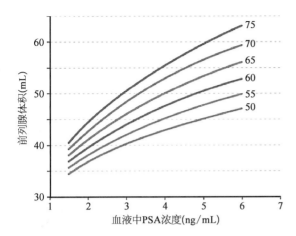

图3-1-5　前列腺大小与血液PSA水平的关联

引起肾功能的损害。该指标可以在患者出现肾积水及输尿管扩张时用于了解肾功能状况。

（4）前列腺或上尿路超声检查或压力流量检查不推荐常规检查。

（三）影像学表现

1. 排泄性尿路造影　前列腺软组织肿块只有在非常大的前列腺中才能看到。"淀粉体"位于前列腺的外周区和中央/移行区之间，表现为耻骨联合上方的弧形钙化线或块状钙化，通常为双侧，偶尔为单侧。这种钙化是特征性的，如果从耻骨联合上方观察，表明有前列腺增生。大的膀胱阴影提示慢性潴留，可能是基于前列腺增生。相比之下，上尿路扩张至膀胱输尿管连接处并不常见，除非是慢性高压性尿潴留，其特征是迟发性遗尿症、高血压和肾衰竭。软组织肿块引起的膀胱底部抬高提示前列腺增生，可通过以下表现进一步证实：远端输尿管呈鱼钩状抬高、左侧远端输尿管轻度扩张、膀胱轮廓可能呈锯齿状。这些现象发生在逼尿肌不稳定和高压排尿中。增大的前列腺可被视为膀胱充盈缺损常见于所谓的"中间叶"，实际上是前列腺中央区和过渡区的延伸。在前列腺表面看到的小的充盈缺损代表在膀胱镜检查中看到的位于膀胱黏膜下的突出血管。前列腺增生引起的流出道梗阻可因膀胱结石而变得复杂，这些膀胱结石可能很大，通常呈层状，为单个和不透射线。小而多的获得性憩室是由于流出道梗阻和前列腺增生导致高压排泄的进一步

证据。另一项发现是一个大的憩室，随着排尿而扩张，在黄疸后的片子上显得更大。这种憩室的壁不包含肌肉，膀胱可以减压进入这些低压囊。由于淤滞，结石使憩室复杂化。小结石在超声上看得最清楚。

2. 尿道造影　采用上行尿道造影可以显示正常的前尿道。随着膀胱底部的抬高，前列腺增生的后尿道将变细并向后移位。显然，BPH越大，这种发现越明显。对比的分裂是一个特征。下行尿道造影可证实这些发现，同时提供了关于膀胱壁状态、膀胱容量、黄疸后残余和膀胱输尿管反流的额外信息。前列腺增生的手术可能会因前尿道或远端括约肌狭窄而复杂化。

3. 计算机断层扫描　计算机断层扫描（CT）不能区分前列腺的不同区域，增生的前列腺呈均匀增大的圆形腺体，诊断往往依据其上缘超过耻骨联合1cm。平扫和增强均呈现均匀密度，不易见到增生结节，有时可见到腺体内结石。

4. 磁共振成像　磁共振成像（MRI）被认为是前列腺的首选检查方式。MRI可以区分前列腺的区域解剖。外观取决于腺组织的分布、大小及周围基质的成分。当以下结果——腺体中央/移行区的结节在T2加权像上不均匀的高信号强度，在钆增强T1加权像上周边强化；手术包膜；或中央/移行区体积占总体积的比例大于0.75都不存在时，诊断为间质性前列腺增生。这种鉴别的有用性与预测BPH对药物治疗的反应有关。间质增生有很大的成分是平滑肌，更可能对α受体阻滞剂有反应。尽管价格更贵，但MRI在确定前列腺体积方面更为准确。

5. 膀胱镜　虽然膀胱镜不是BPH患者诊断必须进行的检查，但当怀疑存在复杂的尿道狭窄和占位性病变时，这项检查具有一定意义。

（四）组织病理学表现

1. 大体病理学表现　正常前列腺由内外两层构成，内外层之间存在一个纤维膜的分离，内层为围绕影响尿道的尿道黏膜腺及尿道黏膜下腺，外层为前列腺。非同步性前列腺生长和发育的特征，决定了正常前列腺的腺体不断生长和凋亡的非均衡性，甚至局部形成结节。前列腺内组织细

胞维持增生与凋亡的平衡状态时，表现为前列腺并不增大。

BPH的主要发生位置包括尿道周围及尿道内前列腺邻近精阜的近端部分，并因此邻近射精管口，在前列腺的其他区域罕见可识别的BPH发生。BPH的区域性发展表明这些区域的组织具有不同的胚胎学或程序性发育，或者它们所暴露的环境刺激与前列腺的其他部分完全不同。

BPH组织构型的多样性是前列腺非同步生长特性的一种病理表现。BPH主要发生于前列腺内层，增生包括围绕着从膀胱颈到精阜的一段后尿道的尿道黏膜腺和尿道黏膜下腺，出现多个中心的纤维肌肉结节，刺激其邻近的上皮组织细胞增殖并侵入增生的结节之内，形成不同基质腺瘤。增生的组织将正常前列腺组织向外挤压，被压迫的前列腺组织退化并转化为纤维组织，前列腺周围可见少量结节状增生，增生的结节与正常组织交界面形成了所谓的外科包囊（surgical capsule）。外层前列腺在一定程度上也随年龄增长而增大。结节状发育似乎代表了组织区域性的内在发育差异，或暴露于局部的外在因素，或两者兼有（图3-1-6）。

大体上，前列腺增生由大小不同的软或硬、有弹性、呈黄灰色的结节组成，结节横切后从切面隆起。送检的结节状前列腺增生标本多为经尿道切除的肿大前列腺增生组织的碎片，由大小不等的结节组成，大小可由几毫米到数厘米不等，质稍韧如橡皮。除间质增生外，还有明显的上皮增生、丰富的腔间隙产生柔软的海绵状结节，渗出淡白色水样液体。当前列腺增生主要是肌纤维增生时，可能会有弥漫性增大或大量小梁形成，不明显，呈结节状。膀胱颈结节突入膀胱腔被称为中叶增生（图3-1-7），增生结节很少出现在周围区域。一般是从正常的20 g重量增加到30～80 g，也有重达100～200 g。增生部分的位置极为重要，不同部位增生对尿路影响也不同。最常见的为中叶和两侧叶增生，前叶很少有明显增生。增大的前列腺腺体本身很少有病理学改变，但有时增生不过10 g左右，却引起严重的梗阻，如中叶增生极易使后尿道口梗阻。结节退变可出现钙化或梗死。

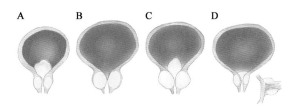

图3-1-7 前列腺增生组织阻塞前列腺尿道形成不同叶的大体表现。A. 孤立性中叶肿大；B. 孤立的侧叶增大；C. 侧叶和中叶增大；D. 后尾骨增生（中间条）

前列腺增生虽然并不累及真正的前列腺组织，但仍有按叶分布的趋向。有人将前列腺增生分为8种解剖类型。

（1）侧叶增生：使前列腺尿道段受到挤压，引起变形、弯曲。该类型占14.41%。

（2）后叶或中叶增生：向膀胱突出，使膀胱三角区底部抬起。此类型占13.96%。

（3）侧叶、中叶增生：向膀胱及尿道突向。此类型占17.12%。

（4）颈下叶增生：突向膀胱，呈悬垂状。此类型占30.14%。

（5）侧叶及颈下叶增生型：占21.62%。

（6）颈下叶、侧叶及中叶增生。

（7）前列腺多叶联合增生。

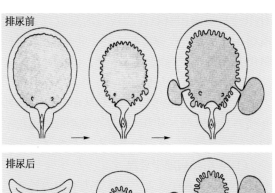

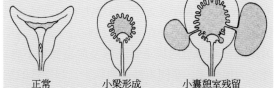

图3-1-6 正常与阻塞前列腺X线形态示意图

（8）三角区下叶增生。

2.组织病理学表现 前列腺的主要组织成分为腺体和间质，腺体由复合管泡状腺构成，间质主要由纤维基质、平滑肌、血管和神经等组织构成。BPH的病理改变主要是增生性结节的形成和发展，非同步生长的前列腺上皮和基质是前列腺增生发生和发展的基础。BPH不同部位组织构型不同，表现出组织成分比例亦不同。

从前列腺组织病理学角度出发，广义前列腺增生还应包括结节状前列腺增生、萎缩后增生、腺上皮非典型增生、非典型腺瘤样增生、非典型小腺泡增生、筛状增生、基底细胞增生、乳头状增生和硬化性腺病等。

（1）结节状前列腺增生：前列腺上皮及间质成分过度增生而引起的结节状前列腺增大即结节状前列腺增生。前列腺固有的上皮（分泌细胞及基底细胞）和间质（原始的间叶、纤维母细胞及平滑肌细胞）均增生，形成结节。因结节组成成分不同而有多种形态，具体可分为：

1）纤维肌腺瘤样型：纤维组织、腺体、平滑肌同时增生，为上皮和间质的混合性增生形成结节，此型最常见。

2）腺瘤样型：以腺体增生为特点的上皮增生性结节。

3）纤维肌型：以平滑肌和纤维组织增生为主。

4）肌型：以平滑肌增生为主，不见腺体，可被误为平滑肌瘤。

5）纤维血管型：主要为小血管和纤维组织增生。

这五型增生中，均不见弹力纤维。

（2）萎缩后增生：前列腺萎缩常伴发萎缩后增生，可见间质硬化的前列腺萎缩小叶的轮廓。其中有一个或几个萎缩的囊性扩张导管，萎缩小叶的周边多为簇状增生的腺泡。增生的腺泡上皮细胞含中等量胞质，腔面有顶浆分泌小簇，其胞核增大，偶见较大核仁。腺泡基底细胞层断续存在。光镜下不能确定时，免疫组化染色可以显示基底细胞的存在而确定其增生的良性本质。

（3）腺上皮非典型增生：腺上皮非典型增生曾称为低级别上皮内瘤，现已明确它不属于癌前病变，而是由炎症或修复引起的上皮细胞学改变。这种病变表现为导管-腺泡分泌上皮增生、拥挤叠起、核大小不等，染色较深，有小核仁，但不明显，即核的轻度不典型性，不属于肿瘤性改变。

（4）非典型腺瘤样增生（atypical adenomatous hyperplasia，AAH）：又名小腺泡增生。曾有人认为是癌前病变，但未被公认。好发生于移行区，常伴发良性结节状增生，或看作结节状增生的一种病变，可多灶发生。为一群新生的排列紧密的小腺泡，膨胀性生长，呈结节状，常位于结节状增生的周边或累及整个结节，可见与周围固有大腺泡移行。增生的腺泡被覆单层柱状或立方体、胞质透亮的分泌上皮，为结节状增生的小腺泡，细胞中缺乏大核仁，仍有不完整的基底细胞层。

（5）非典型小腺泡增生（atypical small acinar proliferation，ASAP）或称非典型腺体：包括一组可疑为癌的增生性小腺泡，但由于定性或定量原因尚未诊断为癌。具体特征为：病变腺泡数量太少，往往4～5个增生的小腺泡集落，腺泡被覆一层分泌上皮，虽腺泡形态和核形态像癌，数量也不少，但细胞形态缺乏恶性特征，如大核仁。

（6）筛状增生：前列腺结节状增生常伴发筛状增生或称透明细胞筛状增生，少见，好发于移行区。病变呈灶状或结节状，为较大腺泡内分泌上皮的增生，以形成筛状或窗孔样结构为特征，增生细胞胞质透明，曾名为透明细胞筛状增生。增生细胞完全呈良性形态，腺泡的基底细胞层完整。

（7）基底细胞增生：基底细胞增生不少见，多发于60～80岁，常伴发于良性结节状增生，好发于移行区。该病变可累及少数腺泡或整个小叶，甚至更大范围。表现为腺泡结构复层化，增生的基底细胞至少两层。基底细胞为大小一致的小细胞，胞质少，具有小核仁，罕见核分裂象。可为灶性偏心性或环绕四周，其腔面仍见分泌上皮（不完全性基底细胞增生，CK34βEI2免疫组化染色特异性地显示腺泡基底细胞），增生明显时可不见分泌上皮，呈筛状，此时，增生细胞常发生胞质透亮改变，有的甚至无腺泡结构，呈实性巢（完全性基底细胞增生），在增生病变周围，间质常有纤维组织增生或硬化。

（8）乳头状增生：乳头状增生又称为前列腺尿道息肉，为前列腺分泌上皮的乳头状增生，突入精阜部尿道，好发于30～40岁。常出现血精、血尿，是年轻人血尿的常见原因。呈乳头状，息肉间质中有腺样结构深入，后者被覆有前列腺分泌上皮，或兼有前列腺上皮和尿路上皮。腺样结构有两层上皮——内层上皮（与前列腺分泌上皮相似）及位于周围的扁平的基底细胞层（呈良性形态特征）。

（9）硬化性腺病：常于经尿道行前列腺切除的标本中偶然发现，偶见于穿刺标本中，为间质增生结节，其中不规则分布着小腺体。单灶或多灶性病变，病灶一般不超过2 mm，为边界清楚的结节状病变，见排列拥挤的小腺泡位于增生的纤维——平滑肌间质中，中等大小的腺泡周围绕有增厚的基底膜，宛似乳腺的硬化性腺病。有时小腺泡腔扩张，腺泡上皮变扁，位于纤维交织的间质中，宛似腺瘤样瘤。有时腺泡被增生的间质挤压变形，呈索状，小簇状，甚至单个细胞，像浸润性前列腺癌。但腺病时，细胞核无异型，无大核仁，腺泡有外层细胞存在（肌上皮细胞），

后者可能不明显。

3. 动物与人前列腺增生的区别

（1）Beagle犬前列腺增生组织病理学诊断分析：犬的前列腺有较多的纤维结缔组织，分为许多小叶，腺上皮为单层柱状上皮，胞质内充满嗜酸性物质颗粒。前列腺具有20～30个复合泡囊腺的分泌泡，黏膜上皮常形成皱褶，腺腔内含有蛋白样分泌物及脱落的上皮细胞。腺上皮为单层或复层结构，腺上皮细胞呈方形或柱状（图3-1-8）。增生前列腺组织内有大量增生的腺管及纤维组织，腺管上皮细胞呈乳头状。最有特征性的表现是腺上皮细胞增高和腺腔面积扩大（图3-1-9）。

（2）大鼠前列腺增生组织病理学诊断分析：按照部位与结构，啮齿类动物前列腺可分为凝固腺（CG）、腹部前列腺（VL）和背侧部前列腺（DLL）三部分，间质组织较少。前列腺外部覆薄层纤维性被膜（Cap）。与精囊（SV）相连的囊形管状腺称为凝固腺，腺壁黏膜有褶皱存在，上皮衬有较精囊黏膜低矮的柱状细胞，细胞胞质内含有嗜酸性小颗粒，细胞核位于细胞上部，腺腔内充满的蛋白质分泌物，腺上皮细胞增高和腺腔面积扩大是增生前列腺的特征。在正常大鼠中，前列腺腹侧腺是一个小核泡管状腺，位于细胞底部，核上部细胞质透明（图3-1-10），而增生的大鼠前列腺腹部前列腺上皮高度增加，腺腔增大（图3-1-11）。

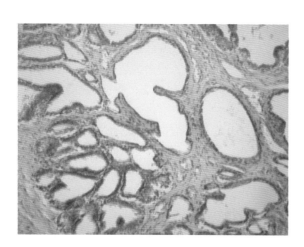

图3-1-8　比格犬正常前列腺（HE染色，×200）

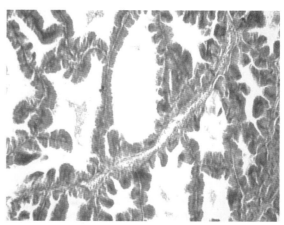

图3-1-9　比格犬增生前列腺（HE染色，×200）

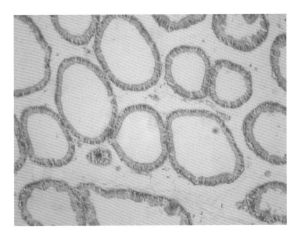

图3-1-10 大鼠正常模型腹部前列腺（HE染色，×200）

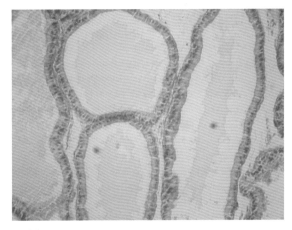

图3-1-11 大鼠增生腹部前列腺（HE染色，×200）

（潘琦 王芬 许丽 郭隽）

参考文献

［1］ Allison SJ, Gibson W. Mirabegron, alone and in combination, in the treatment of overactive bladder: real-world evidence and experience［J］. Therapeutic Advances in Urology, 2018, 10(12): 411-419.

［2］ Angulo J, Cuevas P, La Fuente JM, et al. Tadalafil enhances the inhibitory effects of tamsulosin on neurogenic contractions of human prostate and bladder neck［J］. The Journal of Sexual Medicine, 2012, 9(9): 2293-2306.

［3］ Bright E, Oelke M, Tubaro A, et al. Ultrasound estimated bladder weight and measurement of bladder wall thickness — useful noninvasive methods for assessing the lower urinary tract?［J］. The Journal of urology, 2010, 184(5): 1847-1854.

［4］ Brock G, Broderick G, Roehrborn C G, et al. Tadalafil once daily in the treatment of lower urinary tract symptoms (LUTS) suggestive of benign prostatic hyperplasia (BPH) in men without erectile dysfunction［J］. BJU International, 2013, 112(7): 990-997.

［5］ Cai JL, Zhou Z, Yang Y, et al. Efficacy and safety of medium-to-long-term use of tolterodine extended release with or without tamsulosin in patients with benign prostate hyperplasia and larger prostate size: a double-blind, placebo-controlled, randomized clinical trial［J］. Chinese Medical Journal, 2016, 129(24): 2899-2906.

［6］ Chapple CR, Montorsi F, Tammela TL J, et al. Silodosin therapy for lower urinary tract symptoms in men with suspected benign prostatic hyperplasia: results of an international, randomized, double-blind, placebo-and active-controlled clinical trial performed in Europe［J］. European Urology, 2011, 59(3): 342-352.

［7］ Drake MJ, Chapple C, Sokol R, et al. Long-term safety and efficacy of single-tablet combinations of solifenacin and tamsulosin oral controlled absorption system in men with storage and voiding lower urinary tract symptoms: results from the NEPTUNE Study and NEPTUNE II open-label extension［J］. European Urology, 2015, 67(2): 262-270.

［8］ Egan K B. The epidemiology of benign prostatic hyperplasia associated with lower urinary tract symptoms: prevalence and incident rates［J］. Urologic Clinics, 2016, 43(3): 289-297.

［9］ Egerdie R B, Auerbach S, Roehrborn C G, et al. Tadalafil 2.5 or 5 mg administered once daily for 12 weeks in men with both erectile dysfunction and signs and symptoms of benign prostatic hyperplasia: results of a randomized, placebo-controlled, double-blind study［J］. The Journal of Sexual Medicine, 2012, 9(1): 271-281.

［10］ Fan Zhinan, Shi Hongjin, Zhang Jinsong, et al. Comparative Efficacy of Different Drugs for Lower Urinary Tract Symptoms due to Benign Prostatic Hyperplasia: A Bayesian Network Meta-Analysis［J］. Front Pharmacol, 2022, 13: 763184. doi: 10.3389/fphar.2022.763184.

［11］ Fine SW, Amin MB, Berney DM, et al. A contemporary update on pathology reporting for prostate cancer: biopsy and radical prostatectomy specimens［J］. European Urology, 2012, 62(1): 20-39.

［12］ Gacci M, Vittori G, Tosi N, et al. A randomized, placebo-controlled study to assess safety and efficacy of vardenafil 10 mg and tamsulosin 0.4 mg vs. tamsulosin 0.4 mg alone in the treatment of lower urinary tract symptoms secondary to benign prostatic hyperplasia［J］. Randomized Controlled Trial, 2012, 9(6): 1624-1633.

［13］ Garg A, Bansal S, Saha S, et al. Study of correlation of urodynamic profile with symptom scoring and ultrasonographic parameters in patients with benign prostatic hyperplasia [J]. J Family Med Prim Care, 2020, 9(1): 215.

[14] Gong M, Dong W, Huang G, et al. Tamsulosin combined with solifenacin versus tamsulosin monotherapy for male lower urinary tract symptoms: a meta-analysis [J]. Current Medical Research and Opinion, 2015, 31(9): 1781−1792.

[15] Gratzke C, Bachmann A, Descazeaud A, et al. EAU guidelines on the assessment of non-neurogenic male lower urinary tract symptoms including benign prostatic obstruction [J]. European Urology, 2015, 67(6): 1099−1109.

[16] Kaplan SA, Herschorn S, McVary KT, et al. Efficacy and safety of mirabegron versus placebo add-on therapy in men with overactive bladder symptoms receiving tamsulosin for underlying benign prostatic hyperplasia: a randomized, phase 4 study (PLUS) [J]. The Journal of Urology, 2020, 203(6): 1163−1171.

[17] Kaplan SA, Roehrborn CG, Gong J, et al. Add-on fesoterodine for residual storage symptoms suggestive of overactive bladder in men receiving α-blocker treatment for lower urinary tract symptoms [J]. BJU International, 2012, 109(12): 1831−1840.

[18] Kim SC, Park JK, Kim SW, et al. Tadalafil administered once daily for treatment of lower urinary tract symptoms in Korean men with benign prostatic hyperplasia: results from a placebo-controlled pilot study using Tamsulosin as an active control [J]. LUTS, 2011, 3(2): 86−93.

[19] Launer BM, McVary KT, Ricke WA, et al. The rising worldwide impact of benign prostatic hyperplasia [J]. BJU International, 2021, 127(6): 722.

[20] Lee KW, Hur KJ, Kim SH, et al. Initial Use of High-Dose Anticholinergics Combined with Alpha-Blockers for Male Lower Urinary Tract Symptoms with Overactive Bladder: A Prospective, Randomized Preliminary Study [J]. LUTS, 2017, 9(3): 129−133.

[21] Luo GC, Foo KT, Kuo T, et al. Diagnosis of prostate adenoma and the relationship between the site of prostate adenoma and bladder outlet obstruction [J]. Singap Med J, 2013, 54(9): 482−486.

[22] Matsukawa Y, Takai S, Majima T, et al. Comparison in the efficacy of fesoterodine or mirabegron add-on therapy to silodosin for patients with benign prostatic hyperplasia complicated by overactive bladder: a randomized, prospective trial using urodynamic studies [J]. Neurourology and Urodynamics, 2019, 38(3): 941−949.

[23] Nickel JC, Gilling P, Tammela TL, et al. Comparison of dutasteride and finasteride for treating benign prostatic hyperplasia: the Enlarged Prostate International Comparator Study (EPICS) [J]. BJU international, 2011, 108(3): 388−394.

[24] Oelke M, Bachmann A, Descazeaud A, et al. EAU guidelines on the treatment and follow-up of non-neurogenic male lower urinary tract symptoms including benign prostatic obstruction [J]. European Urology, 2013, 64(1): 118−140.

[25] Platz EA, Joshu CE, Mondul AM, et al. Incidence and progression of lower urinary tract symptoms in a large prospective cohort of United States men [J]. The Journal of Urology, 2012, 188(2): 496−501.

[26] Pogula VR, Kadiyala LS, Gouru VR, et al. Tadalafil vs. tamsulosin in the treatment of lower urinary tract symptoms secondary to benign prostatic hyperplasia: a prospective, randomized study [J]. Cent European J Urol, 2019, 72(1): 44.

[27] Porst H, Kim ED, Casabé AR, et al. Efficacy and safety of tadalafil once daily in the treatment of men with lower urinary tract symptoms suggestive of benign prostatic hyperplasia: results of an international randomized, double-blind, placebo-controlled trial [J]. European Urology, 2011, 60(5): 1105−1113.

[28] Resnick MI, Roehrborn CG. Rapid onset of action with alfuzosin 10 mg once daily in men with benign prostatic hyperplasia: a randomized, placebo-controlled trial [J]. Prostate Cancer and Prostatic Diseases, 2007, 10(2): 155−159.

[29] Roehrborn CG, Kaplan SA, Lepor H, et al. Symptomatic and urodynamic responses in patients with reduced or no seminal emission during silodosin treatment for LUTS and BPH [J]. Prostate Cancer and Prostatic Diseases, 2011, 14(2): 143−148.

[30] Seo DH, Kam SC, Hyun JS. Impact of lower urinary tract symptoms/benign prostatic hyperplasia treatment with tamsulosin and solifenacin combination therapy on erectile function [J]. Korean Journal of Urology, 2011, 52(1): 49−54.

[31] Takeda M, Yokoyama O, Yoshida M, et al. Safety and efficacy of the combination of once-daily tadalafil and alpha-1 blocker in Japanese men with lower urinary tract symptoms suggestive of benign prostatic hyperplasia: a randomized, placebo-controlled, cross-over study [J]. International Journal of Urology, 2017, 24(7): 539−547.

[32] Urakami S, Ogawa K, Oka S, et al. Effect of tadalafil add-on therapy in patients with persistant storage symptoms refractory to α1-adrenoceptor antagonist monotherapy for benign prostatic hyperplasia: A randomized pilot trial comparing tadalafil and solifenacin [J]. LUTS: Lower Urinary Tract Symptoms, 2019, 11(3): 109−114.

[33] Wang D, Huang H, Law YM, et al. Relationships between prostatic volume and intravesical prostatic protrusion on transabdominal ultrasound and benign prostatic obstruction in patients with lower urinary tract symptoms [J]. Ann Acad Med Singapore, 2015, 44(2): 60−65.

[34] Xu XF, Liu GX, Zhu C, et al. α1-Blockers and 5α-reductase inhibitors are the most recommended drugs in treating benign prostatic hyperplasia: an evidence-based evaluation of clinical practice guidelines [J]. Frontiers in Pharmacology, 2020, 11: 311.

[35] Yokoyama O, Yoshida M, Kim SC, et al. Tadalafil once daily for lower urinary tract symptoms suggestive of benign prostatic

hyperplasia: A randomized placebo-and tamsulosin-controlled 12-week study in A sian men [J]. International Journal of Urology, 2013, 20(2): 193−201.

[36] Zhang KY, Xing JC, Chen BS, et al. Bipolar plasmakinetic transurethral resection of the prostate vs. transurethral enucleation and resection of the prostate: pre-and postoperative comparisons of parameters used in assessing benign prostatic enlargement [J]. Singapore medical Journal, 2011, 52(10): 747.

[37] Zhang Z, Li H, Zhang X, et al. Efficacy and safety of tadalafil 5 mg once-daily in Asian men with both lower urinary tract symptoms associated with benign prostatic hyperplasia and erectile dysfunction: a phase 3, randomized, double-blind, parallel, placebo-and tamsulosin-controlled study [J]. International Journal of Urology, 2019, 26(2): 192−200.

[38] Zhu C, Wang DQ, Zi H, et al. Epidemiological trends of urinary tract infections, urolithiasis and benign prostatic hyperplasia in 203 countries and territories from 1990 to 2019 [J]. Military Medical Research, 2021, 8(1): 1−12.

第二节 · 前列腺增生发生机制毒理学研究

前列腺增生毒理学是一门研究外源因子（化学、物理和生物因素）导致前列腺增生的科学，是一门研究外源物质引发前列腺增生毒性反应、严重程度、发生频率和毒性作用机制的科学，也是对前列腺增长作用进行定性和定量评价的科学。

一、前列腺增生毒理学概念

青春期时，血液循环中雄激素的增加导致前列腺生长快速增加。正常成人前列腺包含约50%的间质、30%的腺泡腔和20%的上皮。根据形态测量研究，在31～50岁，前列腺增生组织呈指数增长，倍增时间为4.5年。从55～70岁，前列腺增生的倍增时间为10年。前列腺增生的上皮和间质的增殖率比其余部分的前列腺组织高得多（分别高9倍和37倍）。

前列腺增生即良性前列腺增生（BPH），是一个组织学概念，是指前列腺腺体中细胞的增大和增多。下尿路症状：前列腺增生导致前列腺腺体增大，压迫膀胱下的尿道上部会产生一系列的下尿路症状（LUTS）。LUTS可分为贮存症状（急症、尿频、夜尿症和急迫性尿失禁）、排尿症状（尿流减少和排空感觉不完全）和排空后滴尿。LUTS最好通过已验证的问卷进行量化，如国际前列腺症状评分（IPSS）或美国泌尿系统协会（AUA）症状评分。老年男性LUTS主要由下尿路尿动力学改变引起，如良性前列腺梗阻、逼尿肌过动或欠动、前列腺增生、平滑肌增生、前列腺增大、膀胱功能异常等（图3-2-1）。

尿频综合征（overactive bladder syndrome，OBS）与尿失禁、尿频和夜尿有关。一般发生在22～39岁男性，比例为12%～15%，发病率伴随年龄的增长而增加，OBS或OAB（膀胱过动）是由于膀胱功能障碍所致。

逼尿肌过度活动（detrusor over activity，DO）

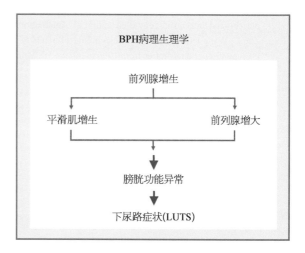

图3-2-1 前列腺增生、平滑肌增生、前列腺增大、膀胱功能异常与下尿路症状之间的关系

属于尿动力学定义，在膀胱充盈期逼尿肌不自主收缩。在OBS病例中，近50%的LUTS患者和尿动力学证实的膀胱出口梗阻（bladder out obstruction，BOO）患者都有逼尿肌过度活动。

在40岁以上的男性中，以年龄依赖的方式，约50%会发生BPH；其中50%会出现LUTS。有些病例会进展为前列腺显著增大（enlarge prostate，EP），只存在于组织学表现BPH的男性（图3-2-2）；有的会出现进行性膀胱及出口梗阻，也可能是EP和BPH以外的原因。治疗时应考虑患者是否有LUTS，伴或不伴EP，伴或不伴BOO。

二、前列腺增生的病因学说

前列腺尿道周围的上皮细胞和基质细胞数量增加是BPH的显著特征，上皮和间质增生或由于程序性细胞死亡（也称凋亡）减少，导致细胞数量增加。自19世纪晚期以来，BPH一直与两个因素有关——年龄和睾酮水平，这两种发病机制都能导致细胞积聚。雄激素对前列腺增生的发展至关重要，然而，导致前列腺生长的并不是睾酮，而是由5α-还原酶转化而来的睾酮的活性代

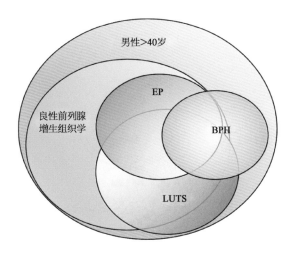

图3-2-2 不同男性泌尿系统症状与前列腺增生间的关系

谢物双氢睾酮（DHT）。前列腺中的雄激素受体似乎对BPH的发展至关重要（图3-2-3）。数据表明，雌激素使前列腺对雄激素的作用敏感性增加。前列腺增生似乎主要是通过一种不同基质疾病，但尚不清楚起始事件在哪里发生。也有人认为炎症可能与BPH细胞因子（IL-2、IFN-α、IL-6、IL-8和IL-15）的发生有关，但它们在前列腺纤维肌增生中的确切作用仍未得到明确。

BPH的病理生理学与许多因素有关，包括性激素、神经递质、炎症、饮食或微生物对上皮细胞及基质组织的影响。尽管雄激素水平长期以来一直被认为是影响前列腺生长的最大因素之一，但雌激素在特定情况下也可能发挥作用。随

着男性年龄的增长和雄激素水平的下降，前列腺仍然在增长。在雌激素的协同作用下，即使雄激素水平下降，前列腺增生也可以继续。雌激素信号可增加前列腺中的雄激素受体表达，导致信号放大和增生刺激，即使雄激素水平降低，前列腺液继续增生。此外，孙祖越团队已经发现雌二醇染毒可以让良性前列腺上皮细胞向间质转化，上皮-间充质转化形成间质细胞"前赴后继"的增生—凋亡—再增生—再凋亡，生成"堆积如山"的纤维细胞残骸，最终导致前列腺增生。如此观察到的前列腺上皮纤维化过程中移行和沉积现象，就是孙祖越研究员总结并首次提出的前列腺增生发生机制的"前列腺上皮细胞残骸堆积"假说（图3-2-4）。BPH样本中E钙黏着蛋白缺失、pSmad3增加和高Snail标志物证实了来自前列腺上皮的间充质样细胞的积累引起前列腺增生，而不是前列腺间质增生。

年龄增长和雄激素是BPH发病机制中最重要的两项理论。促黄体激素释放激素（LHRH）激动剂可以可逆地染毒致前列腺增生的消退，以及缺乏DHT的男性不会发生前列腺增生，证明了雄激素在前列腺增生发展中的重要作用。尽管BPH的准确机制尚不清楚，然而，BPH的发生需要增加睾丸功能和年龄两个必要因素。了解BPH的发生机制依赖于对前列腺生长调控的认识，因为后者是前者的基础，导致BPH的可能因素有以下几个学说。

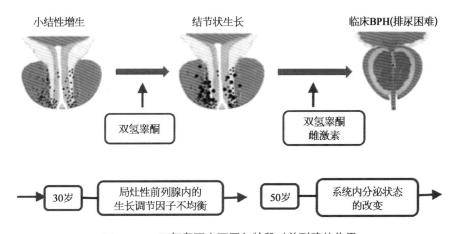

图3-2-3 双氢睾酮在不同年龄段对前列腺的作用

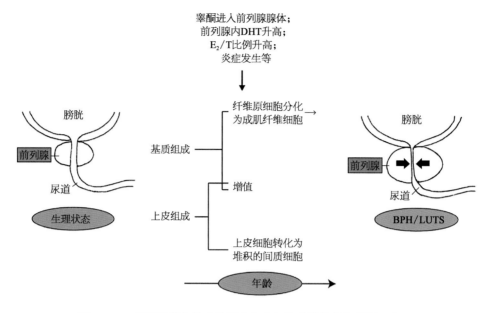

图3-2-4 前列腺增生的"前列腺上皮细胞残骸堆积"假说示意图

（一）激素-内分泌学说

1. 雄激素/衰老理论 累积的脂质过氧化作用随着男性年龄的增长而增加，导致辅助因子如NAD和NADPH的组织浓度增加，这反过来增加了5α-还原酶的浓度（对NADPH的变化敏感）和前列腺DHT的水平。已经鉴定了两种类型的5α-还原酶，其中2型是主要在前列腺中有活性的同种型，而1型主要位于皮肤和肝脏中。DHT的增加诱导上皮和间质的生长，最终导致前列腺增生。

已证明DHT在BPH发病机制中的作用，即在青春期前发生的男性阉割或垂体功能低下可阻止BPH的发生和发展，且患有先天性5α-还原酶缺乏症的个体不会发展成BPH。尽管外周睾酮水平随着年龄的增长而降低，雄激素的减少导致BPH的部分逆转，但老年男性的前列腺DHT水平仍然很高。与年龄匹配的健康受试者相比，BPH患者的DHT血浆浓度极高，同样值得注意的是，BPH患者睾酮水平的下降，加强了DHT在前列腺成分生长和增殖中起主要作用的理论。然而，尚不清楚DHT升高的原因，血清和前列腺内的睾酮水平均随着年龄的增长而降低。

BPH患者血清和前列腺内DHT水平升高的一个解释可能与17β-羟类固醇脱氢酶（17β-HDS）将5α-雄烯二酮转化为DHT有关。17β-HDS是一类以NAD（P）H或NAD（P⁺）为辅因子催化还原醇或羰基立体特异性氧化物的酶。HDS包括5个原始亚型：3α-、3β-、11β-、17β-和20α-。

睾酮直接与雄激素受体结合，然而，DHT的作用越强效果就越好。前列腺中的5α-还原酶2型或皮肤和肝脏中的5α-还原酶1型可以将睾酮转化为DHT，一旦睾酮扩散到前列腺和基质上皮细胞，就会与雄激素受体结合。大部分睾酮与细胞膜上的受体可以结合，在那里转化为DHT，DHT与受体结合的亲和力更强（效力更高）。然后睾酮或DHT-雄激素受体复合物结合到核膜上，诱导基因转录并开始生产蛋白质。DHT可能是直接或由几种生长因子的产生/活性介导，通过自分泌和旁分泌信号刺激基质细胞和上皮细胞的增殖（图3-2-5）。

前列腺受到某些激素和生长因子持续存在的刺激，其中最重要的是睾酮。血清睾酮水平受下丘脑-垂体-睾丸（睾酮）轴的控制。睾酮起源于睾丸（95%）和肾上腺（5%），是血清中刺激

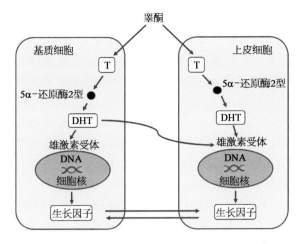

图3-2-5 在基质细胞中，大部分睾酮（T）通过5α-还原酶2型转化为双氢睾酮（DHT）

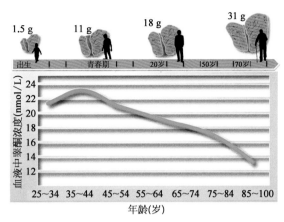

图3-2-6 前列腺大小随年龄增加同时伴随睾酮水平降低

前列腺生长的主要雄激素，血浆中平均降低睾酮水平浓度时间约为600 ng/mL。血清睾酮水平在25～60岁保持相当稳定，此后逐渐下降。

2. 雄激素促进前列腺增生 前列腺是一种雄激素依赖性的附属性器官，其发育和生长通常依赖于完整的睾丸功能、雄激素分泌和终末器官代谢。雄激素存在是BPH发生的前提和基础，通过促进前列腺细胞增殖和抑制前列腺细胞凋亡导致前列腺增生，多数研究证实这一观点：① 青春期前去势者不发生BPH；② 注射雄激素染毒可致动物BPH；③ 雄激素可诱发去势后的动物发生BPH；④ BPH组织中，雄激素含量比正常组织高3～4倍，且BPH结节内的雄激素含量高于正常部分；⑤ 使用5α-还原酶抑制剂或者行去势手术后，BPH患者的前列腺体积均有不同程度地缩小。

在出生、青春期和老年时三个时期人体前列腺均出现增大。出生和青春期出现的前列腺重量增加，在时间上与睾丸分泌雄激素的生理诱导刺激有关。对老年男性的内分泌评估显示，没有可识别的雄激素分泌激增数据来解释所观察到的前列腺生长。动物模型中，雄激素刺激和前列腺的生长和功能之间的关系是可预测的。随着年龄的增长，血清睾酮水平，特别是游离睾酮水平下降。尿液分析和生物学研究进一步证实了这些观察结果（图3-2-6）。

BPH的发生、发展显然与雄激素有关，然而，当男性渐入老年后，雄激素水平已经比青壮年时较低，前列腺体积仍然随年龄增长而增加，并出现前列腺增生。有学者提出，除雄激素外，雌激素的作用也在影响前列腺的增长。

3. 低剂量雌激素促进前列腺增生 20世纪70年代，基于BPH的动物模型显示雌激素和雄激素染毒在去势犬体内致腺性前列腺增生方面具有协同作用，提出了雌激素可能也会致男性前列腺增生的假设。高血清雌激素水平可间接引起前列腺的退行性改变，由垂体促性腺激素分泌的抑制介导，导致睾酮输出的减少，血浆雄激素水平降低。雌激素可能通过对前列腺的直接和间接影响，从而导致前列腺增生的发生。雌激素亦可能通过在前列腺中表达的同源受体直接作用于前列腺细胞。

虽然已证明在治疗方面雌激素会减少前列腺生长，但传统的观点认为这是一种间接作用，通过阻断垂体功能、降低LH，进而抑制睾丸睾酮生成。雌激素也可能通过改变其他血清激素间接介导对前列腺的作用（图3-2-7），如刺激垂体释放催乳素，进而减少细胞凋亡诱导前列腺增生。此外，雌二醇抑制睾丸黄体生成素的分泌和雄激素的产生。

雌激素是调节前列腺上皮细胞和基质细胞的直接贡献者，但其对前列腺增生相关变化发展的

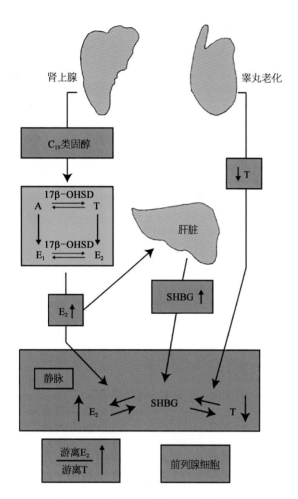

图3-2-7　中年男性内分泌状态的变化

类生长因子如角化生长因子（KGF）、转化生长因子（TGF）等来调节上皮细胞的增殖；③ 雌激素还可能通过不断刺激垂体释放催乳素直接作用于前列腺，使其增殖或诱导前列腺雄激素受体表达增加，以加强雄激素的作用。睾丸功能下降和睾酮（T）减少与肾上腺雄激素外周芳构化增加相关。雌二醇（E_2）水平的相对升高与性激素结合球蛋白（SHBG）结合能力的增加及由此引起的血浆中游离 E_2/ 游离 T 值的变化有关。

4. **雌激素与雄激素的协同作用** 流行病学研究表明血液中雌激素水平与 BPH 或 LUTS 的风险之间存在关联，许多实验研究已经报道了雌二醇刺激体外前列腺基质细胞增殖。芳香化酶在前列腺间质中可将睾酮转化为雌二醇。前列腺间质芳香酶活性升高可以影响前列腺腺体中局部雌激素的产生，导致患者前列腺内雌激素/雄激素比例增加。体内芳香化酶活性的抑制不仅可能降低前列腺内的雌激素浓度，还可能降低循环中的雌激素浓度，尽管后者的作用与血浆雄激素水平的增加有关，且可能反过来促进前列腺细胞的生长。

与单独加入雌二醇结果比较，将 DHT 和雌二醇同时处理体外豚鼠前列腺平滑肌细胞，DHT 可以延迟雌二醇的促细胞增殖作用。雄烯二酮可以使去势的犬前列腺达到去势前的大小，加服雌二醇后，去势犬的前列腺会增生，且前列腺中雄激素受体表达显著提高。幼年雄性小鼠血雌激素的浓度上调 50% 后，成年后前列腺增大，前列腺组织的雄激素受体水平增加了 6 倍。也就是说，雌激素通过提高雄激素受体水平来实现对雄激素的协同作用。

5. **雌/雄激素比例调节着前列腺大小** 中青年男性血浆雌/雄激素为 1∶150，随着年龄的增长雄激素水平下降，老年人雌/雄激素比例一般在 1∶120～1∶80 的范围内，而在前列腺内可达到 1∶8。雌激素和雄激素均能有效促进前列腺细胞增殖，当雌/雄激素比例关系失衡，则可能引发 BPH。孙祖越团队的刘向云博士以不同比例的雌/雄激素处理去势大鼠，0.02 mg/kg、0.5 mg/kg、12.5 mg/kg（体重 120 g ± 10 g）的前列腺增生

具体影响尚不清楚。经典动物模型表明，给雄性比格犬服用雄激素和雌激素，会导致这些动物随着年龄的增长出现更严重的 BPH 症状。与睾丸激素水平会随着人们年龄的增长而下降不同，雌激素水平变化不遵循这种模式。

孙祖越团队的吴建辉博士研究发现，50 μg/kg 以上剂量的雌二醇无法抑制丙酸睾丸酮诱发的大鼠前列腺增生，相反，有促进前列腺增生的作用。雌激素引发 BPH 可能通过下几种作用机制：① 雌激素对前列腺基质细胞的直接作用，雌二醇有刺激不同基质进行细胞生长增殖的作用，并存在量效关系，雌二醇使胸腺嘧啶的结合量较对照组患者增加了 164% ± 10%；② 雌激素间接作用于前列腺上皮细胞。雌激素受体可能不会分布在前列腺上皮细胞，通过间质细胞分泌肽

程度与雌二醇苯甲酸剂量无负相关。0.1 mg/kg丙酸睾丸酮作用下,随着苯甲酸雌二醇注射液用量的增加,前列腺体积增大,前列腺系数增大。50 μg/kg苯甲酸雌二醇剂量下,前列腺组织重量可以不再随苯甲酸雌二醇注射量增加而增加。

在前列腺腺体中还存在着许多非激素依赖性的细胞和组织,激素和内分泌因素是BPH的重要发病原因,但似乎也不是唯一的原因。雌激素的作用需要建立在雄激素存在的基础上,且雌激素除拮抗雄激素促进前列腺增生的作用,还可以在一定程度上与雄激素协同促进前列腺增生。

6. 雄激素受体 雄激素受体(AR)在前列腺中以两种异构体的形式高浓度存在,即由8个外显子组成,总长度约为90 kb,AR-A和AR-B这些受体由AR基因编码,位于X染色体的Xq11-Xq12位点。

AR基因多态性可能是BPH发生和发展的原因之一。AR的产生尤其重要,因为这种蛋白会激活其他基因的表达。AR的转激活能力在于其n端结构域,该结构域由外显子1编码,CAG和GGC两个基因位点也发生突变。研究表明,CAG重复位点存在过多的多态性,而GGC中存在少量重复多态性,外显子1的CAG多态性比GGC高25倍,CAG是BPH进展的主要原因。此外,性激素与AR结合增加了前列腺增生的可能性。不仅AR调节数百个基因的表达,还参与雄激素的结合,并介导睾酮及其最活跃的代谢物DHT的作用。

抑制睾酮向DHT转换可以降低前列腺内的DHT水平,并阻止了前列腺上皮的扩大,导致12个月治疗后前列腺体积下降20%～30%。这种显著的下降反映了AR的高比例,大约90%的前列腺受体。雄激素与受体结合受损阻止了AR从细胞质转到前列腺细胞的细胞核,这使得在理论上不可能激活特定的通路。

7. 雌激素受体 前列腺的雌激素作用是通过雌激素受体在前列腺的表达直接介导的,主要的雌激素受体ERα和ERβ都被证明在前列腺的差异调节中起作用。

男性体内75%～90%的循环雌激素是在脂肪

组织、大脑、骨骼和其他组织中产生的。雌激素的合成主要由芳香化酶控制,芳香化酶将雄烯二酮转化为E_1,将睾酮转化为E_2。芳香化酶是CYP/CYP450超家族的成员,在两性的性腺中都有表达。10%～25%的睾酮在睾丸内转化,产生E_2。这维持了正常精子发生、精子成熟和精子活力所需的E_2水平。此外,17β-HSD将过量的E_2转化为E_1。

对人前列腺组织的研究表明,ER亚型在前列腺中的定位是不同的,ERα和ERβ分别在前列腺间质和上皮中表达,这表明它们在前列腺生理学中起着不同的作用(图3-2-8)。到目前为止,动物和试管婴儿的研究表明,ERα和ERβ分别介导雌激素对前列腺细胞的增殖和凋亡作用。未来对血清的研究有望阐明其通过ER亚型对人类前列腺的选择性刺激或抑制作用,及其对前列腺疾病的治疗潜力。自然存在于血液和前列腺中的弱雌激素,包括5-雄烯二醇、3β-雄烯二醇和7α-羟基脱氢表雄酮,也可能是重要的病理生理配体,因为与雌二醇和雌酮相比,它们的血清浓度相对较高。

雌激素与ERα结合与前列腺细胞增殖和炎症相关,而雌激素与ERβ相互作用似乎介导抗增

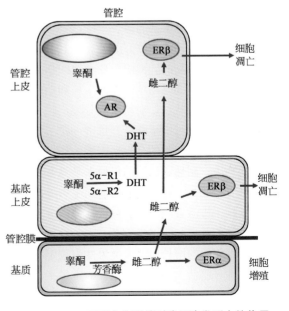

图3-2-8 ER亚型在主要前列腺细胞类型中的作用

殖、抗炎和潜在的抗癌作用。BPH患者表现为ERα表达下降，不影响ERβ表达。

（二）系统蛋白质类学说

对性激素结合球蛋白（SHBG）和催乳素的研究为其在前列腺生长中的潜在作用提供了证据。催乳素对啮齿类动物雄激素染毒所致的前列腺生长有协同作用的证据是广泛的，但这种蛋白激素在前列腺生长中的重要生理作用尚未在动物和人类中得到证实。SHBG在前列腺生长中的可能作用有两种证据。在人前列腺上皮细胞上发现了SHBG的受体位点。激活的SHBG能够在这些细胞中诱导环腺苷酸产生。其次，前列腺增生发生在循环游离睾酮下降而血清SHBG水平上升的时候。然而，精浆中SHBG的对应物是来自支持细胞的雄激素可以结合相关蛋白（ABP）。单个基因负责SHBG和睾丸ABP的合成。虽然和ABP具有不同的糖基化模式，但它们在放射免疫测定中交叉反应。因此，其在局部和全身对前列腺刺激的潜力是存在的（图3-2-9）。

外周芳香化的速率随着年龄的增长相应增加，血浆中雌二醇的水平相较睾酮的水平升高。据报道，SHBG结合能力在老年人中增加，可能是对老年人雌激素状态升高的反应，血浆游离E_2较游离睾酮增加。因此，老化的前列腺受到雌激素/雄激素平衡变化的影响，并影响转移到前列腺细胞中的类固醇激素的量。

（三）副性腺年龄相关的器官重量和分泌状态

已经采用动物的副性腺重量和组织学关系分析系统因素，主要是与副性腺的生长和功能有关的内分泌系统的状态。对特定的分泌产物（如果糖和柠檬酸）进行定量分析，可进一步了解、控制或改变副性腺生长的全身性因素的作用。在特定的动物中，副性腺分泌的果糖水平与全身雄激素水平直接相关。啮齿类动物前列腺中柠檬酸的分泌依赖于雄激素刺激，但可被其他内分泌激素改变，如催乳素和间接雌激素。

随着年龄的增长，对人类男性中选定的内分泌依赖性分泌活动和副性腺生长的重量指标的评估表明，从青春期后到老年，精囊腺的重量保持在一个稳定的水平。相反，精囊液中的果糖浓度

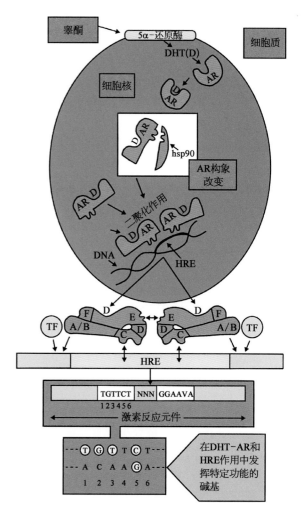

图3-2-9 性激素结合球蛋白与雄激素和雌激素关系示意图

会降低。随着年龄增加，果糖可从非常高的浓度逐渐降低到较低浓度；40~60岁男性的前列腺液中，柠檬酸浓度高于较年轻和更年长年龄组的浓度。另一项研究中，20~40岁男性与60岁以上的男性相比，柠檬酸浓度没有显著差异。而人类前列腺液中的酸性磷酸酶和乳酸脱氢酶浓度随着年龄的增长而逐渐下降。随着男性年龄的增长，精囊腺重量的保持和前列腺柠檬酸分泌的保持或增加，提供了副性腺具有刺激作用的证据。通常认为，直接的雄激素刺激不可能是前列腺随年龄进行性生长的关键因素，精囊液中果糖和前列腺液中酸性磷酸酶浓度随年龄进行性降低，为这种可能性提供了强有力的支持。由于这些观察

结果涉及多种人类的附属器官，因此，非雄激素的系统性附属性腺刺激因子的可能性似乎很大。可能会有局部暴露于这些刺激因子的作用，以及雄激素在其终末器官效应中仍然发挥重要作用。

（四）多肽类生长因子学说

生长因子是细胞增殖、分裂和死亡的有效递质，与前列腺细胞生长、停滞及死亡有直接关系。多肽生长因子主要由基质细胞分泌，以自分泌/旁分泌的方式维持前列腺细胞稳态，多肽生长因子与前列腺性激素之间呈相互依赖关系，可能会破坏细胞增殖和凋亡间的平衡，从而导致BPH发生。与BPH发生和发展密切相关的生长因子主要包括转化生长因子-β（TGF-β）、表皮生长因子（EGF）、血管内皮生长因子（VEGF）、胰岛素样生长因子（IGF-1）、血小板衍生因子（PDGF）及碱性成纤维生长因子（FGF-β）等。

雄激素与生长因子之间存在着复杂的调控关系，雄激素在细胞微环境中，通过生长因子间接调节间质细胞和上皮细胞之间的相互交流及控制靶细胞的增殖。生长因子又通过局部刺激及自分泌或旁分泌途径传递给微环境中的靶细胞，与激素和细胞受体相互作用，从而激活细胞内活动，调节细胞的分化和死亡，参与BPH的发生和发展。前列腺增生结节中的间质组织，其组织学外观与发育间质的组织学外观相似，故假设前列腺增生是由胚胎过程在成年期以扭曲的形式重新唤醒引起的。已经证明前列腺上皮的发育依赖于雄激素敏感和基质介质。小鼠尿生殖窦间充质细胞诱导完整的雄性小鼠膀胱细胞增殖、发育，并在这些细胞共孵育时会获得明显的前列腺外观形态。研究发现，基质细胞和上皮细胞能够产生影响细胞分裂和分化的生长因子（即多肽分子），生长因子与特定的膜受体结合，导致细胞分裂和分化过程，有时抑制这些过程。

一些强有力的证据表明前列腺生长直接受到特定的自分泌和旁分泌生长因子及其受体的控制（图3-2-10），并间接受到类固醇的调节。因此，这种复杂的环境包括成纤维细胞因子（FGF）、IGF、TGF家族成员及其他几种生长调节蛋白。这些蛋白及其下游效应分子在BPH中过表达，导致基质和上皮生长增加及疾病进展的上皮间质转化。

1. TGF-β　TGF-β是一类双向调控细胞增殖、凋亡的关键影响因素，是多功能细胞因子。TGF-β存在3种不同异构体（TGF-β1、TGF-β2及TGF-β3），其通过与Ⅰ型和Ⅱ型受体（TBRⅠ和TBRⅡ）结合来发挥作用。TBR是一种具有丝氨酸/苏氨酸激酶活性的跨膜蛋白，可经异二聚体复合物向另一种受体蛋白TBRⅠ发出信号来结合TGF-β，这种受体/配体复合物使蛋白

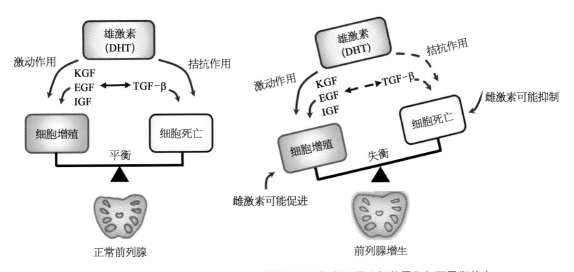

图3-2-10　前列腺细胞稳态中生长刺激因子和抑制因子之间的平衡与不平衡状态

质磷酸化后进入细胞核，用以调节与细胞增殖相关基因的转录。3种TGF-β异构体都能有力地抑制上皮细胞生长和迁移，引起前列腺间质细胞增殖，诱导血管生成来增加BPH的发病风险。对BPH模型小鼠腹腔注射TGF-β中和抗体，可以减少前列腺基质增生。

2. IGF　IGF/IGFR与前列腺内类固醇激素环境存在相互依赖性，可改变细胞增殖和死亡之间的平衡，从而导致BPH的发生。Sreenivasulu等研究发现，胰岛素样生长因子结合蛋白-3（IGFBP-3）抑制前列腺的生长，而胰岛素和IGF-1能促使前列腺增生。临床研究显示，在BPH组织中，IGF-1的表达能力水平显著高于正常前列腺组织。IGF-1可以影响体外培养的前列腺细胞的增殖水平，过表达IGF-1的转基因鼠也出现明显的前列腺增大。一项对中国人群的研究发现，体内循环的IGF-1和IGFBP3的水平与BPH明显相关。

3. FGF　FGF是一种作用广泛的细胞因子，可促进细胞分裂、增殖，增强有丝分裂活性的生物学活性。FGF能在细胞周期的转换中诱导并促进G0、G1期细胞进入S期，使成纤维细胞、上皮细胞和血管内皮细胞快速增殖与分化，还可以促进新血管生成，趋化和刺激血管内膜各类细胞发生增殖和迁移。

FGF是从前列腺中分离出的第1个生长因子，FGF及成纤维细胞生长因子受体（FGFR）的过表达会影响前列腺发育、修复和再生。FGF与FGFR1~4编码的酪氨酸激酶受体相互作用，产生各种细胞反应，在人体前列腺中发现FGFR1、FGFR2和FGFR3在腺体上皮细胞和基质细胞中大量表达，而FGFR4在上皮细胞中呈中度表达。动物实验也证实，BPH染毒组大鼠FGF的含量明显高于正常对照组。闫天中等用斑点杂交法显示，BPH前列腺组织中FGF mRNA表达量明显增高，BPH前列腺组织无论是上皮细胞或基质细胞都表现为局灶性增殖，且在增殖部位FGF蛋白表达量与细胞增殖程度有平行关系，说明FGF是参与前列腺增生的重要生长因子。

4. EGF　EGF是细胞分裂促进因子，通过作用于前列腺上皮细胞膜上的受体，促进上皮细胞增殖。雄激素可促进EGF的表达，BPH染毒大鼠的前列腺上皮细胞增厚，表现为前列腺增生，前列腺指数及血清中DHT、EGF和IGF-1的表达水平均明显对照组。Hennenberg等将EGF应用于人正常前列腺基质永生化细胞系WPMY-1，发现EGF可以使蛋白质/DNA值增加，以诱导前列腺基质细胞增殖。

5. VEGF　VEGF通过参与血管生成、细胞增殖等作用，促进BPH的发生、发展。因VEGF-C有两个受体，分别表达于血管和淋巴内皮细胞，既能诱导血管生成，又能诱导淋巴管生成，可选择性诱导淋巴管的增生，也被称为淋巴管内皮生长因子。通过研究VEGF-C与微血管密度及淋巴管密度在BPH和前列腺癌中的表达，推测出VEGF-C可通过促进前列腺组织血管及淋巴管的生成，从而促进前列腺细胞增生及细胞癌变。细胞的正常及过度增生均离不开血管的供养，研究表明，BPH组织中的微血管密度明显高于非结节性区域，两者都显著高于正常前列腺组织，BPH中VEGF-C表达强度与微血管密度值之间呈显著正相关。

6. 其他因子　除了生长因子外，各种趋化因子也在有利的微环境中积极分泌。趋化因子分泌背后的主要驱动力似乎是衰老的间质成纤维细胞的积累，可能是衰老和增大的前列腺中的上皮细胞。此外，前列腺中趋化因子分泌也可能产生于CP/CPPS和组织学炎症。趋化因子通过与同源受体结合，可刺激强效的促增殖信号转导通路，从而在BPH/LUTS的发生和发展中发挥强效生长因子的作用。一些文献报道也表明，趋化因子介导的血管生成可能是BPH/LUTS发展和进展的一个促进因素。BPH还与血小板源生长因子（PDGF）、神经生长因子（NGF）等有关。NGF受体（NGFR）在前列腺组织中的广泛分布提示NGF在调节前列腺细胞增生中可能起一定作用。在老化的前列腺微环境中，多种趋化因子的低水平分泌可能促进与前列腺体积增加相关的间质纤维母细胞和上皮细胞的过度增殖（图3-2-11）。

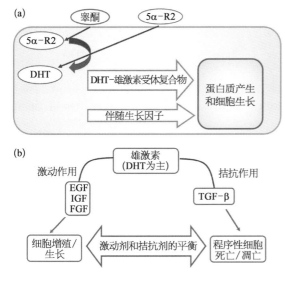

图 3-2-11　生长因子对前列腺细胞的调控作用

（五）免疫炎症学说

炎症可能在前列腺增生和LUTS的发生和发展中发挥重要作用。前列腺炎可引起细胞因子的释放，细胞因子不仅可以与免疫效应物相互作用，通过细胞因子诱导生长，促进前列腺生长因子的产生，抑制前列腺细胞凋亡并促进上皮细胞和基质细胞生长。

BPH组织含有B细胞、T细胞和巨噬细胞的浸润物，这些细胞长期被刺激并释放细胞因子IL-2、IFN-g和TGF-β，这些细胞因子可以促进BPH中的纤维生长，并导致BPH患者的高迁移率组蛋白B1（HMGB1）、IL-6及IL-8等炎症因子含量增高。与正常上皮和移行区组织相比，FGF-7和FGF-2在增生的前列腺组织中过度表达。IL-8可以直接作用于前列腺上皮细胞来促进该细胞增殖，也可通过引起FGF-2的分泌增加来促进前列腺上皮细胞的生长。HMGB1是一种晚期炎症因子，BPH患者合并炎症时，上皮细胞中HMGB1含量升高，且前列腺肿瘤大小与HMGB1含量水平呈正相关。与未治疗的前列腺增生相比，用非那雄胺治疗的前列腺增生中的基础FGF水平明显降低。前列腺增生中的T细胞数量大于正常前列腺中的T细胞数量，这些T细胞被预先激活，在功能上能够产生T细胞增殖所需的足够量的自分泌生长因子。对近4 000份前列腺增生组织学样本的分析显示，超过40%的病例存在炎症，该因素与前列腺体积大小有相关。

在合并前列腺炎的BPH患者中，热休克蛋白27（HSP27）主要表达于前列腺上皮细胞的胞质中，间质细胞未见表达。HSP27在前列腺增生及组织中表达量低于治疗前列腺增生患者合并其他炎症组，在国际前列腺症状评分（IPSS）的高分组和尿潴留组表达也明显升高。随着炎症程度的加重，HSP27表达逐渐增多，提示炎症刺激HSP27表达升高，并促进前列腺的病理性增生，导致患者出现尿潴留或严重的下尿路症状，增加BPH患者需要进行手术治疗的风险。此外，HSP27的升高与TNF-α、IL-6的升高具有明显相关性，提示HSP27可能与促炎因子相互诱导，使前列腺上皮基质细胞在炎症因子作用下增殖，导致前列腺体积变大，加快病情进展。

大量BPH患者的前列腺组织标本病理检查可以见炎症细胞浸润。80例确诊为BPH而无前列腺炎症状或病史的患者行经尿道前列腺切除，在所有前列腺标本中一定程度上均可检测到炎症，这使前列腺炎和BPH之间的关联更为确定。大规模临床研究资料表明，BPH患者的精浆中可检出IL-1、IL-6、IL-12、p70及趋化因子CCL1、CCL4和CCL22，而且IL-8的含量也显著增加，证明了慢性炎症与BPH之间有着十分密切的联系。中南大学湘雅三医院龙智博士等研究小组历经6年进行回顾性分析，发现466例良性BPH患者中有423例合并前列腺炎（90.77%），43例为单纯BPH（9.23%）。与单纯BPH组比较，合并前列腺炎组患者病史延长，前列腺体积和移行带体积显著增大，最大尿流率减小，发生急性尿潴留的概率增高，接受外科治疗的比例也较大，由此判断炎症因子可能是BPH的病因之一。前列腺炎引发BPH可能有以下几种机制：① 前列腺液在炎症环境下可诱导T淋巴细胞局部聚集，活化T淋巴细胞可释放PDGF、FGF、TGF-β、淋巴因子和IL-1、8等炎症介质和生长因子，促进bcl-2等凋亡抑制因子的上调，通过不同的机制刺激前列腺增生；② BPH引发前列腺导管机械性梗阻和扩张、分泌停滞、导管壁破坏和缺血，在结节分化、重组、成熟和梗死的过程中，可继发感染或无菌性炎症，腺体周围的炎症进一步加重，两者互为因果相互促进，形成恶性循环；③炎症还通过上调体内的激素水平及促进前列腺多种增殖基因的表达，从而促使腺体体积增大。

核转录因子（NF-κB）是由 NF-κB 家族蛋白聚合而成的二聚体，具有靶向调控作用。NF-κB 的信号靶点一般是多种调节因子的编码基因，如各种炎症因子、细胞周期蛋白、凋亡抑制蛋白和 Bcl-2 家族等，这些活性因子可从多个方面对 BPH 发生和发展产生影响。炎症因子可诱导上皮细胞中 COX-2 表达，引起组织局部缺氧，提高前列腺细胞存活率，促进 BPH 中纤维肌肉的生长。同时，NF-κB 还能反向刺激 TNF-α、LPS 和 IL-1β 等细胞因子，进行正反馈调节促进其转录表达过程，使得彼此持续激活，扩大下游效应。

在 BPH 早、晚期患者组织标本的上皮细胞和基质细胞中，典型的 NF-κB（p65）信号被激活，将结合雄激素受体剪接变异体-7（AR-V7）靶基因启动子，诱导其表达上调。这种情况在 BPH 组织炎症区域更加明显，且与 BPH 的严重程度成正相关。前列腺上皮细胞中 NF-κB 激活和 AR-V7 过表达，通过上调 5α-还原酶（SRD5A）的表达，增加睾酮向 DHT 的转化。

NF-κB 因不同二聚体组合可发挥促凋亡和抑制凋亡的双重作用。过表达 NF-κB（p50）所形成的促凋亡二聚体 NF-κB（p50-p50）可减少致瘤性二聚体 NF-κB（p50-p65）的生成，从而促进细胞凋亡水平，使细胞克隆形成率显著降低。凋亡相关基因也是 NF-κB 下游元件的重要组成部分，如 Bcl-2 蛋白家族的促凋亡成员 PUMA 是抑癌基因 p53 的转录靶点。在前列腺相关疾病中，NF-κB 主要通过与靶基因启动子区域结合，选择性控制基因表达，干扰细胞正常凋亡途径促进前列腺细胞的病理性增生。NF-κB 在 BPH 中可能存在的调节机制如图3-2-12 所示。

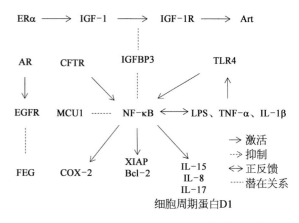

图3-2-12　NF-κB 在 BPH 中可能的作用机制

（六）细胞凋亡学说

在维持前列腺正常形态和结构中细胞凋亡起着重要作用。前列腺在胎儿和青春期前不断接受和响应外源性内分泌信号刺激，在青春期开始后快速生长，在20多岁达到成人的大小，重新构建了新的动态平衡。该平衡持续至50岁，在50岁后前列腺不断出现异常细胞增生、细胞凋亡异常，最终表现为 BPH 和（或）前列腺癌（图3-2-13）。与对照组相比，BPH 的动物模型 DNA 合成率降低了33%，推测 BPH 不仅增加了细胞增殖，而更有可能减少了细胞凋亡。

Bcl-2、p16、p27、p53、Fas、C-myc 等细胞凋亡基因均与 BPH 发病机制相关，多种和凋亡相

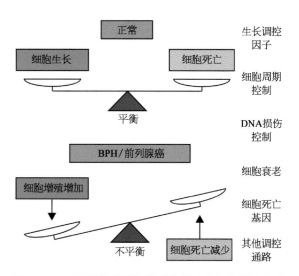

图3-2-13　正常前列腺和前列腺增生中细胞增殖和凋亡之间的平衡

关的基因受到越来越多的关注。Anvari等研究发现，Bcl-2蛋白家族是调节线粒体凋亡途径的关键因子，包括以Bcl-2为代表的抗凋亡成员和以Bax为代表的促凋亡成员，在调控细胞凋亡过程中，Bax和Bcl-2形成细胞凋亡的正负调控，两者比例决定了细胞是否趋向凋亡，若两类蛋白比例失衡，继而造成细胞凋亡调控异常，则可能导致BPH的发生。Serafin等发现，野生型p53能够在各种条件下引导或促进细胞凋亡，突变型p53则对细胞凋亡有抑制作用。突变型*p53*基因在BPH组织中较正常前列腺组织表达显著增高，而*Fas*、*p16*、*p27*等基因在BPH组织中表达显著偏低。上述研究结果足以表明，*Bcl-2*、*Fas*、*p16*、*p27*及*p53*等基因均参与了BPH的发生和发展过程。

（七）胚胎再唤醒学说

BPH中上皮细胞的增殖可能是在DHT的影响下，由成年期前列腺基质的胚胎诱导潜能的"重新唤醒"，这一理论解释了常见的BPH纤维腺瘤样结节的存在。

1978年McNeal认为，在胚胎时期，雄激素存在于输尿管的内衬及基质中。Cunha等认为，间质是雄激素作用的靶器官，从而导致BPH的发生，刺激间质增生。诱导间质增生的激素可诱导腺上皮增生，认为BPH早期形成时为小区域性的增生，命名为过渡区，而这个过渡区的增生并非是内分泌所为，随后过渡区发展为结节，呈局限性。McNeal在1990年提出成熟前列腺间质细胞，可被重新激活逆转成胚胎状态，刺激上皮细胞增生，从而形成BPH，即"胚胎再唤醒"。McNeal的"胚胎再唤醒"学说主要基于研究结果作为支持：① 间质部分有异常代谢，BPH组织的间质部分5α-还原酶活性增加；② 早期BPH结节中可见到有些间质细胞类似于胚胎间质细胞；③ 可扩散诱导因子的存在：紧邻BPH结节的导管上皮呈增生景象，而背向结节的导管上皮则正常或萎缩；④ 一系列细胞重组试验表明，成熟上皮细胞对胚胎诱导因素有反应性。将胚胎前列腺组织植入成年前列腺内可诱导BPH，且增生的程度取决于植入胚胎组织量的多少。即前列腺间质与上皮间的相互作用的核心理论是"胚胎再唤醒学说"。

（八）前列腺素合成酶基因调控学说

前列腺素合成酶（PGS）是与膜结合的多酶体系，在体内通过花生四烯酸（AA）代谢途径催化底物生成前列腺素。其中环氧化酶（COX）、前列腺素E合成酶（PGES）、前列腺素D合成酶（PGDS）及前列腺素F合成酶（PGFS）等与前列腺关系密切。研究发现PGS主要通过炎症因子作用及介导激素调节等影响细胞的增殖和凋亡，对BPH的发生和发展产生作用。

组织学检查中约90%的BPH样本显示炎症浸润，与COX-2相关联的炎症因子参与了BPH的发生过程。Liu等证实通过药物干扰或基因沉默抑制COX-2表达可增强前列腺上皮细胞凋亡作用，且COX-2特异抑制剂如塞来昔布与其他治疗BPH药物联合使用能显著改善由BPH引起的LUTS。COX-2也可通过影响多种类固醇生成酶的表达对雌激素受体β（ERβ）产生正调作用。COX-2抑制剂会下调ERβ的表达，改变类固醇激素水平，影响ERβ对前列腺正常形态的维持和保护作用。Xie等发现抑制前列腺上皮细胞中CFTR的表达会导致细胞中COX-2表达增强和PGE分泌增加。下调CFTR的表达可激活NF-κB信号通路，从而上调COX-2/PGE的表达，PGE增多促进了前列腺基质细胞增殖，导致BPH发生。

前列腺素E（PGE）合成中，COX催化AA生成PGH2（前列腺素H2），在PGES的催化下PGH2生成PGE2。PGES分为膜结合型PGES1（mPGES-1）、膜结合型PGES2（mPGES-2）和胞质型PGES（cPGES或PGES-3），在生殖系统中，COX-2与mPGES-1的表达上调都伴随PGE2合成增加。

mPGES/PGE2信号转导主要通过作用于与雌激素相关的酶及受体，从而调节前列腺部位的雌激素水平。Wu等发现PGE2可诱导前列腺基质细胞中芳香化酶的表达，局部雄激素在芳香化酶促进下转化为雌激素，影响雌激素的信号传导。Miao等研究显示，前列腺基质细胞WPMY-1中PGE2能促使ER相关的孤儿受体（ERRα）表达增强，而ERRα可作为转录因子介导PGE2对芳香化酶表达的上调作用，促进前列腺中雌激素的旁分泌，通过增强雌激素效应诱导前列腺间质增生。

PGFS是催化PGF合成的特异酶，PGF2作为AA代谢产物之一，与PGE2、PGD2等在BPH组织中均存在高表达。醛酮还原酶（AKR1C3）是PGFS的一种，催化PGH生成PGF。AKR1C3通过催化PGF合成从两个方面促进前列腺细胞的增殖。一方面AKR1C3催化生成的PGF2系列PG，可刺激FP受体，激活依赖于生长因子的MAP激酶途径，促进细胞增殖；另一方面AKR1C3作为有效的11-酮基PG还原酶催化PGD合成PGF，对PGD2降解为PGJ2的通路产生抑制，而PGJ2作为PPARα的配体会产生抗增殖作用。

PGD主要催化PGH2生成PGD2。PGDS有2种类型：L-PGDS和H-PGDS。其中L-PGDS参与调节花生四烯酸代谢水平，影响激素作用相关。既往研究显示由PGDS催化生成的PGD在BPH组织中存在着高表达。

（九）干细胞学说

1989年Issacs等认为在特定条件下，极少分裂的前列腺干细胞可以产生过渡型扩增细胞，后者能够合成DNA增殖以保持前列腺正常细胞数量，即BPH是干细胞疾病的假说。增殖细胞进一步分化为成熟细胞，程序性死亡可以维持正常腺体大小。老年时期干细胞分化成熟发生障碍，细胞总死亡率下降，引发腺体增生。腺体的再生源于基底细胞的增殖和分化，大鼠去势后的前列腺中仅基底细胞存活，体积迅速缩小，一旦恢复雄激素刺激，前列腺又能恢复原有的大小和功能。基底细胞不依赖雄激素生长，但能应答雄激素，Xia等研究显示，发生于BPH的细胞凋亡主要见于分泌型上皮细胞，而基底细胞因表达Bcl-2而逃避了雄激素撤退引发的凋亡。据此，推测前列腺干细胞位于基底细胞层，具有增殖分化为上皮分泌细胞及神经内分泌细胞的能力。目前，关于前列腺干细胞是否参与BPH发生和发展病程尚存争议，有待于进一步深入研究。

（十）缺氧增生学说

Berger等研究发现，前列腺体积的增大所引发的缺氧可诱导低氧诱导因子的升高，进而FGF-2和FGF-7等因子表达升高，引起细胞增殖，从而导致BPH发生。胡建新等实验研究通过对SD大鼠前列腺的主要动脉进行阻断，复制出大鼠前列腺相对缺血和缺氧状态，相对缺血和缺氧组大鼠的前列腺组织，病理切片观察呈增生性改变，而正常对照组则无明显增生，即缺氧可能参与了BPH的发生和发展过程。缺氧可能会引起低氧诱导因子的转录，同时也导致细胞因子和血管生成因子的表达，最终导致生长因子水平增高，而前列腺基质长期暴露于此种缺氧环境中，受长期刺激将启动BPH的病理进程。

（十一）前列腺导管系统学说

美国西北大学李钟及Tenniswood等进行相关研究，按照导管距尿道的距离将大鼠前列腺的导管系统分三个区：近端导管、中间导管和远端导管。三个区导管上皮及其周围间质的形态和功能均不同。远端导管的上皮细胞处于活跃的增殖状态，中间导管的上皮细胞处于分化好的状态且有分泌功能，近端导管的上皮细胞处于程序性死亡或凋亡状态。导管周围间质平滑肌样细胞的含量在不同区也不同，近端导管平滑肌样细胞数量最多，中间导管区次之，远端导管区平滑肌样的细胞数量最少。研究证实，这些平滑肌样细胞产生TGF-β，而TGF-β可促进细胞的凋亡，因近端导管平滑肌样细胞数量多，故产生的TGF-β量大，上皮细胞发生凋亡的数量多，而远端导管的情况正好与之相反。这个过程可被DHT逆转。在正常睾酮水平下，大鼠前列腺表现出的这种同一导管不同区域的形态及功能差异提示，不同区域的导管对DHT、间质演化的生长调控因子KGF或TGF-β的反应是不同的，这种不同被认为是前列腺生长调控的关键。

（十二）神经内分泌细胞学说

前列腺上皮细胞内神经内分泌细胞（neuroendocrine cells，NEC）以开放型和封闭型两种形式存在，可能对前列腺生长起调控作用。开放型是指细胞突起到达前列腺腺腔表面的

NEC，封闭型是指细胞突起不能达到前列腺腺腔表面的NEC。NEC胞质中含有大量神经内分泌颗粒，并有细胞突起向邻近的细胞延伸。NEC散在分布于整个前列腺，包括前列腺腺泡、前列腺导管和前列腺尿道，调节细胞的生长和分化，控制本身细胞的内分泌、外分泌和旁分泌功能。至今为止，发现前列腺的NEC能分泌下列神经递质：生物胺、5-羟色胺、蛙皮素、胃泌素释放肽，嗜铬素家族的多种肽（包括嗜铬素A、B），降钙素家族的多种肽（包括降钙素、降钙素基因相关肽），生长抑素，甲状旁腺激素相关蛋白（PTHrP），甲状腺刺激激素样肽，以及α-HCG样的肽。

（十三）氧化应激学说

氧化应激导致细胞增殖受损和增生性细胞生长，研究显示了BPH患者氧化应激相关的证据。在BPH患者中，自由基的生成反映在谷胱甘肽S转移酶（GST）活性的增加，而由于氧化-抗氧化平衡受损导致的组织损伤则会引起丙二醛（MDA）水平的增加。高水平的谷胱甘肽过氧化物酶（GPx）和结合谷胱甘肽（GSH）可作为BPH患者的重要生物标志物。在BPH中，肿瘤坏死因子激活蛋白-1通路增加，导致细胞凋亡增强。与对照组相比，BPH患者进行一氧化氮合酶（NOS）升高。BPH患者超氧化物歧化酶（SOD）和过氧化氢酶（CAT）活性降低。

（十四）前列腺内多因素交互学说

前列腺内的种种细胞群体对各种信号的总体反应是一个非常复杂又精细调控的作用系统。了解这些复杂的信号通路对明确它们对前列腺疾病发生的作用极为重要。细胞对外部刺激的反应，如对KGF或FGF-2诱导的反应，不仅仅依赖于细胞膜受体蛋白的存在，而且还依赖于信号传导通路的活性及靶细胞内的结构基质。核基质是细胞类型特异的框架结构，它影响与基因转录调控有关的生物过程及DNA的排序。在受类固醇调控的基因表达中，核基质成分与类固醇激素受体间有特异的关系。

前列腺对激素反应的基础是类固醇受体介导的信号通路和肽类生长调节因子与细胞膜受体的

结合之间的相互作用。DHT对前列腺上皮细胞的促生长作用是通过肽类生长因子完成的，而促细胞生长的信号是生长因子与细胞膜上生长因子受体的膜外区作用后发出的，之后通过这个受体胞内酪氨酸特异的蛋白激酶把信号向细胞内传递。肽类生长因子与受体的结合启动了细胞内信号传导，最终导致原癌基因的活化和基因转录。这些信号可以激活原癌基因如c-myc、c-fos和c-jun，这些基因均编码调控前列腺生长的蛋白质，这些蛋白质也称为转录因子（TF）。同样，原癌基因也编码生长调控因子及其相应的膜受体蛋白及信号传导通路的各种成分。现有的证据表明，雄激素对前列腺的作用至少有一部分是通过促生长因子对靶细胞的作用后表达大量转录因子来完成的，对生长调控起着重要作用。

总而言之，BPH的发病机制是一个涉及多因素的、非常复杂的病理变化过程。目前所有关于BPH的研究大都围绕激素-内分泌学说、生长因子学说、基因调控学说、胚胎再唤醒学说和干细胞学说等进行，而关于免疫炎症学说、缺氧及维生素D对前列腺作用方面研究的报道较少。迄今为止，任何一个学说，也未能完整阐述BPH的原因，要解决这些问题，还需要建立更好更多的关于非临床和病理的BPH动物染毒观察。BPH的防治随着研究的深入将会有新的进展和突破。

三、前列腺增生毒理学研究最新进展

（一）炎症与前列腺增生

炎症的增加与BPH/LUTS的严重程度密切相关。药物治疗前列腺症状研究（MTOPS）的数据显示，前列腺炎患者发生BPH进展和急性尿潴留的风险更大。在BPH患者中，间质结节中T和B淋巴细胞数量增加。在人类BPH组织的间质和周围的上皮腺体中也检测到炎症细胞水平升高。趋化因子和细胞因子作用于免疫反应/炎症浸润、前列腺上皮和基质内部及之间，提供促前列腺生长的有丝分裂信号。前列腺中常见多种不同的免疫和炎症细胞类型。基质和腺体组织中可见B细胞和T细胞（尤其是CD4$^+$）、巨噬细胞和肥大细胞。随着男性年龄的增长，T细胞的数量增加，在BPH中表现明显。BPH中炎症细胞浸润是混合的，但包括慢性活化的T细胞（约70%）、B淋巴细胞（约15%）和巨噬细胞（约15%）。

BPH向LUTS增加或手术干预的进展也与炎症细胞浸润增加有关。在人类BPH晚期样本中，白血病细胞通常占总细胞的20%左右，单核巨噬细胞谱系上的CD11⁺细胞占总白细胞的50%左右。巨噬细胞功能多样，调节适应性免疫反应。它们参与炎症的诱导和消退，是BPH中免疫/炎症环境的重要组成部分。这种多样性需要细胞表型的改变，特别是向经典描述的M1（广泛促炎）和M2（广泛消炎）表型转变。对BPH中M1/M2比例进行粗略测量，CD68⁺细胞（M1巨噬细胞的替代物）和CD163⁺细胞（M2巨噬细胞的替代物）的比例随时间变化，随着BPH进展到手术阶段，CD68⁺细胞的比例比CD163⁺细胞的比例增加了1倍以上。这一结果与巨噬细胞的可塑性一致，巨噬细胞通过调节表型来响应环境信号。

在分子水平上，炎症介质似乎参与了BPH向外科手术治疗的进展。与BPH标本相比，手术BPH标本基底上皮和基质腔AP-1转录因子表达明显升高（特别是JUN和c-FOS）。此外，与早期/低症状BPH样本相比，典型的NF-κB信号通路在晚期BPH样本的上皮和基质细胞中均增强，这为BPH进展时前列腺炎症信号通路增强提供了证据。MTOPS队列中慢性炎症增加了BPH进展的风险，但5-ARI治疗降低了慢性炎症患者的进展风险。这些数据表明炎症信号和AR活性之间存在联系。NF-κB活性的升高在BPH样本中可见，特别是在疾病进展时，并且与构成型活性剪接变体AR-V7的表达及5α-还原酶2表达的升高有关。实验表明，在体外，NF-κB的激活可以提高良性上皮和基质细胞系的增殖率，以及上调SRD5A2并刺激AR和AR-V7的表达（图3-2-14）。值得注意的是，BPH中NF-κB和AR-V7的表达可能通过刺激SRD5A亚型的表达提供了一种5-ARI抗性机制。

正常成人前列腺具有低免疫细胞浸润、基础AR表达和基础水平的NF-κB活性，使细胞死亡/增殖率处于稳定状态，维持组织稳态。胶原在前列腺增生患者中沉积增加，炎症反应介质（如T细胞和巨噬细胞）浸润及增加，导致前列腺内慢性炎症状态。炎症反应的升高导致NF-κB的激活，已被证明可以刺激SRD5A2、AR和AR-V7

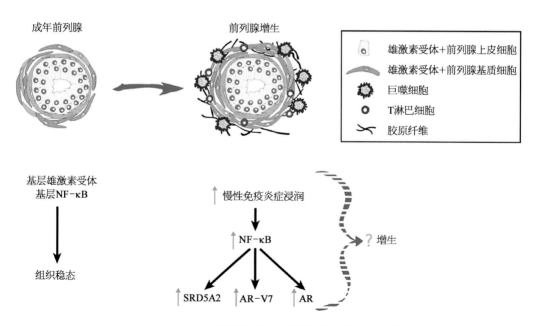

图3-2-14　成人前列腺炎症与前列腺增生关系示意图

的表达。炎症、NF-κB活性或AR可能都参与了BPH结节中上皮细胞或基质细胞增生的发展。

（二）睾酮-血管-炎症-年龄组合学说

睾酮已被证明可调节一氧化氮-环鸟苷单磷酸途径，而睾酮缺乏已知可诱导内皮功能障碍，特别是随着衰老的进程。

健康的细胞功能、调节和动态平衡依赖于血管系统。血管内皮和一氧化氮介导的信号通路调控血液微循环。血管衰老的主要标志是内皮功能障碍，内皮功能障碍导致周围血管舒张降低，并与一氧化氮的减少有关。缺氧诱导因子α在缺血前列腺中表达。血管衰老是一种与氧化应激和内皮功能障碍相关的慢性血管炎症性疾病，与前列腺增生的发生相关。

因此，该类炎症和老化实际上是一种慢性衰老过程中的系统性及无菌性的低度炎症。这是由于细胞衰老引起的促炎性细胞因子激活所致。前列腺增生上皮富含衰老细胞。在前列腺增生的男性中，衰老相关的β半乳糖苷酶在肿大的前列腺（＞55 g）中表达。炎症特异性自身抗体和相应自身抗原在前列腺组织中表达的证据也被发现。炎症病灶可以模拟前列腺癌，混淆MRI可靶向病变的解释，导致70.5%的假阳性率。炎症老化增加氧化应激水平，氧化应激水平是慢性炎症和前列腺癌发生的关键组成部分。炎症与前列腺癌的侵袭性和症状性BPH相关。

前列腺组织重塑/变性是衰老过程的一部分，导致平滑肌功能的改变，前列腺生长、增大和纤维化，前列腺功能的破坏和局部炎症是一个重要的因素。前列腺平滑肌完整的神经支配和收缩机制对前列腺液从前列腺排出至射精至关重要，而BPH增生和衰老组的神经支配减少。衰老和激素水平下降与血管周围氮能神经功能障碍有关，也与肥胖、肝硬化、糖尿病和高血压有关。实验中雄激素水平的降低可诱导基质重塑，导致成纤维细胞或肌成纤维细胞取代平滑肌细胞，并导致缺氧、氧化应激和慢性前列腺缺血。症状性前列腺增生显示促炎前列腺骨桥蛋白水平升高。

p53抑制炎症和癌症的早期保护作用与调节细胞周期和凋亡的重要细胞活动密切相关。在所有癌症类型中，最常见的是p53基因的错义突变，并导致p53突变蛋白失去其肿瘤抑制活性。细胞凋亡和炎症在控制细胞生长和维持组织稳态中发挥重要作用，细胞凋亡机制的紊乱与BPH有关。细胞衰老是一种特殊的生长抑制形式，在抑制肿瘤和衰老中起着至关重要的作用，在衰老过程中自噬被激活。端粒缩短在BPH中被证实与前列腺上皮细胞衰老相关。

睾酮-血管-炎症-衰老的核心是淀粉样变和自噬的早期诱导。在成年Wistar雄性大鼠中使用芳香化酶抑制剂短期降低雌激素，通过降低一氧化氮的有效性，导致淀粉样蛋白沉积，并通过特异性p63过表达限制基底细胞的分化，从而改变前列腺功能。这些发现可以等同于淀粉样变和自噬，淀粉样沉积和基底细胞"阻滞"等同于淀粉样变，是对一氧化氮还原应激原的自然生理反应，p63过表达（p53家族）等同于自噬诱导。

（三）淀粉样变性

目前关于淀粉样变的病理存在着不同的观点，一是"淀粉样变是一种罕见的疾病"，二是"继发性"淀粉样疾病中普遍存在血清淀粉样蛋白A。由于观点分歧，"前列腺淀粉样变"很少被描述，尽管在前列腺中发现大量淀粉样体/纤维。虽然淀粉样变一词使用广泛，但必须注意确定其前体蛋白类型。前列腺淀粉样蛋白转甲状腺素的偶然发现指的是心脏淀粉样变，而不是血清淀粉样蛋白A。淀粉样变是由致病性淀粉样蛋白的积累引起的，其中大多数是错误折叠蛋白在多种组织中聚集，在慢性炎症疾病中其正常的生理和功能被干扰。它形成了淀粉样衰老级联假说，对周围未衰老的细胞有害。由血清淀粉样蛋白A引起的"继发性"淀粉样变是由溶酶体引起的。

淀粉样变是哺乳动物细胞中的一种自然生理反应，它使细胞在应激原（如缺氧、氧化应激）的作用下能够储存大量蛋白质并进入休眠状态。血小板产生的β淀粉样蛋白（Aβ）可能比目前公认的更常见。在乳腺和前列腺癌细胞中，淀粉样变过程诱导细胞进入休眠期或静息期，细胞系研究表明β淀粉样寡聚物抑制人类癌细胞的生长。在前列腺癌的活动期，血清淀粉样蛋白A水平至少增加500倍，在缓解期下降到正常范围。

淀粉样体和结石是常见于良性前列腺腺泡和前列腺的管腔体。年龄20～40岁的男性中，约有25%的人患有这种疾病。在衰老的前列腺中检测到促炎S100A8/A9蛋白形成淀粉样蛋白。p53可以在细胞内形成淀粉样结构。具有淀粉样形成能力的促炎S100A8/S100A9蛋白在许多类型的癌症、神经退行性疾病、炎症和自身免疫疾病中表达水平升高。

前列腺停滞假说提示前列腺可能存在潜在致癌性分泌物的积聚，符合肿瘤发生炎性微环境的描述。来自健康专业人员随访研究队列的两份前瞻性报告均基于8年和10年的随访，为50岁以下男性频繁射精对预防前列腺癌的有益作用提供了最有力的证据。据报道，中年比格犬也出现了类似的"停滞"，它们的前列腺功能在4岁后突然下降。经直肠超声研究提示，常见的前列腺结石可能是由于肥大组织周围的前列腺分泌物梗阻或前列腺增生引起的慢性炎症阻塞所致。8/10例慢性前列腺炎患者指直肠按摩产生的前列腺分泌物较射精精液多见前列腺炎症聚集物，周期性acid-schiff蛋白明显阳性，提示前列腺炎患者全部射精的精液中只含有少量的前列腺分泌物。定期的抗阻训练和前列腺按摩也可以降低前列腺癌患者的促炎标志物水平，提高PSA水平。

一名78岁男性患者因前列腺和泌尿系统肿大症状，经10次前列腺按摩联合抗生素治疗后，症状改善，经直肠超声示前列腺体积缩小52%（从63 g至30 g）。对25名前列腺肿大男性的柠檬酸分泌研究表明，在3～4周内给予10次前列腺按摩，几乎所有病例的前列腺肿大都有所缓解。其他研究显示，反复前列腺按摩和使用或不使用抗生素可改善慢性前列腺炎、急性尿潴留和下尿路症状。前列腺淀粉样体沉积通常直径只有几毫米，可占前列腺体积重量的1/3。

（四）自噬

淀粉样变可被自噬和泛素蛋白酶体系统对抗，这两种系统都是许多疾病相关蛋白聚合体的主要降解途径。自噬是细胞的一种自然调节机制，它消除不必要和功能失调的细胞成分，以维持内环境稳定，并对细胞应激做出反应。

自噬诱导作为一种细胞保护反应，可促进缺氧条件下人类前列腺基质细胞的存活，而前列腺内自噬通量的减少可能与BPH有关。自噬在免疫中的关键作用之一是细胞对炎症的自主控制，这是一种抗炎机制。自噬失活与伴有下尿路症状和前列腺增生患者严重的前列腺炎症相关。

（五）血管紧张素1-7/Mas受体轴

血管紧张素转换酶（ACE）是肾素-血管紧张素-醛固酮系统（RAAS）的枢纽，其催化产物血管紧张素Ⅱ（AngⅡ）是RAAS最关键的效应因子。RAAS生物学功能不仅能产生AngⅡ，还能降低中枢胆碱能系统的活性，从而导致乙酰胆碱浓度降低。然而，膀胱上的剪切应力由于AngⅡ的浓度增加，激活M1、M3、M5毒蕈碱的受体和刺激磷脂酶C活动，水解磷脂酰肌醇双磷酸、三磷酸肌醇（IP3）及甘油二酯刺激花生四烯酸释放，打开钙通道。这一过程可能是膀胱过度活跃和BPH组织生长过程中引起LUTS的直接或间接原因。RAAS在前列腺中的作用是明确的，当ACE1的生化活性增强时，RAAS途径的过度激活是有害的，这是因为Zn^{2+}金属离子的利用率增加，而Zn^{2+}主要存在于健康的前列腺中，导致AngⅡ浓度增加。然而，BPH组的组织/血浆锌含量降低了61%，精浆中血管紧张素的含量是血浆的3～5倍。

这种不足以旁分泌的方式激活AT1受体，从而介导涉及蛋白激酶C（PKC）/Ca^{2+}/IP3途径和表皮生长因子（EGF）、细胞外信号相关激酶（ERK）或丝裂原激活蛋白激酶（MAPK）的下调信号。刺激TNF-α活化导致早期反应基因如c-fos、c-jun、c-myc或NF-κB的表达升高，主要增加活性氧（ROS）合成的氧化应激和细胞凋亡，其结果是输精管平滑肌增殖和生长，由TGF-β激活的炎症和纤维化，由于交感神经紧张而引起血管收缩及醛固酮释放。此外，AngⅡ定位于附睾和前列腺的上皮细胞，表明该肽是由细胞内和细胞外机制产生的。然而，由于前列腺中激动剂诱导的内化，AngⅡ的形成增强下调了AT1受体。通过这种方式，内化的AngⅡ触发了许多促进纤维增生反应的信号通路（图3-2-15）。AngⅡ也会进入细胞核，在那里它有转录作用。此外，大鼠前列腺交感神经去甲肾上腺素的高水平AngⅡ神经支配可能对BPH的前列腺功能障碍及其相关的LUTS有重要意义。

这些数据扩展了早期的发现，支持了ACE1过表达可能参与BPH病理生理过程的新概念。然而，胃促胰酶是一种丝氨酸蛋白酶，它也能裂解AngⅠ产生AngⅡ，并通过组织中的非ACE途径使其浓度保持在稳定状态。

（六）肌球蛋白

肌球蛋白Ⅱ在大鼠和体外培养的人前列腺细胞中大量表达，并在动态和静态成分中发挥作用。将36只雄性大鼠分为假手术组、手术去势组和去势补睾酮组。进行体外器官浴研究、RT-PCR、蛋白质印迹法（Western blotting）、Masson三色染色和免疫荧光染色。结果显示，去势显著增加了前列腺平滑肌（SM）的收缩性，

SM MHC免疫染色显示基质中平滑肌细胞数量相对增加。睾酮剥夺改变了前列腺平滑肌肌球蛋白Ⅱ（SMMⅡ）亚型组成，SM-B和SM2上调，但LC17a下调，有利于更快的收缩。MLCK、p-MLCP、RhoB、ROCK1、ROCK2蛋白在去势大鼠中表达增加。同时，非肌球蛋白Ⅱ（NMMⅡ）重链亚型A、B和C（NMMHC-A、B和C亚型）被去势所改变，这可能与细胞增殖减少和凋亡增加有关。T调节SMMⅡ和NMMⅡ及其在大鼠前列腺中的功能活动，T剥夺不仅减少了前列腺大小（静态成分），而且改变了前列腺SM张力（动态成分）。

以正常人和前列腺增生患者的前列腺细胞系和组织为模型，探讨肌球蛋白Ⅱ亚型包括SMMⅡ和NMMⅡ在增生前列腺中的表达和功能活性。研究进行了苏木精和伊红（HE）、Masson三色染色、免疫组织化学染色、体外器官浴、RT-PCR和蛋白质印迹法，建立了NMMⅡ亚

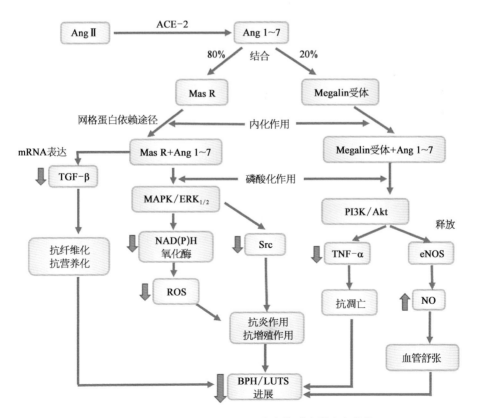

图3-2-15　ACE1/AngⅡ/AT1通路在前列腺增生中的作用

型沉默的细胞模型，并通过细胞计数试剂盒（CCK-8）和流式细胞术检测前列腺细胞的增殖、周期和凋亡。增生的前列腺SM表达更多的SM1和LC17b亚型，与它们交替剪接的对等体相比，更倾向于更缓慢的强直型收缩和更大的力量产生。在BPH组中，选择性肌球蛋白Ⅱ抑制剂Blebbistatin（BLEB）对苯肾上腺素（PE）预收缩的前列腺条具有较强的松弛作用，对PE诱导的前列腺条收缩具有较强的抑制作用。另外，NMMHC-A和NMMHC-B在增生前列腺中表达上调，而NMMHC-C无变化。抑制NMMHC-A或NMMHC-B可抑制前列腺细胞增殖，诱导细胞凋亡，细胞周期不发生变化。肌球蛋白Ⅱ亚型的表达和功能活性在人前列腺增生中发生改变，这提示了BPH的一种新的病理机制。

（周娴颖　孙得森　郭隽）

参考文献

［1］陈君秀，李泽安，谢俊佳，等.常用良性前列腺增生细胞系及动物模型研究进展［J］.中华实验外科杂志，2020，37（8）：1555-1559.

［2］郭琳，苗明三.基于前列腺增生症临床病症特点的动物模型分析［J］.中华中医药杂志，2016，31（1）：261-264.

［3］黄冬妍，吴建辉，孙祖越.环境内分泌干扰物的前列腺毒性研究进展［J］.环境与健康杂志，2014，31（9）：837-840.

［4］黄霆，王安喜，朱晓雨，等.葛根配方颗粒对小鼠前列腺增生的影响［J］.世界中医药，2017，12（9）：2160-2163.

［5］刘丹，白雪，刘桂敏，等.前列腺增生症发病机制的研究进展［J］.实用临床医药杂志，2021，25（5）：112-117.

［6］刘建民，张新华.前列腺增生组织中4个上调基因的表达及意义［J］.现代泌尿外科杂志，2021，26（9）：40-748.

［7］任毅，王瑶，郑入文.良性前列腺增生病因及发病机制的研究现状［J］.世界中医药，2018，13（9）：2372-2376.

［8］申青，朱着，朱柳，等.尿生殖窦植入致大鼠良性前列腺增生的组织形态学研究［J］.中华男科学杂志，2012，18（8）：703-709.

［9］宋益挺，焦东平，刘凯歌，等.雌雄激素受体在良性前列腺增生组织中的表达［J］.山西医科大学学报，2012，43（4）：260-262.

［10］王刚，姚丽霞，李芳，等.转化生长因子β1在前列腺增生合并高血压患者前列腺组织中的表达及意义［J］.中外医疗，2015，34（3）：85-86.

［11］王海生，荣阳，荣根满.前列腺增生组织细胞凋亡及bcl-2癌基因表达的作用与前瞻性研究［J］.中国医药指南，2019，17（7）：43-44.

［12］王凯玥，吴建辉.NF-κB在前列腺增生中的调控作用及研究进展［J］.中华男科学杂志，2021，27（11）：1025-1029.

［13］吴建辉，李军，苏欣，等.原代培养大鼠前列腺细胞建立前列腺增生筛药模型［J］.中国实验动物学报，2013，21（5）：10-14.

［14］吴双双，吴建辉，孙祖越.前列腺素合成酶基因调控与前列腺疾病关系的研究进展［J］.中华男科学杂志，2017，23（7）：663-667.

［15］辛玉宏，赖建生，赵国平，等.前列腺增生症中血管内皮生长因子C的表达与血清前列腺特异抗原的相关性［J］.现代泌尿外科杂志，2014，19（3）：186-189.

［16］张开宇，刘孝华.良性前列腺增生发病危险因素的研究进展［J］.世界最新医学信息文摘，2019，19（61）：100-104.

［17］张育军，侯俊明，雒向宁，等.益肾活血颗粒对良性前列腺增生大鼠Caspase-3及bFGF表达的影响［J］.中成药，2017，39（5）：906-911.

［18］郑入文，胡慧.60例良性前列腺增生患者雌，雄激素水平与症状指标的相关性分析［J］.中华中医药杂志，2018，33（6）：2568-2570.

［19］周树军，马利民，李华镭，等.良性前列腺增生症合并组织学前列腺炎临床分析［J］.交通医学，2010，24（4）：417-418.

［20］Ajayi A, Abraham K. Understanding the role of estrogen in the development of benign prostatic hyperplasia［J］. African Journal of Urology, 2018, 24(2): 93-97.

［21］Altavilla D, Minutoli L, Polito F, et al. Effects of flavocoxid, a dual inhibitor of COX and 5-lipoxygenase enzymes, on benign prostatic hyperplasia［J］. Br J Pharmacol, 2012, 167(1): 95-108.

［22］Anvari K, Toussi MS, Kalantari M, et al. Expression of Bcl-2 and Bax in advanced or metastatic prostate carcinoma［J］. Urology, 2012, 9(1): 381-388.

［23］Atawia RT, Mosli HH, Tadros MG, et al. Modulatory effect of silymarin on inflammatory mediators in experimentally induced benign prostatic hyperplasia: emphasis on PTEN, HIF-1α, and NF-κB［J］. Naunyn Schmiedebergs Arch Pharmacol, 2014, 387(12): 1131-1140.

［24］ Austin DC, Strand DW, Love HL, et al. NF-κB and androgen receptor variant expression correlate with human BPH progression ［J］. Prostate, 2016, 76(5): 491-511，1004-1018.

［25］ Bai R, Cui Z, Ma Y, et al. The NF-κB-modulated miR-19a-3p enhances malignancy of human ovarian cancer cells through inhibition of IGFBP-3 expression ［J］. Molecular Carcinogenesis, 2019, 58(12): 2254-2265.

［26］ Chen P, Xiao H, Huang W, et al. Testosterone regulates myosin II isoforms expression and functional activity in the rat prostate ［J］. Prostate, 2018, 78(16): 1283-1298.

［27］ Da Silva MHA, De Souza DB. Current evidence for the involvement of sex steroid receptors and sex hormones in benign prostatic hyperplasia ［J］. Research and Reports in Urology, 2019, 11: 1.

［28］ Grabowska MM, Sandhu B, Day ML. EGF promotes the shedding of soluble E-cadherin in an ADAM10-dependent manner in prostate epithelial cells ［J］. Cellular Signalling, 2012, 24(2): 532-538.

［29］ He W, Wang X, Zhan D, et al. Changes in the expression and functional activities of Myosin II isoforms in human hyperplastic prostate ［J］. Clinical Science, 2021, 135(1): 167-183.

［30］ Hennenberg M, Schreiber A, Ciotkowska A, et al. Cooperative effects of EGF, FGF, and TGF-β1 in prostate stromal cells are different from responses to single growth factors ［J］. Life Sciences, 2015, 123: 18-24.

［31］ Ho C K M, Habib F K. Estrogen and androgen signaling in the pathogenesis of BPH ［J］. Nature Reviews Urology, 2011, 8(1): 29-41.

［32］ Hwang EC, KIM SO, NAM DH, et al. Men with hypertension are more likely to have severe lower urinary tract symptoms and large prostate volume ［J］. LUTS, 2015, 7(1): 32-36.

［33］ Jacobsen PR, Axelstad M, Boberg J, et al. Persistent developmental toxicity in rat offspring after low dose exposure to a mixture of endocrine disrupting pesticides ［J］. Reproductive Toxicology, 2012, 34(2): 237-250.

［34］ Jhang JF, Jiang YH, Kuo HC. Adding Cyclooxygenase-2 inhibitor to alpha blocker for patients with benign prostate hyperplasia and elevated serum prostate specific antigen could not improve prostate biopsy detection rate but improve lower urinary tract symptoms ［J］. International Journal of Clinical Practice, 2013, 67(12): 1327-1333.

［35］ La Vignera S, Condorelli RA, Russo GI, et al. Endocrine control of benign prostatic hyperplasia ［J］. Andrology, 2016, 4(3): 404-411.

［36］ Lee H, Akin-Olugbade O, Kirschenbaum A. Overview of prostate anatomy, histology, and pathology ［J］. Endocrinology and Metabolism Clinics, 2011, 40(3): 565-575.

［37］ Liu J, Hu S, Cui Y, et al. Saturated fatty acids up-regulate COX-2 expression in prostate epithelial cells via toll-like receptor 4/ NF-κB signaling ［J］. Inflammation, 2014, 37(2): 467-477.

［38］ Liu TT, Grubisha MJ, Frahm KA, et al. Opposing effects of cyclooxygenase-2 (COX-2) on estrogen receptor β (ERβ) response to 5α-reductase inhibition in prostate epithelial cells ［J］. Journal of Biological Chemistry, 2016, 291(28): 14747-14760.

［39］ Lloyd GL, Marks JM, Ricke WA. Benign prostatic hyperplasia and lower urinary tract symptoms: what is the role and significance of inflammation? ［J］. Current Urology Reports, 2019, 20(9): 1-8.

［40］ McLaren ID, Jerde TJ, Bushman W. Role of interleukins, IGF and stem cells in BPH ［J］. Differentiation, 2011, 82(4-5): 237-243.

［41］ Omar HA, Tolba MF. Caffeic acid phenethyl ester guards against benign prostate hypertrophy in rats: Role of IGF-1R/protein kinase-B (Akt)/β-catenin signaling ［J］. IUBMB life, 2018, 70(6): 519-528.

［42］ Phua TJ. The etiology and pathophysiology genesis of benign prostatic hyperplasia and prostate cancer: a new perspective ［J］. Medicines, 2021, 8(6): 30.

［43］ Quiles MT, Arbós MA, Fraga A, et al. Antiproliferative and apoptotic effects of the herbal agent Pygeum africanum on cultured prostate stromal cells from patients with benign prostatic hyperplasia (BPH) ［J］. Prostate, 2010, 70(10): 1044-1053.

［44］ Shah A, Shah AA, Nandakumar K, et al. Mechanistic targets for BPH and prostate cancer-a review ［J］. Reviews on Environmental Health, 2021, 36(2): 261-270.

［45］ Sherrill JD, Sparks M, Dennis J, et al. Developmental exposures of male rats to soy isoflavones impact Leydig cell differentiation ［J］. Biology of Reproduction, 2010, 83(3): 488-501.

［46］ Singh S, Singh TG. Role of nuclear factor kappa B (NF-κB) signalling in neurodegenerative diseases: an mechanistic approach ［J］. Current Neuropharmacology, 2020, 18(10): 918-935.

［47］ Singh Y, Gupta G, Sharma R, et al. Embarking effect of ACE2-angiotensin 1-7/mas receptor Axis in benign prostate hyperplasia ［J］. Critical Reviews™ in Eukaryotic Gene Expression, 2018, 28(2): 115-124.

［48］ Song W, Li DY, Yuan HC, et al. Relationship between interleukin-8 levels in expressed prostatic secretion and expressions of bFGF and Bcl-2 in benign prostatic hyperplasia ［J］. Zhonghua yi xue za zhi, 2016, 96(2): 104-107.

［49］ Sreenivasulu K, Nandeesha H, Dorairajan L N, et al. Elevated insulin and reduced insulin like growth factor binding protein-3/ prostate specific antigen ratio with increase in prostate size in Benign Prostatic Hyperplasia ［J］. Clinica Chimica Acta, 2017,

469: 37-41.

[50] Tanabe R, Kawamura Y, Tsugawa N, et al. Effects of Fok-I polymorphism in vitamin D receptor gene on serum 25-hydroxyvitamin D, bone-specific alkaline phosphatase and calcaneal quantitative ultrasound parameters in young adults [J]. Asia Pac J Clin Nutr, 2015, 24(2): 329-335.

[51] Tyagi M, Patro BS. Salinomycin reduces growth, proliferation and metastasis of cisplatin resistant breast cancer cells via NF-kB deregulation [J]. Toxicology in Vitro, 2019, 60: 125-133.

[52] Ückert S, Kedia GT, Tsikas D, et al. Emerging drugs to target lower urinary tract symptomatology (LUTS)/benign prostatic hyperplasia (BPH): focus on the prostate [J]. World journal of urology, 2020, 38(6): 1423-1435.

[53] Vickman RE, Franco OE, Moline D C, et al. The role of the androgen receptor in prostate development and benign prostatic hyperplasia: A review [J]. Asian Journal of Urology, 2020, 7(3): 191-202.

[54] Wang JY, Fu YY, Kang DY. The association between metabolic syndrome and characteristics of benign prostatic hyperplasia: a systematic review and meta-analysis [J]. Medicine, 2016, 95(19).

[55] Wang L, Xie L, Tintani F, et al. Aberrant transforming growth factor-β activation recruits mesenchymal stem cells during prostatic hyperplasia [J]. Stem Cells Translational Medicine, 2017, 6(2): 394-404.

[56] Wang S, Wang N, Yu B, et al. Circulating IGF-1 promotes prostate adenocarcinoma via FOXO3A/BIM signaling in a double-transgenic mouse model [J]. Oncogene, 2019, 38(36): 6338-6353.

[57] Xiang-Yun L, Ying-Wen X, Chen-Jing X, et al. Possible mechanism of benign prostatic hyperplasia induced by androgen-estrogen ratios in castrated rats [J]. Indian journal of Pharmacology, 2010, 42(5): 312-217.

[58] Xie C, Sun X, Chen J, et al. Down-regulated CFTR During Aging Contributes to Benign Prostatic Hyperplasia [J]. Journal of Cellular Physiology, 2015, 230(8): 1906-1915.

[59] Yalcinkaya S, Eren E, Eroglu M, et al. Deficiency of vitamin D and elevated aldosterone in prostate hyperplasia [J]. Advances in Clinical and Experimental Medicine, 2014, 23(3): 441-446.

[60] Yu-Rong W, Yuan XU, Jiang ZZ, et al. Triptolide reduces prostate size and androgen level on testosterone-induced benign prostatic hyperplasia in Sprague Dawley rats [J]. Chin J Nat Med, 2017, 15(5): 341-346.

第三节 · 前列腺增生毒理学研究案例

案例五

基于转录组学和蛋白质组学的前列腺增生发生机制研究

"前列腺上皮细胞残骸堆积"假说的部分研究内容

（一）目的

以Beagle犬为实验对象，寻找并验证和人类前列腺增生相似的老年犬自发BPH，并采用1∶100的雌/雄激素染毒致BPH发生。应用蛋白质组学和转录组学方法，分析并发现自发BPH和染毒致BPH前列腺组织中蛋白质及转录的变化，进而采用免疫组化技术原位检测凋亡标志蛋白、增殖标志蛋白及上皮和间质对应的标志蛋白，探索前列腺上皮细胞凋亡或死亡及间质纤维化增加导致前列腺增生的机制。

（二）受试物一

（1）名称：睾酮。

（2）提供单位：×××公司。

（3）批号：1110536247。

（4）规格：1 g/瓶。

（5）性状：白色粉末。

（6）含量：≥98%。

（7）保存条件：常温贮存。

（8）配制方法：采用药用级橄榄油配制。

（三）受试物二

（1）名称：17β-雌二醇。

（2）提供单位：×××公司。

（3）批号：SLBH0091V。

（4）规格：1 g/瓶。

（5）性状：白色或淡黄色粉末。

（6）含量：≥98%。

（7）保存条件：常温贮存。

（8）配制方法：采用药用级橄榄油配制。

（四）溶媒一

（1）名称：玉米油。

（2）提供单位：×××公司。

（3）批号：20160201。

（4）规格：500 mL/瓶。

（5）保存条件：密闭、常温。

（6）配制方法：无需配制。

（五）材料

1. 主要仪器

（1）高分辨率小动物超声系统：Vevo770，×××公司。

（2）正置显微镜：CX41，×××公司。

（3）相差倒置显微镜：AE2000，×××公司。

（4）电热恒温水浴锅：HWS-12，×××公司。

（5）脱水机：Leica ASP，×××公司。

（6）烘片机：Leica HI1220，×××公司。

（7）石蜡切片机：RM2125，×××公司。

（8）包埋机：Leica EG1160，×××公司。

（9）全自动染色机：ST5010 Leica，×××公司。

（10）恒温干燥箱：WFO-700，×××公司。

（11）超净工作台：SW-CJ-1FD，×××公司。

（12）全自动样品快速研磨仪：Tissuelyser-24，×××公司。

（13）酶标仪：Multiskcan FC，×××公司。

（14）电脑洗板机：×××公司。

（15）低温水平式离心机：Allegra-12R，×

×× 公司。

2. 主要试剂

（1）睾酮（Cayman，0496121）、雌二醇（Cayman，0495967）和双氢睾酮（Kamiya，KT100012）Elisa 检测试剂盒。

（2）Masson 三色染色试剂盒：DC0032，×××公司。

（3）DAB 浓缩型试剂盒：FL-6001，×××公司。

（4）睾酮：1110536247，×××公司。

（5）雌二醇：SLBH0091V，×××公司。

（6）无水乙醇：批号10092680，×××公司。

（7）药用级玉米油：L1623025，×××公司。

（8）二甲苯：批号10023418，×××公司。

（9）30% 过氧化氢：10011218，×××公司。

（10）甲醛：10010018，×××公司。

（11）石蜡：69018961，×××公司。

（六）动物资料

1. 种　犬。

2. 系　Beagle。

3. 性别和数量

（1）自发BPH：9～12月龄、5～7岁和9～11岁龄的Beagle犬（分别代表青年、中年和老年犬）各3只。

（2）染毒致BPH：12～15月龄的Beagle犬各3只（对照组和组）。

4. 来源　×××公司。

5. 等级　普通级。

6. 许可证号及发证单位　实验动物质量合格证号为×××。×××公司的实验动物生产许可证号为×××，×××市科学技术委员会。实验动物使用许可证号为×××，×××市科学技术委员会。

7. 动物接收日期　××××-××-××。

8. 实验系统选择说明

（1）目前前列腺增生的发病机制尚不明确，几十年来已经有多种前列腺增生动物（主要是啮齿类大鼠，包括SD、Wistar、Noble、F344、Lewis和BN等品系；非啮齿类犬，包括Beagle

犬和杂种犬）在其发病机制的研究中得到应用。业已证实年龄的增长和正常功能睾丸的存在是前列腺增生发病的必备条件，目前的研究表明只有犬、猩猩、狒狒与人类一样，随着年龄的增长可以自发前列腺增生，故雄性Beagle犬适用于研究前列腺增生的发病机制。

（2）临床上前列腺增生多发于40岁以上的男性（相当于犬6岁龄），50岁时有临床症状的BPH发病率为50%，年龄每增加10岁发病率递增10%。80岁的男性BPH发病率可达90%以上（表3-3-1）。

表3-3-1　犬与人年龄对比表

犬（岁）	人（岁）	犬（岁）	人（岁）
1*	15	7	45
2	24	8	50
4	32	9	55
5	36	10	60
6	40	11	63

注：*表中犬年龄"1"岁精确值为9月龄

（3）正常犬的前列腺随着年龄的增长不断发育，2岁龄（相当于人24岁）时达到最大，但2岁龄犬病理组织学检查可见40%自发前列腺增生，7岁龄（相当于人45岁）时前列腺增生的发病率接近100%（表3-3-2）。

表3-3-2　与年龄相关的犬前列腺增生发病率

犬（岁）	BPH 发病率（%）	犬（岁）	BPH 发病率（%）
0.1～1.0	0	5.1～6.0	87
1.1～2.0	16	6.1～7.0	83
2.1～3.0	32	7.1～8.0	90
3.1～4.0	43	8.1～9.0	96
4.1～5.0	56	9.1～10.0+	93

（4）综上，选择9～12月龄、5～7岁和9～11岁龄的雄性犬进行年龄相关的BPH发生机制研究。

9. **实验动物识别方法** 动物到达后为每只动物指定一个单一的研究动物编号。

10. **饲料、垫料及饮用水** 饲料为常规犬饲料，来源于×××公司，批号为20××1211、20××0203、20××0307、20××0312、20××0501、20××0509和20××0608；饮用水为经过检测合格的自来水。

11. **饲养条件和环境** Beagle犬饲养在×××科学研究所（×××毒理检测中心）的大动物（犬）实验室，饲养于不锈钢笼内，单笼饲养；每天每只动物喂犬专用饲料300～400 g，自由饮水，上、下午各喂食1次；室温16～26℃，相对湿度40%～70%，空调通风，光照明暗各12 h。

（七）实验方法

1. **自发前列腺增生和染毒致前列腺增生的构建**

（1）**分组** 采用高分辨率小动物超声系统对Beagle犬的前列腺上下径、左右径和前后径进行测量，计算前列腺体积。根据前列腺的体积和动物年龄选择15只合适的动物，分别为自发BPH（青年组、中年组和老年组）及染毒致BPH（正常对照组和染毒组）（表3-3-3）。

（2）**方法**

1）去势手术：染毒致BPH组3只动物在适应性饲养7天后，以3%戊巴比妥钠按1.0 mL/kg麻醉，无菌条件下经阴囊途径对组动物进行去势手术：轻轻拉动睾丸周围的脂肪，暴露出睾丸和附睾，从输精管处结扎，完整地切除双侧睾丸和附睾，缝合。

2）给药：针对染毒致BPH组的6只动物，染毒组去势手术后第8天，肌内注射给予比例为1：100的雌雄激素（雌二醇0.25 mg/kg，睾酮25 mg/kg），给药体积为0.1 mL/kg；正常对照组肌内注射相同给药体积的药用级玉米油，每天给药1次，共10天。

3）一般状况观察：实验开始前动物检疫并适应性饲养7～14天，其间每天至少观察1次动物一般状况，并进行1次体重、血液学、血液生化学和血凝指标检查，以判断动物的健康状况，待动物主要体征指标稳定后可进行实验。

4）前列腺指数和组织相关检测

A. 前列腺体积：采用高分辨率小动物超声系统对犬的前列腺上下径、左右径和前后径进行测量，计算前列腺的体积（体积=上下径×左右径×前后径×π/6），上述体积>18 cm³初步判定为前列腺增生。

B. 前列腺指数：麻醉后解剖，仔细分离前列腺，称湿重，并计算脏器指数（脏脑比和脏体比）。其中前列腺称重后迅速置于冰上分离成大约200 mg（激素检测）、200 mg（增殖、受体及相关因子检测）、500 mg（转录组学）、800 mg（蛋白质组学）和300 mg（后续验证或备用）及剩余部分（病理组织学检查）共六部分，立即置于液氮中并转移至-80℃冰箱中保存备用。

5）激素检测

A. 外周血：从动物上/下肢静脉丛采集适量血液离心后分离血清，参照ELISA试剂盒说明书进行不同年龄段犬外周血中的睾酮、双氢睾酮及

表3-3-3 自发BPH和染毒致BPH动物分组

组 别		年 龄	前列腺体积	动物数
自发BPH	青年组	9～12个月	<18 cm³	3
	中年组	5～7岁	>18 cm³	3
	老年组	9～11岁	>18 cm³	3
染毒致BPH	正常对照组	12～15个月	<18 cm³	3
	染毒致BPH组	12～15个月	>18 cm³	3

雌二醇检测，并计算睾酮与雌二醇（成年人 E_2/T 值为 1:150，随着年龄的增长，E_2/T 值不断升高，进入老年期比值为 1:120~1:80）。

B. 前列腺组织：采用 3% 戊巴比妥钠以1.0 mL/kg 静脉注射麻醉，股动脉放血处死后迅速分离前列腺。前列腺称重后迅速置于冰上分离300 mg 的前列腺组织并立即置于液氮中，用于测定前列腺组织中的睾酮、双氢睾酮及雌二醇含量，观察其在不同年龄段犬中的变化趋势，并计算睾酮与雌二醇的比值，分析其于外周血中的激素含量的相关性。

6）病理组织学检查

A. 解剖分离好的前列腺置于 10% 中性福尔马林中固定 48 h 后包埋于蜡块（厚度为 0.2~0.3 cm，大小为 1.5 cm × 1.5 cm × 0.3 cm）中，依次进行脱水、透明、浸蜡、包埋后切成 4~7 μm 切片。苏木素-伊红染色后于显微镜下观察上皮细胞和间质细胞的形态学变化。

B. 上皮高度：上述切片在 100 倍光学显微镜下随机选取 10 个视野，每个视野随机选取 10 个前列腺上皮细胞，用 Nikon NIS-Elements BR 3.1 显微图像分析系统自动测量上皮细胞高度。

7）Masson 染色

A. 样本切块、洗涤、脱水、透明、浸蜡、包埋及切片。

B. 常规脱蜡、水化后，用配制好的 Weigert 铁苏木素染色 5~10 min。用酸性乙醇分化液分化，水洗。用 Masson 蓝化液返蓝，水洗；丽春红品红染色液染色 5~10 min；在上述操作过程中按 2:1 的蒸馏水:弱酸比例配制弱酸工作液，用弱酸工作液洗 1 min。

C. 蒸馏水洗 1 min，磷钼酸溶液洗 1~2 min。用配制好的弱酸工作液洗 1 min。

D. 直接入苯胺蓝染色液中染色 1~2 min，用配制好的弱酸工作液洗 1 min，95% 乙醇快速脱水。无水乙醇脱水 3 次，每次 5~10 s；二甲苯透明 3 次，每次 1~2 min。中性树胶封片。

8）免疫组化检测

A. 免疫组化检测各年龄段犬前列腺中上皮细胞和间质细胞的细胞增殖核抗原、凋亡抑制基因 BCL-2、雄激素受体（AR）和雌激素受体（ERα）阳性表达率（表3-3-4）；样本切块、洗涤、脱水、透明、浸蜡、包埋及切片。

B. 常规脱蜡和水化：二甲苯（5 min × 2 次）→无水酒精（5 min × 2 次），95% 酒精（5 min × 1 次）→75% 酒精（2 min × 1 次）→去离子水冲洗 1 min。

C. 抗原修复：组织切片浸入现用现配0.01 mmol/L 的柠檬酸缓冲液（pH 6.0）抗原修复液中，微波炉加热 10~20 min，冷却至室温，取出切片，PBS 液冲洗 2 min × 3 次。

D. 阻断内源性过氧化物酶的活性：除去PBS 液，每张组织切片滴加一滴试剂 A，室温下孵育 10 min，PBS 液冲洗 3 min × 3 次；除去 PBS 液，每张组织切片滴加一滴试剂 B，室温下，孵育 10 min。

E. 滴加一抗（抗体信息详见表3-3-4）：除去过量血清，加入稀释好的一抗（阴性对照用PBS 替代）覆盖切片组织，4℃过夜或室温下 1 h，PBS 冲洗 3 min × 3 次。

F. 滴加二抗：除去 PBS 液，滴加 1 滴试剂C，室温下，孵育 10 min，PBS 液冲洗 3 min × 3 次；除去 PBS 液，每张切片加 1 滴试剂 D，室温孵育 10 min，PBS 冲洗 3 min × 3 次。

G. DAB 显色：加入已配制好的 DAB 溶液（配制方法：取 1.5 mL 的 EP 管加入 850 μL 蒸馏水，依次加入 A、B、C 三种试剂各 50 μL，充分混匀，即成 1 mL 的 DBA 显色液，避光保存，30 min 内有效），待组织切片镜下出现棕黄颗粒即刻用 PBS 冲洗，终止显色。

H. 复染：苏木素复染 2 min，水洗 1 min，盐酸酒精分化 4 s，流水冲洗 15 min。

I. 干燥及透明：75% 酒精（2 min × 1 次）→95% 酒精（2 min × 1 次）→无水酒精（2 min × 2 次）→二甲苯（2 min × 2 次）。

J. 封片：中性树胶封片，镜下观察。镜下观察到免疫组化切片出现棕黄色颗粒集聚即为阳性反应；每张切片观察 10 个视野，利用 Image-Pro Plus 6.0 软件对制作好的切片显色图像进行平均光密度测定分析，将其间接作为蛋白表达量。

表3-3-4 免疫组化检测对应抗体信息

名　称	来　源	宿　主	批　号	稀释倍数
PCNA	Santa Cruz	兔	sc-7907	1：100
BCL-2	Santa Cruz	兔	sc-492	1：100
ERα	Santa Cruz	兔	sc-7207	1：75
β联蛋白	Abcam	鼠	ab32572	1：500
Vimentin	BD	鼠	550513	1：100
纤维连接蛋白	BD	鼠	610078	1：250
α-SMA	Santa Cruz	鼠	sc-53142	1：100

2. 应用RNASeq转录组学技术筛选两种前列腺增生的差异基因

（1）实验材料

1）样本：样本来源于第一部分两种BPH对应的12例样本（保存在-80℃低温冰箱中，直至实验检测），分为2个比对组别，每组6个样本（表3-3-5）。

2）主要试剂

A. Trizol reagent：×××公司。

B. DEPC水：×××公司。

C. RNAase free ddH$_2$O：×××公司。

D. 异丙醇：×××公司。

E. 无水乙醇：×××公司。

F. 碘乙酰胺（IAA）：×××公司，化学纯。

G. 氯仿：×××公司。

H. 甲酸：×××公司，质谱纯。

I. 十二烷基磺酸钠（SDS）：×××公司，化学纯。

J. 双蒸水：本实验室用MilliQ纯水仪制备。

K. 乙腈：×××公司，质谱纯。

L. 丙酮：×××公司，质谱纯。

3）主要仪器

A. Nanodrop 2000微量核酸定量仪：×××公司。

B. 冷冻型高速离心机：Eppendorf 5804R。

C. 安捷伦2100生物分析仪：×××公司。

D. 涡旋振荡器：Genius 3，×××公司。

E. PCR仪：Veriti96，×××公司。

F. 生物安全柜：BSC-1500 Ⅱ A2-X，×××公司。

G. 恒温水浴锅：BWS-12，×××公司。

H. 荧光定量PCR仪：ViiA7，×××公司。

I. 微量移液器：Eppendorf，2 μL～1 mL。

J. 高通量测序仪：Illumina HiSeq 2000。

（2）实验方法

1）RNA提取及定量

A. 将前列腺置于研钵中，加入适量液氮研磨，每100 mg前列腺加入1 mL Trizol试剂。样

表3-3-5 自发BPH和染毒致BPH样本基本信息

自发BPH	样本编号	T01	T02	T03	T04	T05	T06
	样本名称	008	009	010	001	002	011
染毒致BPH	样本名称	T07	T08	T09	T10	T11	T12
	标记信息	104	105	106	101	102	103

注：① T01、T02和T03对应青年组008#、009#和010#；T04、T05和T06对应老年组001#、002#和011#。② T07、T08和T09对应染毒致BPH中的正常对照组104#、105#和106#；T10、T11和T12对应染毒致BPH中的染毒组101#、102#和103#

品体积不应超过Trizol体积的10%；匀浆样品在室温下（15～30℃）放置5 min，使核酸蛋白复合物完全分离；每1 mL Trizol加入0.2 mL的氯仿，剧烈振荡15 s，室温放置3 min；4℃下10 000 g离心10 min。将管中上清转移至另一新的无RNA酶离心管中。

B. 把上层水相转移至新的Spin Cartridge管中（含套管），然后加入等体积的异丙醇，使水相中的RNA得到沉淀。每1 mL Trizol对应加入0.5 mL的异丙醇，室温静置10 min；4℃下10 000 g离心10 min，离心后在管侧和管底出现胶状沉淀，弃上清。

C. 以无RNA酶水配制75%乙醇，洗涤RNA沉淀。每1 mL Trizol对应至少1 mL的75%乙醇。4℃下不超过7 500 g离心5 min，弃上清；室温放置干燥RNA沉淀，大约晾5～10 min。

D. 在生物安全柜中打开Spin Cartridge（含新的1.5 mL离心管）管盖，晾置5 min后加入50 μL的无RNA酶水溶解RNA沉淀，涡旋混匀后贮存在−80℃用于质量检测。

2）转录组测序：包括样品RNA纯度和含量检测、文库构建和质量控制及上机测序（图3-3-1）。

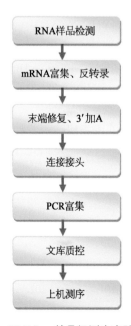

图3-3-1　RNASeq转录组测序实验简要流程

3）生物信息学分析：RNASeq转录组生物信息分析简要流程详见图3-3-2。

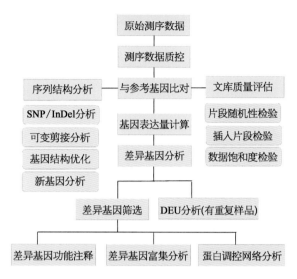

图3-3-2　RNASeq转录组学生物信息分析简要流程

4）转录组数据与参考基因组序列比对

A. 本项目使用预定的基因组（图3-3-3）作为参考进行序列比对及后续分析。参考基因组下载地址见：ftp://ftp.genome.arizona.edu/pub/fpc/maize/。

B. 本研究利用TopHat2将总读取与参考基因组进行序列比对，获取在参考基因组或基因上的位置信息，以及测序样品特有的序列特征信息。TopHat2分析流程见图3-3-4。

5）基因表达量分析：采用FPKM界定基因表达水平。

6）差异表达基因分析

A. 差异表达基因（differentially expressed genes，DEG）是指2个不同处理因素下，表达水平存在显著差异（一般$P < 0.05$）的基因。针对本研究，BPH组和正常对照组之间即为不同的条件，两组之间差异表达的基因即为DEG。

B. 筛选得到DEG对应的基因集合叫做差异表达基因集。根据两组样品之间表达水平的相对高低，DEG可以划分为上调基因（A组中的表达水平高于B组中的表达水平）和下调基因（A组中的表达水平低于B组中的表达水平）。

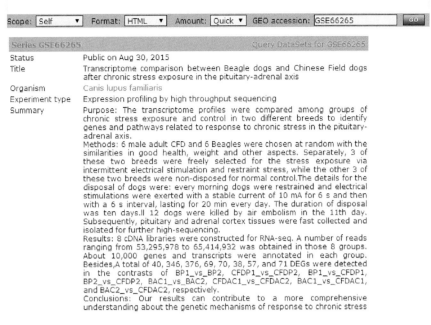

Scope: [Self ▼]　Format: [HTML ▼]　Amount: [Quick ▼]　GEO accession: [GSE66265]　[GO]

Series GSE66265　　　　　　　　　　　　　Query DataSets for GSE66265

Status	Public on Aug 30, 2015
Title	Transcriptome comparison between Beagle dogs and Chinese Field dogs after chronic stress exposure in the pituitary-adrenal axis
Organism	Canis lupus familiaris
Experiment type	Expression profiling by high throughput sequencing
Summary	Purpose: The transcriptome profiles were compared among groups of chronic stress exposure and control in two different breeds to identify genes and pathways related to response to chronic stress in the pituitary-adrenal axis.

Methods: 6 male adult CFD and 6 Beagles were chosen at random with the similarities in good health, weight and other aspects. Separately, 3 of these two breeds were freely selected for the stress exposure via intermittent electrical stimulation and restraint stress, while the other 3 of these two breeds were non-disposed for normal control.The details for the disposal of dogs were: every morning dogs were restrained and electrical stimulations were exerted with a stable current of 10 mA for 6 s and then with a 6 s interval, lasting for 20 min every day. The duration of disposal was ten days.ll 12 dogs were killed by air embolism in the 11th day. Subsequently, pituitary and adrenal cortex tissues were fast collected and isolated for further high-sequencing.

Results: 8 cDNA libraries were constructed for RNA-seq. A number of reads ranging from 53,295,978 to 65,414,932 was obtained in those 8 groups. About 10,000 genes and transcripts were annotated in each group. Besides,A total of 40, 346, 376, 69, 70, 38, 57, and 71 DEGs were detected in the contrasts of BP1_vs_BP2, CFDP1_vs_CFDP2, BP1_vs_CFDP1, BP2_vs_CFDP2, BAC1_vs_BAC2, CFDAC1_vs_CFDAC2, BAC1_vs_CFDAC1, and BAC2_vs_CFDAC2, respectively.

Conclusions: Our results can contribute to a more comprehensive understanding about the genetic mechanisms of response to chronic stress

图3-3-3　预定采用的参考基因组截图

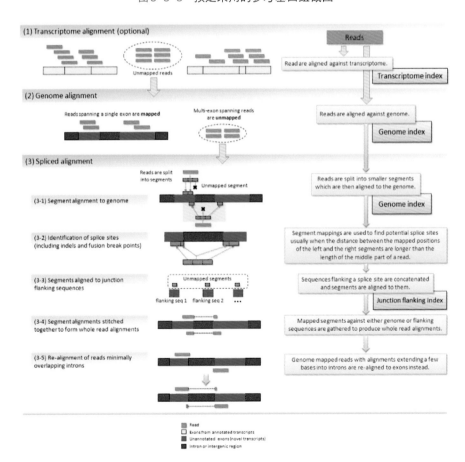

图3-3-4　TopHat2分析流程

3. 应用iTRAQ蛋白质组学技术筛选两种前列腺增生的差异蛋白

（1）实验材料

1）样本：样本来源于第一部分两种BPH对应的12例样本（保存在-80℃低温冰箱中，直至实验检测），分为2组，每组6个样本（表3-3-6）。另等量混合12例样本的酶解肽段形成内参样本，内参样本等量分割分别加入2组标记实验中，形成第7标。最终形成2组7标iTRAQ实验样本。

2）主要试剂

A. BCA蛋白定量试剂盒：×××公司。

B. iTRAQ 8标试剂盒：×××公司。

C. 异丙醇：×××公司。

D. Sep-Pak C18除盐柱：规格1cc（100 mg），×××公司。

E. 高pH反相C18色谱柱：规格Acquity UPLC®BEH C18 1.7 μm，2.1 mm×50 mm，×××公司。

F. 纳升级肽段C18捕集柱：规格Acclaim PepMap C18, 100 μm×2 cm，×××公司。

G. 纳升级肽段C18分析柱：规格Acclaim PepMap C18, 75 μm×2.5 cm，×××公司。

3）主要仪器

A. 液相色谱：×××公司。

B. 超高压纳升级液相色谱：EASY-nLC 1000，×××公司。

C. 质谱仪：Orbitrap Fusion，×××公司。

D. 分析天平：Sartorius BT25S，×××公司。

E. 超声破碎仪：Q800R，×××公司。

F. 制冰机：×××公司。

G. 冷冻干燥机：alpha1-2LD，×××公司。

H. 酶解仪：Thermomixer Comfort，×××公司。

（2）实验方法

1）蛋白质提取及定量

A. 称取两种BPH对应前列腺样本各100 mg左右（湿重），置于液氮预冷的研磨中进行研磨，并不断补充液氮，研磨成粉末后将冷冻粉末转移至EP管中；用移液枪吸取1 mL裂解液加入上述EP管，然后于冰水浴中超声10 min（启5 s，停15 s，设定180 W）；4℃×20 000 g×30 min进行低温超高速离心，仔细分离上清至新的EP管中。

B. 上述EP管中加入DTT至终浓度10 mmol/L并于56℃水浴中孵育1 h；以4℃×20 000 g×30 min进行低温超高速离心，仔细分离沉淀，重复2次；取300 μL的复溶缓冲液（终浓度为100 mmol/L的TEAB，0.1%SDS）加入上述沉淀，超声5 min；4℃×20 000 g，低温超高速离心30 min，分离上清置于-80℃冰箱备用。

C. 定量：参照BCA蛋白定量试剂盒说明书进行蛋白定量。

2）蛋白质定性、定量分析：质谱扫描完毕，得到的质谱信号总图进行质谱图筛选：将质谱数据接入Proteome Discoverer 软件（PD，版本1.4.0.288）后，先对质谱谱图进行初步筛选，详细设置参数见表3-3-7。

A. 蛋白质定性分析参数：PD初步筛选后的谱图用版本为2.3.2的mascot软件进行数据库搜索，参数详见表3-3-8。

表3-3-6　样本基本信息

A组 自发BPH	样本名称	Y008	Y009	Y010	O001	O002	O011	Pooling
	标记信息	113	114	115	116	117	118	119
B组 染毒致BPH	样本名称	C004	C005	C006	TE001	TE002	TE003	Pooling
	标记信息	113	114	115	116	117	118	119

注：① Y008、Y009和Y010对应自发BPH青年组008#、009#和010#；O001、O002和O011对应自发BPH老年组001#、002#和011#。② C004、C005和C006对应染毒致BPH中的正常对照组104#、105#和106#；TE001、TE002和TE003对应染毒致BPH中的染毒组101#、102#和103#

表3-3-7 PD定量分析参数设置

母离子质量范围	350～5 000 Da
二级质谱图中最小峰数	10
信噪比S/N阈值	1.5

表3-3-8 蛋白定性参数设置

版本号	2.3.2
固定修饰	还原烷基化处理后，半胱氨酸产生的脲甲基化；iTRAQ 8plex（K），iTRAQ 8plex（N端）
可变修饰	蛋氨酸的氧化；iTRAQ 8plex（Y）
一级质谱精度	10×10^{-6}
二级质谱精度	10×10^{-12}
酶解时最大允许漏切的数目	2
酶	胰酶
数据库	种属：家犬（检测的带有基因注释的蛋白共812个；未注释验证的蛋白28 695个；共计29 507条蛋白序列）
数据卡值	Percolator算法，FDR≤1%

B. 蛋白质定量分析参数：上述搜索结束后，根据mascot的数据库搜索结果和第一步初筛后的谱图进行定量分析，蛋白定量分析参数详见表3-3-9。

表3-3-9 蛋白质定量分析参数

肽段取值方法	中位数
定量最少的独有肽段个数	1
标准化方法	中位数
P值	<0.05
差异倍数	>1.2或<0.83

3）数据库选择：合适的蛋白质序列数据库对质谱数据的蛋白质定性分析非常关键。本研究采用的实验动物为Beagle犬，属于犬属灰狼种家犬亚种。参考NCBI和Uriprot数据库（图3-3-5）。

A. 我们利用统计学方法分别筛选自发BPH组（A组）和染毒致BPH组（B组）的差异表达蛋白（DEP）。iTRAQ蛋白质组学方法进行DEP的筛选标准是实验组和对照组间比较的P值<0.05且差异倍数<0.83或>1.2。其中P值的计算是经过Student's t检验计算得到，差异倍数是两组间差异表达蛋白的倍数关系。

B. 差异表达分析得到的蛋白集合叫做差异表达蛋白集，使用"A_vs_B"的方式命名。根据两组样品之间表达水平的相对高低，差异表达蛋白可以划分为上调蛋白（A组中的表达水平高于B组中的表达水平）和下调蛋白（A组中的表达水平低于B组中的表达水平）。

4）差异蛋白Gene Ontology（GO）分析：GO数据库包含了蛋白参与的生物过程（GO_BP）、细胞成分（GO_CC）和分子功能（GO_MF）三方面信息。

在本研究中，两种BPH筛选得到的差异表达蛋白分别向GO数据库的各节点注释，并利用DAVID 6.8 Beta（http://david.abcc.ncifcrf.gov/）进行功能富集性分析。差异表达基因按照GO_BP、GO_CC和GO_MF三种独立的方式进行分类。

5）差异蛋白Pathway分析：关于Pathway的分析，同样利用DAVID 6.8 Beta进行富集分析，并对结果利用KEGG网站提供的绘图模块进行渲染。

4. 基于转录组学和蛋白质组学联合数据的前列腺增生机制研究

（1）实验材料

1）样本：样本同表3-3-5。

2）试剂：

A. 30%丙烯酰胺溶液（161-0156）：×××公司。

B. N，N，N′，N′-四甲基乙二胺（TEMED）：×××公司。

C. 吐温-20：×××公司。

D. 十二烷基硫酸钠（SDS）：×××公司。

E. 30% Acr-Bis（29：1）：×××公司。

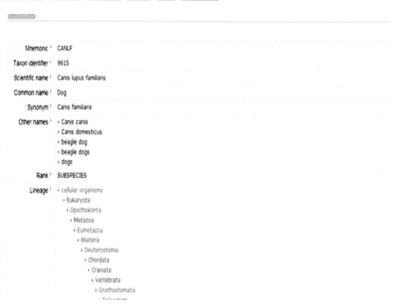

图3-3-5　差异蛋白筛选及层次聚类分析

F. 甲醇：×××公司。

G. 苯甲基磺酰氟（ST506）：国产Beyotime。

H. T-PER组织总蛋白提取试剂盒（78510）：×××公司。

I. 蛋白磷酸酶抑制剂（100X，78440）：×××公司。

J. 异丙醇：×××公司。

K. 1×SDS-PAGE蛋白上样缓冲液：×××公司。

L. 5×SDS-PAGE蛋白上样缓冲：×××

公司。

M. 精密双染蛋白内参：×××公司。

N. 丽春红S：国产，×××公司。

O. 三氯乙酸：×××公司。

P. 5-磺基-二水-水杨酸：×××公司。

Q. SuperSignal West Dura Extended Duration Substrate：34075，×××公司。

R. X线胶片：×××公司。

S. 化学发光ECL试剂：RPN810，GE。

T. BCA蛋白浓度测定试剂盒：增强型-P0010，

×××公司。

U. PVDF转印膜：IPVH00010，Millipore。

3）蛋白质印迹试验所用一抗体信息见表3-3-10。

4）仪器

A. 真空离心浓缩仪（Concentrator Plus型）：×××公司。

B. 低温高速离心机：×××公司。

C. Multiskcan FC酶标仪：×××公司。

D. 紫外分光光度计：×××公司。

E. StepOneTM 实时荧光定量PCR系统：×××公司。

F. Mini-PROTEAN电泳系统×××公司。

G. Mini Trans-blot转印系统：×××公司。

H. 电子天平（P2002型）：×××公司。

I. 水平脱色摇床：×××公司。

（2）实验方法

1）共同差异表达基因的比对筛选：首先对"（七）实验方法"中"2."和"3."中获得的DEG和DEP结果进行比对分析，以期获得自发

BPH和染毒致BPH中共同的差异表达蛋白或基因。比对分析具体包括以下4种比对。

A. 自发BPH和染毒致BPH共同差异表达蛋白比对筛选。

B. 自发BPH和染毒致BPH共同差异表达基因比对筛选。

C. 自发BPHDEG和自发BPH的DEP匹配分析，筛选共同差异表达蛋白。

D. 染毒致BPH的DEG和染毒致BPH的DEP匹配分析，筛选共同差异表达蛋白。

2）qRT-PCR验证差异表达蛋白

A. 前列腺总RNA抽提：方法和样本同"（七）实验方法"中"2."。

B. RNA浓度检测和质控：开机，调至RNA浓度检测，预热10 min后，调零；用双蒸水洗涤比色皿，吸水纸吸干，加入TE缓冲液，放入比色槽检测其吸光度，以检测空白样品有无污染或其他干扰，如无明显影响再次调零；适当稀释待测样品，如10 μL RNA样品用TE缓冲液稀释至2 000 μL；把装有待测样品的比色皿放入比色

表3-3-10 蛋白质印迹试验所用一抗

名　称	品　牌	货　号	稀释比	分子量（kDa）
PCNA	Abcam	ab18197	1∶500	29
BCL-2	Abcam	ab692	1∶500	26
ERα	Thermo Fisher	MA5-13065	1∶200	66
纤维连接蛋白	Abcam	ab2413	1∶500	285
AGR2	Abcam	ab2413	1∶500	19
NME1	Abcam	ab80004	1∶1 000	17
NDRG2	Abcam	ab113439	1∶1 000	45
E钙黏着蛋白	Abcam	ab11512	1∶1 000	97
Vimentin	Abcam	ab8978	1∶200	57
α-SMA	Abcam	ab21027	1∶500	45
β联蛋白	Abcam	ab6302	1∶4 000	94
Rock-2	Santa Cruz	SC-365275	1∶200	160
GAPDH	Abcam	ab181602	1∶10 000	36

槽，测定样品RNA浓度。重复2次取平均值作为该样品的最终总RNA浓度；OD_{260}/OD_{280}介于1.8～2.0则该RNA样品的质量符合后续检测要求；RNA样品的浓度（μg/μL）$=OD_{260}\times$稀释倍数$\times 40/1\,000$。

C. 荧光定量PCR引物：借助Primer Premier 6.0及Beacon Designer 7.8软件，进行荧光定量PCR引物设计，然后委托×××公司合成，引物序列见表3-3-11。

D. 逆转录合成cDNA：试剂置于冰上融化后，混匀并短暂离心。除特殊说明外，冰上进行下列操作。

• 将下列试剂加入PCR管。

试　剂	体　积
总RNA	2 μg
寡聚（dT）18启动子	1 μL
水（不含核酸酶）	至12 μL

• 混匀、短暂离心后，65℃孵育5 min后，立即置于冰上速冻，使寡聚（dT）和模板退火，离心后放回冰上。

• 将下列试剂依次加入。

试　剂	体积（μL）
5×反应缓冲液	4
核糖锁定RNA酶抑制剂	1
10 mmol/L dNTP混合物	2
复苏液M-MuLV RT（200）	1
总体积	20

• 轻轻混匀后离心。

• 进行PCR反应，扩增反应（42℃，60 min），终止反应使RT酶失活（70℃ 5 min）。

• 逆转录产物可以在-20℃保存1周，在-80℃可以长期保存。

E. qRT-PCR：具体如下。

表3-3-11　qRT-PCR引物对应序列

基因名称	基因序列号	引物序列（5'→3'）	扩增长度	溶解温度（℃）
PCNA	XM_534355.5	GTGAACCTCACCAGCATGTCCA GTCCGCATTATCTTCAGCCCTTA	84	60
BCL-2	NM_001002949.1	GGATTGTGGCCTTCTTTGAGTTCG AGGCATCCCAGCCTCCGTTGT	156	60
ESR1	NM_001002936.1	TGAGGATGCCGAGGCTGTGGA GTCTGGCGTAGGAGCGGTAGT	147	60
FN1	XM_014110988.1	CAAGACCATATCCGCCGAATG GTCCTGTAGAGGCATTTGGATTGA	120	60
CDH1	NM_001287125.1	CCAGGCAGTCTTCCAAGGATC GATGGCAGCGTTGTAGGTATTCA	112	60
VIM	NM_001287023.1	GGCTCGTCACCTTCGGGAGTA GGTTGGTTTCCCTCAGGTTCA	155	60
ACTA2	XM_534781.6	CTGTTCCAGCCGTCCTTCATC CGTTGTTGGCGTACAGGTCTTT	112	60
CTNNB1	NM_001137652.1	GATTCGAAATCTTGCCCTTTGT GCACGAACCAGCAACTGAACTA	90	60

续　表

基因名称	基因序列号	引物序列（5′→3′）	扩增长度	溶解温度（℃）
KRT5	NM_001346035.1	GTTCGCCTCCTTCATCGACAA GCTGTCTCCTGAGGTTGTTGATGT	155	60
STEAP1	NM_001003053.1	CCAATGAGGCGATCCTACAGA GCAAGAGTCACAATGCCCAGA	137	60
MSN	XM_005641418.2	CCGCAAGCCTGACACCATT TTCCAGCAAAGCACGTTCCAT	91	60
AGR2	XM_539450.5	CCAAGACAAGCAACAAACCCTT GAGGACAAACTGCTCTGCCAAT	125	60
NME1	NM_001024637.1	GACTCCAAACCTGGGACCATC CCAATCTCCTTCTCCGCACTC	101	60
NDRG2	XM_846092.5	GCTTCCAGCCGCTCTTTCA CATTCCAGGGGCATCCACAT	83	60
ROCK2	XM_022404446.1	GTGGGTTAGTCGGTTGGTGAAA GTTTGGGGCAAGCTGTCGACT	139	60
CDH16	XM_022419391.1	CTCCGACTCCTCAAGAACCTCA GCCCCACCAATTCAGCCATA	88	60
PCDH18	XM_003432476.3	GGGACATTACGCTGGTGCCTA GAGGGACTGGTGACTGTGGTGA	137	60
EGFR	XM_022405164.1	GGGAGCCAAGGGAGTTTGTG CCCCGTCCTGTGCAGGTTAT	94	60
IGF1R	XM_545828.6	GCAAGTCCTTCGCTTCGTTATG CGTCCTTGATGCTGCTGATGAT	149	60
RPS5内参	XM_533568.6	GACATCAAGCTCTTTGGGAAATGGA GCAGGTACTTGGCATACTTCTCCTT	103	60

- 按下列组分配制反应体系（20 μL 体系）。

试　剂	体积（μL）
SYBR 预混合液	10.0
10 μmol/L 正向引物	0.4
10 μmol/L 反向引物	0.4
50× 标记染料	0.4
反转录产物	2.0
水（不含 RNA 酶）	6.8
总体积	20.0

- 两步法进行实时 PCR，并制作熔解曲线，程序如下：95℃，1 min；40个循环（设置为 95℃×15 s，63℃×25 s，收集荧光），55℃至 95℃进行熔点曲线。

- 数据分析：每个样品重复3次；相对定量分析 $F=2^{-\Delta\Delta Ct}$；ΔCt=目的基因 Ct 值−内参基因 Ct 值；$-\Delta\Delta Ct$=NC组 ΔCt 平均值−各样品 ΔCt 值；$2^{-\Delta\Delta Ct}$ 反映各样品相对对照组样品目的基因的相对表达水平。

3）蛋白质印迹法验证差异表达蛋白

A. 前列腺总蛋白定量：采用 BCA 总蛋白定量试剂盒进行总蛋白的提取，方法同"（七）实验方法"中"3."。

B. SDS-PAGE电泳分析

• 制胶：根据目的蛋白的分子质量选择不同的凝胶浓度（如凝胶浓度5%，分子量为60～70 kDa；浓度10%，分子量为20～100 kDa；浓度15%，分子量为10～50 kDa；浓度20%，分子量为5～40 kDa），配制8%～12%分离胶和5%浓缩胶。

• 上样：上样量根据两种组内样品蛋白浓度的不同进行换算，统一以60 μg总蛋白上样，上样体积为12～15 μL，凝胶左右两端设定加入10 μL内参。

• 电泳：浓缩胶以60 V电压的设置，分离胶以80 V电压的设置，进行电泳2 h。

• 转膜：PVDF膜置于甲醇中浸泡20 s，然后转移到甘氨酸缓冲液（含5%甲醇）中至少5 min。

• 封闭：转膜结束后，放到T-TBS（含5%脱脂奶粉）中室温封闭1 h，然后T-TBS漂洗，5 min×3次。

• 一抗：采用的一抗以表3-3-10对应稀释度，溶解到T-TBS（含3%脱脂奶粉），4℃冰箱孵育过夜；然后T-TBS漂洗4次，每次5 min。

• 二抗：采用的二抗以表3-3-12中对应稀释度，溶于T-TBS（含2%脱脂奶粉），室温孵育1 h；然后T-TBS漂洗5次，每次5 min。

• 信号检测：采用SuperSignal®持久性化学发光底物，根据说明书操作，置于暗盒中放上X线胶片曝光5～10 min后进行显影和定影。

（八）统计分析

采用SPSS 19.0 for Windows进行统计分析。

（1）BPH空白对照组和染毒组之间的前列腺重量、前列腺体积、前列腺脏体比及上皮高度等计量资料用独立样本t检验分析，统计结果以$\bar{x} \pm SD$表示。

（2）自发BPH青年组、中年组和老年组之间的前列腺重量、前列腺体积、前列腺脏体比及上皮高度等计量资料用单因素方差分析进行检验，方差齐进行Bonferroni分析，方差不齐时则进行Games-Howell分析，统计结果以$\bar{x} \pm SD$表示，采用SPSS统计软件进行统计分析，计量资料如体重、脏器重量、激素水平等以$\bar{x} \pm SD$表示，组间比较采用单因素方差分析或非参数检验；计数资料，如出生存活率、死胎率等用百分率表示，组间比较采用χ^2检验。

（九）结果

1. 自发前列腺增生和染毒致前列腺增生的构建　根据Beagle犬年龄及其B超探测得到的前列腺体积选定15只动物，分为自发BPH的青年组、中年组和老年组及BPH空白对照组和染毒组，每组3只，共5组（表3-3-13）。

表3-3-12　蛋白质印迹验证实验所用二抗

二抗名称	规格	品牌	货号	稀释度
Goat抗小鼠IgG（H+L）	2 mg	Thermo Pierce	31160	1∶5 000
Goat抗兔IgG（H+L）	2 mg	Thermo Pierce	31210	1∶5 000

表3-3-13　自发BPH和染毒致BPH动物分组

组　别		年　龄	前列腺体积	动物编号
自发BPH	青年组	9～12个月	<18 cm³	008#、009#、010#
	中年组	5～7岁	>18 cm³	003#、006#、012#
	老年组	9～11岁	>18 cm³	001#、002#、011#
染毒致BPH	对照组	12～15月	<18 cm³	104#、105#、106#
	染毒组	12～15月	>18 cm³	101#、102#、103#

（1）前列腺指数

1）前列腺体积：选定年龄合适的动物后，

对各年龄的动物分别采用B超测定其前列腺体积（表3-3-13及图3-3-6和图3-3-7），结果如下。

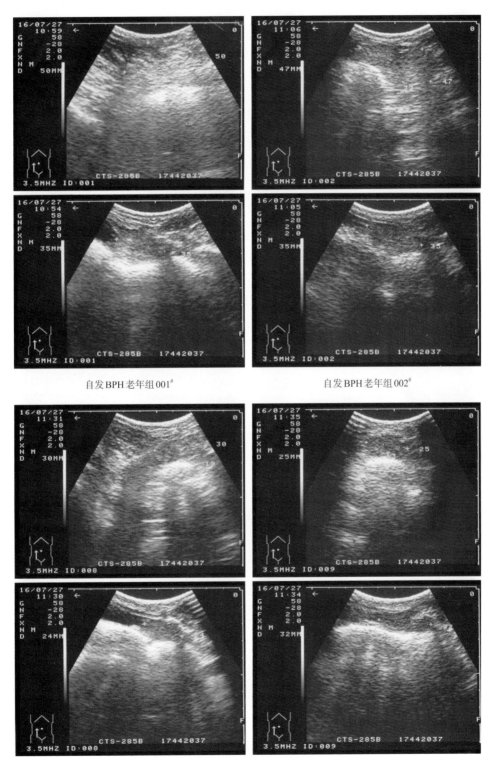

自发BPH老年组001#　　　　　　　　　自发BPH老年组002#

自发BPH青年组008#　　　　　　　　　自发BPH青年组009#

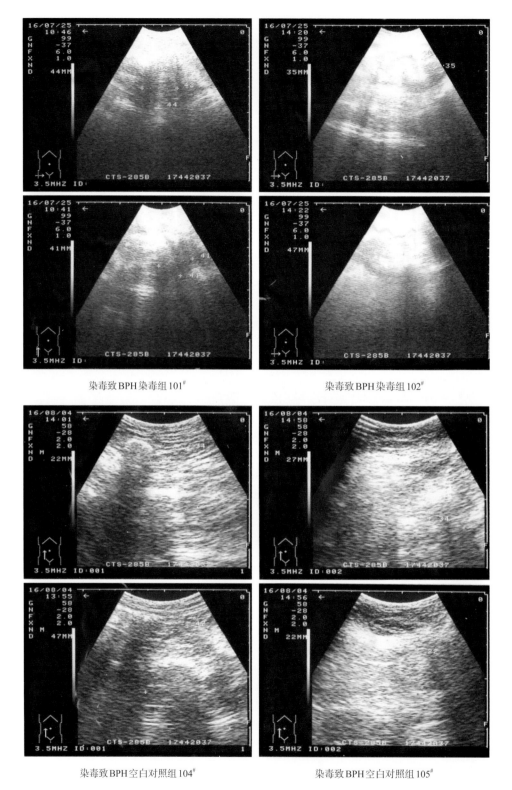

染毒致BPH染毒组101#　　　　　　　　染毒致BPH染毒组102#

染毒致BPH空白对照组104#　　　　　　　　染毒致BPH空白对照组105#

图3-3-6　自发BPH和染毒致BPH的Beagle犬B超探测前列腺体积

注：每只动物B超体积均对应上图的左右径和前后径及下图的上下径

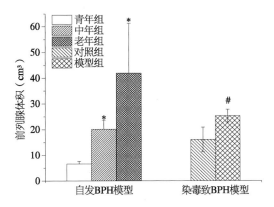

图3-3-7　自发BPH和染毒致BPH的Beagle犬
前列腺体积（$\bar{x} \pm SD$, $n=3$）

注：* 与青年组比较，$P < 0.05$；# 与对照组比较，$P < 0.05$

A. 自发BPH：青年组、中年组和老年组的前列腺体积分别为（6.61±1.01）cm³、（20.07±3.61）cm³ 和（41.92±19.34）cm³，与青年组相比，中、老年组前列腺体积均明显增加（$P < 0.05$），说明Beagle犬的前列腺体积随着年龄的增加而明显增加。

B. 染毒致BPH：去势手术前，根据前列腺B超探测体积进行分组，确保对照组和染毒组的体积大体一致（$P > 0.05$），分别为（15.20±2.44）cm³ 和（16.43±0.89）cm³。给予1：100的雌雄激素10天后，染毒组的前列腺体积与对照组相比明显增加，增加幅度为54%左右，具有统计学差异（$P < 0.05$）。

2）前列腺重量

A. 自发BPH：与青年组相比，中年组和老年组的前列腺重量、前列腺脏体比和脏脑比虽无统计学差异，但均有明显升高趋势：老年组和中年组前列腺平均重量为20.12 g和10.25 g，为青年组前列腺重量（3.08 g）的6.5倍和3.3倍；对应的前列腺脏体比和脏脑比均有同等程度的增加幅度。

B. 染毒致BPH：在给予1：100的雌雄激素10天后剖杀，取前列腺称重并计算前列腺脏体比和脏脑比。结果发现与对照组相比，染毒组仅前列腺脏体比明显增加（0.58±0.07增加至0.81±0.10，$P < 0.05$）。前列腺湿重与对照组相比有升高趋势，升高幅度为21.7%（表3-3-14和图3-3-8～图3-3-10）。

综上，自发BPH可见年龄依赖性的前列腺体积明显增大、前列腺湿重及前列腺脏体比和脏

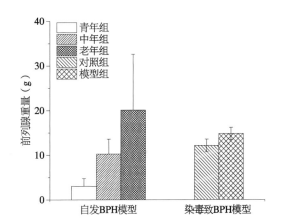

图3-3-8　自发BPH和染毒致BPH的Beagle犬前列
腺脏器重量结果（$\bar{x} \pm SD$, $n=3$）

表3-3-14　自发BPH和染毒致BPH前列腺指数结果（$\bar{x} \pm SD$）

	组别	动物数（n）	前列腺体积（cm³）	体重（kg）	脏器重量（g）脑	脏器重量（g）前列腺	前列腺脏体比	前列腺脏脑比
自发BPH	青年组	3	6.61 ± 1.01	6.3 ± 0.7	73.9 ± 5.5	3.08 ± 1.72	0.47 ± 0.23	0.04 ± 0.03
	中年组	3	20.07 ± 3.61*	7.5 ± 0.7	80.9 ± 6.2	10.25 ± 3.35	1.39 ± 0.53	0.13 ± 0.04
	老年组	3	41.92 ± 19.34*	7.8 ± 0.5	72.8 ± 8.5	20.12 ± 12.44	2.67 ± 1.84	0.27 ± 0.13
染毒致BPH	对照组	3	16.07 ± 4.79	20.9 ± 0.9	89.5 ± 6.3	12.14 ± 1.42	0.58 ± 0.07	0.14 ± 0.01
	染毒组	3	25.24 ± 2.49#	18.4 ± 1.8	96.7 ± 5.4	14.78 ± 1.38	0.81 ± 0.10#	0.15 ± 0.01

注：自发BPH组间比较采用单因素方差分析，方差齐时进行Bonferroni分析，方差不齐时则进行Games-Howell分析。染毒致BPH组间比较采用独立样本t检验。* 与青年组比较，$P < 0.05$；# 与对照组比较，$P < 0.05$

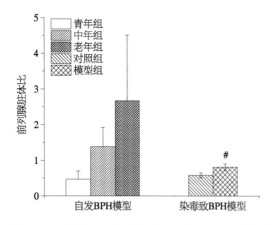

图3-3-9　自发BPH和染毒致BPH的Beagle犬前列腺脏体比结果（$\bar{x} \pm SD$，$n=3$）

注：# 与对照组比较，$P < 0.05$

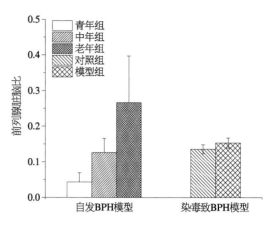

图3-3-10　自发BPH和染毒致BPH的Beagle犬前列腺脏脑比结果（$\bar{x} \pm SD$，$n=3$）

脑比有明显升高趋势，表明年龄依赖性的Beagle犬自发前列腺增生是成功的。1∶100比例的雌雄激素可以导致去势Beagle犬前列腺体积明显增大，前列腺脏体比明显增加及前列腺湿重有轻度升高趋势，表明染毒致BPH同样是成功的。

（2）激素检测

1）自发BPH

睾酮（T）：随着年龄的增加，犬外周血平均睾酮呈现逐渐降低趋势，且老年组睾酮与青年组相比差异有统计学意义（$P < 0.05$）。前列腺组织内睾酮浓度随着年龄的增加未见明显统计学差异（$P > 0.05$）（表3-3-15及图3-3-11和图3-3-12）。

雌二醇（E_2）：随着年龄的增加，犬外周血

E_2呈现轻度升高趋势，但无明显统计学差异（$P > 0.05$）。前列腺组织内E_2浓度随着年龄的增加也未见明显统计学差异（$P > 0.05$）（表3-3-15及图3-3-11和图3-3-12）。

T/E_2：随着年龄的增加，T/E_2值逐渐降低，由青年组的69.4，降低至中年组的16.8和老年组的10.5。组织内的两者比值未见明显的降低趋势（表3-3-15及图3-3-11和图3-3-12）。

双氢睾酮（DHT）：随着年龄的增加，犬外周血DHT呈现逐渐降低趋势，虽无明显统计学差异（$P > 0.05$），但老年组和中年组的平均DHT分别下降至青年组的1/10和1/4。前列腺组织内DHT浓度随着年龄的增加变化幅度不明显

表3-3-15　自发BPH和染毒致BPH激素检测结果（$\bar{x} \pm SD$，$n=3$）

组别		血清				组织			
		T（pg/mL）	DHT（pg/mL）	E_2（pg/mL）	T/E_2	T（pg/mL）	DHT（pg/mL）	E_2（pg/mL）	T/E_2
自发BPH	青年组	1 585.5 ± 312.7	3 281.2 ± 2 437.3	25.0 ± 5.7	69.4 ± 30.7	172.0 ± 83.7	410.1 ± 59.8	21.7 ± 9.1	8.8 ± 6.0
	中年组	1 017.3 ± 207.0	1 039.0 ± 652.6	61.1 ± 6.3	16.8 ± 2.9	170.2 ± 54.3	445.6 ± 137.5	41.6 ± 22.6	5.9 ± 5.4
	老年组	468.7 ± 345.8*	266.3 ± 172.9	75.1 ± 37.7	10.5 ± 13.0	193.5 ± 22.4	581.4 ± 226.3	32.4 ± 17.7	7.8 ± 4.9
染毒致BPH	对照组	1 021.2 ± 325.1	597.3 ± 88.4	47.2 ± 5.1	21.6 ± 5.8	189.4 ± 54.8	444.9 ± 116.4	41.7 ± 28.7	5.5 ± 1.8
	染毒组	411.2 ± 241.2	26.7 ± 9.3##	83.8 ± 17.2#	5.4 ± 3.8#	606.0 ± 190.3	1726.9 ± 506.8#	196.4 ± 213.9	7.0 ± 5.3

注：自发BPH组间比较采用单因素方差分析，方差齐时进行Bonferroni分析，方差不齐时则进行Games-Howell分析。染毒致BPH组间比较采用独立样本 t 检验。* 与青年组比较，$P < 0.05$；与对照组比较，# $P < 0.05$，## $P < 0.01$

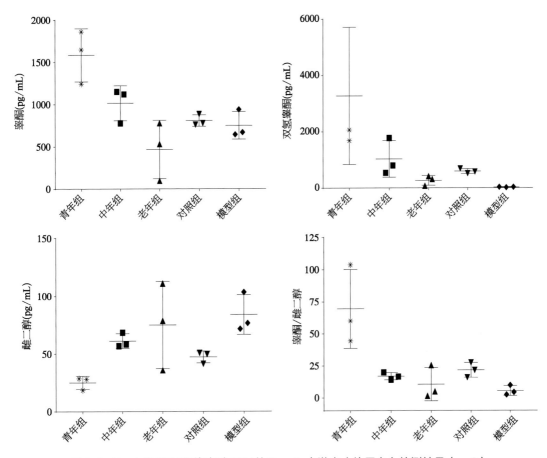

图 3-3-11　自发BPH和染毒致BPH的Beagle犬激素（外周血）检测结果（$n=3$）

（$P > 0.05$）（表3-3-15及图3-3-11和图3-3-12）。

2）染毒致BPH

T：去势前，对照组和染毒组的犬外周血T分别为（808.6±67.6）pg/mL和（750.7±163.2）pg/mL。去势手术后7天，染毒组T迅速下降至（8.7±2.8）pg/mL。给予1∶100的雌雄激素10天后，T水平虽有明显升高（411.2 pg/mL±241.2 pg/mL），但仍低于去势前水平。与对照组（189.4 pg/mL±54.8 pg/mL）相比，染毒组对应前列腺组织内T水平在给予1∶100的雌雄激素10天后明显升高（606.0 pg/mL±190.3 pg/mL），说明外源性的T在进入体内后可明显聚集于前列腺组织内（表3-3-15及图3-3-11和图3-3-12）。

E_2：给予1∶100的雌雄激素10天后，染毒组的外周血E_2明显升高（$P < 0.05$），组织内E_2呈现明显升高趋势，升高幅度为4.7倍，但无统

计学差异（$P > 0.05$）（表3-3-15及图3-3-11和图3-3-12）。

T/E_2：外周血的T/E_2值与对照组相比明显降低（$P < 0.05$），组织内T/E_2值与对照组相比未见明显统计学差异（$P > 0.05$）（表3-3-15及图3-3-11和图3-3-12）。

DHT：给予1∶100的雌雄激素10天后，组织内的DHT与对照组相比明显升高（$P < 0.05$），但外周血中DHT水平仍明显低于对照组（$P < 0.01$），尚处于去势后的低水平状态或者仍未恢复到去势前的状态（表3-3-15及图3-3-11和图3-3-12）。

综上，自发BPH可见年龄依赖性的外周血T水平明显降低、DHT明显降低及外周血T/E_2值明显降低。比例为1∶100的雌/雄激素染毒致BPH可以导致去势Beagle犬外周血T和DHT水

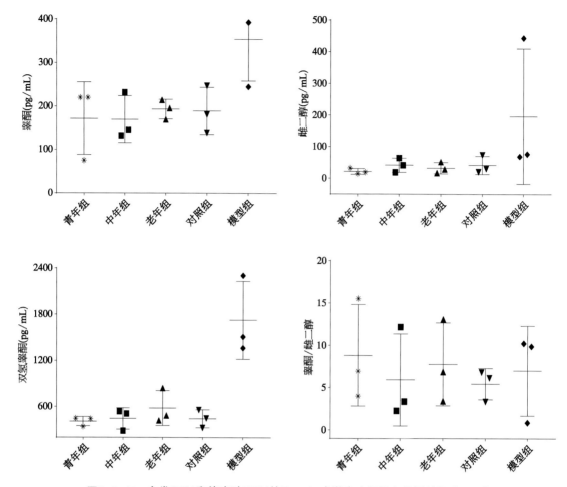

图3-3-12　自发BPH和染毒致BPH的Beagle犬激素（组织）检测结果（*n*=3）

平相比于给药前明显升高，且组织内DHT和T与对照组相比明显升高，外周血和组织内平均E_2与对照组相比明显升高，以及和自发BPH一致的外周血T/E_2值明显降低。

（3）病理组织学检查

1）自发BPH：青年组动物前列腺可见前列腺腺泡未完全发育，腺上皮细胞呈小立方形或轻度扁平化，染色较深；间质中结缔组织丰富；前列腺呈轻度幼年化。中年组前列腺腺体增生，腺腔扩大，腺腔内皱襞增加（乳头状突起向腔内折叠形成）；少量腺泡呈囊性扩张，腔内充满嗜酸性分泌物，腺上皮细胞呈轻度立方状或扁平化。老年组与中年组相比腺泡囊性扩张数量明显增多，可见少量腺泡轻度萎缩，间质可见明显纤维化增生。

2）染毒致BPH：对照组动物前列腺可见前列腺腺泡发育正常，腺上皮细胞呈高柱状，胞核位于细胞基底部，胞质嗜酸性。染毒组动物可见前列腺腺泡轻度萎缩，腺腔狭窄，多呈线性，腺泡上皮细胞轻度增生；多量腺泡囊性扩张，腺上皮细胞呈轻度立方状或扁平化，周边腺泡轻度萎缩；间质增生，纤维化（图3-3-13）。

（4）上皮高度和Masson染色分析结果：组织学染色分析和上皮高度检测可以直观地反映前列腺上皮、间质部分的比例及前列腺上皮的增生状态。如图3-3-14所示，通过Masson染色，胶原纤维被染成蓝色，平滑肌被染成红色，两者共同构成间质部分。

1）自发BPH

A. 上皮高度：如表3-3-16及图3-3-15和

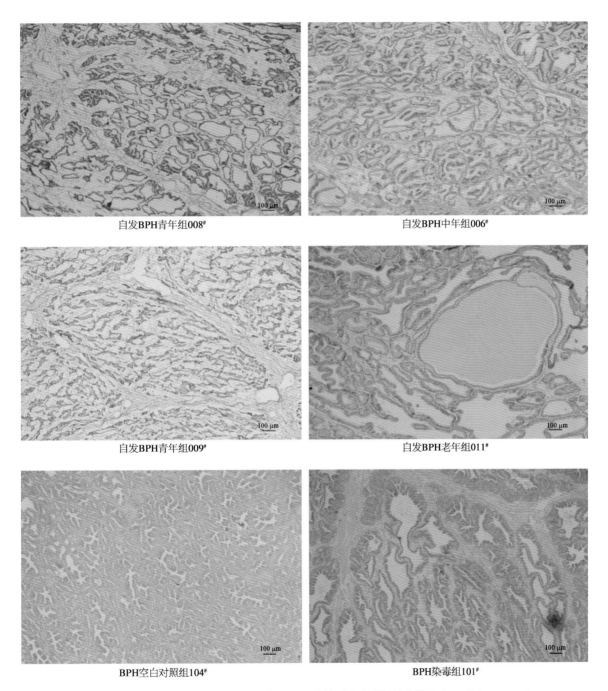

图3-3-13　自发BPH和染毒致BPH的Beagle犬前列腺病理学检查结果（HE染色，×40）

图3-3-16所示，随着年龄的增加，犬前列腺上皮高度呈现年龄依赖性的增加，且中、老年组与青年组相比差异均有统计学意义（$P < 0.05$）。

　　B. Masson结果：随着年龄的增加，犬间质胶原纤维和间质/上皮比例均明显升高（$P < 0.05$）。

老年组平滑肌和间质部分比例和中、青年组相比有升高趋势，进而老年组上皮部分面积和中、青年组相比则出现降低趋势，但均无明显统计学差异（$P > 0.05$）（表3-3-16及图3-3-15和图3-3-16）。

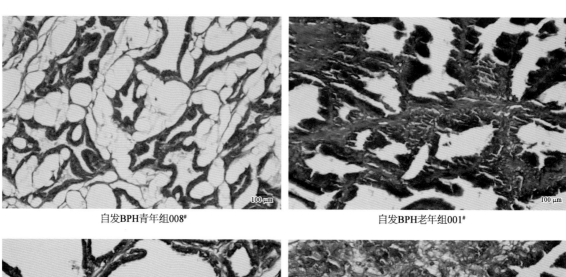

自发BPH青年组008#   自发BPH老年组001#

染毒致BPH对照组104#   染毒致BPH染毒组101#

图3-3-14　自发BPH和染毒致BPH的Beagle犬前列腺Masson染色结果（×200）

表3-3-16　自发BPH和染毒致BPH前列腺上皮间质比例结果（$\bar{x} \pm SD$）

模型	组别	动物数（n）	上皮高度（μm）	胶原纤维（%）	平滑肌（%）	间质（%）	上皮（%）	上皮/间质
自发BPH	青年组	3	9.56 ± 3.29	17.6 ± 6.6	32.0 ± 7.5	49.6 ± 14.0	50.4 ± 14.0	1.1 ± 0.6
	中年组	3	19.03 ± 1.84**	16.2 ± 2.4	31.9 ± 2.3	48.1 ± 4.0	51.9 ± 4.0	0.9 ± 0.1
	老年组	3	23.66 ± 4.29**	27.9 ± 1.1*	39.7 ± 2.6	67.6 ± 2.8	32.4 ± 2.8	2.1 ± 0.3*
染毒致BPH	对照组	3	16.79 ± 0.64	17.2 ± 1.9	33.0 ± 7.2	50.1 ± 5.3	49.9 ± 5.3	1.0 ± 0.2
	染毒组	3	19.45 ± 2.17##	24.3 ± 3.0#	52.3 ± 12.7	76.6 ± 13.7#	23.4 ± 13.7#	4.2 ± 2.4#

注：自发BPH组间比较采用单因素方差分析，方差齐时采用Bonferroni分析，方差不齐时则进行Games-Howell分析。BPH染毒组间比较采用独立样本t检验。与青年组比较，$*P < 0.05$，$**P < 0.01$；与对照组比较，$\#P < 0.05$，$\#\#P < 0.01$

2）染毒致BPH

A. 上皮高度：如表3-3-16及图3-3-15和图3-3-16所示，与对照组比较，组犬前列腺上皮高度明显升高（$P < 0.01$）。

B. Masson结果：与对照组比较，组动物的

前列腺胶原纤维、间质面积和间质/上皮比例均明显升高，上皮部分面积则明显降低（$P < 0.05$）（表3-3-16及图3-3-17和图3-3-18）。

3）综上，自发BPH和BPH染毒组均可导致前列腺上皮高度明显增加、前列腺胶原纤维面

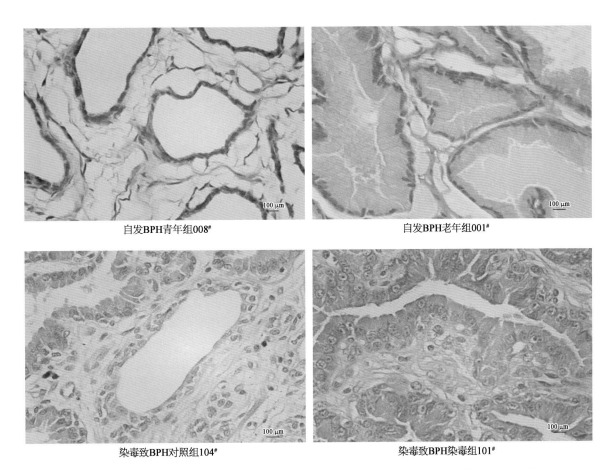

图3-3-15 自发BPH和染毒致BPH的Beagle犬前列腺上皮高度结果（HE染色，×400）

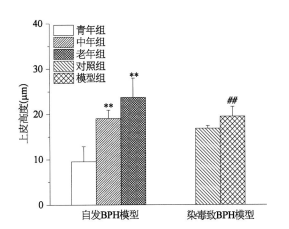

图3-3-16 自发BPH和染毒致BPH的Beagle犬前列腺上皮高度结果（$\bar{x} \pm SD$，$n=3$）

注：** 与青年组比较，$P < 0.01$；## 与对照组比较，$P < 0.01$

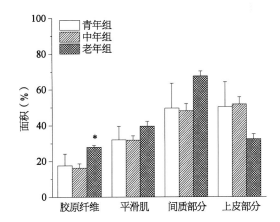

图3-3-17 自发BPH的Beagle犬前列腺上皮间质面积结果（$\bar{x} \pm SD$，$n=3$）

注：* 与青年组比较，$P < 0.05$

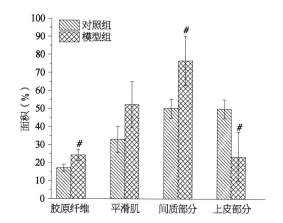

图3-3-18 染毒致BPH的Beagle犬前列腺上皮间质面积结果（$\bar{x} \pm SD$, $n=3$）

注：# 与对照组比较，$P < 0.05$

积明显增加及间质/上皮比例明显升高（自发BPH间质/上皮比例由1:1升高至约2:1，BPH染毒组间质/上皮比例由1:1升高至约4:1），且BPH染毒组可明显导致间质比例升高，上皮比例降低。

（5）免疫组化检测：前述对自发BPH和BPH染毒组的前列腺指数、上皮高度、间质/上皮比例及前列腺病理组织学检查均可证明BPH构建成功。对于前列腺增生上皮部分比例的降低和间质部分比例的增加，进一步采用免疫组化方法分别检测自发BPH青年组和老年组及BPH空白对照组和染毒组对应上皮细胞生物标志（β联蛋白）、间质细胞的标志物（FN1、α-SMA）、雌激素受体（ERα）及增殖（PCNA）、凋亡（BCL-2）等相关标志。

1）增殖细胞核抗原（PCNA）：自发BPH犬的PCNA主要表达于上皮细胞核内，与青年组比较，老年组PCNA表达明显上调（$P < 0.01$）。BPH染毒组犬PCNA主要表达于上皮细胞核内，间质部位也可见阳性表达，且与对照组比较，染毒组表达明显上调（$P < 0.01$）（图3-3-19和图3-3-20A）。

2）BCL-2：两种阳性表达主要位于上皮细胞胞质，且增生组BCL-2表达明显升高（$P < 0.05$）（图3-3-19和图3-3-20B）。

3）ERα：阳性主要表达于上皮细胞细胞核和胞质内，间质内也可见阳性表达，但表达强度

稍弱于上皮细胞。且染毒组表达均明显升高（$P < 0.05$和$P < 0.01$），染毒组升高幅度大于自发组（图3-3-19和图3-3-20C）。

4）FN1：作为前列腺间质纤维化增生疾病的标志蛋白，FN1主要定位于间质细胞，与对照组比较，染毒组前列腺FN1表达明显升高（$P < 0.05$）（图3-3-19和图3-3-20D）。

5）β联蛋白：作为前列腺上皮细胞的标志蛋白，β联蛋白阳性表达主要定位于上皮细胞细胞质，与对照组比较，染毒组前列腺的β联蛋白表达降低（$P < 0.05$），但染毒组的降低幅度小于自发BPH（图3-3-19和图3-3-20E）。

6）α-SMA：作为前列腺间质肌纤维化特征性标志蛋白，主要表达于间质细胞，与对照组比较，染毒组前列腺FN1表达明显升高（$P < 0.05$）（图3-3-19和图3-3-20F）。

综合上述免疫组化结果，自发BPH和BPH染毒组均可见增殖相关标志蛋白PCNA和凋亡抑制蛋白BCL-2的表达明显上调，上皮细胞生物标志β联蛋白表达明显下调，间质细胞的标志物FN1、α-SMA的明显表达上调，ERα的表达明显上调。

2. 应用RNASeq转录组学技术筛选两种前列腺增生的差异基因

（1）RNA质量评估：如表3-3-17和表3-3-18所示，使用Nanodrop和Agilent2100生物分析仪检测所得RNA的纯度和质量。自发BPH和BPH染毒组共12个样本RNA浓度均大于200 ng/μL，OD_{260}/OD_{280}在1.95～2.03（260 nm对应核酸吸收峰，280 nm对应蛋白质吸收峰），同时RIN值范围为7.2～8.7，均大于7，说明RNA纯度和质量均符合后续检测要求。

（2）测序结果

1）测序碱基质量：样品原始数据碱基质量值分布图见图3-3-21。

2）测序结果：经过测序质量控制，自发BPH和BPH染毒组共得到87.10 Gb的总数据，各样品对应的Q30碱基百分比均不小于92.25%（各样本Q30碱基百分比范围为92.25%～93.25%），表明两种所有样本得到的测序数据质量均符合分析要求（表3-3-19）。

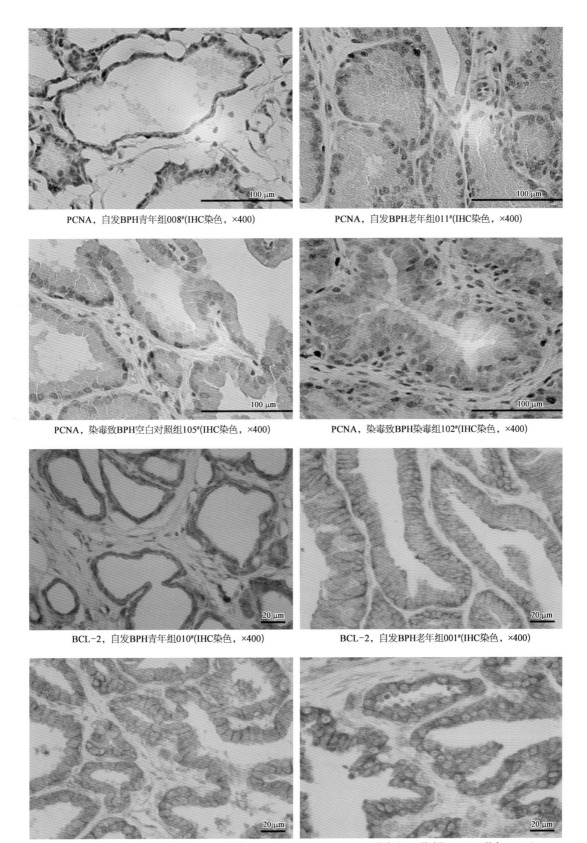

PCNA，自发BPH青年组008#(IHC染色，×400)

PCNA，自发BPH老年组011#(IHC染色，×400)

PCNA，染毒致BPH空白对照组105#(IHC染色，×400)

PCNA，染毒致BPH染毒组102#(IHC染色，×400)

BCL-2，自发BPH青年组010#(IHC染色，×400)

BCL-2，自发BPH老年组001#(IHC染色，×400)

BCL-2，染毒致BPH空白对照组106#(IHC染色，×400)

BCL-2，染毒致BPH染毒组103#(IHC染色，×400)

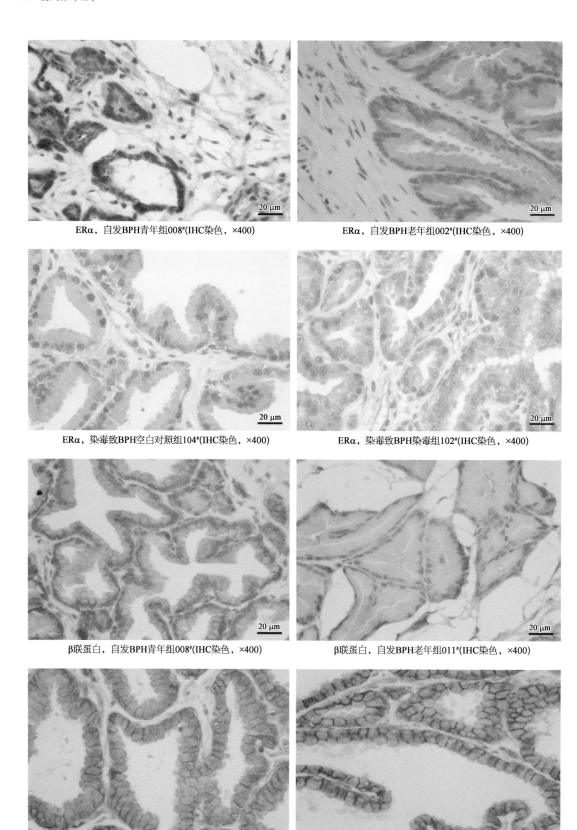

ERα，自发BPH青年组008#(IHC染色，×400)

ERα，自发BPH老年组002#(IHC染色，×400)

ERα，染毒致BPH空白对照组104#(IHC染色，×400)

ERα，染毒致BPH染毒组102#(IHC染色，×400)

β联蛋白，自发BPH青年组008#(IHC染色，×400)

β联蛋白，自发BPH老年组011#(IHC染色，×400)

β联蛋白，染毒致BPH空白对照组106#(IHC染色，×400)

β联蛋白，染毒致BPH染毒组102#(IHC染色，×400)

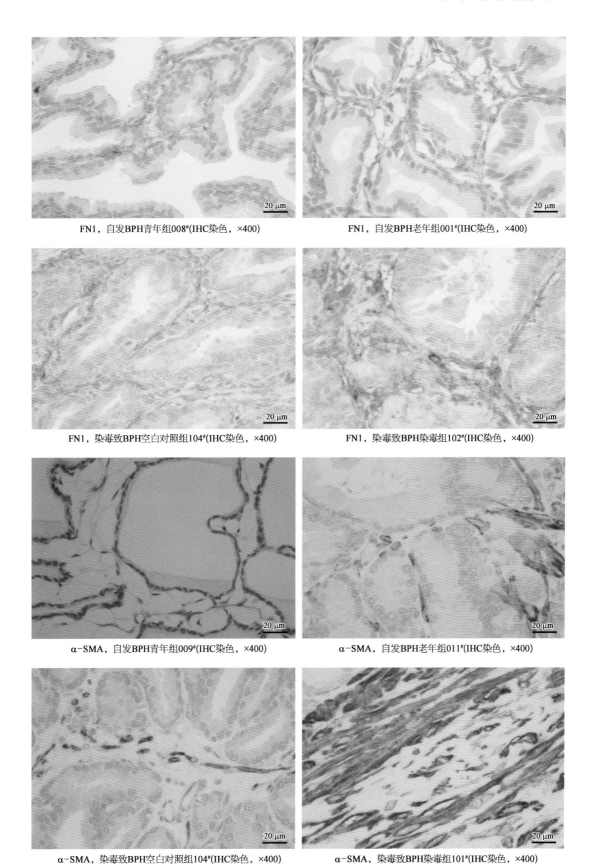

FN1，自发BPH青年组008#(IHC染色，×400)

FN1，自发BPH老年组001#(IHC染色，×400)

FN1，染毒致BPH空白对照组104#(IHC染色，×400)

FN1，染毒致BPH染毒组102#(IHC染色，×400)

α-SMA，自发BPH青年组009#(IHC染色，×400)

α-SMA，自发BPH老年组011#(IHC染色，×400)

α-SMA，染毒致BPH空白对照组104#(IHC染色，×400)

α-SMA，染毒致BPH染毒组101#(IHC染色，×400)

图3-3-19 自发BPH和染毒致BPH Beagle犬免疫组化结果（$\bar{x} \pm SD$，$n=3$）

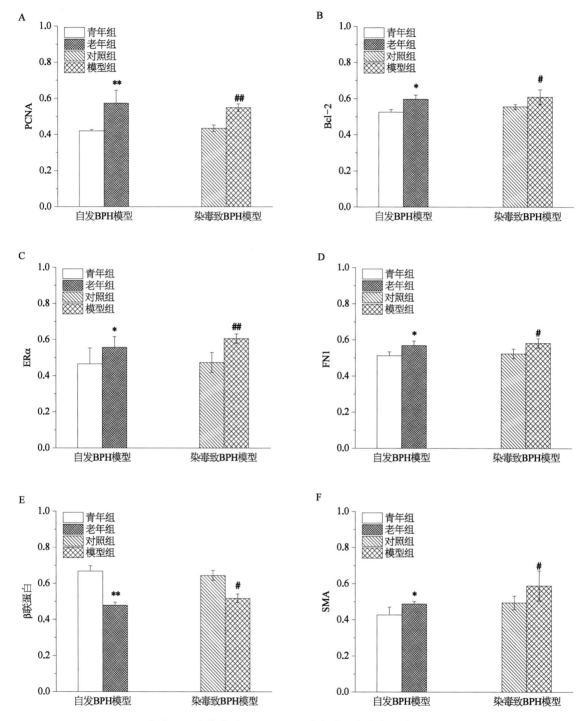

图 3-3-20　自发 BPH 和染毒致 BPH Beagle 犬免疫组化半定量分析（$\bar{x} \pm \mathrm{SD}$，$n=3$）

注：与青年组比较，$*P < 0.05$，$**P < 0.01$；与对照组比较，$^{\#}P < 0.05$，$^{\#\#}P < 0.01$

表3-3-17　转录组学样本RNA定量检测结果

样品名称	浓度（ng/μL）	体积（μL）	总量（μg）	检测结果*	组织样品剩余
008#	2 083.1	27	56.24	合格	满足2~3次提取
009#	1 452.5	27	9.22	合格	满足2~3次提取
010#	839.2	20	16.78	合格	满足1次提取
001#	1 700.1	27	45.90	合格	满足3次以上提取
002#	1 394.1	30	41.82	合格	满足2~3次提取
011#	658.2	20	13.16	合格	满足3次以上提取
104#	1 522.7	25	38.07	合格	满足2~3次提取
105#	1 097.3	22	24.14	合格	满足3次以上提取
106#	1 042	25	26.05	合格	满足3次以上提取
101#	1 707.7	30	51.23	合格	满足3次以上提取
102#	1 438.8	30	43.16	合格	满足3次以上提取
103#	1 351	22	29.72	合格	满足2~3次提取

注：*合格，质量满足建库要求，总量满足3次及以上常规量建库

表3-3-18　转录组学样本RNA纯度检测结果

样品编号	RIN值	28S/18S	$OD_{260}/_{280}$	$OD_{260}/_{230}$	样品状态	稀释倍数
008#	7.2	1.2	2	2.08	正常	21
009#	7.3	1.5	2.01	2.12	正常	15
010#	7.3	1.7	1.99	1.92	正常	8
001#	7.9	1.7	2	2.23	正常	17
002#	7.8	1.7	2.03	2.01	正常	14
011#	7.6	1.73	1.95	2.04	正常	7
104#	7.5	1.6	2.02	1.78	正常	15
105#	7.9	1.8	2.01	1.75	正常	11
106#	7.9	1.8	2.01	1.53	正常	11
101#	8.7	2.0	2.03	2.1	正常	17
102#	8.7	2.1	2.03	1.99	正常	15
103#	8.5	2.0	1.99	2.21	正常	14

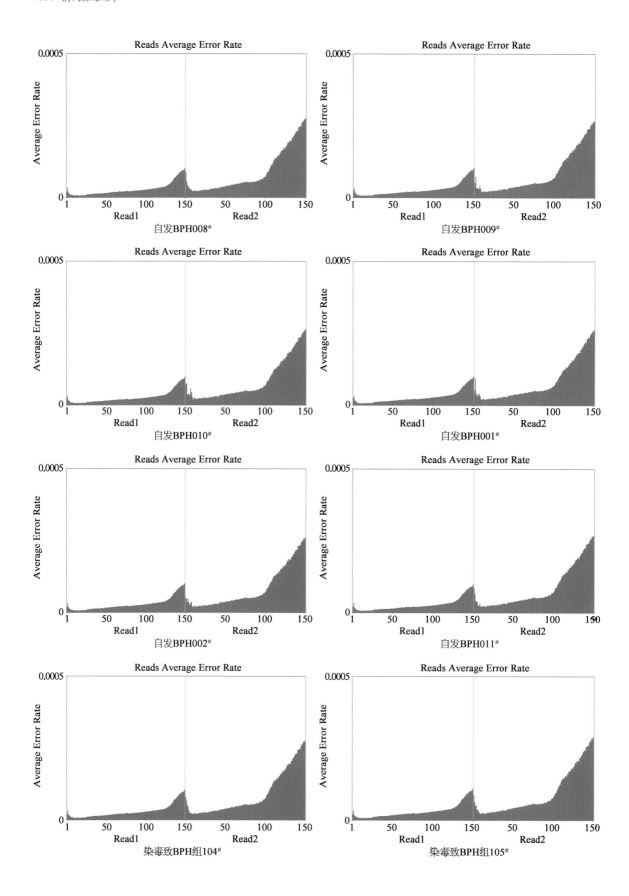

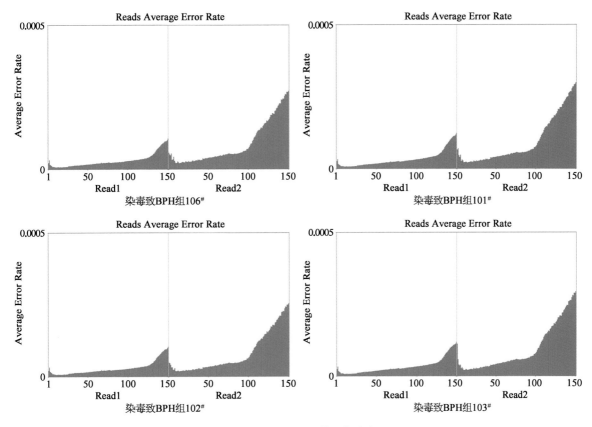

图3-3-21　碱基测序错误率分布图

注：横坐标为读取的碱基位置，纵坐标为单碱基错误率

表3-3-19　转录组测序数据统计

样本	总读取*	总碱基数	GC碱基含量	%≥Q30
008#	21 060 074	6 261 463 890	50.99%	92.25%
009#	22 418 535	6 660 013 900	51.52%	93.25%
010#	20 878 422	6 212 586 230	51.86%	92.29%
001#	39 242 332	11 694 566 444	51.32%	92.68%
002#	22 163 663	6 598 926 504	51.36%	92.27%
011#	21 342 355	6 356 628 346	51.72%	92.67%
104#	34 683 252	10 331 833 310	50.93%	92.75%
105#	21 339 852	6 349 471 856	51.13%	92.94%
106#	20 216 698	6 004 946 882	51.41%	92.96%
101#	22 003 144	6 551 320 056	51.57%	92.97%
102#	21 500 183	6 398 680 190	51.49%	92.86%
103#	25 776 639	7 679 694 692	51.29%	92.71%

注：* 总数据中对端读取总数

3）测序结果与参考序列的比对效率：基于TopHat2，比对结果如表3-3-20所示。各样品的读取与参考基因组上的读取（Mapped Reads，MR）比对效率在84.59%～86.87%，自发BPH和染毒致BPH的Unique MR在参考基因组序列上有唯一匹配位置的读取数目比例在77.60%～83.87%。

上述比对效率结果表明转录组测序结果与参考基因组数据库具有较高的均一度和覆盖度，均符合数据分析要求。

（3）基因表达量分析：从图3-3-22和图3-3-23各样品对应的FPKM分布箱线图中可以查看单个样品对应基因表达水平的离散程度，还可

表3-3-20 样品转录组测序数据与所选参考基因组的序列比对结果

动物编号	读取总数	MR	UMR	MMR	Reads Map to '+'	Reads Map to '−'
008#	42 120 148	35 719 581（84.80%）	34 147 983（81.07%）	1 571 598（3.73%）	17 262 786（40.98%）	17 404 892（41.32%）
009#	44 837 070	38 729 525（86.38%）	37 306 297（83.20%）	1 423 228（3.17%）	18 951 576（42.27%）	18 992 065（42.36%）
010#	41 756 844	35 323 403（84.59%）	32 404 158（77.60%）	2 919 245（6.99%）	16 626 819（39.82%）	16 654 658（39.88%）
001#	78 484 664	68 181 040（86.87%）	63 286 169（80.64%）	4 894 871（6.24%）	32 261 020（41.10%）	32 458 576（41.36%）
002#	44 327 326	38 082 090（85.91%）	34 809 951（78.53%）	3 272 139（7.38%）	17 797 831（40.15%）	17 921 423（40.43%）
011#	42 684 710	36 733 443（86.06%）	34 464 630（80.74%）	2 268 813（5.32%）	17 594 781（41.22%）	17 690 138（41.44%）
104#	69 366 504	59 892 264（86.34%）	56 824 003（81.92%）	3 068 261（4.42%）	28 902 432（41.67%）	28 859 943（41.61%）
105#	42 679 704	37 002 290（86.70%）	35 794 524（83.87%）	1 207 766（2.83%）	18 087 138（42.38%）	18 195 348（42.63%）
106#	40 433 396	34 849 926（86.19%）	33 662 990（83.26%）	1 186 936（2.94%）	17 009 221（42.07%）	17 086 244（42.26%）
101#	44 006 288	37 888 784（86.10%）	34 910 429（79.33%）	2 978 355（6.77%）	17 888 496（40.65%）	17 880 459（40.63%）
102#	43 000 366	37 050 302（86.16%）	35 127 305（81.69%）	1 922 997（4.47%）	17 857 608（41.53%）	17 879 598（41.58%）
103#	51 553 278	44 298 600（85.93%）	42 470 624（82.38%）	1 827 976（3.55%）	21 531 856（41.77%）	21 594 364（41.89%）

注：① 读取总数：指Clean Reads数目，按单端计；② MR：参考基因组上的读取数目及在总读取中所占百分比；③ UMR（Unique MR）：指比对到参考基因组唯一位置的读取数目及在总读取中所占百分比；④ MMR（Multiple Map Reads）：指比对到参考基因组多处位置的读取数目及在总读取中所占百分比；⑤ Reads Map to '+'：指比对到参考基因组正链的读取数目及在总读取中所占百分比；⑥ Reads Map to '−'：指比对到参考基因组负链的读取数目及在总读取中所占百分比

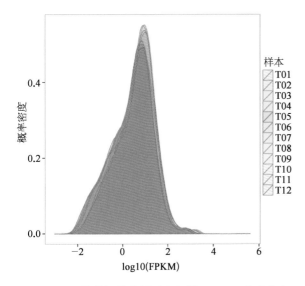

图3-3-22 转录组学分析对应各样品FPKM密度分布对比图（横坐标为对应样本FPKM的对数值）

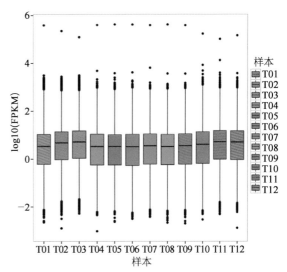

图3-3-23 转录组学分析对应各样本FPKM箱线图（纵坐标为样本表达量FPKM的对数值）

以直观地比较不同样品的整体基因表达水平。

（4）差异表达分析

1）基因表达量相关性评估

A. 对实验设计中设立的3个生物学重复样本进行皮尔逊相关性分析发现组内的3个样本相关性R^2大致接近1。如图3-3-24所示，自发BPH对照组内，样本T01和T02的R^2值为0.963，T01和T03的R^2值为0.939，T03和T02的R^2值为0.963。组样本T04和T05的R^2值为0.95，T04和T06的R^2值为0.969，T05和T06的R^2值为0.952。

B. BPH空白对照组内，如图3-3-24所示，样本T07和T08的R^2值为0.92，T07和T09的R^2值为0.891，T08和T09的R^2值为0.975。染毒组样本T10和T11的R^2值为0.905，T10和T12的R^2值为0.899，T11和T12的R^2值为0.927。

综上，上述组内生物学重复样本的皮尔逊相关系数说明各组内样本的3个生物学重复样品相关性较高。

2）差异表达筛选及聚类分析

A. 本实验每个组内有3个生物学重复的样本，故使用EBseq进行差异分析。我们将差异倍数≥2且FDR＜0.05的差异基因界定为DEG。

B. 通过图3-3-25和图3-3-26可以直观展现基因在两个组样本中表达水平的差异及差异

的显著性。进而结合层次聚类分析图（图3-3-27和图3-3-28）可见自发BPH和BPH染毒对应的各组内样本基因表达相似性较高（颜色一致），组间相似性较低（红绿鲜明对比）。说明各组内的3个生物学重复样本的基因表达趋势具有一致性，而两种组内对照组和正常对照组间的基因表达趋势明显不一致。

C. 自发BPH中，鉴定得到的候选DEG共有391个。与青年组比较，老年组表达升高的DEG有202个，表达降低的DEG有189个（表3-3-21）。

D. BPH染毒组中，鉴定得到的候选DEG共有1 108个。与对照组比较，染毒组表达升高的DEG有668个，表达降低的DEG有440个（表3-3-21）。

E. 对自发BPH中和BPH染毒组中得到的DEG名称（基因名称，不是基因ID。由于同一个基因可以对应不同的基因ID，为防止漏筛故采用基因名称进行筛选）。发现两种BPH中共有的DEG为65个（但根据基因ID筛选得到的DEG仅为37个），但其中变化趋势一致的仅有19个基因，包括8个上调基因*ABCC1*、*CDH16*、*HOXD13*、*KRT5*、*NCAN*、*PCDH18*、*SLC37A2*和*TCTE1*，11个下调基因*EGFR*、*IGFR*、*CTTNBP2*、

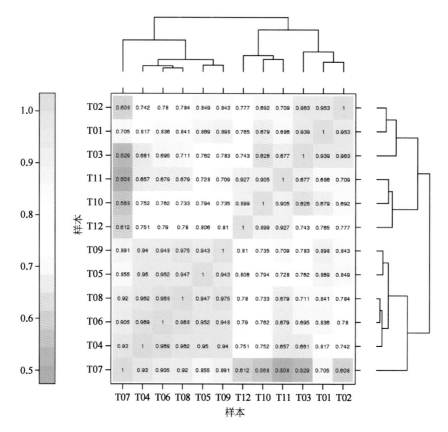

图3-3-24　转录组学分析各样本的表达量相关性热图

注：R^2越接近于1，说明两个重复样品相关性越强

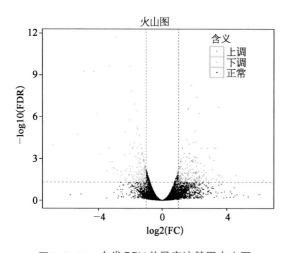

图3-3-25　自发BPH差异表达基因火山图

注：图中的一个点对应一个基因，横坐标为基因在两组中表达量差异倍数的对数值（绝对值越大，在两组间的表达量差异倍数越大）；纵坐标为FDR的负对数值（值越大，则差异表达越显著，DEG越可靠）。绿点表示下调DEG，红点表示上调DEG，黑点表示无差异表达基因

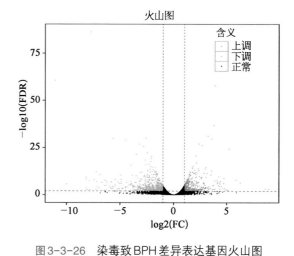

图3-3-26　染毒致BPH差异表达基因火山图

注：图中的一个点对应一个基因，横坐标为基因在两组中表达量差异倍数的对数值（绝对值越大，在两组间的表达量差异倍数越大）；纵坐标为FDR的负对数值（值越大，则差异表达越显著，DEG越可靠）。绿点表示下调DEG，红点表示上调DEG，黑点表示无差异表达基因

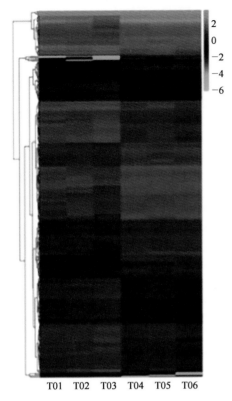

T01　T02　T03　T04　T05　T06

图3-3-27　自发BPH差异表达基因聚类图

注：横坐标为各样本名称及聚类结果，纵坐标为对应差异基因及聚类结果。颜色代表基因在样品中的表达量水平-log2（FPKM+1）

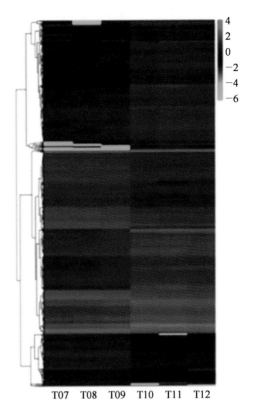

T07　T08　T09　T10　T11　T12

图3-3-28　染毒致BPH差异表达基因聚类图

注：横坐标为各样本名称及聚类结果，纵坐标为对应差异基因及聚类结果。颜色代表基因在样品中的表达量水平-log2（FPKM+1）

表3-3-21　转录组学DEG结果统计

分组	差异表达基因集	差异表达基因数	上调基因数	下调基因数
自发BPH（老年组）	T04_T05_T06_vs_T01_T02_T03	391	202	189
染毒致BPH	T10_T11_T12_vs_T07_T08_T09	1 108	668	440

CUBN、*FBLN5*、*GEM*、*KIF5A*、*MYH7*、*MSN*、*SSTR5* 和 *STEAP1*（表3-3-22和图3-3-29）。

（5）差异表达基因功能注释和富集分析：对DEG进行GO、COG、KEGG及Swiss-Prot数据库的功能注释，各差异表达基因集注释到的基因数量统计见表3-3-23。

1）差异表达基因GO分类

A. 在自发BPH中，共有302个DEG在GO数据库中得到注释，占所有DEG的79.9%，具体结果见图3-3-30所示。共有261个DEG被注释到生物学过程分支，占所有被注释基因的86.42%；共有250个DEG被注释到细胞组分分支，占所有被注释基因的82.78%；共有262个DEG被注释到分子功能分支，占所有被注释基因的86.75%。

B. 在染毒致BPH组中，共有824个（78.5%）DEG在GO数据库中得到注释，具体结果见图3-

表3-3-22 自发BPH和染毒致BPH转录组学共同差异基因

分组	基因ID	基因名称	FDR	log2（FC）	调节
自发BPH	基因6503	ABCC1	0.020 7	1.07	down
	基因24845	CDH16	0.028 2	1.32	down
	基因7227	CTTNBP2	0.009 2	−1.07	up
	基因2449	CUBN	0.000 0	−2.92	up
	基因16922	EGFR	0.015 3	1.59	up
	基因16123	FBLN5	0.039 1	−1.18	up
	基因24846	GEM	0.000 0	−1.54	up
	新基因8405	HOXD13	0.006 0	3.13	down
	基因7757	IGF1R	0.025 2	2.14	up
	基因1867	KIF5A	0.003 9	−1.06	up
	基因23367	KRT5	0.010 0	1.93	down
	基因448	MSN	0.026 9	−1.18	up
	基因25162	MYH7	0.047 8	−1.07	up
	基因6491	NCAN	0.011 9	2.07	down
	基因20418	PCDH18	0.047 0	−1.64	down
	基因4637	SLC37A2	0.041 9	2.74	down
	基因6748	SSTR5	0.044 2	−1.16	up
	基因14116	STEAP1	0.003 5	−1.07	up
	基因9221	TCTE1	0.004 2	1.11	down
染毒致BPH	基因20566	ABCC1	0.000 4	1.41	down
	基因24845	CDH16	0.001 1	1.08	down
	基因20204	CTTNBP2	0.000 0	−2.05	up
	基因6070	CUBN	0.000 0	−1.92	up
	基因27848	EGFR	0.003 7	1.34	up
	基因17742	FBLN5	0.000 1	−1.34	up
	基因21502	GEM	0.000 8	−1.92	up
	基因9871	HOXD13	0.004 0	1.12	down
	基因9258	IGF1R	0.000 0	1.37	up
	基因18267	KIF5A	0.000 0	−2.41	up
	基因23368	KRT5	0.002 0	8.04	down
	基因28886	MSN	0.000 0	−1.41	up
	基因25163	MYH7	0.000 0	−1.17	up
	基因12009	NCAN	0.001 3	1.15	down
	基因29092	PCDH18	0.000 0	−1.58	down
	基因25753	SLC37A2	0.000 7	1.12	down
	基因6748	SSTR5	0.000 1	−2.16	up
	基因14116	STEAP1	0.000 0	−2.01	up
	基因12797	TCTE1	0.000 0	1.78	down

注：up，与对照组相比，组基因表达上调；down，与对照组相比，染毒组基因表达下调

表3-3-23 · 注释的差异表达基因数量统计

	总数	COG	GO	KEGG	Swiss-Prot
自发BPH	378	113	302	242	309
BPH染毒组	1 050	251	824	649	823

注：第三列到最后一列表示各功能数据库注释到的DEG数目

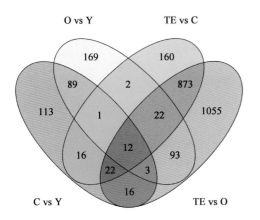

图3-3-29 自发BPH和染毒致BPH转录组学分析共有DEG对应韦恩图

注：O vs Y（黄色区域）代表的是自发BPH的DEG；TE vs C（绿色区域）代表的是染毒致BPH的DEG。两者交集代表的是两种BPH共有的37（22+12+2+1=37）种DEG

3-31所示，共有697个DEG被注释到生物学过程分支，占所有被注释基因的84.59%；共有683个DEG被注释到细胞组分分支，占所有被注释基因的82.89%；分子功能分支共有673个DEG被注释到，占所有被注释基因的81.67%。

C. 通过对比图3-3-30和图3-3-31，两种DEG注释到最多的生物学过程（前5位）是一致的，主要包括细胞进程、生物调控、代谢过程、单个组织进程和刺激反应等。

D. 通过对比图3-3-30和图3-3-31，两种DEG注释到最多的分子功能（前10位）是一致的，主要包括结合功能、催化活性、分子传感活性、受体活性、转运活性、酶调节活性、核酸结合转录因子活性、结构分子活性、鸟苷酸交换因子活性和蛋白质结合转录因子活性等。

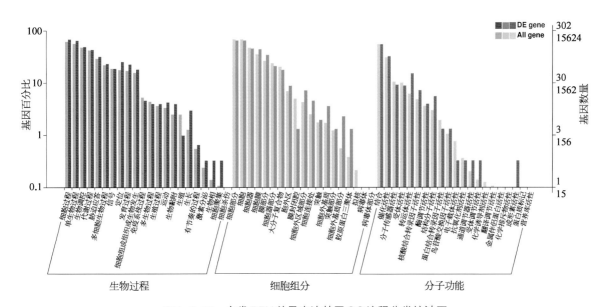

图3-3-30 自发BPH差异表达基因GO注释分类统计图

注：横坐标为GO分类；纵坐标，左侧为基因数目所占百分比，右侧为基因数目

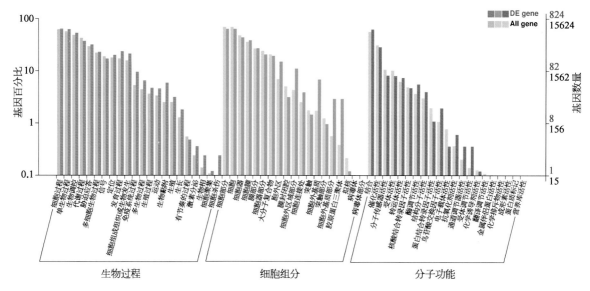

图3-3-31 染毒致BPH差异表达基因GO注释分类统计图

注：横坐标为GO分类；纵坐标，左侧为基因数目所占百分比，右侧为基因数目

E. 通过对比图3-3-30和图3-3-31，两种差异表达蛋白对应的细胞组分是一致的，主要有细胞器、细胞膜、胞外区、细胞外基质和细胞连接处等。

2）差异表达基因COG分析

A. 在自发BPH中，共有113（30.4%）个基因被注释到了COG数据库中，分别归属于21个不同的功能类别，具体的分类结果见图3-3-32所示。从COG数据库分类结果可以看出，富集DEG数量最多的6个功能分类依次是功能仅限预测，包含42（24.71%）个DEG；信号转导代谢，共有17（10%）个DEG被注释；转录和无机离子运输和代谢均包含15个DEG，占所有被注释基因的8.82%；复制、重组和修复，共有13个基因被注释其中，占所有被注释基因的7.65%；以及氨基酸运输和代谢，包含有12个DEG，占所有被注释基因的7.06%。此外，细胞周期调控、细胞分裂和染色体分区分别有3个和1个DEG被注释其中，占所有被注释基因的1.76%和0.59%。

B. 在染毒致BPH组中，共有251个（23.9%）基因被注释到了COG数据库中，分别归属于21个不同的功能类别，具体的分类结果见图3-3-33所示。从COG数据库分类结果可以看出，富集DEG数量最多的6个功能分类依次是：① 功能仅限预测，包含89个DEG，占所有被注释基因的22.7%；② 复制、重组和修复，共有44个基因被注释其中，占所有被注释基因的11.22%；③ 信号转导代谢和转录均有43个DEG被注释其中，占所有被注释基因的10.97%；④ 细胞骨架有21个DEG被注释其中，占所有被注释基因的5.36%；⑤ 细胞周期调控、细胞分裂和染色体分区有20个DEG被注释其中，占所有被注释基因的5.1%。除上述6个富集通路外，无机离子运输和代谢包含18个DEG，占所有被注释基因的4.59%；氨基酸运输和代谢，包含17个DEG，占所有被注释基因的4.34%。

3）差异表达基因KEGG注释

A. 自发BPH共有242个差异基因在KEGG数据中得到功能注释，占所有DEG的64.0%。其中富集差异基因较多的通路依次是均富集14个DEG的癌症相关通路和磷脂酰肌醇激酶（PI3K-Akt）信号通路，均富集9个DEG的丝裂活化蛋白激酶（MAPK）信号通路和Rap1信号通路，均富集8个DEG的（MAPK）信号通路、癌症相关蛋白聚糖通路、内吞作用通路、神经刺激偶联受体相互作用通路和Ras信号通路，富集7个

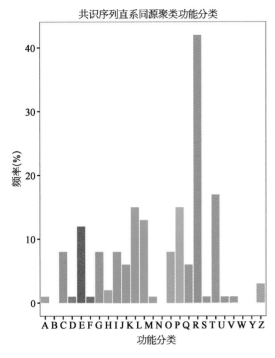

图3-3-32 自发BPH差异表达基因COG注释分类统计图

注：横坐标为COG各分类内容，纵坐标为基因数目

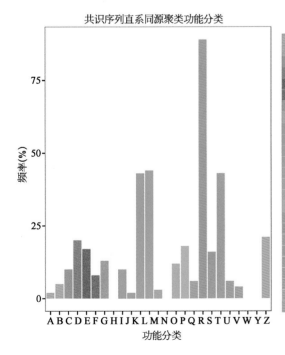

图3-3-33 染毒致BPH差异表达基因COG注释分类统计图

注：横坐标为COG各分类内容，纵坐标为基因数目

DEG的黏着斑信号通路和蛋白质代谢和吸收通路，均富集6个DEG的肌动蛋白细胞骨架调节通路、癌症相关小RNA通路、维生素代谢和吸收通路、Hippo信号通路、阿米巴病通路和多能干细胞调节信号通路。

B. 染毒致BPH组共有649（61.8%）个DEG在KEGG数据中得到功能注释。其中富集差异基因最多的前10位信号通路依次是富集37个DEG的PI3K-Akt信号通路，富集33个DEG的黏着斑信号通路，富集32个DEG的癌症相关通路，富集28个DEG的蛋白质代谢和吸收通路，富集24个DEG的细胞因子受体相互作用通路，富集23个DEG的细胞外基质（ECM）受体相互作用通路，富集21个DEG的人类嗜T细胞病毒浸染通路和cAMP信号通路，富集19个DEG的Ras信号通路和钙信号通路，富集18个DEG的Rap1信号通路、神经刺激偶联受体相互作用通路和细胞周期通路，富集17个DEG的Jak-STAT信号通路、癌症转录异常通路和阿米巴病通路，富集16个DEG的造血细胞谱系通路、肌动蛋白细胞骨架调节通路、内吞作用通路和血小板活化通路。

比较两种BPH对应DEG注释到KEGG中的信号通路数据，结果发现：

• 在自发BPH和BPH染毒DEG对应的191和246个信号通路中，两组富集到的共同KEGG信号通路为180个，占各组所有KEGG信号通路的94.2%和73.2%。

• 在上述180个共有的KEGG信号通路中，自发BPH和BPH染毒组富集DEG最多的KEGG信号通路具有一致性，均包括富集差异基因较多的癌症相关通路（14个和32个）、PI3K-Akt信号通路（14个和37个）、MAPK信号通路（9个和15个）、Rap1信号通路（9个和18个）、内吞作用通路（8个和16个）、神经刺激偶联受体相互作用通路（8个和18个）、Ras信号通路（8个和19个）、黏着斑信号通路（7个和33个）、蛋白质代谢和吸收通路（7个和28个）、癌症相关小RNA通路（6个和15个）、肌动蛋白细胞骨架调节通路（6个和16个）、Hippo信号通路（6个和6个）、阿米巴病通路（6个和17个）和多能干

胞调节信号通路（6个和9个）。

从自发BPH和BPH染毒组筛选得到的19个共同差异表达基因，采用上述KEGG数据库进行比对，观察对应的信号通路富集情况。结果发现，仅有5个DEG（KIF5A、STEAP1、SSTR5、IGF1R、EGFR和ABCC1）注释到相应的KEGG信号通路，结果如下：

• KIF5A均注释到多巴胺能突触信号通路。

• 染毒致BPH的ABCC1注释到ABC转运子通路、cAMP和胆汁分泌通路，自发BPH的ABCC1注释到癌症相关小RNA通路、维生素消化和吸收通路、神经鞘脂通路和ABC转运子通路。

• STEAP1注释到相同的矿物质吸收信号通路。

• SSTR5注释到相同的矿物质吸收通路和cAMP信号通路。

• 仅自发BPH的IGF1R注释到肌动蛋白细胞骨架调节通路和前列腺癌通路，染毒致BPH的IGF1R未被注释到KEGG信号通路。

• 与IGF1R类似，仅自发BPH EGFR被注释到对应自发BPH富集差异基因最多的前15位信号通路中的10条通路，具体是PI3K-Akt、癌症相关通路、MAPK、Rap1信号通路、癌症相关蛋白聚糖通路、内吞作用通路、Ras信号通路、黏着斑通路、癌症相关小RNA通路及肌动蛋白细胞骨架调节通路。

4）差异表达基因KEGG富集分析

A. 自发BPH共有138个DEG富集到191个信号通路中，但只有维生素消化和吸收（图3-3-36）这一条信号通路为显著富集（$P < 0.001$），涉及的DEG为LMBRD1、LRAT、APOB、SLC52A3、APOA1和ABCC1（图3-3-34）。

B. 染毒致BPH组共有391个DEG富集到246个信号通路中，其中有7条信号通路得到显著富集（$P < 0.05$），包括蛋白质代谢和吸收通路（28个）、黏着斑通路（33个，图3-3-37）、造血细胞谱系通路（16个）、PI3K-Akt信号通路（37个，图3-3-38）、ECM受体相互作用通路（23个，图3-3-39）、p53信号通路（13个）和阿米巴病通路（17个）（图3-3-35）。

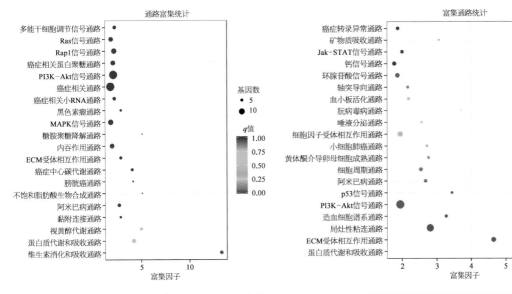

图3-3-34 自发BPH差异表达基因KEGG通路富集散点图

注：一个圆对应一个KEGG通路，横坐标为富集因子大小（越靠近右下角的图形代表的通路参考价值越大），纵坐标为通路名称

图3-3-35 BPH染毒组差异表达基因KEGG通路富集散点图

注：一个圆对应一个KEGG通路，横坐标为富集因子大小（越靠近右下角的图形代表的通路参考价值越大），纵坐标为通路名称

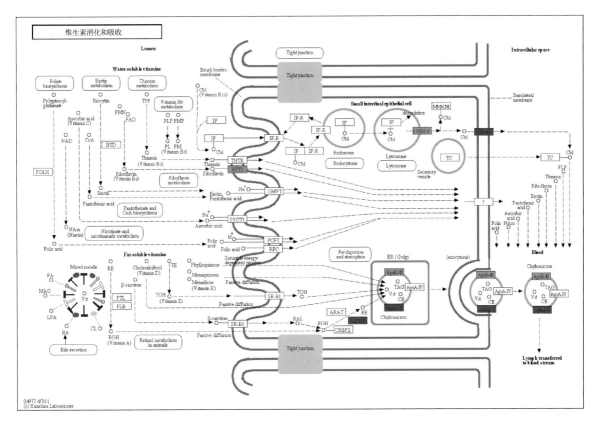

图3-3-36 自发BPH的KEGG维生素消化和吸收信号通路图

注：红色表示上调基因；绿色表示下调基因；蓝色为上调和下调基因混合

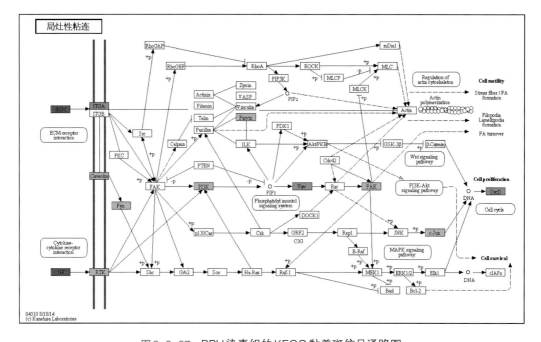

图3-3-37　BPH染毒组的KEGG黏着斑信号通路图

注：红色表示上调基因；绿色表示下调基因；蓝色为上调和下调基因混合

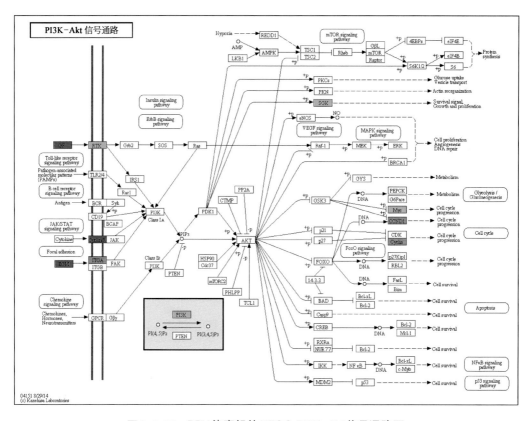

图3-3-38　BPH染毒组的KEGG PI3K-Akt信号通路图

注：红色表示上调基因；绿色表示下调基因；蓝色为上调和下调基因混合

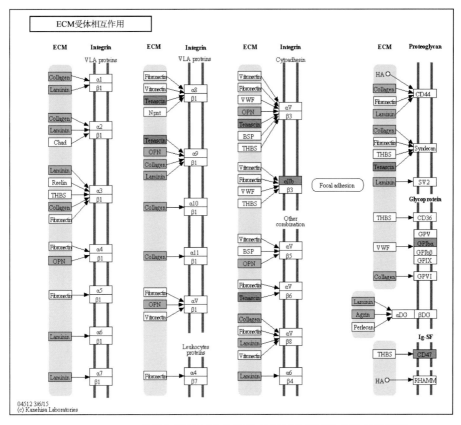

图3-3-39　BPH染毒组的KEGG细胞外基质受体相互作用信号通路图

注：红色表示上调基因；绿色表示下调基因；蓝色为上调和下调基因混合

　　3. 应用iTRAQ蛋白质组学技术筛选两种前列腺增生的差异蛋白

　　（1）蛋白定量结果

　　1）BCA蛋白定量标准曲线见图3-3-40：标准曲线公式为$y=0.08x+0.090\,2$，R^2值为0.999\,2。根据各样品测定的OD值计算对应的蛋白定量数值。

　　2）蛋白定量结果见表3-3-24。

　　（2）质谱分析结果

　　1）蛋白酶解色谱分析见图3-3-41。

　　2）肽段标记结果见图3-3-42和图3-3-43。

　　3）标记肽段的高pH反相液相色谱图见图3-3-44。

　　（3）蛋白质鉴定结果：我们对自发BPH（A组）和染毒致BPH（B组）的12个样本进行了基于iTRAQ技术的蛋白质组学研究，并采用Uniprot数据库（家犬Canis lupus familiaris库，包

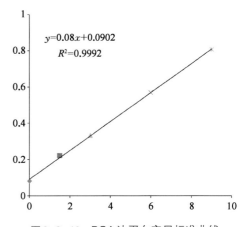

图3-3-40　BCA法蛋白定量标准曲线

含29 507条蛋白序列）对识别肽段进行搜索。结果如表3-3-25所示：A组和B组质谱分析蛋白质鉴定结果大体数目相当，A组鉴定到的蛋白组为4 251个；B组鉴定到的蛋白组为4 093个，且FDR＜1%。

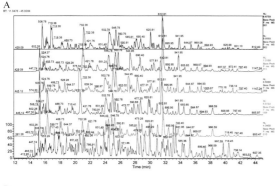

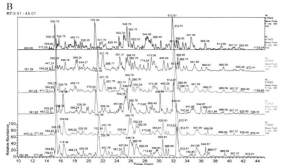

图3-3-41 酶解肽段的质谱基峰色谱图（A组、B组）

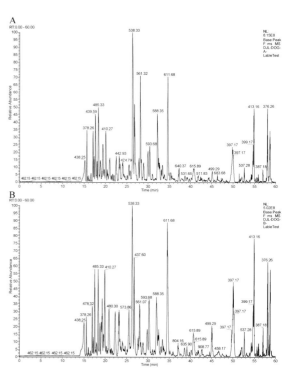

图3-3-42 混合标记肽段的质谱基峰色谱图（A组、B组）

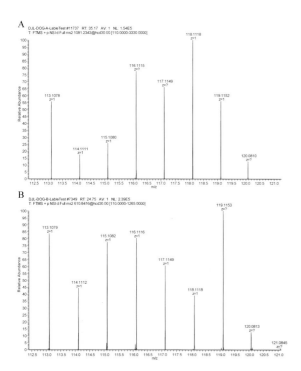

图3-3-43 标记肽段的标记峰质量分布（A组、B组）

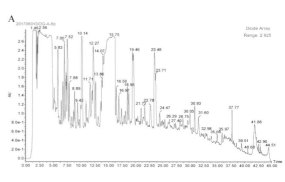

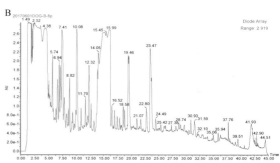

图3-3-44 高pH反相分离图（A组、B组）

表3-3-24 蛋白质组学样本蛋白定量结果

类　别		对照组			染毒组		
自发BPH	样本编号	Y008	Y009	Y010	O001	O002	O011
	组织湿重（g）	0.826	1.198	0.813	1.223	1.285	1.332
	浓度（μg/μL）	3.8	4.0	3.6	4.5	4.6	4.6
染毒致BPH	样本编号	C004	C005	C006	TE001	TE002	TE003
	组织湿重（g）	0.798	0.902	0.754	0.886	1.054	0.787
	浓度（μg/μL）	3.2	3.7	3.4	4.1	4.2	3.9

表3-3-25 蛋白质鉴定统计结果

类　别	A组	B组
全部谱图数	402 880	412 522
匹配谱图数	84 271	81 886
肽段种类	28 493	27 666
蛋白总数	9 043	8 859
蛋白group总数	4 251	4 093

表3-3-26 蛋白质定量结果统计

分　组	All-	Up-	Down-
自发BPH	23	13	10
染毒致BPH	359	194	165

注：All-，所有差异表达蛋白；Up-，上调差异表达蛋白；Down-，下调差异表达蛋白

（4）差异蛋白定量结果

1）本实验选定的iTRAQ蛋白质组学方法进行差异表达蛋白的筛选标准是实验组和对照组间比较的P值＜0.05且差异倍数＜0.83（下调蛋白）或＞1.2（上调蛋白）。

2）如表3-3-26和表3-3-27所示，在自发BPH中，鉴定得到的候选DEP共有23种。与青年组比较，老年组表达升高的DEP有13种，表达降低的DEP有10种。

3）如表3-3-26所示，在染毒致BPH组中，鉴定得到的候选DEP共有359种。与对照组比较，染毒组表达升高的DEP有194种（表3-3-28所列为差异表达倍数前25位的上调蛋白），表达降低的DEP有165种（表3-3-29所列为差异表达倍数前26位的下调蛋白）。

4）对自发BPH中和染毒致BPH组中得到的DEP进行比对，发现两种BPH中共有的DEP为6种，分别是SAFB、SPG20、FN1、DTNA、QSOX2和RPL27A。但其中变化趋势一致的仅

有4种蛋白，均为表达上调的SAFB、SPG20、FN1和DTNA，而自发BPH中下调的QSOX2和RPL27A在染毒致BPH中为表达上调。详见表3-3-30和图3-3-45对应的共有差异蛋白韦恩图。

（5）生物信息学分析：GO注释分类，① 在自发BPH中，共有19个差异表达基因被注释到

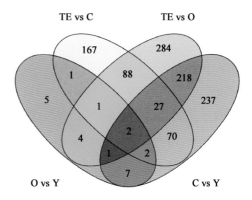

图3-3-45 自发BPH和染毒致BPH蛋白质组学分析共有DEP对应韦恩图

注：O vs Y（蓝色区域）代表的是自发BPH的DEP；TE vs C（黄色区域）代表的是染毒致BPH的DEP。两者的交集代表的是两种BPH共有的6（1+1+2+2=6）种DEP

表3-3-27　自发BPH差异表达蛋白列表

蛋白质编号*	基因名称	Cov.	匹配独有肽段#（个）	匹配肽段（个）	P值	差异倍数	调节
L7N0F1	LOC100687054	35	2	6	0.010	0.77	Up
E2RTI3	UBQLN2	13	2	6	0.048	0.77	Up
E2RA27	BAG3	10	6	6	0.002	0.79	Up
E2QYH6	SAFB	11	6	10	0.015	0.79	Up
F6X6W7	LMOD1	16	6	6	0.027	0.80	Up
J9NTP1	SPG20	3	2	2	0.025	0.80	Up
J9P8M2	FN1	32	2	52	0.049	0.80	Up
E2RAZ5	FILIP1L	3	4	4	0.032	0.80	Up
E2R1D2	VPS53	6	4	4	0.031	0.82	Up
J9P965	PDLIM3	35	9	9	0.021	0.82	Up
E2RBL5	DTNA	8	2	5	0.048	0.82	Up
E2RD94	FAP	4	2	2	0.041	0.82	Up
E2RGE0	BANF1	69	6	6	0.018	0.83	Up
E2R7K6	VPS33A	5	2	2	0.019	1.20	Down
F1PCH0	QSOX2	7	4	4	0.004	1.20	Down
E2RGQ5	RPS10	41	6	7	0.015	1.21	Down
D0VWQ3	RPL18	35	6	6	0.043	1.22	Down
J9P972	DAZAP1	33	6	6	0.031	1.22	Down
F6V9M3	TTC38	36	14	14	0.029	1.23	Down
E2R118	RPL34	30	5	5	0.013	1.24	Down
J9P0P7	CHAMP1	1	2	2	0.008	1.25	Down
F1P843	ABCD3	5	3	3	0.042	1.31	Down
E2RI34	RPL27A	42	6	6	0.021	1.39	Down

注：表中列举的蛋白质为表达差异倍数大于1.2倍（上下调）且$P<0.05$的蛋白质；*指蛋白质序列数据库中的蛋白质编号；#指匹配独有肽段个数，即其他蛋白中没有这些序列，为该鉴定蛋白独有。Cov.（covariance），协方差；up，与对照组相比，组基因表达上调；down，与对照组相比，组基因表达下调

生物学过程分支，共有21个DEP被注释到细胞组分分支，共有16个DEP被注释到分子功能分支；② 在染毒致BPH中，分别有296个、321个和283个对应DEP被注释到生物学过程分支、细胞组分分支和分子功能分支（图3-3-46和图3-3-47）。

表3-3-28　染毒致BPH差异表达蛋白（上调，差异表达倍数前25位）列表

蛋白质编号*	基因名称	Cov.	匹配独有肽段#（个）	匹配肽段（个）	P值	差异倍数	调节
F1PUR5	AGR2	54	7	7	0.013	0.42	Up
Q50KA9	NME1	86	3	11	0.033	0.51	Up
F6X7L0	TPM4	60	5	22	0.027	0.52	Up
F1PJP7	GIT1	3	2	2	0.005	0.53	Up
P24643	CANX	33	2	22	0.037	0.55	Up
E2R141	C8B	4	2	2	0.002	0.57	Up
F1PRW7	TNPO2	6	2	6	0.002	0.59	Up
F1PEL5	ZC3H15	3	2	2	0.004	0.61	Up
P19006	HP	66	20	21	0.018	0.61	Up
E2RJS5	NEXN	4	3	3	0.000	0.61	Up
E2RGN2	CDK5	7	2	2	0.024	0.62	Up
E2RNL2	IGFBP7	9	2	2	0.004	0.62	Up
F1Q1T5	RPS15	13	2	2	0.049	0.62	Up
E2RR68	FAM129B	45	28	30	0.000	0.63	Up
Q9XST5	MT2A	66	2	4	0.048	0.64	Up
J9NRS6	FYCO1	2	2	3	0.021	0.64	Up
J9P0X7	COTL1	46	6	6	0.014	0.64	Up
E5Q8W5	LGALS3	27	8	8	0.015	0.64	Up
E2RKP9	HMGN4	29	2	3	0.005	0.65	Up
F6Y2S5	RIC8A	4	2	2	0.013	0.66	Up
J9PBM1	ARGLU1	12	3	3	0.019	0.66	Up
F1Q2T9	ME1	26	2	4	0.011	0.66	Up
J9NUI6	AMBP	5	2	2	0.029	0.66	Up
E2RTB1	NPM1	41	12	12	0.032	0.66	Up
F1PQN5	CFL1	76	10	15	0.033	0.66	Up

注：表中列举的蛋白质为表达差异倍数大于1.2倍（上下调）且P＜0.05的蛋白质；*指蛋白质序列数据库中的蛋白质编号；#指匹配独有肽段个数，即其他蛋白中没有这些序列，为该鉴定蛋白独有。Cov.（covariance），协方差；up，与对照组相比，染毒组基因表达上调

表3-3-29 染毒致BPH差异表达蛋白（下调，差异表达倍数前26位）列表

蛋白质编号*	基因名称	Cov.	匹配独有肽段#（个）	匹配肽段（个）	P值	差异倍数	调节
F1PBD1	VPS13A	1	2	2	0.002	1.42	Down
F6XH37	DPP7	20	10	10	0.002	1.42	Down
J9P121	FAM63A	6	2	2	0.019	1.43	Down
F1Q3F8	SLC25A35	52	14	14	0.001	1.46	Down
E2RKN3	CHCHD2	15	2	2	0.009	1.46	Down
J9P2L3	IFFO2	45	23	24	0.002	1.47	Down
F1PBK6	CA1	22	4	4	0.038	1.47	Down
E2RPC9	TIMM8A	30	2	2	0.041	1.47	Down
E2RNJ1	LAMP2	12	6	6	0.001	1.47	Down
J9P6Q4	MRI1	15	6	6	0.031	1.51	Down
E2RTE5	SDR39U1	7	2	2	0.005	1.53	Down
F1PNS9	GHDC	7	3	3	0.003	1.53	Down
E2RSV2	RAE1	10	3	3	0.007	1.54	Down
F1P688	VSIG1	5	2	2	0.016	1.54	Down
E2RBS9	SLC30A2	14	4	4	0.017	1.56	Down
J9NVX1	LRRC1	10	4	4	0.010	1.56	Down
F1PBZ4	NQO1	59	12	12	0.003	1.59	Down
F1PDA3	RDH16	28	9	9	0.017	1.60	Down
E2RMF9	SERPINA5	19	6	6	0.007	1.61	Down
F1PLL5	EMB	6	2	2	0.013	1.63	Down
Q004B1	CEACAM1	23	8	9	0.006	1.65	Down
F1P7J1	IRF3	5	2	2	0.042	1.66	Down
E2R9Y9	RPLP2	54	3	4	0.046	1.67	Down
F1P9C1	DNASE1L3	62	17	17	0.001	1.71	Down
E2RGP2	SERPINB6	73	20	20	0.003	1.81	Down
E2RNX7	EFEMP2	3	2	2	0.028	2.60	Down

注：表中列举的蛋白质为表达差异倍数大于1.2倍（上下调）且$P < 0.05$的蛋白质；*指蛋白质序列数据库中的蛋白质编号；#指匹配独有肽段个数，即其他蛋白中没有这些序列，为该鉴定蛋白独有。Cov.（covariance），协方差；down，与对照组相比，染毒组基因表达下调

表3-3-30　自发BPH和染毒致BPH共有差异表达蛋白列表

分组	基因名称	蛋白质编号*	Cov.	匹配独有肽段#（个）	匹配肽段	P值	差异倍数	调节
自发BPH	SAFB	E2QYH6	11	6	10	0.015	0.79	Up
	SPG20	J9NTP1	3	2	2	0.025	0.80	Up
	FN1	J9P8M2	32	2	52	0.049	0.80	Up
	DTNA	E2RBL5	8	2	5	0.048	0.82	Up
	QSOX2	F1PCH0	7	4	4	0.004	1.20	Down
	RPL27A	E2RI34	42	6	6	0.021	1.39	Down
染毒致BPH	SAFB	E2QYH6	11	6	10	0.009	0.71	Up
	SPG20	J9NTP1	3	2	2	0.002	0.69	Up
	FN1	J9P8M2	32	2	52	0.043	0.79	UP
	DTNA	E2RBL5	8	2	5	0.046	0.79	Up
	QSOX2	F1PCH0	7	4	4	0.031	0.83	Up
	RPL27A	E2RI34	42	6	6	0.032	0.80	Up

注：表中列举的蛋白质为表达差异倍数大于1.2倍（上下调）且$P<0.05$的蛋白质；*指蛋白质序列数据库中的蛋白质编号；#指匹配独有肽段个数，即其他蛋白中没有这些序列，为该鉴定蛋白独有。Cov.（covariance），协方差；up，与对照组相比，染毒组基因表达上调；down，与对照组相比，染毒组基因表达下调

1）GO富集分析

A. 在自发BPH中，整体富集分析结果详见图3-3-48～图3-3-50。由于筛选得到的DEP数量较少，导致聚类到87个生物学过程的19个DEP均未被显著富集（$P>0.05$）。同样，聚类到48个细胞组分的21个DEP均未被显著富集（$P>0.05$）。在聚类到28个分子功能的16个DEP中，只有"核糖体结构成分"这一功能得到显著富集（$P<0.05$），涉及的DEP包括RPL18、RPL27A和RPS10。

B. 在染毒致BPH中，整体富集分析结果详见图3-3-51～图3-3-53。296个DEP被富集到1 088个生物学过程中，其中有1 048个生物学过程未被显著富集（$P>0.05$）。321个DEP被富集到317个细胞组分中，其中仅有31个细胞组分聚类得到显著富集（$P<0.05$）。283个DEP被聚类到336个分子功能，仅有15个分子功能分支得到显著富集（$P<0.05$），主要涉及结合活性，包括RNA的结合、GTP的结合和金属离子的结合等。

2）在自发BPH中，整体KEGG注释分类结果详见图3-3-54。虽然有10个DEP富集到15个KEGG信号通路中，但由于该中筛选得到的DEP数量仅有23个，导致15个信号通路中只有"核糖体"这一通路为显著富集（图3-3-55，$P<0.0001$），涉及的DEP为RPL18、RPL34、RPL27A和RPS10。其余的14个信号通路均只有1个DEP被富集到，P值均为1，导致FDR为100%。同样，聚类到48个细胞组分的21个DEP均未被显著富集（$P>0.05$）。尽管如此，我们发现自发BPH和染毒致BPH共同差异表达蛋白FN1富集到9个信号通路，分别是癌症相关蛋白聚糖通路、阿米巴病通路、小细胞肺癌通路、癌症相关通路、细胞外基质受体相互作用通路、PI3K-Akt信号通路、细菌侵袭上皮细胞通路、黏着斑通路及肌动蛋白细胞骨架调节通路。

3）在染毒致BPH中，整体KEGG注释分类结果详见图3-3-53和图3-3-56。199个DEP被富集到206条信号通路中，其中22条信号通路为明显富集（$P<0.05$）。富集DEP最多的前5条信号通路依次为代谢相关通路（48个）、肌动蛋白细胞骨架调节通路（15个）、碳代谢通路（14个）、黏着斑通路（12个）和核糖体通路（12个）。

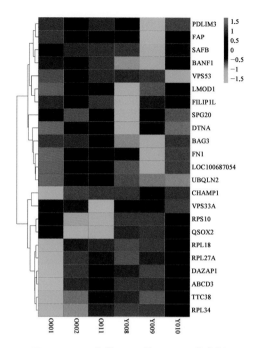

图 3-3-46 自发 BPH 的 DEP 聚类分析

注：横坐标为样品名称及聚类结果，纵坐标为差异基因及聚类结果。不同的列代表不同的样品，不同的行代表不同的基因

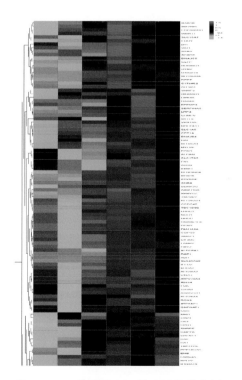

图 3-3-47 染毒致 BPH 的 DEP 聚类分析

注：横坐标为样品名称及聚类结果，纵坐标为差异基因及聚类结果。不同的列代表不同的样品，不同的行代表不同的基因（页面受限，仅截取部分差异表达蛋白）

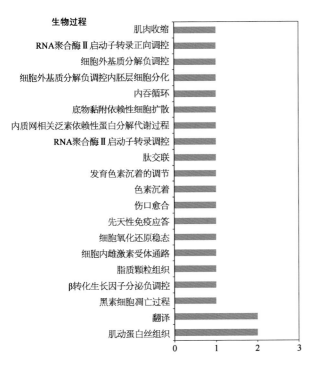

图3-3-48 自发BPH差异表达蛋白GO_BP
分类直方图

注：横坐标为基因数目，纵坐标为GO分类

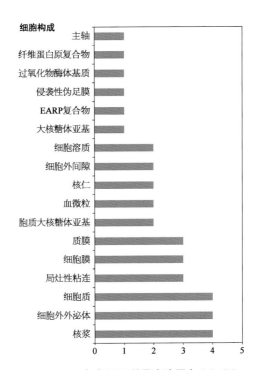

图3-3-49 自发BPH差异表达蛋白GO_CC
分类直方图

注：横坐标为基因数目，纵坐标为GO分类

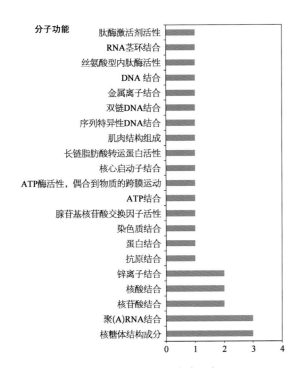

图3-3-50 自发BPH差异表达蛋白GO_MF
分类直方图

注：横坐标为基因数目，纵坐标为GO分类

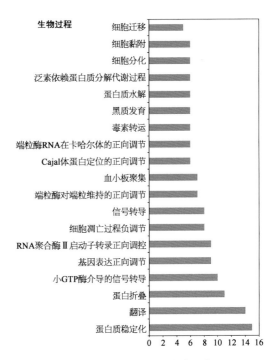

图3-3-51 染毒致BPH差异表达蛋白GO_BP
分类直方图

注：横坐标为基因数目，纵坐标为GO分类

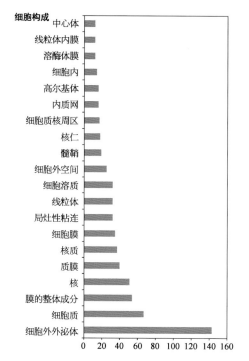

图3-3-52 染毒致BPH差异表达蛋白GO_CC
分类直方图

注：横坐标为基因数目，纵坐标为GO分类

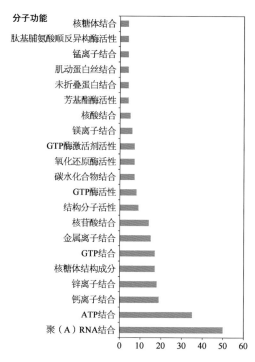

图3-3-53 染毒致BPH差异表达蛋白GO_MF
分类直方图

注：横坐标为基因数目，纵坐标为GO分类

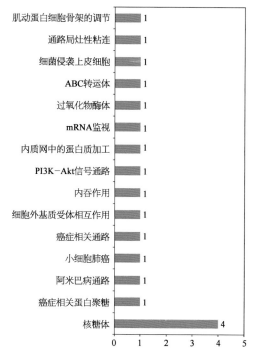

图3-3-54 自发BPH差异表达蛋白KEGG
注释分类直方图

注：横坐标为基因数目，纵坐标为KEGG分类

4）对两种BPH中共有的4种DEP进行KEGG比对发现，SAFB和DTNA均未富集到信号通路中；SPG20仅富集到内吞作用通路中；差异表达蛋白FN1在染毒致BPH中被富集到10个信号通路中，除自发BPH富集到的9个信号通路（图3-3-57、图3-3-58和图3-3-59）外，还包括人乳头瘤病毒感染信号通路（表3-3-31）。证明这一被广泛富集的差异表达蛋白FN1在BPH发生过程中参与到多种信号通路，发挥对应的生物学功能。

4. 基于转录组学和蛋白质组学联合数据的前列腺增生机制研究

（1）转录组学和蛋白质组学结果的联合分析

1）自发BPH和染毒致BPH共同差异表达基因：对两种BPH中的DEG进行比对，筛选得到了19个变化一致的共有差异表达DEG，包括8个表达下调的基因ABCC1、CDH16、HOXD13、KRT5、NCAN、PCDH18、SLC37A2、MSN和TCTE1，以及11个表达上调的基因EGFR、IGF1R、CTTNBP2、CUBN、FBLN5、GEM、KIF5A、MYH7和STEAP1（表3-3-32）。

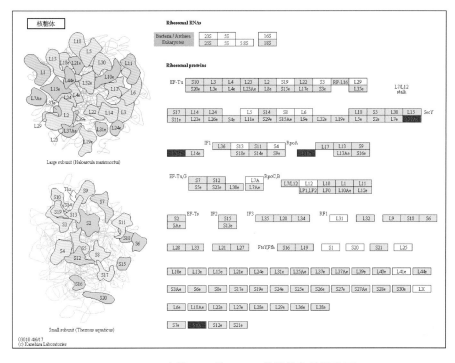

图3-3-55 自发BPH的KEGG核糖体信号通路图

注：红色标记的为上调蛋白，蓝色标记为下调蛋白。浅绿色标记基因无特殊意义

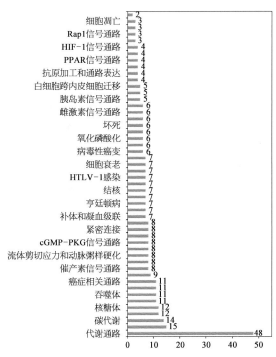

图3-3-56 染毒致BPH差异表达蛋白KEGG
注释分类直方图

注：横坐标为基因数目，纵坐标为KEGG分类

2）自发BPH和染毒致BPH共同差异表达蛋白：两种BPH中的变化一致的共同差异表达DEP有4种，分别是SAFB、SPG20、FN1、DTNA，均为表达上调（表3-3-32）。

3）对自发BPH中的DEG和DEP进行匹配分析，仅筛选得到1个共同差异表达基因 *PDLIM*（表3-3-32），但由于该基因在转录组学和蛋白质组学中的变化趋势不一致，无法判定为共同差异表达基因。

4）对染毒致BPH中的DEG和DEP进行匹配分析，筛选得到29个变化趋势一致的共同差异表达基因。其中18个蛋白表达上调（AGR2、MSN、VWF、CSTB、NME1、ROCK2等），11个蛋白表达下调（NDRG2、TSPAN7、SRD5A1、MME、CAT等）（表3-3-32）。

综上，根据上述iTRAQ筛选得到的DEP和RNASeq得到DEG，选定自发BPH和染毒致BPH共同差异表达蛋白FN1，以及染毒致BPH蛋白质组学和转录组学共同差异表达蛋白前梯

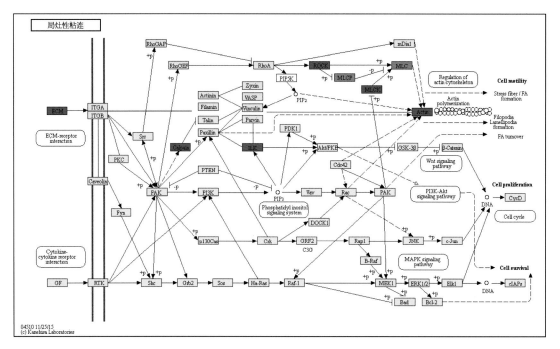

图 3-3-57　染毒致 BPH 的 KEGG 黏着斑信号通路图

注：红色标记的为上调蛋白，蓝色标记为下调蛋白，浅绿色标记基因无特殊意义

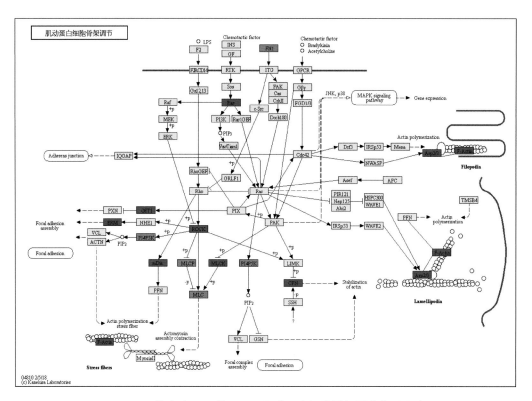

图 3-3-58　染毒致 BPH 的 KEGG 肌动蛋白细胞骨架调节信号通路图

注：红色标记的为上调蛋白，蓝色标记为下调蛋白，浅绿色标记基因无特殊意义

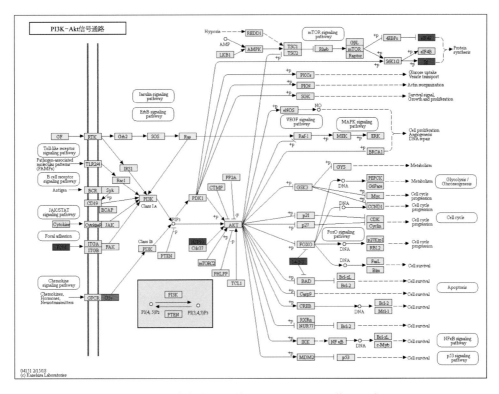

图 3-3-59　染毒致 BPH 的 KEGG PI3K-Akt 信号通路图

表 3-3-31　染毒致 BPH 差异表达蛋白的 KEGG 通路分析
（前 10 条通路及代表性信号通路）

通　路	总　计	相　关　基　因
代谢相关通路	48	HK2、ENO2、LAMA3、ME1、NME1
肌动蛋白细胞骨架调节通路	15	**FN1**、ACTB、CFL1、MSN、MYL9、MYLK、MYLPF、ROCK2
碳代谢通路	14	CAT、HK2、ENO2、ME1、ME2
黏着斑通路	12	ACTB、CAPN2、**FN1**、ILK、LAMA3、MYL9、MYLK、MYLPF、ROCK2、VWF
核糖体通路	12	RPL15、RPL19、RPL27a、RPL7、RPL35a、RPS6、RPS7、RPS15
PI3K-Akt信号通路	11	**FN1**、HSP90AB1、HSP90B1、LAMA3、VWF
吞噬体通路	11	ACTB、CANX、LAMP1、LAMP2
内质网中蛋白质加工通路	11	CANX、CAPN2、HSP90AB1、HSP90B1
癌症相关通路	11	**FN1**、HSP90AB1、HSP90B1、LAMA3、ROCK2、NQO1
缬氨酸、亮氨酸及异亮氨酸降解通路	10	ACAT1、ACAT2
癌症相关蛋白聚糖通路	8	ACTB、**FN1**、MSN、PPPAR12A、PPP1R12C、ROCK2

通 路	总 计	相 关 基 因
紧密连接通路	8	ACTB、MSN、MYH11、MYH9、MYL9、PCNA、ROCK2
雌激素信号通路	6	CALM1、HSP90AB1、HSP90B1、KRT15、KRT18
HPV感染通路	6	**FN1**
细菌侵袭上皮细胞通路	6	**FN1**
阿米巴病通路	5	**FN1**
胰岛素信号通路	5	CALM1、EIF4E、FBP1、HK2
PPAR信号通路	4	ACADM、ILK、APOA1、CPT1A
ECM受体相互作用通路	3	**FN1**、LAMA3、VWF
细胞凋亡通路	3	ACTB、CAPN2、CASP6
Wnt信号通路	2	ROCK2、SKP1
小细胞肺癌通路	2	**FN1**、LAMA3

表3-3-32　自发BPH和染毒致BPH转录组学和蛋白质组学共同差异表达基因

DEG基因集	基因名称	转录组学		蛋白质组学	
		自发BPH	染毒致BPH	自发BPH	染毒致BPH
自发DEG vs 诱导DEG	*ABCC1*	D	D	N	N
	CDH16	**D**	**D**	**N**	**N**
	CTTNBP2	U	U	N	N
	CUBN	U	U	N	N
	EGFR	**U**	**U**	**N**	**N**
	FBLN5	U	U	N	N
	GEM	U	U	N	N
	HOXD13	D	D	N	N
	IGF1R	**U**	**U**	**N**	**N**
	KIF5A	U	U	N	N
	KRT5	**D**	**D**	**N**	**N**
	MYH7	U	U	N	N
	MSN	**U**	**U**	**N**	**U**
	NCAN	D	D	N	N
	PCDH18	**D**	**D**	**N**	**N**
	SLC37A2	D	D	N	N
	SSTR5	U	U	N	N
	STEAP1	**U**	**U**	**N**	**N**
	TCTE1	D	D	N	N
自发DEP vs 诱导DEP	***FN1***	**N**	**N**	**U**	**U**
	SAFB	N	N	U	U
	SPG20	N	N	U	U
	DTNA	N	N	U	U

续 表

DEG基因集	基因名称	转录组学		蛋白质组学	
		自发BPH	染毒致BPH	自发BPH	染毒致BPH
自发DEG vs 自发DEP	*PDLIM3*	D	N	U	N
诱导DEG vs 诱导DEP	*AGPAT3*	N	D	N	D
	AGR2	**N**	**U**	**N**	**U**
	ANXA1	N	U	N	U
	CAT	N	D	N	D
	CSTB	N	U	N	U
	CYP20A1	N	D	N	D
	HSPB6	N	U	N	U
	LGALS1	N	U	N	U
	LGALS3	N	U	N	U
	LGALS9	N	U	N	U
	ME1	N	U	N	U
	MME	N	D	N	D
	MSN	**U**	**U**	**N**	**U**
	NDRG2	**N**	**D**	**N**	**D**
	NME1	**N**	**U**	**N**	**U**
	ROCK2	**N**	**U**	**N**	**U**
	SMS	N	U	N	U
	SRD5A1	N	D	N	D
	TSPAN7	N	D	N	D
	VWF	N	U	N	U

注：N，该下差异基因；U，指与对照组相比，染毒组该DEG表达升高的DEG；D，指与对照组相比，染毒组该DEG表达降低

度蛋白2（AGR2）、肿瘤转移抑制基因NM23（NME1）、Rho相关蛋白激酶2（ROCK2）和N-myc下调基因2（NDRG2），进而采用蛋白质印迹方法进行验证。

（2）蛋白质印迹验证差异蛋白

1）蛋白质印迹验证共同差异表达蛋白：① 根据蛋白质组学分析结果，选择两种共同差异表达蛋白FN1，进一步用蛋白质印迹对其在两种BPH的表达模式进行了验证；② 结果表明FN1的蛋白质印迹验证结果和蛋白质组学结果一致，在两种BPH中均呈高表达，与第一部分免疫组化验证结果一致（图3-3-60）。

2）蛋白质印迹检测PCNA、BCL-2和ERα的表达：第一部分免疫组化检测结果可见PCNA、BCL-2和ERα在前列腺组织中的高表达，进一

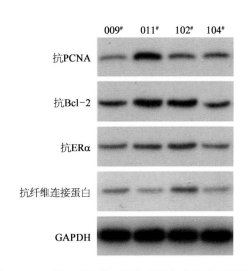

图3-3-60 蛋白质印迹对蛋白质组学分析结果的验证
注：009#和011#分别为自发BPH的青年组和老年组；102#和104#分别为染毒致BPH和对照组。每个样本重复3次

步采用蛋白质印迹检测发现结果和免疫组化结果是一致的（图3-3-60），同时染毒致BPH中可见差异基因 *CASP6* 的差异表达，表明凋亡相关蛋白同样参与了BPH的发生过程。

3）蛋白质印迹验证上皮细胞-间充质转化（EMT）相关DEP：① 染毒致BPH中的DEG和DEP匹配得到的29个变化趋势一致的共同差异表达蛋白，选择其中上调蛋白差异表达倍数最大的AGR2、NME1及EMT相关的差异表达蛋白ROCK2和NDRG2进行验证（表3-3-33）；选择

GAPDH作为内参，以保证不同样本的蛋白进样量一致；与对照组比较，实验组AGR2、NME1和ROCK2表达明显上调，而NDRG2表达明显降低（图3-3-61），这与iTRAQ的研究结果一致；② 同样在对经典EMT特异性标志蛋白进行验证时发现，作为上皮细胞标志蛋白的β联蛋白和E钙黏着蛋白均明显表达下调，而作为间质细胞标志蛋白Vimentin蛋白和α-SMA的表达均升高（图3-3-62），同时Vimentin蛋白作为染毒致BPH通过转录组学得到的DEG在组中呈高表达。

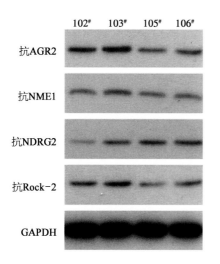

图3-3-61 蛋白质印迹对蛋白质组学分析结果的验证
注：102#和103#分别为染毒致BPH，105#和106#分别为染毒致BPH的对照组。每个样本重复3次

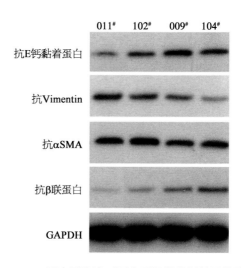

图3-3-62 蛋白质印迹对蛋白质组学分析结果的验证
注：009#和011#分别为自发BPH的青年组和老年组；102#和104#分别为染毒致BPH和对照组。每个样本重复3次

表3-3-33 自发BPH和染毒致BPH转录组学和蛋白质组学EMT相关共同差异表达基因

基因名称	转录组学		蛋白质组学	
	自发BPH	染毒致BPH	自发BPH	染毒致BPH
FN1	N	N	U	U
SAFB	N	N	N	N
KRT5	D	D	N	N
KRT12	D	N	N	N
KRT15	N	N	N	U
KRT18	N	N	N	D
KRT19	N	U	N	N

续　表

基因名称	转录组学		蛋白质组学	
	自发BPH	染毒致BPH	自发BPH	染毒致BPH
STEAP1	U	U	N	N
MSN	U	U	N	U
CDH16	U	U	N	N
PCDH18	U	U	N	N
EGFR	U	U	N	N
IGF1R	U	U	N	N
TSPAN7	N	D	N	D
TSPAN11	N	D	N	N
TSPAN5	N	U	N	N
IGFBP4	N	U	N	N
IGFBP3	N	D	N	N
IGFBP2	U	N	N	N
IGFBP7	N	N	N	U
IGF1	N	U	N	N
GNG2	N	U	N	N
TCF4	D	U	N	N
NQO1	N	D	N	N
SPP1	N	U	N	N
TIMP1	N	U	N	N
TIMP2	N	U	N	N
SPARC	N	U	N	N
VIM	N	U	N	N
VCAN	N	U	N	N
FGF13	N	U	N	N
IL1RN	N	U	N	N
TFPI2	N	D	N	N
VWF	N	U	N	U

注：N，该下差异基因；U，指与对照组相比，染毒组该DEG表达升高的DEG；D，指与对照组相比，染毒组该DEG表达降低

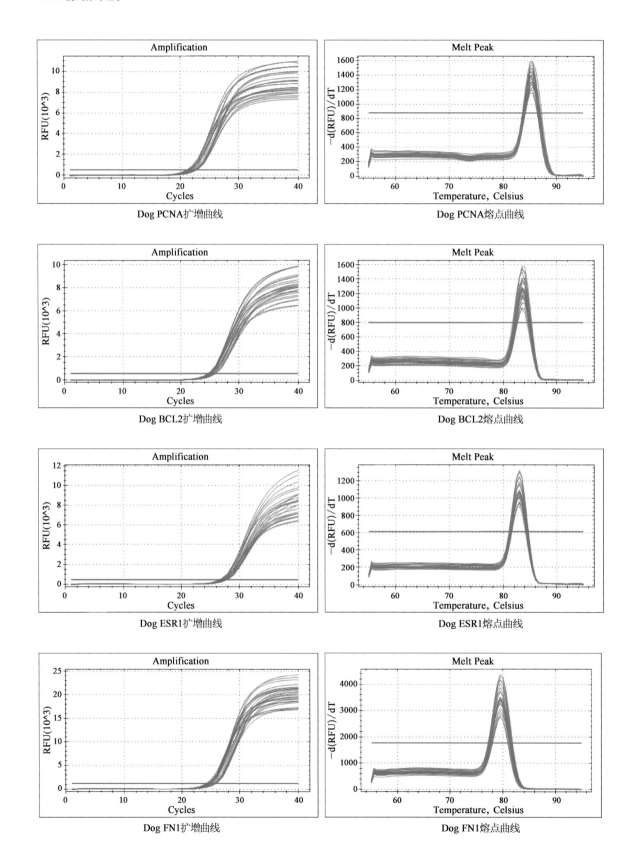

Dog PCNA扩增曲线

Dog PCNA熔点曲线

Dog BCL2扩增曲线

Dog BCL2熔点曲线

Dog ESR1扩增曲线

Dog ESR1熔点曲线

Dog FN1扩增曲线

Dog FN1熔点曲线

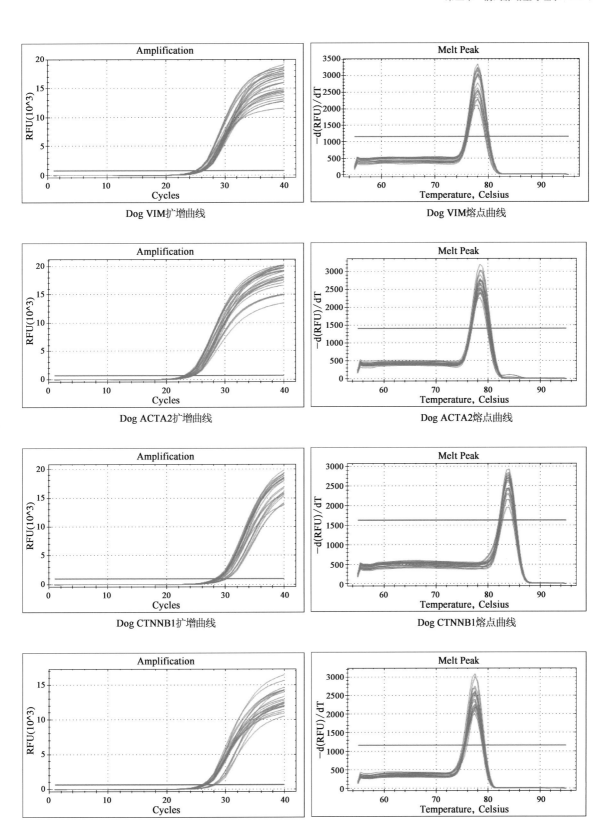

Dog VIM扩增曲线

Dog VIM熔点曲线

Dog ACTA2扩增曲线

Dog ACTA2熔点曲线

Dog CTNNB1扩增曲线

Dog CTNNB1熔点曲线

Dog KRT5扩增曲线

Dog KRT5熔点曲线

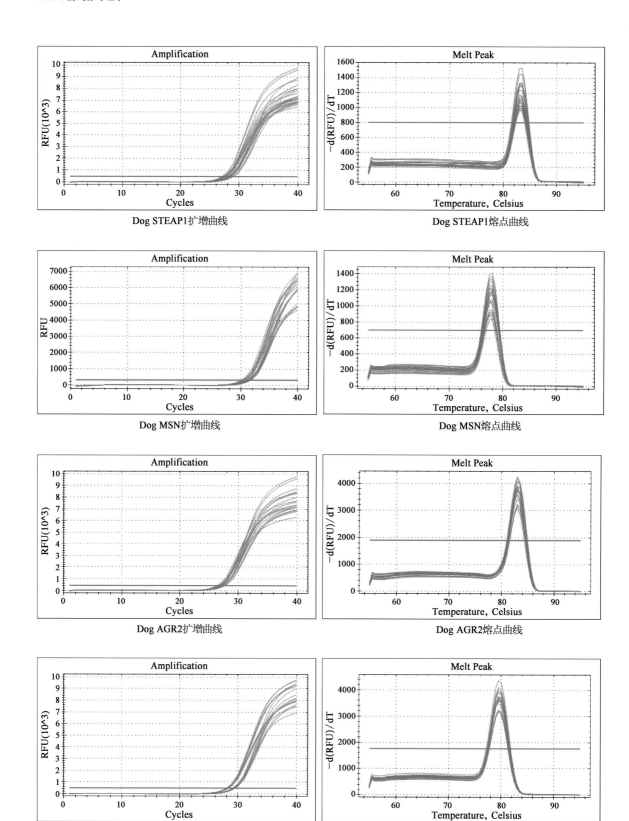

Dog STEAP1扩增曲线

Dog STEAP1熔点曲线

Dog MSN扩增曲线

Dog MSN熔点曲线

Dog AGR2扩增曲线

Dog AGR2熔点曲线

Dog NME1扩增曲线

Dog NME1熔点曲线

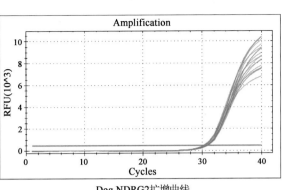

Dog NDRG2扩增曲线

Dog NDRG2熔点曲线

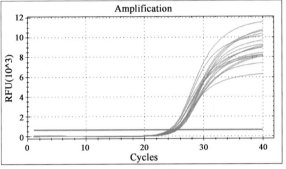

Dog ROCK2扩增曲线

Dog ROCK2熔点曲线

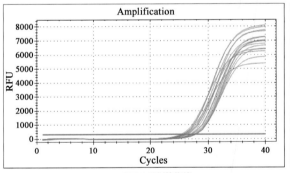

Dog CDH16扩增曲线

Dog CDH16熔点曲线

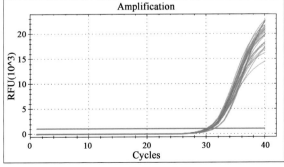

Dog EGFR扩增曲线

Dog EGFR熔点曲线

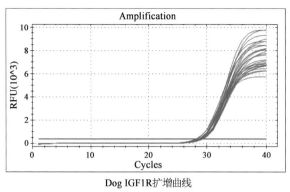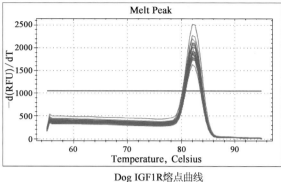

图3-3-63　筛选基因和内参基因的扩增曲线及熔点曲线

（3）qRT-PCR验证差异基因

1）验证基因引物评价：本研究在转录组测序结果基础上，进一步筛选出BPH相关性较高的目的基因进行验证。图3-3-63为对应的目的基因和内参基因的扩增曲线和溶解曲线，表明这些引物的扩增产物单一，可以进行后续的qRT-PCR验证试验。

2）qRT-PCR验证基因：采用qRT-PCR对两种共同差异表达蛋白FN1，以及共同差异表达基因*KRT5*、*MSN*、*STEAP1*、*CDH16*、*PCDH18*、*EGFR*、*IGFR*，染毒致BPH相匹配的共同差异表达基因*NME1*、*NDRG2*、*AGR2*、*ROCK2*及第一部分免疫组化结果中高表达的PCNA、BCL-2和ERα进行验证，结果发现其表达情况与蛋白质组学和（或）转录组学结果一致（图3-3-64~图3-3-67）。

（十）讨论

1. 自发前列腺增生和染毒致前列腺增生的构建

（1）在哺乳动物中，只有犬科动物及部分非人灵长类动物可以和人一样在睾丸功能正常的情况下，随着年龄的增加而自发前列腺增生。虽然相对于犬，非人灵长类动物的前列腺解剖结构与

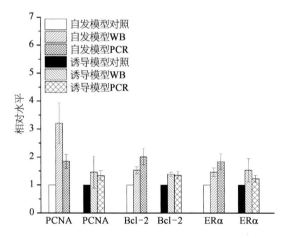

图3-3-64　蛋白质印迹和qRT-PCR对蛋白质组学分析结果的验证比对结果（$\bar{x} \pm SD$，*n*=3）

注：自发和染毒对照基准值为1，自发模型WB代表自发BPH相对于对照组的倍数，自发模型PCR代表自发BPH的qRT-PCR结果相对于对照组的倍数

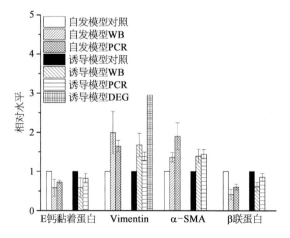

图3-3-65　蛋白质印迹和qRT-PCR对蛋白质组学分析结果的验证比对结果（$\bar{x} \pm SD$，*n*=3）

注：自发对照和染毒对照基准值为1，自发模型WB代表自发BPH相对于对照组的倍数；自发模型PCR代表自发BPH的qRT-PCR结果相对于对照组的倍数；诱导模型DEG代表染毒差异表达基因的差异表达倍数

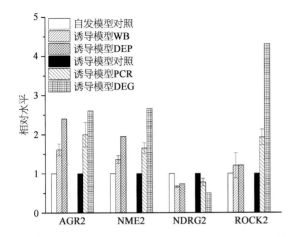

图3-3-66 蛋白质印迹和qRT-PCR对DEG和DEP的验证比对结果（$\bar{x} \pm SD$，$n=3$）

注：染毒对照基准值为1，诱导模型WB代表染毒BPH相对于对照组的倍数；诱导模型PCR代表染毒BPH的qRT-PCR结果相对于对照组的倍数；诱导模型DEG代表染毒差异表达基因的差异表达倍数；诱导模型DEP代表染毒差异表达蛋白的差异表达倍数

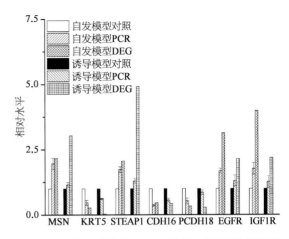

图3-3-67 蛋白质印迹和qRT-PCR对DEG和DEP的验证比对结果（$\bar{x} \pm SD$，$n=3$）

注：自发对照和染毒对照基准值为1；自发模型PCR和诱导模型PCR分别代表自发BPH和染毒BPH的qRT-PCR结果相对于对照组的倍数；自发模型DEG和诱导模型DEG分别代表自发和染毒差异表达基因的差异表达倍数

人类更相似，但也由于这种更高的基因同源性，相对于犬，更高的经济成本及伦理方面的考虑限制了非人灵长类动物作为动物的科学应用。同时研究发现，犬自发BPH作为一种不经过人工干预而自然发生的一种疾病，可以模拟人类自然生活状态下的前列腺增生的发生、发展，同时由于其和人类的BPH发病机制有一定的相似性，因此是研究BPH发生机制的理想动物。考虑到Beagle犬BPH发病起始时间最早为2～3岁，一般在犬的年龄增长至6～8岁（相当于人40～50岁）时自发前列腺增生发病率和增生特征趋于稳定后才可作为BPH的研究。由于6～8岁及以上年龄犬的难以获得，限制了自发BPH的广泛应用。因此，本实验采用的是国际上公认的进行科学研究的纯种犬科动物Beagle犬进行自发BPH和染毒致BPH的构建。

（2）犬的前列腺体积、重量及BPH发病率均与年龄密切相关。犬在7～9月龄时，前列腺重量约为2.6 g ± 1.3 g，略小于本研究中9～12月龄犬的前列腺重量（3.08 g ± 1.72 g）。此年龄段犬前列腺的组织学特征呈现未发育成熟和正常两种状态。1～2岁犬正常前列腺重量增长至8.1 g ±

4.0 g，而BPH犬前列腺重量可达21.6 g ± 3.5 g，发病率为16%。2～3岁犬BPH发病率可达40%。5～7岁犬正常前列腺重量增长至12.0 g～13.3 g，而BPH犬前列腺重量可达19.8 g～20.4 g，发病率为83%～87%。也有统计显示犬在平均年龄为6.2岁和7.2岁时，对应的上皮增生发病率分别为38%和50%，囊性增生的发病率均为50%。9岁龄以上犬BPH发病率可达93%以上，前列腺重量可达25.9 g ± 10.2 g。考虑到上述不同年龄段犬对应的BPH发病率的差异，本实验选定的自发BPH犬年龄分别为9～12月龄（青年组）、5～7岁龄（中年组）和9～11岁龄（老年组），分别相当于人的年龄为12～15岁（青少年）、36～45岁（中年）和55～63岁（老年）。上述自发BPH青年组、中年组和老年组Beagle犬经B超探测的前列腺平均体积分别为6.61 cm³、20.07 cm³和41.92 cm³，染毒致BPH对照组和染毒组去势前的前列腺平均体积分别为15.20 cm³ ± 2.44 cm³和16.43 cm³ ± 0.89 cm³，一般认为犬前列腺体积大于18 cm³时判定为增生，说明本实验两种选定的动物年龄和对应的前列腺体积均符合BPH构建的标准。

（3）本研究自发BPH中年组和老年组动物前列腺体积分别为青年组平均体积的3倍和6倍，由于老年犬在其前列腺体积增大为正常体积的4倍时才会表现出和人类具有一致临床症状的BPH的病理组织学特征，且本实验中的前列腺增生特征主要为腺体增生。因此5～7岁龄Beagle犬尚不具备与人类临床症状相一致的BPH病理组织学特征（间质增生为主），9～11岁龄的前列腺增生Beagle犬具有和人类前列腺增生相似的特征。

（4）雌/雄激素比例失调是前列腺增生的关键诱因。随着年龄的增长，在男性年龄35～44岁时体内睾酮水平达到顶峰，之后总睾酮和游离睾酮水平均逐渐下降，进入老年后分别下降至成年时的1/3和1/2。雌二醇的水平随着年龄的增长稍有升高或维持不变。这种变化趋势的不一致导致体内雌雄激素比例升高，进而诱发前列腺增生。Walsh于1976年就采用犬肌内注射给予T、DHT和17β-雌二醇成功建立和自发老年犬前列腺增生类似的BPH。至于在前列腺组织内发挥主要作用的DHT，则随着年龄的递增而维持不变或者类似睾酮逐渐降低。犬体内的T水平在1.5岁左右达到顶峰后会随着年龄的递增而逐渐降低，E_2水平则随着年龄的递增稍有升高或维持不变，两者的变化趋势同男性体内变化趋势基本一致。在犬年龄为7～8岁时，雌/雄激素比例最大且前列腺的重量处于最大值，对应的BPH发病率接近100%，再次印证了雌雄激素在BPH发生过程中的关键作用。另外，犬和人类一样，外周血中的T水平远大于DHT水平，而前列腺增生组织内的DHT水平远大于T水平。上述犬的体内激素水平变化趋势和人类具有高度一致性，体现了采用犬构建自发BPH和染毒致BPH的优势。本试验自发BPH外周血中的T和DHT水平随着年龄的递增而逐渐降低，E_2有轻度升高，T/E_2值明显降低，和上述文献报道的结果一致。对应上述指标在前列腺组织内的变化幅度较小，但外周血中的T水平可达组织内的2倍，而组织内的DHT水平为T水平的3倍左右，和上述文献报道一致。

（5）在两种BPH构建成功的基础上，我们进一步对前列腺增生间质/上皮比例的升高进行

研究。临床上前列腺增生是一种涉及上皮和间质部分均增生的进展性疾病，上皮部分增生为正常的2倍，而间质部分可增生为原来的4倍。间质/上皮比例由正常时的（4.6～6.3）：1进展为（2～3）：1。因此，临床上前列腺增生常被称为间质增生疾病，也被称为结节性增生。本实验建立的自发BPH间质/上皮比例由1：1升高至约2：1，染毒致BPH间质/上皮比例由1：1升高至约4：1，那么上皮和间质部分的增生起源自哪种细胞？我们进一步采用免疫组化对增殖标志蛋白PCNA、凋亡抑制基因*BCL-2*、雌激素受体ERα、上皮细胞标志蛋白β联蛋白及纤维细胞标志蛋白FN1和平滑肌细胞标志蛋白α-SMA进行检测，以期发现上述指标与增生之间的关联，初步探讨其增生机制。

（6）PCNA表达于自发的上皮细胞核内，在老年组，PCNA表达明显上调。相比于自发，染毒致BPH间质部位也可见PCNA阳性表达，但两种的阳性表达率均不高。对凋亡抑制蛋白BCL-2的检测发现阳性高表达主要位于两种BPH增生组织的上皮细胞胞质，可能上述耐受死亡细胞的堆积来源于抗凋亡蛋白的高表达导致上皮细胞的凋亡减少，说明凋亡在BPH发生过程中有一定作用。ERα阳性高表达于上皮细胞细胞核和胞质内，间质内也可见阳性表达，但表达强度稍弱于上皮细胞。且染毒致BPH的ERα高表达强于自发，结合两种增生组对应的雌激素水平，染毒组前列腺增生组织内E_2水平明显高于自发，导致染毒的间质增生比例稍大于自发，说明雌激素和雌激素受体结合有促进BPH的作用。

（7）上述结果说明增殖标志蛋白PCNA和凋亡抑制蛋白BCL-2的阳性表达主要位于上皮细胞，仅染毒致BPH间质部分可见PCNA的弱阳性表达，推测为雌激素受体的作用。在上皮增生程度及凋亡抑制程度均强于间质的状态下，却发现自发BPH间质/上皮比例由1：1增生至约2：1，染毒致BPH间质/上皮比例由1：1增生4：1［接近于人前列腺增生间质/上皮比例（4.6～6.3）：1］，最终结果呈现的是上皮增生的程度远远小于间质增生程度。那么间质部分对应的

肌纤维和胶原纤维的明显增生来源于哪里呢？临床研究表明PCNA仅在增生前列腺上皮细胞核内表达，但基底细胞和腔内细胞阳性表达率分别为0.7%和0.4%，同时间质却不表达，因此认为临床上主要表现为间质增生的前列腺增生不是一种增生性疾病，而是一种可以耐受死亡的细胞堆积。由于Ⅱ型EMT的发生与器官纤维化有关，那么增生中间质纤维比例的增加是否与EMT的发生有关呢？我们通过免疫组化方式进一步检测了EMT相关标志蛋白β联蛋白和FN1、α-SMA的表达情况。

（8）结果显示，作为前列腺上皮细胞的标志蛋白，β联蛋白阳性低表达于上皮细胞细胞质，染毒组的降低幅度小于自发BPH。纤维细胞标志蛋白FN1和平滑肌细胞标志蛋白α-SMA均高表达于两种的间质细胞。最近研究表明前列腺增生内对应的上皮细胞标志如上皮细胞钙黏着蛋白、细胞角蛋白和桥连蛋白的表达下调或缺失及间质细胞标志蛋白、Vimentin、纤维连接蛋白、Snail、Slug、Twist、FOXC2及基质金属蛋白酶-2、-3、-9等的表达上调涉及一种生物学过程——EMT，认为EMT可导致细胞间黏附性降低、上皮细胞极性丧失、细胞外基质受到破坏，进而造成细胞运动能力增强和细胞迁移的发生。正是由于EMT的发生，导致上皮细胞向间质细胞转化，间质样细胞一定程度的堆积形成以间质增生为主要特征的前列腺增生。

（9）综上所述，采用成年Beagle犬给予1：100比例的雌/雄激素10天染毒致BPH，在前列腺指数、激素水平、上皮与间质的比例变化及病理组织学检查方面具有和自发BPH一致的变化趋势。采用免疫组化技术检测增殖标志蛋白、凋亡标志蛋白及上皮和间质对应的标志蛋白，初步发现EMT是两种BPH间质部分纤维化的增生诱因。

2. 应用RNASeq转录组学技术筛选两种前列腺增生的差异基因

（1）转录组学技术通过研究机体组织或细胞在某一特定时间或功能状态下转录出来所有RNA的集合，揭示特定的基因功能及其结构特征，为研究不同生物学过程及疾病发生过程中的分子机制提供可靠的数据支持。通过分析同一基因在不同组间的RPKM值，可以直观地反映出该基因表达水平的变化，成为RNASeq技术最重要的应用之一。因此本研究采用RNASeq转录组学技术筛选自发BPH和染毒致BPH的差异表达基因，进而运用生物信息学分析方法，对筛选的DEG进行GO功能注释、GO功能富集分析、KEGG注释和KEGG通路富集分析，发现两种BPH的共同差异表达基因，获得前列腺增生相关的生物标志，进一步阐明增生的分子机制。

（2）样本的质量决定了转录组学检测DEG的可靠性。个体差异的存在使得不同基因之间表达的可变程度存在差异，为了寻找真正可靠的DEG，需要限定因生物学可变性造成的表达差异。本实验自发BPH中，中年组和老年组动物前列腺体积与青年组相比显著增大，分别为青年组平均体积的3倍和6倍，老年犬在其前列腺体积增大为正常体积的4倍时才会表现出与人类具有一致临床症状的BPH的病理组织学特征。因此本研究采用自发BPH的青年组和老年组作为正常对照组和BPH样本，组内设置3个生物学重复进行差异表达基因的筛选。对于设立生物学重复的组内样本，评估其相关性是转录组测序数据是否可靠的关键所在。生物学重复的相关性评估不仅可以检验生物学实验操作的可重复性，还可以验证差异表达基因的可靠性及筛查异常样品。从样本的重复相关性评估结果发现，自发BPH青年组内3个生物学重复样本之间的皮尔逊相关系数为0.939~0.963，老年组内3个生物学重复样本之间的皮尔逊相关系数为0.95~0.969；染毒致BPH对照组内3个生物学重复样本之间的皮尔逊相关系数为0.891~0.975，染毒组内3个生物学重复样本之间的皮尔逊相关系数为0.905~0.975。综上，说明本研究两种BPH采用的生物学重复样本是可靠的。

（3）在本研究中，应用RNASeq技术分析了自发BPH和染毒致BPH前列腺对应的转录本数据，分别筛选出391个和1 108个DEG。对391个和1 108个DEG根据对应的基因名称进行比对，得到65个共同差异表达基因，但其中变化趋势一致的仅有19个。生物信息学分析表明两种BPH筛选得到的DEG注释到的GO生物学过程、GO分子功能及对应的GO细胞定位均一致。涉及的COG功能也基本一致，包括信号转导代谢，转录，无机离子运输和代谢，复制、重组和修复，细胞周期调控、细胞分裂和染色体分区及氨基酸运输和代谢。通过KEGG通路分析发现，DEG对应180个共同KEGG信号通路均包括富集差异基因较多的癌症相关通路、PI3K-Akt信号通路、MAPK信号通路、Rap1信号通路、内吞作用通路、神经刺激偶联受体相互作用通路、Ras信号通路、黏着斑信号通路、蛋白质代谢和吸收通路、癌症相关小RNA通路、肌动蛋白细胞骨架调节通路、Hippo信号通路、阿米巴病通路和多能干细胞调节信号通路。临床上采用蛋白质组学和基因组学技术对PCa和癌旁组织及PCa和BPH组织比较筛选得到的DEP和DEG分析发现，DEG富集到的信号通路主要有癌症相关通路、肌动蛋白细胞骨架调节通路、黏着斑信号通路、MAPK信号通路，与本研究DEG参与到的KEGG信号通路具有一致性。因此，从DEG富集到的KEGG信号通路方面说明本研究建立的两种BPH和临床前列腺增生具有一致性。

（4）值得关注的是，通过比对自发BPH和染毒致BPH的19个共同差异表达基因富集到的KEGG数据库，结果发现仅有5个DEG（KIF5A、STEAP1、SSTR5、IGF1R、EGFR和ABCC1）注释到上述4个相应的KEGG信号通路。其中可以富集到上述4个信号通路中的DEG包括IGF1R。EGFR和IGFR作为生长因子EGF和TGF的对应受体，通过多个通路如PI3K-Akt信号通路参与EMT过程。EGF和IGF等生长因子可以和酪氨酸激酶受体结合，激活下游的Ras、MAPK、ERK信号通路，促进细胞侵袭、迁移和增殖等。此外，STEAP1、MSN及KRT5均是经过验证的经典EMT标志蛋白，结合第一部分结果初步发现在两种BPH中可见EMT的发生，进一步证明STEAP1、MSN、KRT5、EGFR及IGFR可能通过癌症相关通路、黏着斑信号通路、肌动蛋白细胞骨架调节通路、PI3K-Akt信号通路、癌症相关小RNA通路、MAPK信号通路等EMT相关信号通路参与EMT的发生，进而促进前列腺增生。

3. 应用iTRAQ蛋白质组学技术筛选两种前列腺增生的差异蛋白

（1）iTRAQ蛋白质组学相对定量研究技术是研究机体特定状态或特定时间下细胞或组织中蛋白质表达水平的学科。蛋白质组学在生命科学中的应用主要体现在三个方面：基于蛋白质组学技术平台和对应生物信息学分析建立并完善蛋白质表达谱数据库；以重要生命过程和重大疾病为研究对象，进行其相应的细胞或组织蛋白质组或比较蛋白质组学研究，筛选差异表达蛋白；针对具有参考基因组或转录组数据库的模式生物体及其对应来源的组织或细胞，阐明其蛋白质组及蛋白质间相互作用关系，更有助于揭示生命活动及疾病的发生规律。因此基于蛋白质组学的后两项应用，在获得两种BPH差异表达蛋白的基础上，继续采用iTRAQ蛋白质组学技术测定两种BPH的差异表达蛋白数据，进而运用生物信息学分析方法，对筛选的DEP进行GO功能注释、GO功能富集分析、KEGG注释和KEGG通路富集分析，发现两种BPH的共同差异表达蛋白，提升前述转录组学数据的准确性，寻找更为可靠的前列腺增生生物标志，有助于更加全面地认识BPH相关蛋白的表达状态，阐明前列腺增生的发生机制。

（2）在本研究中，我们应用iTRAQ技术分析了自发BPH和染毒致BPH前列腺对应的蛋白质谱数据，分别筛选出23个和359个DEP。对23个和359个DEP进行比对，筛选得到6个共同差异表达蛋白但变化趋势一致的仅有4个，分别为核基质接触因子B、痉挛性截瘫基因20（SPG20）、纤维连接蛋白（FN1）和小肌营养蛋白α。

（3）由于自发BPH筛选得到的DEP数量较少，注释到GO_生物学功能、分子功能及细胞定位各条目的DEP大多为1个，导致聚类到87个生物学过程的19个DEP、聚类到48个细胞组分的21个DEP、聚类到28个分子功能的16个DEP中，只有核糖体结构成分这一功能得到显著富集，涉及的DEP包括RPL18、RPL27A和RPS10；在染毒致BPH筛选得到的283个DEP被聚类到336个分子功能，其中仅有15个分子功能分支得到显著富集，主要涉及结合活性，包括RNA的结合、GTP的结合、金属离子的结合等。在KEGG富集通路分析中，自发BPH同样由于得到的DEP数量较少，未发现显著富集的KEGG通路。在染毒致BPH中，199个DEP被富集到206条信号通路中，其中21条信号通路为显著富集。富集DEP最多的前5条信号通路分别为代谢相关通路、肌动蛋白细胞骨架调节通路、碳代谢通路、黏着斑信号通路和核糖体通路。通过比对两种4个共同差异表达蛋白对应的KEGG信号通路，发现SAFB和DTNA在两种中均未注释到相应的KEGG信号通路；SPG20仅富集到内吞作用这一信号通路中，这可能是由于上述基因对应的可参考基因数据库资料较少。痉挛性截瘫基因20定位在13q13.3染色体，主要在人体的脂肪中表达。其编码Spartin多功能蛋白，而Spartin蛋白在微管动力和囊泡转运方面具有重要作用，其在细胞分裂周期的异常作用与肿瘤的发生具有相关性；研究表明作为DNA启动子的SPG20甲基化可以和P16、CDH1、DAPK、CDH13等基因在肺癌的形成、进展过程中发挥重要作用，并且在肺癌诊断、治疗及评价预后等方面也取得了较好的成绩。同时证实SPG20基因甲基化与结直肠癌及胃癌密切相关。曾有学者对前列腺癌和邻近正常癌旁组织的微阵序列基因表达谱及表观遗传学的甲基化比对时发现该基因，且PCa中表达明显高于正常前列腺组织，本研究同样发现该基因在BPH的高表达，但其具体功能有待进一步研究。

（4）值得关注的是两种BPH的共同差异表达蛋白FN1在自发BPH和染毒致BPH中被注释到9个共同的信号通路：癌症相关通路、PI3K-Akt信号通路、黏着斑信号通路、肌动蛋白细胞骨架调节通路、细胞外基质受体相互作用通路、癌症相关蛋白聚糖通路、阿米巴病通路、小细胞肺癌通路及细菌侵袭上皮细胞通路。结合共同差异表达基因对应的KEGG信号通路，FN1在转录组学检测中虽未被筛选作为差异表达基因，但作为共同差异表达蛋白的FN1参与的信号通路，及转录组学检测得到的两种共同差异表达基因如

IGF1R、EGFR等参与的信号通路，均包括癌症相关通路、PI3K-Akt信号通路、黏着斑信号通路、肌动蛋白细胞骨架调节通路，且上述信号通路在临床前列腺增生组织内同样被证实。FN1具有和转录组学共同差异表达基因对应的相同KEGG通路，因此认为FN1作为两种BPH的共同差异表达蛋白是可靠的。

（5）FN1是一个多功能的大分子二聚体糖蛋白，位于染色体的2q34上，FN1主要由Ⅰ型、Ⅱ型和Ⅲ型3种类型的重复单元组成，目前人体中存在的主要以Ⅰ型为主，即FN1。FN1作为一种重要的细胞外基质分子，正常组织的被膜、血管、固有层等均可见广泛分布，并参与胚胎形成、止血、防御和损伤修复等生物学过程。FN1还可以与胶原蛋白、纤维蛋白、整合素和硫酸乙酰肝素蛋白聚糖等成分结合，促进细胞增殖、细胞分化及细胞间黏附、迁移和基质重塑，主要通过调节肌动蛋白聚合而影响细胞的运动，并已经证实为EMT相关的标志蛋白。研究表明这也是作为间质细胞标志蛋白的FN1，通过EMT途径参与包括前列腺癌、膀胱癌、肺癌、结肠癌、头颈癌、乳腺癌、卵巢癌等多种肿瘤细胞浸润和转移的分子基础，是肿瘤转移的起始阶段。

综上，iTRAQ蛋白质组学技术检测自发BPH和染毒致BPH得到的共同差异表达上调蛋白FN1（判断EMT发生的经典标志蛋白），通过癌症相关通路、PI3K-Akt信号通路、黏着斑信号通路、肌动蛋白细胞骨架调节通路参与EMT的发生，促进前列腺增生。结合FN1的免疫组化验证结果，以及转录组学筛选得到的共同差异表达蛋白EGFR、IGF1R、MSN、KRT5和STEAP1均是经过验证的EMT相关标志蛋白，证明EMT在自发BPH和染毒致BPH的前列腺增生发生过程中发挥重要作用。

4. 基于转录组学和蛋白质组学联合数据的前列腺增生机制研究

（1）本研究在构建自发BPH和染毒致BPH成功的基础上，采用RNASeq转录组学测序技术和iTRAQ蛋白质组学技术对两种BPH差异表达蛋白和差异表达基因进行筛选。综合分析两种

BPH的转录组学和蛋白质组学的结果，我们发现在自发BPH筛选得到的391个DEG中，只有1个（PDLIM3）在蛋白水平上有显著差异表达，但变化趋势不一致。在染毒致BPH筛选得到的1 108个DEG中，只有29个变化趋势一致的共同差异表达基因在蛋白水平上有显著差异表达，具体为18个蛋白表达上调（AGR2、MSN、VWF、CSTB、NME1、ROCK2等）和11个蛋白表达下调（NDRG2、TSPAN7、SRD5A1、MME、CAT等）。这种不一致的原因推测为这些蛋白很可能存在转录组后修饰。至于发生了磷酸化、泛素化、糖基化、甲基化或乙酰化对应的哪一种修饰，还有待进一步研究。

（2）我们发现两种BPH之间仅有4种变化趋势一致的DEP（对应基因分别为FN1、SPG20、SAFB和DTNA）。然后通过免疫组化、蛋白质印迹和qRT-PCR三种技术手段验证其中FN1的表达。结果发现该蛋白的3种对应验证结果和蛋白质组学的检测结果一致。因此认为蛋白质组学检测得到的上述4种差异表蛋白是可靠的。

（3）两种之间共同差异表达基因有19个，包括8个表达下调的ABCC1、CDH16、HOXD13、KRT5、NCAN、PCDH18、SLC37A2和TCTE1，11个表达上调的EGFR、IGFR、CTTNBP2、CUBN、FBLN5、GEM、KIF5A、MYH7、MSN、SSTR5和STEAP1。通过qRT-PCR技术验证其中7种EMT相关的代表性DEG（CDH16、KRT5、PCDH18、MSN、EGFR、IGFR和STEAP1）的表达量。结果发现上述6种DEG的验证结果和转录组学检测结果一致。因此认为转录组学检测得到的上述19种差异表达基因同样是可靠的。

（4）经过验证可靠的4个蛋白质组学共同差异表达蛋白和19个转录组学DEG在两种之间为什么没有重叠的差异表蛋白？我们分析认为这种不一致的原因可能在于两种检测方法及检测内容的差异：首先转录组测定的差异表达基因组是相对静态的，机体的基因组在正常生理条件下基本维持不变。但基因组内对应基因翻译表达的产物，也就是对应蛋白的种类和数量会随时间、空间的变化而变化。因此不同于转录组，蛋白质组

是动态的，它可以在整体蛋白水平上解析蛋白作用模式、调控机制、功能机制及蛋白质间的相互作用。其次，本研究的实验对象为Beagle犬，由于采用犬进行BPH的研究非常少（公布的基因序列较少），尚未发现任何报道采用Beagle犬进行BPH蛋白质组学和转录组学的研究，因此本研究可参考的蛋白质序列数据库资源十分有限。而蛋白质组学研究需依赖于相关模式生物的蛋白质序列数据库，因此对于这些物种来说，蛋白质组学研究存在较大困难。本研究两种BPH筛选出来的DEP数量均小于DEG，也从侧面说明了这一问题。另外，这也是我们进一步采用RNASeq转录组测序技术，拼接出这些物种的转录组并构建蛋白质序列数据库的原因，因为可以明显提升蛋白质组学的鉴定数量和定性、定量分析结果的准确性。最后，这种不一致的原因考虑为两种BPH本身的差异，虽然每个组分别设置了3个生物学重复样本，但是由于自发BPH的老年Beagle犬已经历漫长的生命历程（9～11年），相对于短时间给予激素染毒致BPH的成年Beagle犬，这种年龄差异也是两种BPH未发现共同差异表达基因的原因所在。

（5）对上述蛋白质组学和转录组组学检测发现的DEP或DEG经过免疫组化、蛋白质印迹和qRT-PCR验证，发现其变化趋势一致，证明筛选得到的差异表达蛋白是可靠的。FN1是间质部分成纤维细胞的标志蛋白，和N钙黏着蛋白、Vimentin一起作为判断Ⅰ型和Ⅱ型EMT发生的经典生物标志。而α-SMA是间质部分平滑肌细胞的标志蛋白，是判断Ⅱ型和Ⅲ型EMT发生的标志蛋白。EMT是指上皮细胞逐渐丧失了细胞与细胞之间的连接（起连接作用的蛋白主要是E钙黏着蛋白和β联蛋白），并且同时通过特定因子蛋白的作用，转化为具有间质表型的细胞，从而获得较强的运动能力，以及侵袭、降解细胞外基质的能力等，是一种重要的生理学及病理学现象。根据EMT发生的生物学环境的不同主要分为三种亚型，即Ⅰ型、Ⅱ型和Ⅲ型。Ⅰ型EMT与胚胎植入、发育和器官形成相关，是胚胎发育过程中器官分化及器官多样性形成过程中的必经之路，此

型EMT主要生物学过程是产生间质细胞，继而通过间质细胞产生不同类型的上皮细胞，并最终实现器官多样化。Ⅱ型EMT可以产生纤维样细胞，主要体现在生理性的伤口愈合及病理性的肾脏纤维化、肝纤维化等异常病理过程。Ⅲ型EMT和肿瘤恶性化密切相关，原发性上皮组织肿瘤细胞通过Ⅲ型EMT获得较强的浸润、侵袭和转移能力，并进一步转变为具有一定间质细胞表型的细胞，导致肿瘤的远程转移。判断EMT发生的主要依据是上皮细胞的标志蛋白表达明显降低甚至丧失，而间质细胞的标志蛋白呈现表达升高。本研究所采用的蛋白质组学和转录组虽然未发现经典的上皮细胞标志蛋白E钙黏着蛋白为DEP或DEG，但是在转录组中发现新的钙黏着蛋白家族亚型CDH16及P钙黏着蛋白家族PCDH18为两种BPH的共同差异表达基因。原钙黏着蛋白18（PCDH18）是钙黏着蛋白家族中最大的亚族，在哺乳动物胚胎发育过程中具有细胞识别、通信和迁移的作用，对维持中枢神经系统发育不可或缺。在前列腺中的功能尚未见文献报道，有研究表明同等家族的PCDH7在胃癌中低表达，具有抑制胃癌细胞侵袭和浸润，且在EMT过程中与CDH1呈正相关。PCDH10在胰腺癌中呈低表达，具有抑制胰腺癌细胞增殖、促进凋亡及促进细胞侵袭、迁移能力的作用。PCDH17能抑制食管鳞状癌、胃癌和结肠癌细胞生长、促进凋亡及诱导肿瘤细胞自噬。研究表明CDH16的基因在人、小鼠和兔身上是一种肾脏特异表达基因。Snail可以协同抑制EMT经典标志蛋白CDH1和CDH16的表达进而诱发肾脏纤维化。因此，推测CDH16和PCDH18可能具有和上述CDH1、PCDH7、PCDH8、PCDH10、PCDH17同样的功能，在BPH中呈低表达，进而降低其抑制增殖、促进凋亡的作用，以及协同CDH1等E钙黏着蛋白家族成员促进EMT的发生而引发BPH。

（6）业已证实在包括前列腺癌的多种肿瘤发生过程中，EGFR和IGF1R均具有促进肿瘤细胞生长、细胞迁移和新生血管生成的作用，并可通过EGFR、IGF1R和FGFR等信号通路促进EMT。EGFR通路包含3条下游信号通路：JAK/STAT3、PI3K/Akt及MAPK。在研究SPINK1通过EGFR信号通路促进前列腺癌细胞RWPE发生EMT过程中，证实MAPK/ERK信号通路为上述3个通路中起主要作用的下游通路。EGFR还可以协同CDH1通过经典的PI3K/Akt和ERK信号通路促进细胞存活和抑制肿瘤的进展。

（7）六跨膜前列腺上皮抗原1（STEAP1）主要定位于上皮细胞的细胞连接处，在间质细胞中也可见少量表达。其结构有六个跨膜域，表明它可以作为膜通道、离子通道或转运蛋白在紧密连接、空隙连接或细胞黏附中起到细胞内及细胞间调节的作用。因其在前列腺癌中高表达而被首次发现，进而发现其在正常组织中的表达仅限于前列腺，异常表达时可见于包括前列腺癌、前列腺内皮瘤等多种肿瘤细胞。体外研究表明其还具有促进LNCap细胞存活和细胞增殖、抑制凋亡的作用。研究表明，在前列腺癌中，*CDH1*表达降低，而*STEAP1*和其他EMT相关标志基因，如*SIP1*、*WNT5B*、*ITGA5*、*IGFBP4*、*SNAI2*和*ZEB2*同样表达升高。在研究PPARGC1A在肺癌转移中的作用时，发现EMT相关基因*CDH1*和*KRT14*表达明显下调，而*STEAP1*和*VCAN*表达明显上调。在卵巢癌中，STEAP1经验证可作为间质细胞的标志蛋白，和其他EMT相关的间质细胞标志蛋白 Twist-1、ZEB-1、N-cadherin、AHNAK、Snail-1、COL5A2、Snail-3表达均明显增强。在采用EMT特异性PCR芯片研究GLIPR-2促进HK-2细胞发生EMT和迁移增强时，发现包括*CTNNB1*、*EGFR*、*ITGAV*、*SNAI2*、*SPARC*、*STEAP1*、*VCAN*、*VIM*在内的8个基因表达上调，包括*CDH1*、*FGFBP2*、*FOXC2*、*IL1RN*、*MMP2*、*MMP3*、*NOTCH1*、*PDGFRB*、*SOX10*、*WNT11*在内的10个EMT相关基因表达下调。

（8）1988年，NME1由于其在转移性小鼠黑色素瘤细胞系中表达降低而被确认为第一个转移抑制因子。因其具有抑制肿瘤细胞运动、侵袭和转移的功能在哺乳动物上皮样恶性肿瘤细胞（前列腺癌、乳腺癌、大肠癌）中低表达。也有研究表明抑制NME1可以促进子宫内膜基质细胞的增殖、侵袭和转移，进而诱发新生血管生成，形成子宫内膜异位症。NME1 在胃癌中主要体现的是促进细胞增殖的功能而不是抑制肿瘤转移的功能。NME1 在染毒致 BPH 中明显高表达原因可能在于 NME1 主要发挥的是促进细胞增殖的功能。基于 NDRG2 具有抑制细胞增殖和抑制 EMT 的作用，因而在染毒致 BPH 中表达降低。作为分泌性蛋白的 AGR2 主要位于胞质，高表达于前列腺癌等各种恶性肿瘤，具有促进细胞增殖、增强肿瘤细胞的侵袭性、促进转移的作用，以及通过 TGF-β、EGFR、丝氨酸酪氨酸激酶、促分裂素活化蛋白激酶、Smad/ERK 等信号通路参与 EMT 的发生。同样，ROCK2 可以通过 JNK、Ras 等信号通路调节 EMT 的发生而在 BPH 中呈现高表达。综上，染毒致 BPH 中转录组学和蛋白质组学检测得到匹配一致，并经过 qRT-PCR 验证的差异表达基因 NME1、NDRG2、AGR2 和 ROCK2 的差异表达均与其具有促增殖和促进 EMT 的发生作用有关，上述基因的表达差异变化均是第一次在 Beagle 犬 BPH 中发现。

综上所述，证明本研究发现的两种 BPH 的共同差异表达蛋白 FN1 和差异表达基因 CDH16、PCDH18、MSN、EGFR、IGFR 和 STEAP1 均与 EMT 的发生相关，其中 FN1 和 KRT5、MSN、STEAP1 均已被证实是 EMT 的标志蛋白。而 NME1、NDRG2、AGR2、ROCK2 及 CDH16、PCDH18、EGFR、IGFR 均有相应研究表明其与细胞增殖和促进 EMT 的发生有关。

（十一）结论

（1）首次系统性构建了与人类前列腺增生相似的老年 Beagle 犬自发前列腺增生，发现 5～7 岁龄（相当于人 36～45 岁）Beagle 犬的前列腺增生特征尚不具备与人类临床症状相一致的 BPH 病理组织学特征，9～11 岁龄的前列腺增生 Beagle 犬具有与人类前列腺增生相吻合的特征。

（2）首次建立具有 EMT 特征的性激素染毒致 Beagle 犬 BPH，且前列腺间质/上皮比例由 1:1 增生至约 4:1，接近于人前列腺增生对应间质/上皮比例（4.6～6.3）:1。

（3）首次采用 iTRAQ 蛋白质组学技术筛选得到犬自发 BPH 和染毒致 BPH 相关的共同差异蛋白 FN1。

（4）首次采用 RNASeq 转录组学技术筛选得到犬自发 BPH 和染毒致 BPH 相关的共同差异基因 KRT5、MSN、STEAP1 及 CDH16、PCDH18、EGFR、IGFR。

（5）首次在犬染毒致 BPH 中发现具有促进肿瘤生长和 EMT 发生相关的 NME1、NDRG2、AGR2 和 ROCK2 在转录水平和蛋白质水平变化一致。

（6）研究发现在自发 BPH 和染毒致 BPH 中前列腺上皮增生指数及凋亡抑制指数均大于间质部分的状态下，却出现间质增生程度远大于上皮增生程度，推测可能是与器官纤维化相关的 II 型 EMT 激发上皮纤维化所致。如此观察到的前列腺上皮纤维化过程中移行和沉积现象，确认了我们曾经提出的前列腺增生发生机制的"前列腺上皮细胞残骸堆积"假说。

（十二）参考文献

略。

（十三）记录保存

除计算机或自动化仪器直接采集的数据外，其他所有在实际研究中产生的数据均记录在表格或记录纸上，并随时整理装订。所有数据记录都注明记录日期，并由记录人签字。对原始记录进行更改时按要求进行。

记录的所有数据都由另一人（非做记录的人）进行核查、签字，保证数据可靠。研究结束后，递交最终报告时，所有原始资料、文件等材料均交档案室保存。具体管理内容、程序和方法按本中心制定的标准操作规程执行。

（十四）资料归档时间和地点

保存单位：×××。

地址：×××。

邮编：×××。

保管人：×××。

电话：×××。

归档时间：×××-××-××。

保存时间：>10 年。

（骆永伟 孙祖越）

第四节 · 导致前列腺增生物质或因素的毒理学研究

一、饮食与前列腺增生

几十年来，不同饮食结构与BPH的发病率已成为医学文献中涉及最多的话题之一。有人提出的危险因素包括与饮食相关的代谢综合征、糖尿病、肥胖、种族和心血管疾病，甚至腰围、体重和体重指数等间接增加都与前列腺增生相关。一些证据表明，高脂肪饮食通过刺激炎症和氧化应激系统与BPH存在关联，因此，有学者认为饮食及营养因素可能通过多种机制影响着中老年前列腺增生的发生与发展（图3-4-1）。现就饮食与前列腺增生之间的关系及作用机制进行介绍。

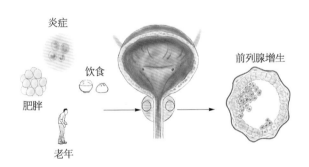

图3-4-1 前列腺增生的一些影响因素

（一）脂肪与前列腺增生

富含脂肪的饮食被认为是代谢紊乱性疾病发病率上升的主要原因。以多种代谢紊乱为特征的代谢综合征是一种复杂的临床疾病，是一个重大的公共健康问题，主要包括如腹部肥胖（腰围 > 90 cm）、高血压（血压 > 130/85 mmHg）、高血糖（空腹血糖 > 100 mg/dL）、血脂异常［血清甘油三酯水平 > 150 mg/dL，高密度脂蛋白（HDL-C）水平降低 < 40 mg/dL］。然而，肥胖、代谢综合征和对抗胰岛素治疗都会增加全身炎症反应，而这反过来又与BPH的发病率相关。在一项对250名BPH患者的瑞典研究中，BPH年生

长率与舒张压、体重指数（BMI）和空腹血浆胰岛素水平呈正相关，与HDL-C水平呈负相关。更大的腰臀比和更高的血清胰岛素增加BPH的风险。胰岛素水平升高会增加交感神经活动，并与胰岛素样生长因子（IGF）受体结合，刺激前列腺细胞生长。此外，高胰岛素血症抑制肝脏性激素结合球蛋白（SHBG）的产生，以增加游离睾酮。过量的内脏脂肪也会增加雌二醇的循环，并通过增加DHT水平进一步刺激前列腺细胞生长。

已有研究表明，脂质代谢异常可导致BPH的发生。有研究中发现，前列腺体积增大与低密度脂蛋白和总胆固醇呈正相关，与HDL胆固醇呈负相关。多重回归分析低密度脂蛋白（LDL）和总胆固醇是前列腺增生的独立危险因素。作为前列腺增生的独立危险因素，总胆固醇水平可能与LDL水平升高有关。Li等人发现雄激素和高脂肪饮食导致的高胰岛素血症联合促进大鼠BPH，推测p-ERK1/2的激活可能参与了这一过程。

在临床研究中，BPH患者的血脂异常是一种常见的现象，总胆固醇、低密度脂蛋白、胆固醇和甘油三酯升高会增加BPH的风险，而降低胆固醇的药物可能会降低BPH的风险。学者Yang提出较高的血清低密度脂蛋白与较高的BPH风险相关，高脂血症与肥胖、高BMI密切相关，这些参数与BPH呈正相关。Kim等报道BMI越高的患者，前列腺越大，国际前列腺症状评分越高。波士顿地区社区健康研究对1 545名年龄在30～79岁的男性进行了横切研究，研究了膳食总能量、碳水化合物、蛋白质、脂肪、胆固醇和男性LUTS之间的关系。由此可见，高能量摄入与较高的LUTS症状相关，且随着脂肪摄入量的增加，尿潴留症状增加。此外，Kristal等报告称，总脂肪摄入量和多不饱和脂肪可导致有症状

的BPH增加。

从总体来说，饮食结构的改变，其实是一种生活方式的改变。高脂肪的摄入一般都是伴随高热量的现代生活方式，这样的生活方式在促进着前列腺增生，如图3-4-2所示。

（二）碳水化合物与前列腺增生

膳食淀粉摄入量已被证明与前列腺增生呈正相关。淀粉可能导致葡萄糖超载，并通过增加血清胰岛素和胰岛素样生长因子来补偿，这被认为是促进前列腺增生的因子。对1369名BPH患者和1451名对照进行的病例对照研究表明，淀粉消费者和BPH之间存在直接联系。在这个群体中，淀粉的主要来源是白面包、意大利面和米饭。淀粉可能负责血糖反应，并由增加的血清胰岛素和胰岛素样生长因子补偿。可能由DHT介导胰岛素样生长因子水平升高，被认为促进BPH的发展。

糖摄入和糖代谢过程与前列腺增生具有相关

性。糖代谢中的核心影响因素是胰岛素功能，胰岛素的主要功能包括调节葡萄糖摄取、糖生成和严格控制血糖水平。胰岛素抵抗是指正常水平的胰岛素引起的低于正常水平的反应，是一种与肥胖、血脂异常、空腹血糖升高、高胰岛素血症和高血压等一系列症状相关的疾病。除了2型糖尿病和心血管疾病，患有胰岛素抵抗综合征的患者患BPH的风险更高。代谢综合征中胰岛素水平的升高和相关IGF水平的升高由于其合成代谢作用导致前列腺增大，而其他研究强调中心肥胖是前列腺肿大最重要的危险因素。

自1966年就已发现LUTS/BPH与糖代谢疾病之间的联系。根据多项研究，高胰岛素血症/葡萄糖耐受不良和2型糖尿病被认为是BPH/LUTS的潜在危险因素。强有力的证据表明胰岛素水平和前列腺体积相关，在年龄超过60岁的BPH症状性患者中，胰岛素水平是第二个独立预测因子，在调整总睾酮、其他代谢因子和血压

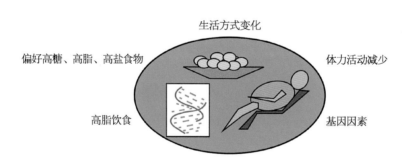

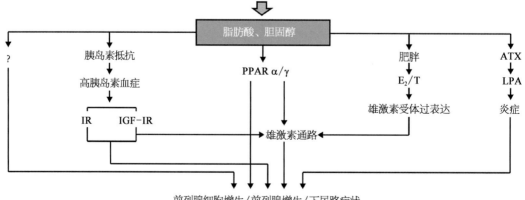

图3-4-2 现代生活方式和饮食变化对前列腺生长发育的可能影响

后，这种相关性仍然很明显。这些发现表明胰岛素是BPH的独立危险因素，很可能是通过胰岛素样生长因子（IGF）受体刺激前列腺生长。需要更多的研究来建立血糖控制组与LUTS/BPH的控制/恶化之间的关系。

在抗胰岛素条件下，高胰岛素血症通常是对胰岛素介导作用下降的代偿反应。高胰岛素血症已被证明是前列腺细胞增殖和BPH发展中的独立因素。

胰岛素和功能相关的胰岛素样生长因子具有序列同源性，可以通过相同的受体进行交互。IGF与一系列IGF结合蛋白相关，这些蛋白可以作为分离的配体存在。在BPH和肥胖影响患者中均发现胰岛素样生长因子结合蛋白（IGFBP）水平的改变，特别是IGFBP2水平的降低。在中国和美国的患者队列中，BPH症状与IGF-1升高和IGFBP3下降之间的流行病学联系都有报道。

体外前列腺基质细胞和上皮细胞对IGF和IGFBP水平敏感，这些因素也与前列腺癌的进展有关。在BPH来源的基质细胞中，IGF-2和IGFBP2的表达增加及IGFBP5的表达增加，提示与疾病过程的潜在联系。在缺乏IGF-1或IGF-1型受体的小鼠中，前列腺发育不能正常发生。

因此，糖摄入会直接导致肥胖或糖尿病，通过引起IGF/IGFBP的变化可能在调节前列腺生长方面发挥作用（图3-4-3）。

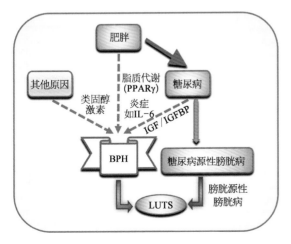

图3-4-3 肥胖、血糖异常及其他因素对前列腺增生及下尿路异常的影响

（三）红肉与前列腺增生

饱和脂肪酸摄入过高可导致血中胆固醇和低密度脂蛋白胆固醇升高，富含高脂肪的红肉对前列腺增生的发展有促进作用。通常，人们将动物肉分为白肉与红肉。白肉如鸡、鸭、鹅、鱼肉和贝类等，其中不饱和脂肪酸含量较高，脂肪含量较低。鱼类脂肪含量也较低，富含多不饱和脂肪酸，深海鱼类中富含EPA和DHA，对预防血脂异常和心脑血管病有一定作用。红肉如牛肉、猪肉、羊肉、马肉和兔肉等，相对白肉来说脂肪含量比较高，饱和脂肪酸更高，肌肉纤维比较粗。据研究，富含高脂肪的红肉对前列腺增生的发展有促进作用。

Chyou等在一项针对日裔美国人的队列研究中发现，在涵盖了日本常见的33种食物中，牛肉消费量增加与前列腺增生风险升高有显著关联。其他类似的研究也发现，总蛋白质摄入，尤其是动物蛋白质会适度增加患病风险。在一项针对100名患有症状性BPH的日本男性和100名健康对照的病例对照研究中，Araki等人发现，低蔬菜摄入量和高肉类摄入量与BPH呈正相关，相对风险为2.1。

Koskimaki等报道，所有年龄组下尿路症状的发病率随着肉类摄入量的增加而增加。每日肉类消费者的平均水平最高，每周2次吃肉者的平均水平适中，而素食者的平均水平最低。

（四）食盐与前列腺增生

几项病例研究对男性钠盐摄入量与前列腺增生的风险相关性进行分析，病例组的钠盐摄入量明显地高于对照组，发生BPH的危险性随着钠盐摄入量的增加明显升高。不同年龄层男性病例组钠盐摄入量并非均高于对照组，有年龄正相关趋势，如65岁之后，随着病例组年龄的增加，钠盐的摄入量明显高于对照组。在调整了年龄及热量的摄入量后，多因素Logistic回归分析结果表明，钠盐的总摄入量与BPH呈正相关。钠盐摄入量最高的病例发生BPH的危险性是钠盐摄入量最低对照者的2倍。

（五）蛋白质与前列腺增生

流行病学研究报告，摄入高热量、蛋白质和

多不饱和脂肪酸会增加前列腺增生的风险。BPH与总能量、蛋白质和特定长链多不饱和脂肪酸摄入量之间有适度的直接联系。在多变量分析中，能量调整的总蛋白质摄入量与BPH呈正相关，而且BPH与动物蛋白的相关性大于与植物蛋白的相关性。

饮食中蛋白质和脂肪酸可协同影响内源性胆固醇与类固醇激素的合成，并增加前列腺增生的风险。高能量摄入可增加腹部肥胖和交感神经系统活性，两者都可增加BPH的风险。交感神经系统的激活和前列腺平滑肌的激活可导致下尿路症状的恶化。健康专业人员随访研究显示，前列腺增生和LUTS与总能量摄入增加相关。

（六）维生素D缺乏与前列腺增生

在孕妇和儿童中维生素D缺乏尤其普遍，Zhang等人发现，生命早期缺乏维生素D可促进中年小鼠BPH。缺乏维生素D的饮食通过激活NF-κB介导的通路和IL-6产生，以及上调STAT3介导的通路刺激细胞增殖和生长，从而导致前列腺炎症和纤维化（图3-4-4）。如果恢复标准饮食，这些前列腺效应可以部分逆转。生命早期缺乏维生素D会影响睾丸的发育，维生素D缺乏可促进中年小鼠前列腺炎症浸润和间质纤维化。这些结果为早期维生素D缺乏通过加剧局部炎症促进中年小鼠前列腺增生提供了证据。摄入总维生素D，而非膳食维生素D与降低BPH风险有关。与维生素D摄入量最低的20%的男性相比，维生素D摄入量最高的1/5组的男性BPH风险降低了18%。

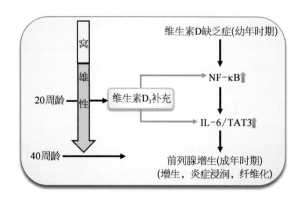

图3-4-4 维生素D在前列腺增生中的作用机制示意图

一项对224例中国老年男性进行观察性病例对照研究，以经直肠超声测量的前列腺体积和尿流测量的尿流为终点变量，测定了国际前列腺症状评分和国际勃起功能指数评分。结果表明，322人中231人（71.7%）被定义为维生素D缺乏。缺乏维生素D组前列腺体积、醛固酮、前列腺特异性抗原明显高于无维生素D缺乏组，最大尿流率降低。数据表明，维生素D对BPH基质细胞的RhoA/ROCK通路具有抑制作用，同时抑制环氧化酶-2的表达和前列腺素E_2的产生。

从膳食和膳食补充剂中增加维生素D的摄入量与BPH患病率的下降有相关性。临床前试验表明，维生素D不仅能单独降低BPH细胞和前列腺细胞的增殖，而且可以降低已知的促生长分子如IL-8、IGF-1、睾酮和双氢睾酮染毒下的BPH。

（七）微量元素锌与前列腺增生

前列腺富含锌（Zn），锌浓度约150 μg/g，是其他软组织如肝、肾的10倍左右，被认为是体内的锌池。已知微量元素锌水平的变化与前列腺的功能有关。高水平的锌对维持前列腺的健康和功能至关重要，因为它在细胞凋亡和三羧酸循环截断（柠檬酸积累）中发挥作用。虽然前列腺细胞的这种独特代谢过程确保了前列腺液中作为精液主要成分的高水平柠檬酸盐的释放，但它对能量产生的过程产生了负面影响。

如图3-4-5所示，A图示前列腺细胞积累高水平的锌。锌进入线粒体促进线粒体释放细胞色素C，触发半胱天冬酶的激活和凋亡的诱导（左图）。另外，锌可以抑制乌头酸酶，这种酶在三羧酸循环中催化柠檬酸生成异柠檬酸（右图），导致了高浓度柠檬酸的积累，这是前列腺细胞的特征。B图示致癌过程中的致癌和遗传/代谢转化的概念，以及锌和锌转运蛋白在前列腺癌病因学中的作用。锌和（或）ZIP1（锌转运蛋白）的降低作为恶性前细胞病变的早期事件发生。

本节内容阐述了饮食因素与前列腺增生发生和发展的关联及影响机制，为防控饮食因素对前列腺增生的风险提供一定的参考依据。

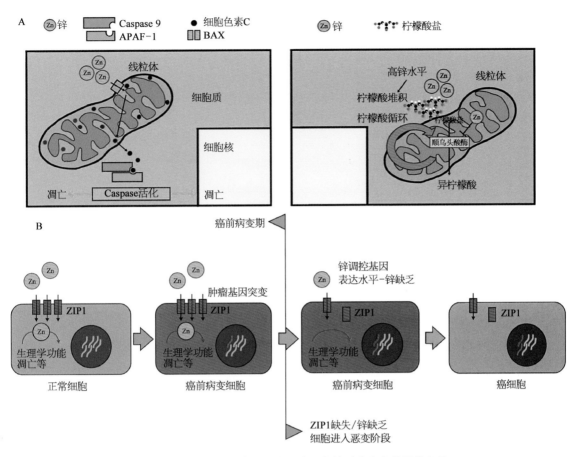

图3-4-5　锌对前列腺功能的影响及在前列腺癌中的异常表现

（陈丽芬　郭隽）

二、药物与前列腺增生

BPH主要特征是前列腺组织增生和下尿路症状（LUTS）。药物对BPH的影响主要体现在这两个方面，对前者直接作用的药物较少，而对后者作用的较多，直接影响到正常排尿过程（图3-4-6）。

（一）舒必利

治疗精神分裂症的常用药物舒必利是苯酰胺类化合物，其作用部位在下丘脑、延髓和脑桥，选择性阻断多巴胺D_2受体（图3-4-7）。

舒必利可以引起体内催乳素（PRL）释放，对BPH有一定促进作用。为此，孙祖越团队的郑成成，将雄性BN大鼠随机分为对照组、舒必利低剂量组和高剂量组，每组12只，分别灌胃给予溶媒（0.5% CMA-Na）和舒必利（40 mg/kg和120 mg/kg），每天给药1次，连续4周（28天），于第29天处死。

相比于对照组，舒必利低剂量组和舒必利高剂量组前列腺总湿重和前列腺脏器系数增加明显，且具有统计学意义（$P < 0.05$）。给予舒必利4周后，舒必利低剂量组腹侧叶较对照组低，但是无统计学差异（$P > 0.05$），背侧叶和侧叶显著增加，具有显著统计学差异（$P < 0.05$）；高剂量组前列腺各叶均增加，以腹侧叶及侧叶湿重和指数增加更为显著，呈现剂量依赖性，具有统计学意义（$P < 0.01$）（表3-4-1、表3-4-2及图3-4-8）。

HE染色结果显示，对照组前列腺形态正常，腺泡发达有许多高低不等的皱褶，伸向腺泡

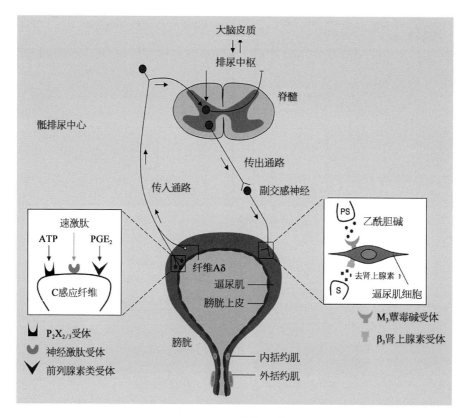

图 3-4-6 正常排尿过程

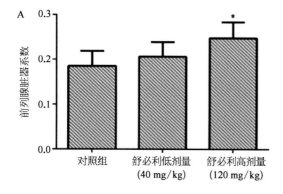

图 3-4-7 舒必利化学结构式

腔；腺腔无明显的分泌物质，腺泡被由含有平滑肌的致密基质隔离。给予舒必利 4 周后可见腺体增生，表现为腺泡数目增多，变大，并充满嗜酸性物质；腺腔向内突出，皱褶增多；上皮细胞高度（HPE）增加；基质成分相对增加。使用 Nikon NIS-Elements BR 3.1 显微图像分析软件对 HPE 和 ALA 定量分析，结果显示，给予舒必

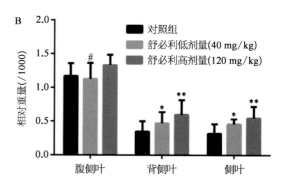

图 3-4-8 给予舒必利 4 周对 BN 大鼠前列腺的影响。A. 对前列腺脏器系数的影响；B. 对前列腺各叶指数的影响。与对照组比较，$*P < 0.05$，$**P < 0.01$，$^{\#}P > 0.05$

表 3-4-1　给予舒必利4周对 BN 大鼠体重和前列腺重量的影响（$\bar{x} \pm$ SD，n=12）

组　别	体重（g）			前列腺	
	初始体重	终体重	体重增加量	重量（g）	前列腺系数（/100）[a]
对照组	290.0 ± 49.0	305.9 ± 39.1	15.0 ± 37.1	0.567 ± 0.140	0.185 ± 0.034
舒必利低剂量组	292.3 ± 55.4	312.5 ± 41.5	20.0 ± 45.3	0.637 ± 0.095	0.206 ± 0.033
舒必利高剂量组	294.3 ± 50.5	312.9 ± 42.8	18.6 ± 44.7	0.784 ± 0.200*	0.248 ± 0.036*

注：[a]前列腺系数=（前列腺总湿重/终体重）×100；*$P < 0.05$，与对照组比较

表 3-4-2　给予舒必利4周对 BN 大鼠前列腺各叶重量的影响（$\bar{x} \pm$ SD，n=12）

组　别	腹侧叶		背侧叶		侧　叶	
	湿重（g）	前列腺指数（/1 000）	湿重（g）	前列腺指数（/1 000）	湿重（g）	前列腺指数（/1 000）
对照组	0.361 ± 0.087	1.170 ± 0.190	0.110 ± 0.053	0.350 ± 0.150	0.096 ± 0.034	0.320 ± 0.140
舒必利低剂量组	0.347 ± 0.061[#]	1.128 ± 0.234[#]	0.148 ± 0.054*	0.472 ± 0.167*	0.142 ± 0.022*	0.459 ± 0.076*
舒必利高剂量组	0.419 ± 0.083	1.334 ± 0.148	0.192 ± 0.088**	0.595 ± 0.221**	0.173 ± 0.068**	0.549 ± 0.171**

注：前列腺指数=（前列腺叶湿重/终体重）×1 000；与对照组比较，*$P < 0.05$，**$P < 0.01$；[#]$P > 0.05$，与对照组比较，无统计学意义

利4周后，与对照组比较，实验组前列腺叶（包括腹侧叶、背侧叶和侧叶）上皮高度和腺腔面积均显著增加，随给予舒必利剂量的增加呈现剂量依赖性，并且具有统计学意义（$P < 0.01$，$P < 0.001$）（表3-4-3和表3-4-4，图3-4-9至图3-4-11）。

另外，除了上述实验结果之外，血清激素水平检测结果显示，给予舒必利后 E_2 浓度降低，以低剂量组明显降低（$P < 0.01$）；T 浓度及 T/E_2 值升高，以低剂量组明显升高（$P < 0.001$）；PRL 浓度随给予舒必利剂量的升高呈上升趋势，具有剂量-效应关系（$P < 0.001$）；LH 在给予舒

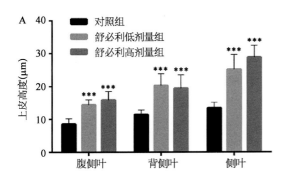
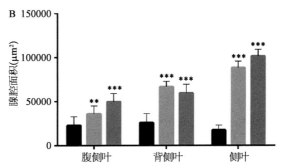

图 3-4-9　给予舒必利4周对 BN 大鼠前列腺各叶的影响。A. 对上皮高度的影响；B. 对腺腔面积的影响。与对照组比较，**$P < 0.01$，***$P < 0.001$

表3-4-3　给予舒必利4周对BN大鼠前列腺上皮高度的影响（$\bar{x} \pm$ SD，n=12）

组　别	腹侧叶（μm）	背侧叶（μm）	侧叶（μm）
对照组	8.54 ± 1.61	11.41 ± 1.41	13.41 ± 1.71
舒必利低剂量组	14.46 ± 1.49***	20.27 ± 3.54***	25.14 ± 4.50***
舒必利高剂量组	15.92 ± 2.60***	19.41 ± 4.05***	28.77 ± 3.62***

注：与对照组比较，***P＜0.001

表3-4-4　给予舒必利4周对BN大鼠前列腺腺腔面积的影响（$\bar{x} \pm$ SD，n=12）

组　别	腹侧叶（μm^2）	背侧叶（μm^2）	侧叶（μm^2）
对照组	22 735.78 ± 9 992.60	25 769.59 ± 10 308.27	17 454.82 ± 5 506.35
舒必利低剂量组	36 013.52 ± 8 837.63**	66 713.71 ± 6 123.32***	88 233.29 ± 7 336.71***
舒必利高剂量组	49 829.91 ± 9 301.02***	59 617.50 ± 9 814.00***	101 443.90 ± 7 374.53***

注：与对照组比较，**P＜0.01，***P＜0.001

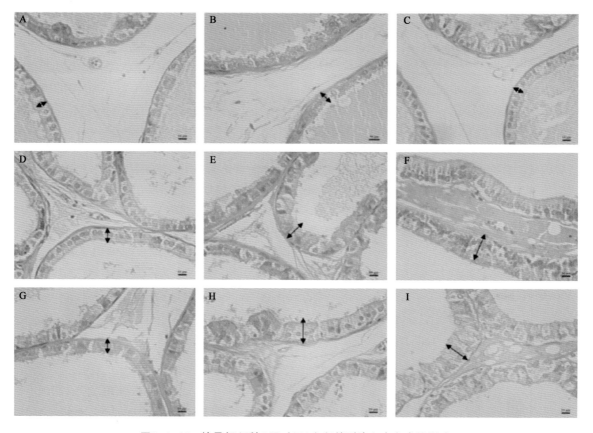

图3-4-10　给予舒必利4周对BN大鼠前列腺上皮高度的影响

A. 对照组，前列腺腹侧叶；B. 对照组，前列腺背侧叶；C. 对照组，前列腺侧叶；D. 舒必利低剂量组，前列腺腹侧叶；E. 舒必利低剂量组，前列腺背侧叶；F. 舒必利低剂量组，前列腺侧叶；G. 舒必利高剂量组，前列腺腹侧叶；H. 舒必利高剂量组，前列腺背侧叶；I. 舒必利高剂量组，前列腺侧叶（HE染色，×400），箭头显示上皮高度

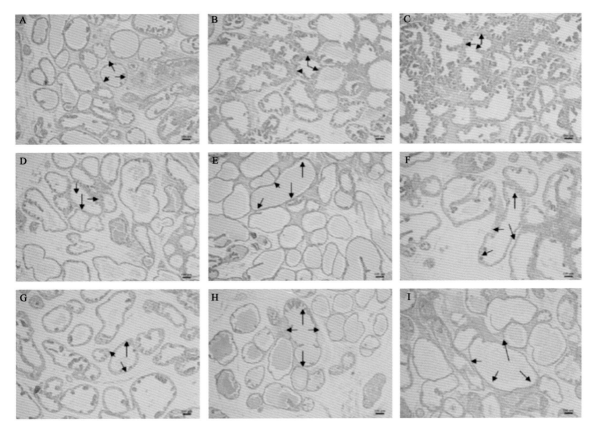

图3-4-11　给予舒必利4周对BN大鼠前列腺腺腔面积的影响

A. 对照组，前列腺腹侧叶；B. 对照组，前列腺背侧叶；C. 对照组，前列腺侧叶；D. 舒必利低剂量组，前列腺腹侧叶；E. 舒必利低剂量组，前列腺背侧叶；F. 舒必利低剂量组，前列腺侧叶；G. 舒必利高剂量组，前列腺腹侧叶；H. 舒必利高剂量组，前列腺背侧叶；I. 舒必利高剂量组，前列腺侧叶（HE染色，×40），箭头显示腺腔面积

必利后，随给药剂量增加明显下降（$P < 0.05$，$P < 0.01$）；FSH浓度升高，以低剂量组升高最为显著（$P < 0.01$）。免疫组化结果显示，BN大鼠给予舒必利4周后，PCNA、Bcl-2、ERα、AR、Vimentin蛋白及FN1表达上调；α-SMA变化不明显，上皮标志物E钙黏着蛋白表达量未见明显下调。

其中FN1主要表达于间质细胞，为前列腺间质增生疾病标志蛋白。现特选择FN1表达指标陈列于表3-4-5、图3-4-12和图3-4-13。

表3-4-5　BN大鼠前列腺组织FN1的表达量（$\bar{x} \pm SD$）（$n=12$）

组　别	腹侧叶（OD值）	背侧叶（OD值）	侧叶（OD值）
对照组	0.503 ± 0.030	0.516 ± 0.020	0.495 ± 0.034
舒必利低剂量组	0.518 ± 0.035	0.546 ± 0.039	0.571 ± 0.068**
舒必利高剂量组	0.527 ± 0.034	0.514 ± 0.059	0.534 ± 0.023*

注：与对照组比较，*$P < 0.05$，**$P < 0.01$

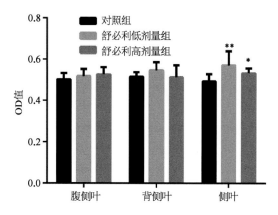

图3-4-12　FN1表达量在各剂量组中的平均光密度图

注：与对照组比较，*P < 0.05，**P < 0.01

由此可推测，舒必利可以通过升高PRL激素水平，促进增殖和抑制凋亡，通过ERα和AR信号通路导致前列腺侧叶间质增生。

（二）苯肾上腺素

有学者将性成熟的雄性Wistar大鼠重复给予苯肾上腺素（PE）——一种α₁肾上腺素受体激动剂1 mg/kg、5 mg/kg或10 mg/kg，28天后，可引起大鼠非典型前列腺增生。组织学分析显示，PE可导致腺体形态显著改变，与对照组被单层柱状细胞包围的扩张的腺泡相比，PE组腺泡的数量和大小均减少，在实验开始7天后出现反应，PE组柱状上皮更细长、分层，并有腔内突

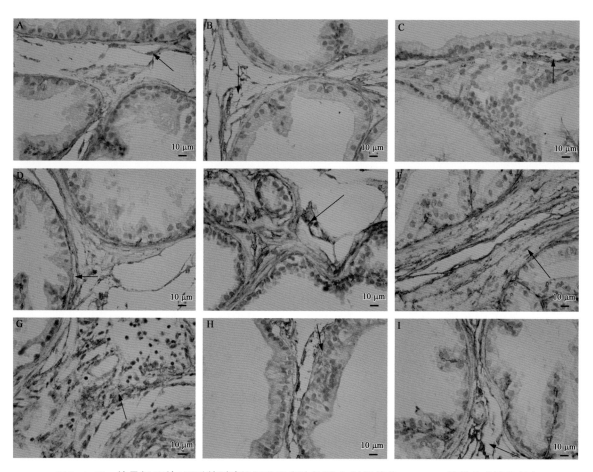

图3-4-13　给予舒必利4周对前列腺组织FN1表达的影响（HE染色，×400；箭头为表达阳性）

A. 对照组，前列腺腹侧叶；B. 对照组，前列腺背侧叶；C. 对照组，前列腺侧叶；D. 舒必利低剂量组，前列腺腹侧叶；E. 舒必利低剂量组，前列腺背侧叶；F. 舒必利低剂量组，前列腺侧叶；G. 舒必利高剂量组，前列腺腹侧叶；H. 舒必利高剂量组，前列腺背侧叶；I. 舒必利高剂量组，前列腺侧叶

起，导致组织形态学改变，形状更扭曲、折叠，PE组细胞核增大，排列不规则。随着处理时间的增加，细胞形态的变化更加明显。提示如上所述的前列腺增生。赋形组无明显前列腺形态改变。重复给予PE后，出现类似于男性前列腺病变的非典型前列腺增生，并伴有慢性炎症渗出。幼年大鼠皮下注射PE（每天10 mg/kg）3 h、8 h、1天、3天、7天、14天后实施安乐死。将前列腺固定、包埋和切片后进行免疫组化检测，观察发现PE对大鼠前列腺有时间相关的双相作用。第一个炎症反应阶段发生在注射后3～8 h，以血管扩张、充血、水肿和大量白细胞浸润为特征，主要是粒细胞渗出性巨噬细胞。24 h后，粒细胞渗出性巨噬细胞的数量减少，接近常驻巨噬细胞、CD8$^+$细胞和肥大细胞的当量。第7天出现了增生性变化的第二阶段，包括愈合的纤维化和异常增生的上皮病变，类似于人前列腺上皮内瘤变（PIN）。前列腺纤维化和炎症表现为血管扩张、水肿和白细胞浸润（如粒细胞渗出性巨噬细胞）。研究结果表明，与正常前列腺组织相比，T细胞来源的IFN-γ、IL-2、IL-4和IL-13等细胞因子在人前列腺增生组织中的表达显著增加。

（三）儿茶酚胺

儿茶酚胺是一种含有儿茶酚和氨基的神经类物质（图3-4-14）。儿茶酚和氨基通过L酪氨酸在交感神经、肾上腺髓质和嗜铬细胞位置的酶化步骤结合。通常，儿茶酚胺是指去甲肾上腺素、肾上腺素和多巴胺。

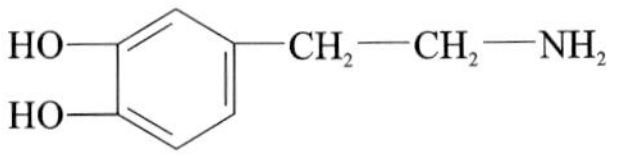

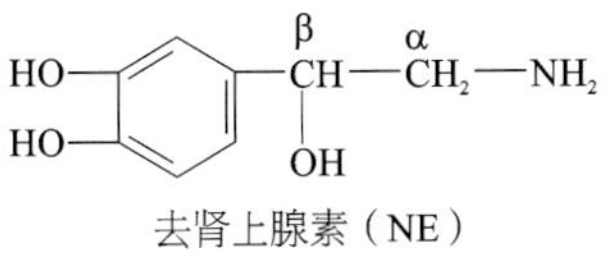

儿茶酚胺与前列腺间质的α₁肾上腺素能受体结合后，直接促进前列腺细胞生长，同时通过抑制细胞凋亡，间接影响血流动力学、代谢等因素影响前列腺细胞的生长，已证实BPH和高血压的发病机制均与α₁肾上腺素能受体的兴奋密切相关。α₁肾上腺素能受体阻滞剂还可导致前列腺上皮细胞和间质细胞凋亡，同时降低血压并改善BPH的症状。对高血压BPH组和单纯BPH组的研究表明，高血压BPH组前列腺增生和基质细胞增殖指数明显高于单纯BPH组，前列腺上皮和基质细胞增殖指数与高血压病程的长度呈正相关，高血压可通过促进前列腺上皮细胞和基质细胞的增殖导致前列腺体积增加。

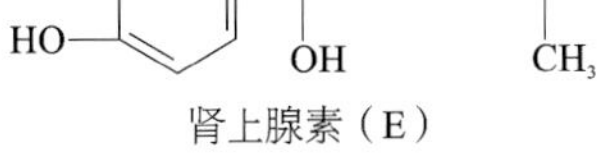

（四）抗胆碱能活性药物

使用具有抗胆碱能作用的药物与急性尿潴留有关。这种抗胆碱能效应是由副交感神经通路被阻断引起，可能会损害逼尿肌的收缩。许多药物具有抗胆碱能活性，下面将根据治疗指征进行详细讨论。

1. 抗精神病药物　抗精神病药物具有不同水平的抗胆碱能活性，吩噻嗪类〔主要是氯丙嗪（图3-4-15）和噻嗪〕和噻杂蒽类（主要是氯丙噻嗪）具有最强的抗胆碱能活性。利培酮和齐拉西酮都是非典型的抗精神病药物，具有强效的5-HT₂受体和D₂受体拮抗剂作用。此外，利培酮和齐拉西酮与肾上腺素能受体都有中度的亲和力。尿潴留是中枢血清素能机制结合中枢D₂阻断和尿路α₁受体周围刺激的结果。

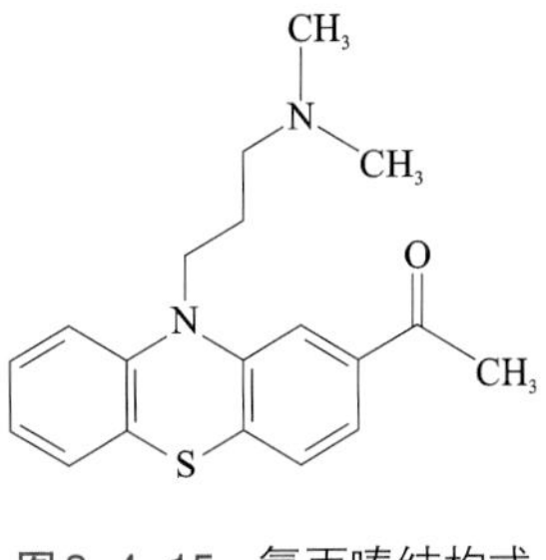

图3-4-14　儿茶酚胺类化合物结构式

图3-4-15　氯丙嗪结构式

虽然抗精神病药物的使用与尿潴留之间的关系已经被描述过，特别是与其他药物联用时，这种关系并不是直接的。一些病例和体内外研究报道了服用抗精神病药物氯氮平的患者出现尿失禁，而不是急性尿潴留。此外，精神疾病本身也可能是尿失禁的直接原因。抗精神病药物和尿失禁背后的机制是通过抑制多巴胺能（中枢）和α肾上腺素能（外周）受体。因此，抗精神病药物可能既刺激又抑制排尿。

2. **抗心律失常药物** 抗心律失常药物丙吡胺（图3-4-16），用于治疗室上心律失常和室性心律失常。据报道，尿潴留发生在所有治疗的患者中高达2%，尤其是男性。丙吡胺通过对逼尿肌平滑肌细胞胆碱能受体的特异性拮抗作用抑制逼尿肌收缩。

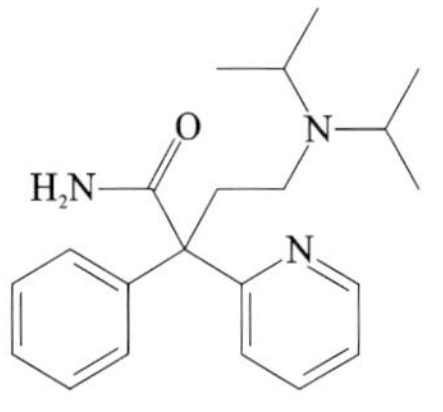

图3-4-16　丙吡胺结构式

氟卡尼（图3-4-17）与急性尿潴留有关，但其确切机制尚不清楚。80%的药物不经尿液代谢而排泄，急性尿潴留可能是由于膀胱黏膜的局部麻醉作用或抗胆碱能作用（如丙吡胺）引起。

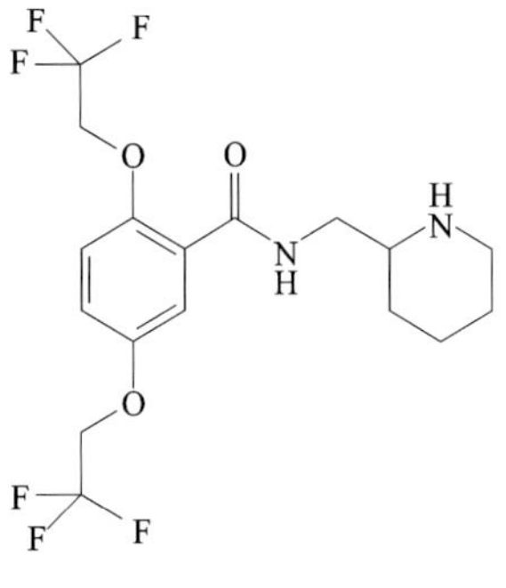

图3-4-17　氟卡尼结构式

3. **抗痉挛药** 如丁溴东莨菪碱（图3-4-18），用于治疗带有痉挛成分的腹痛，如肠易激综合征。此类药物抑制副交感神经控制的胃肠道平滑肌细胞的收缩，这种抗胆碱能作用不仅局限于胃肠道系统的平滑肌细胞，还涉及泌尿生殖系统，损害膀胱逼尿肌的收缩，可能导致排尿困难。

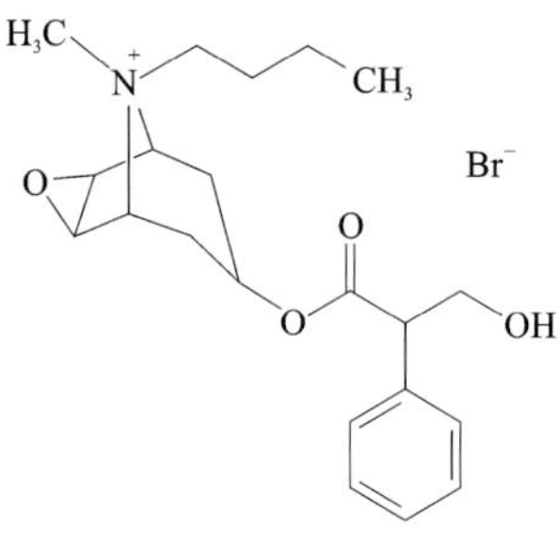

图3-4-18　丁溴东莨菪碱结构式

4. **抗帕金森病药物** 包括抗胆碱能药、金刚烷胺、单胺氧化酶B抑制剂、左旋多巴和多巴胺激动剂。用于治疗帕金森病的抗胆碱能药物通常用于年龄<70岁、静息性震颤致残并保留认知功能的患者。金刚烷胺的不良反应比抗胆碱能药物轻得多，但尿潴留已被报道，这可能与其抗胆碱能作用有关。

研究表明，无论何种类型的抗帕金森治疗，约30%的帕金森病患者会出现LUTS，主要是夜尿症、尿频和尿急。其原因可能是排尿中枢抑制性神经支配减弱。

5. **阿托品** 经典的抗胆碱能药物阿托品（图3-4-19），具有多种适应证，如术前用药，以防止术后恢复期间唾液分泌过多和呕吐，并用于治疗房室节律紊乱。阿托品还可用于诱发瞳孔扩大，以便进入眼底，或缓解眼部炎症过程的症状，如葡萄膜炎或角膜炎。尿潴留已被描述为全身和局部使用阿托品。据估计，滴眼液中只有1%～5%的活性药物能穿透眼睛，这意味着80%的活性成分可能主要通过泪引流系统到达全身循环。老年男性尤其危险，建议避免在前列腺增生患者人群中同时使用其他抗胆碱能药物。

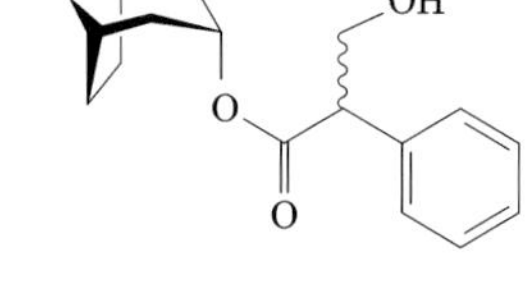

图3-4-19　阿托品结构式

6. **组胺H1受体拮抗剂** 组胺H1受体拮抗剂用于治疗荨麻疹和过敏性鼻炎等多种过敏性疾病。抗组胺药物分为第一代H1受体拮抗剂〔苯海拉明（图3-4-20）、氯苯那明、羟嗪、多塞平和异丙嗪］和第二代H1受体拮抗剂（吖伐他汀、西替利嗪、地氯雷他定、依巴斯汀、非索芬那定、左西替利嗪、氯雷他定和咪唑斯汀）。第一代抗组胺药可以穿过血脑屏障，产生镇静作用。此外，这些药物与毒蕈碱受体结合，引起抗胆碱能不良反应，包括尿潴留。第二代抗组胺药分子更大，因此不能通过血脑屏障。尽管第二代H1受体拮抗剂不与毒蕈碱受体结合，不具有抗胆碱能不良反应，但已有报道与阿司咪唑相关的尿潴留不仅与抗组胺药物的全身应用有关，而且局部应用时也可能发生尿潴留，加重BPH患者尿潴留症状。

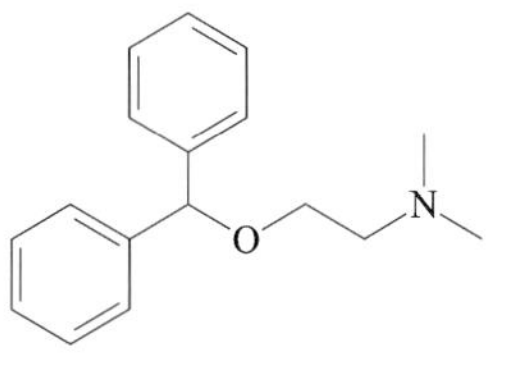

图3-4-20　苯海拉明结构式

7. 治疗慢性气道疾病的抗胆碱能药物　目前，市场上有短效如异丙托溴铵（图3-4-21）和氧化溴铵及长效如噻托溴铵（图3-4-22）两种抗胆碱能药物。有病例报告和临床试验报道了短效和长效抗胆碱能支气管扩张剂相关的尿潴留或尿流出梗阻的发生。

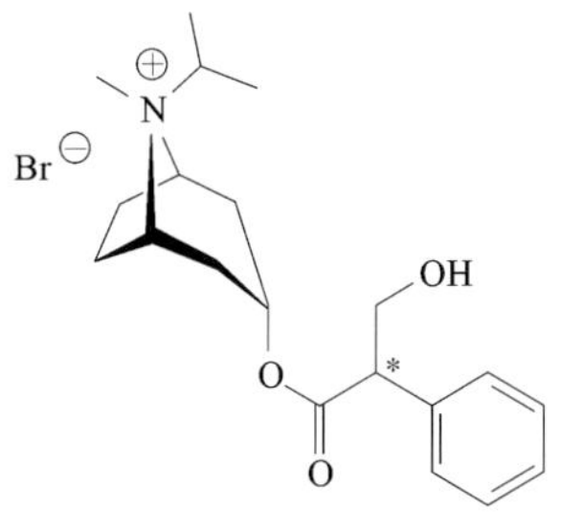

图3-4-21　异丙托溴铵结构式

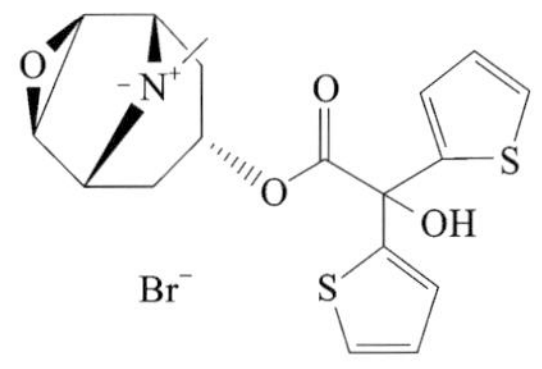

图3-4-22　噻托溴铵结构式

（五）抗抑郁药

在与急性尿潴留相关的抗抑郁药中，常见的是三环类抗抑郁药。

1. 三环和四环抗抑郁药　三环类抗抑郁药是毒蕈碱乙酰胆碱受体的竞争性拮抗剂，最常见的不良反应是口干、视力模糊、便秘和尿潴留，与这些药物的抗胆碱能活性有关。一项关于抑郁症药物治疗的好处和风险的系统综述显示，与安慰剂相比，使用三环抗抑郁药物治疗的患者更有可能报告药物不良反应，包括尿潴留。尽管四环类抗抑郁药物与毒蕈碱受体的亲和力较低，抗胆碱能不良反应较少，但也有报道称使用这些药物会导致尿潴留。

2. 选择性血清素再摄取抑制剂（SSRI）　1993年发表的一份关于299例SSRI氟伏沙明（图3-4-23）急性中毒的报告，除了嗜睡、震颤、恶心、呕吐、腹痛和心动过缓等症状外，抗胆碱能作用包括急性尿潴留。然而，应该指出的是，大约80%的中毒病例使用了其他药物——主要是苯二氮䓬类药物、抗精神病药物和其他抗抑郁药物。与此报告相似，氟西汀作为SSRI药物与其他精神药物和（或）苯二氮䓬类药物联合使用与尿潴留有关。

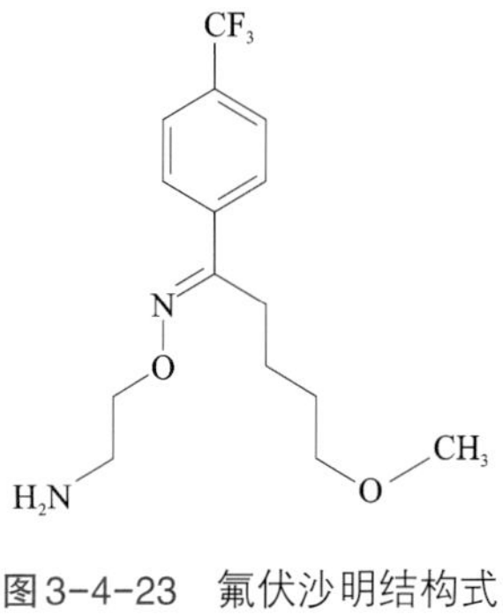

图3-4-23　氟伏沙明结构式

最近的一份病例报告中，报道了一名服用SSRI西酞普兰联合阿立哌唑（一种非典型抗精神病药物）的患者出现尿潴留。

3. 选择性去甲肾上腺素再摄取抑制剂　一种新型的选择性去甲肾上腺素再摄取抑制剂瑞波西汀（图3-4-24），已被证明在广泛的严重抑郁症患者中有效。瑞波西汀一般耐受性良好，与三环

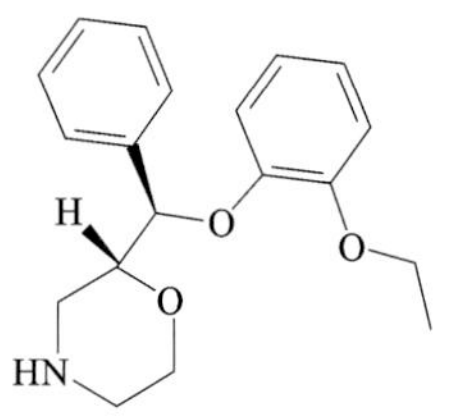

图3-4-24 瑞波西汀结构式

类抗抑郁药和SSRI不同。虽然瑞波西汀没有抗胆碱能作用，但也有少数男性患者出现尿阻/潴留的报道。尿潴留与内尿道括约肌α₁肾上腺素能受体和Onuf核α肾上腺素能受体的外周去甲肾上腺素能激活有关。

（六）镇痛药物

阿片类药物或阿片类类似物主要用于术后治疗疼痛。该药通过交感神经过度刺激增加膀胱括约肌张力，从而增加膀胱流出道的阻力。观察研究估计术后尿潴留发生率为6%～50%。有系统综述研究了与术后疼痛管理相关的不良反应（恶心、呕吐、镇静、瘙痒和尿潴留），作者比较三种镇痛方法，肌内镇痛、患者自控镇痛和硬膜外镇痛，23%的患者出现尿潴留。

（七）α肾上腺素受体激动剂

肾上腺素能药物的适应证之一是体位性低血压。肾上腺素能与血管壁上的受体结合，导致血管张力升高。血管壁有丰富的α₁B受体，特别是在老年人，而近尿道有丰富的α₁A/D受体。治疗体位性低血压的非选择性肾上腺素能药物不仅与血管壁上的α₁B受体结合，而且与尿道内括约肌的α₁A/D受体结合，导致内括约肌张力升高。这种较高的张力可能加剧排尿困难，最终导致尿潴留。

（八）非甾体抗炎药

非甾体抗炎药（NSAID）是一类不含有甾体结构的解热镇痛抗炎药。前列腺素就是其中之一，尤其是前列腺素 E_2（PGE_2），在泌尿生殖系统中发挥着重要作用。膀胱中前列腺素的合成通过环加氧酶（COX）-2发挥作用，并在炎症、创伤和过度膨胀等刺激下上调。PGE_2通过释放快速激肽来刺激排尿，而快速激肽又通过刺激传入神经和逼尿肌平滑肌上的神经激肽受体来启动排尿反射。由于非甾体抗炎药对前列腺素合成有直接影响，已被用于治疗逼尿肌不稳定的临床试验。Gruenenfelder等报道了3例急性尿潴留发生在术后1周内。使用非甾体抗炎药的患者发生急性尿潴留的风险增加了1倍，且剂量越大，发生急性尿潴留的风险越高。

（九）逼尿肌松弛剂

理论上，所有用于治疗逼尿肌过度活动的药物都可能引起尿潴留，特别是在高危患者中。目前注册用于治疗膀胱过度活跃的药物包括抗胆碱能药物、肌促药、三环抗抑郁药、非甾体抗炎药、钙通道拮抗剂、雌激素和肉毒毒素A，临床试验表明，与安慰剂组相比，治疗组的尿潴留发生率更高。

（十）钙通道拮抗剂

在队列研究中，使用钙通道拮抗剂的患者发生急性尿潴留的风险比未使用钙通道拮抗剂的患者高2.2倍。一些使用钙通道拮抗剂后发生尿潴留的病例也有报道，钙通道激动剂通过抑制钙内流减少膀胱平滑肌收缩力，偶尔会引起尿潴留。

（王琴霞 郭隽）

三、激素与前列腺增生

BPH是一个复杂的，涉及腺体和间质组织增生的组织学变化现象。早在一个多世纪前就认识到雄激素是引发和维持BPH的重要因素，但其作用机制尚不十分清楚。本部分主要就雌雄激素及其他可能影响前列腺增生的激素进行简要介绍。

（一）雌激素与前列腺增生

1. 雌激素及其受体促进体内前列腺增生　在正常生理条件下，男性体内的睾酮经芳香酶可转化雌激素。据研究发现，前列腺间质中存在较高活性的芳香酶及雌激素受体（ER），前列腺中的雌激素水平与间质平滑肌生长有关。体内雄激素水平较高的青年男性不发生BPH，而雄激素水平逐渐降低的老年男性发生BPH，表明雄激素的作用并不是BPH发生的唯一因素，与雌激素的调节密切相关。

雌激素能刺激去势犬前列腺间质平滑肌增生，

提示雌激素对BPH发生和发展起作用。1936年，Zuckerman就提出雌激素是前列腺纤维间质生长的刺激因子。随年龄增长，老年男性睾丸功能减退致血浆中睾酮水平下降，而雌激素水平未发生显著变化，血浆中雌/雄激素值增加，即雌激素是BPH的主要致病因素之一。Gann等证明BPH发生率与血中E_2有较强相关性。Rhodes等还证实了单独E_2给药可以刺激去势犬前列腺增生。

朱刚等研究发现，由平滑肌细胞（SMC）和成纤维细胞组成的前列腺间质细胞的处于一种稳定状态，雌激素浓度与前列腺间质（基质）细胞生长的关系呈倒U形，一旦打破雌/雄激素的相互平衡，前列腺间质细胞会过度增生。目前，多数学者认为雌、雄激素水平保持动态平衡有助于前列腺的生长、发育及功能的维持，睾丸功能随年龄的增长而减退，血浆和前列腺组织中雌/雄激素值伴随雄激素水平下降而明显增加，原有平衡的打破使前列腺增殖与凋亡状态发生改变，从而引发BPH。

进一步的研究表明，雌激素首先是通过结合相应的受体在发挥作用。陈金海等通过观察不同比例雌/雄激素对培养的大鼠前列腺基质细胞增殖和凋亡及ERα和ERβ表达的影响，雌/雄激素值升高通过上调ERα的表达促使前列腺基质细胞增殖加速及凋亡减弱。进行体外培养SD大鼠前列腺间质细胞，研究雌、雄激素的比例变化对间质（基质）细胞的影响，参考了老年雄鼠前列腺组织内的雌、雄激素水平，模拟前列腺间质（基质）细胞生长的体内环境，并以高比例的雌/雄激素模拟老年SD雄性大鼠前列腺组织内的水平，研究发现，高比例的雌/雄激素可以使基质细胞的生长提前达到高峰，同时促进间质（基质）细胞的增殖及减少间质（基质）细胞的凋亡。

雌激素对于前列腺疾病作用具有双重作用。应用N-甲基亚硝基脲（MNU）导致的啮齿类动物的前列腺肿瘤模型发现，雌激素治疗可以延缓两侧叶肿瘤生长，肿瘤消退仅在腹背侧，但上皮的改变不同于正常前列腺上皮，包括增加雄激素敏感的基底细胞，提高雌激素及雄激素受体阳性，改变上皮细胞DNA甲基化模式。体外培养

BPH细胞发现，雌激素通过ERα导致前列腺上皮细胞向间质细胞转化。ERα半定量表达与血中雌二醇浓度、雌二醇/总睾酮、前列腺大小呈正相关；ERα在BPH组织中的高表达及BPH增生与ERα表达水平的正相关关系支持ERα在BPH病理中的主要介导作用。

ER介导雌激素在睾丸组织中的作用通过固有的或外在的机制影响睾丸细胞的增殖及分化。老年鼠睾丸局部增殖的上皮组织中，ERβ减少及促凋亡因子TNF-α的减少通过激活抗凋亡蛋白-8减少细胞的凋亡；ERβ缺失的鼠前列腺腹叶上过度增生、纤维化及炎症细胞增多，ERβ降调节雄激素受体信号，上调肿瘤抑制因子同源磷酸酶张力蛋白（PTEN）；上调Bcl-2、凝集素、趋化因子16、趋化因子17、前列腺干细胞抗体及细胞角蛋白4、5和17基因；下调抗过氧化物酶、谷胱甘肽过氧化物酶3、蛋白酶抑制剂的WAP四硫化物核心域3（WFDC3）、小窝蛋白-1、转换生长因子β信号SMAD7、PTEN泛素连接酶NEDD4基因，选择性ERβ的应用有望治疗前列腺炎、前列腺增生，并阻止前列腺癌进展。

另外，雌二醇可以通过增加前列腺IGF-1 mRNA表达水平，既促进细胞增殖又抑制细胞凋亡，从而与前列腺体积增大密切相关。17β-雌二醇通过激活G偶联蛋白受体30，激发钙离子从内质网释放，增加线粒体钙离子浓度，诱发前列腺上皮细胞凋亡，抑制这一过程会导致前列腺的病理增生。

2. 雌激素及其受体促进前列腺增生的机制研究　首先，对ESRα、PvuⅡ和XbaⅠ位点单核苷酸多态性研究显示：在BPH患者与健康对照人群之间XbaⅠ和PvuⅡ位点的基因型或等位基因分布频率均无统计学差异，表明BPH发病可能与单个单核苷酸多态（SNP）不存在相关性，XbaⅠ和PvuⅡ位点之间存在很强连锁不平衡作用，单体型分析显示，pX的个体患BPH的概率为未携带该单体型个体的6.4倍，提示单体型pX是BPH发生的高危险因素之一。对ESRβ多态的研究发现，rs4986938、rs17766755和rs12435857 3种多态型易患BPH，与疾病发生不一定有直

接关系，可能参与mRNA的剪接。也有不同的结论，Song等用免疫组化、半定量实时PCR及Western blotting法对人BPH及鼠BPH模型从转录水平及蛋白水平检测得出：BPH患者雄激素受体表达增加，ERα表达减少，ERβ表达无差别。研究结论认为在BPH的发病机理中，雄激素受体起激活作用，ERα起抑制作用。

其次，在大鼠和人BPH组织中早期生长反应基因1（EGR1）高表达，而且在大鼠BPH芯片结果中发现，EGR1的上调主要发生在上皮组织，在体外实验中，通过构建EGR1稳定转染细胞系，发现过表达EGR1能促进前列腺增生上皮细胞系的增殖。然而，目前大部分学者认为，基质增生是BPH主要类型。Krieg等研究发现，在BPH中，基质细胞中的雌激素水平高于上皮细胞及正常前列腺上皮细胞和基质细胞。Prezioso等也认为，前列腺增生的发生和发展与基质细胞雌激素效应的增强密切相关。随着进一步研究，另有学者提出，上皮-间质相互作用在激素应答中起着重要的作用，如增生的前列腺上皮细胞能够通过分泌前列腺素E_2（PGE_2）促进间质细胞中AR的表达，进而促进睾酮向雌二醇转化，并且雌激素还可以通过调节上皮细胞系的旁分泌作用促进间质细胞增殖、分化及细胞外基质合成的细胞活动。

另外，为了了解前列腺间质细胞对性激素的反应性，用体外细胞培养技术分离培养人增生性前列腺间质细胞，观察细胞纯度和由性激素导致的细胞增殖反应。研究发现离体条件下，细胞对雌激素导致的DNA合成作用不及雄激素，同时随细胞传代数增加，平滑肌成分会逐渐转变为更原始的间质细胞而失去对雌激素的敏感性。然而，有学者报道雌激素对平滑肌细胞的具有明显激活作用。田坚等采用睾丸切除术建立雄性SD大鼠去势模型，用RT-PCR方法观察血红素氧化酶1（HO-1）和HO-2的转录水平，免疫组织化学结合图像分析技术的应用观察去势及外源性雄激素和雌激素对前列腺腹侧叶中HO-1和HO-2蛋白水平的影响。结果显示，性激素对HO-1有诱导作用，但对HO-2无明显的影响，因此，认

为一氧化碳血红素氧化酶（CO-HO）系统可能参与了性激素引起前列腺异常增殖的病理过程，并且HO-1来源的CO对前列腺平滑肌活动的调节可能起重要作用。另有报道，雌激素还能通过诱导转化生长因子（TGFβ-2）的表达及影响SMC表型转化来促使BPH的发生。

雌激素通过ER介导老年男性前列腺增生发生和发展全过程已为学者们所共识，如蔡文清等提出BPH主要发生在细胞移行区，可能与ER在移行区表达较高有关。但是关于雌激素起作用的受体，则有不同的报道。国外一些学者认为，ERβ在前列腺上皮细胞和间质细胞中均表达，ERβ可能参与了雌激素导致的前列腺细胞的过度增殖；然而，吕强等发现正常前列腺组和BPH组ERβ表达无差异，BPH前列腺上皮细胞中ERβ的阳性率低于正常前列腺上皮细胞。为此，有学者进行深入研究，在对ERα基因敲除后发现前列腺增生不明显，而在对ERβ基因敲除后前列腺上皮增生增加，因此，他们推测ERα可能有促前列腺细胞增殖的作用，ERβ可能具有抑制前列腺细胞异常增殖和潜在的抗肿瘤作用。为此，邵瑞等进一步发展研究发现，ERα对BPH组织中部分基底细胞去分化为干性细胞在促前列腺细胞增殖中起了很大的作用，并且去分化为干性细胞的基底细胞是雌激素的靶细胞。ERα和ERβ出现上述不同生物学效应，可能与ERα和ERβ的配体结合结构域及AF-1上的差异有关。由于多数学者认为ERα可能与BPH的发生密切相关，因此，在BPH研究中，关于ERα研究较深入。陈金海等研究发现，ERα在正常前列腺组织间质中呈散在分布，在腺泡周围一些间质细胞中也有分布，但由于其密集分布于BPH组织间，而在腺泡周围的很多间质细胞中呈阴性。因此，目前大部分学者认为，雌/雄激素值升高可能主要通过上调ERα的表达达到促增殖效应的。

ERR是雌激素受体相关受体，在结构上与雌激素受体有很强的同源性，ERRα是其中一个亚型。苗琳等研究发现，由上皮细胞分泌的PGE_2可上调间质细胞中ERRα的表达，ERRα可能进一步增强了间质细胞的雌激素效应，BPH的发展

受到影响。Yang等认为，ERRα也可以通过结合在启动子上调节AR的表达，该限速酶可催化睾酮向E_2的转化，而目前众多报道表明，E_2是影响前列腺疾病的关键因素（图3-4-25）。

（二）雄激素与前列腺增生

吴阶平教授曾对中国仅存的一部分太监进行了研究，发现无一人发生前列腺增生；20世纪中期，Huggins与Stevens也报告了3例患有严重前列腺增生患者行双侧睾丸切除（去势）后，前列腺的组织学分析，其腺上皮在去势3个月后出现明显萎缩，证实了雄激素在前列腺增生的发生机制中起着非常重要的作用。

1. 雄激素促进前列腺增生 在胎儿、青春期或成年后，前列腺增生和前列腺癌发生中，功能性睾丸的存在是必要条件。如果青春期前睾丸被切除，两者均不会形成。性成熟后，雄激素与雌激素对维持前列腺结构与功能的完整性都是关键的因素。虽然睾酮是血循环中主要的雄激素，但双氢睾酮作为外周的转化产物，主要与生殖道组织中的雄激素受体结合，是前列腺生长的主要激素。另外，雌激素、生长因子、成纤维生长因子和表皮生长因子等激素和因子与前列腺的生长有关。

2. 雄激素促进前列腺增生机制研究 Beagle犬去势后，主要的内源性DHT来源被阻断，前列腺开始萎缩。给予外源性丙酸睾酮（TP）后，犬体内DHT水平重新升高，并伴随前列腺明显增大。这就是"双氢睾酮学说"。

孙祖越团队的吴建辉博士通过对Beagle犬去势阻断了内源性DHT的主要来源，消除了实验动物DHT本底水平不一的现象，犬去势处理后，各组前列腺体积均明显减少。给予TP，实验组犬萎缩的前列腺重新增大，并超过去势前水平。显微图像结果表明，去势使犬前列腺腺腔面积缩小，腺上皮细胞高度明显降低。给予TP后，前列腺腺腔面积明显增大，腺上皮细胞高度明显增加（图3-4-26和图3-4-27）。这一实验充分验证了前列腺增生的"双氢睾酮学说"。

此外，雄激素介导的间质-上皮细胞相互作用理论认为，雄激素主要通过间质细胞生长因子的旁分泌作用调节控制着前列腺的生长发育。组织重组试验证明，在前列腺细胞发生早期，仅前列腺间质细胞含有雄激素受体，在成年人的前列腺，虽然雄激素受体存在于间质细胞和上皮细胞，但5α-还原酶仅在间质细胞的核膜上存在，因此，雄激素不能直接作用于上皮细胞。组织培养试验中，雄激素对单独的前列腺上皮细胞不具有促进有丝分裂的作用，但在间质与上皮细胞共培养时，雄激素有刺激上皮细胞增殖的作用，这充分说明雄激素是通过旁分泌作用来影响上皮细胞的生长的。

目前已知雄激素在间质部位通过肽类生长因子影响邻近上皮细胞增殖与分化。生长因子可根据其作用分成促分裂生长因子和抑制性生长因子。两类生长因子相互作用平衡是维持前列腺正常发育及环境稳定的重要因素。

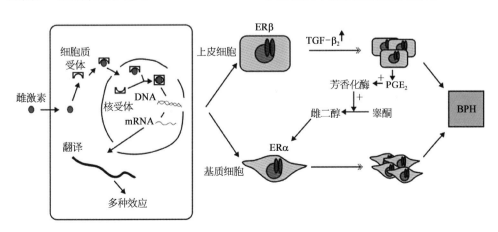

图3-4-25 雌激素及雌激素受体与前列腺增生关系

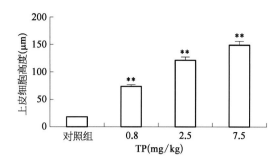

图3-4-26 TP对去势Beagle犬前列腺高度的影响
注：与对照组比较，**$P < 0.01$

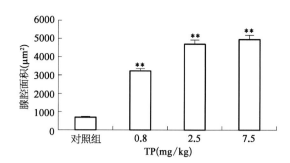

图3-4-27 TP对去势Beagle犬前列腺腺腔面积的影响
注：与对照组比较，**$P < 0.01$

细胞的增殖是前列腺组织正常生长发育所必需的，而细胞凋亡则是新陈代谢的需要，前列腺在两者达到平衡时才能维持正常的形态和功能。众所周知，前列腺的生长和发育具有雄激素依赖性，雄激素可以通过刺激前列腺细胞增殖抑制凋亡，从而使前列腺细胞增殖增加而细胞凋亡相对减少。成年男性的前列腺体积保持在正常范围，前列腺组织中细胞增殖与细胞凋亡的比率在正常雄激素水平下均维持在1%～2%，并保持平衡。前列腺基质细胞增殖和凋亡随着男性进入老年期均呈增加趋势，而凋亡细胞数量的增加远低于增殖细胞数量，凋亡细胞数量仅相对减少，而不是绝对减少，最后，前列腺组织增生导致BPH的发生（图3-4-28）。

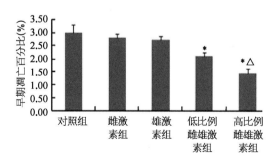

图3-4-28 不同剂量组对前列腺基质细胞凋亡的影响
注：与对照组比较，*$P < 0.05$，**$P < 0.01$

（三）雌激素与雄激素的协同作用

前列腺是雄激素依赖性组织，在睾丸功能下降、内源性雄激素水平相对较低的老年人反而出现BPH高发，但单独降低雄激素水平并不能在短期内使动物前列腺明显增生，而雄激素和雌激素按一定比例联合使用，可以协同促进BPH的发生和发展。种种试验证明了这一观点。

去势的犬经过雄烯二酮处理后，前列腺可达到去势前的大小，而同时加服雌二醇则去势的犬发生BPH，并使前列腺中雄激素受体表达显著提高。人为上调雄性幼年小鼠血雌激素的浓度50%，可导致成年后小鼠前列腺增大，而此时前列腺组织的雄激素受体水平增加了6倍，从而证实，雌激素通过提高雄激素受体水平来实现对雄激素的协同作用。

学者Yang研究发现，与单独加入雌二醇结果比较，DHT和E_2同时加入豚鼠前列腺平滑肌细胞体外培养，DHT延迟了E_2的促细胞增殖作用。那么，雌激素与雄激素的协同作用导致BPH，它们之间的比例又如何呢？主编实验室进行了研究，认为雌/雄激素比例对去势大鼠前列腺体积及其脏器系数有影响。

孙祖越团队吴建辉博士在探讨雌二醇与丙酸睾酮法建立的前列腺模型增生关系的研究中，联合丙酸睾酮，去势SD大鼠连续给予50 μg/kg、100 μg/kg、200 μg/kg和400 μg/kg雌二醇2周，镜下结果表明，前列腺上皮高度和前列腺腺腔面积均呈剂量依赖性增高增大（图3-4-29）。

男性体内存在一定的雌激素和雄激素，医学界已普遍接受雄激素是调节前列腺生长的最重要的激素，但是，老年人体内的雄激素随年龄增加呈下降趋势，雌激素水平却保持稳定，雌/雄激素值增加，血浆雌/雄激素值中青年时期为1:150，老年人为1:20～1:80，老年人前列腺内雌/雄激素值约为1:8。因而，有部分学者认

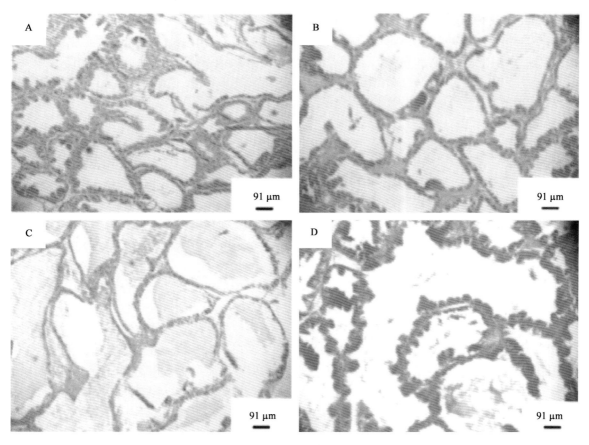

图3-4-29　不同剂量的雌二醇对丙酸睾酮染毒的前列腺增生的影响

为，雌激素与雄激素之间的协同及竞争性平衡抑制在BPH的发生中起重要作用。Trachtenberg等应用雌激素和雄激素配合给予去势的犬，使去势犬前列腺增生，结果表明，雌激素与雄激素联用可抑制细胞死亡率，最后导致细胞堆积引起BPH。

有学者认为，BPH的发生是雄激素与雌激素相互协同作用的结果，主要体现在雌雄激素浓度比例关系上。研究发现，血浆中的雌激素和雄激素只有与性激素结合蛋白（SHBG）结合形成复合体后，才能进入基质细胞，复合体被细胞核膜上相应的激素受体识别后进入细胞核，与雌雄激素相关基因的增强子或启动子区域结合，促进相关基因的转录和表达，从而发挥生物学效应。由于雌激素和雄激素在SHBG存在共同的结合位点，两者之间存在竞争性抑制效应。

所以，当雄激素水平较高时，会抑制雌激素

与SHBG的结合能力，从而影响其生物学效应。在老年男性，睾丸功能随着年龄的增加减退，体内雄激素水平下降，雌雄激素比例失调，致使雄激素对雌激素的抑制作用减弱，雌激素水平相对上升，刺激前列腺基质增殖，导致BPH发生。

（四）催乳素与前列腺增生

催乳素以其对女性乳腺的作用而闻名，然而，前列腺是该激素的靶点，催乳素（PRL）也参与了前列腺增生的发生和发展。在男性体内催乳素受体（PRLR）在前列腺中有表达。

构建3个血清PRL水平分别约为15 ng/mL、100 ng/mL和250 ng/mL的PRL转基因小鼠品系，小鼠的前列腺明显增大，约为正常前列腺重量的20倍。

20例BPH患者和16例健康人血清中E_2、PRL水平研究结果表明，与正常组（4.55 fmol/mg ± 1.11 fmol/mg蛋白）比较，BPH组胞质ER含量

（9.23 fmol/mg ± 1.06 fmol/mg 蛋白）增加（$P <$ 0.05），BPH组（11.87 μg/L ± 1.28 μg/L）血清PRL水平上调。两组血清雌激素水平差异无明显差异。BPH组血清PRL与前列腺胞核ER含量呈正相关（$n=20$，$r=0.532$，$P < 0.02$）。提示雌激素及其受体和催乳素水平与BPH的发生、发展相关。高PRL通过雄激素产生作用引起BPH，高PRL还可引起Bcl-2的表达，从而阻止了前列腺细胞的凋亡。

PRL可通过STAT5介导的方式直接刺激前列腺上皮细胞增殖并抑制其凋亡。催乳素对啮齿动物前列腺的作用直到金属硫蛋白（MT）PRL转基因小鼠产生并在全身水平表达PRL时才被充分研究。在这个小鼠模型中，前列腺显著增大，但血清睾酮水平也升高，可能会掩盖PRL对腺体的真正作用。在MT PRL小鼠中，PRL过表达数周后，前列腺表现出典型的BPH特征，如间质增生和局灶性异常增生（前列腺上皮内瘤变），这些变化与雄激素水平无关。

为了避免雄激素掩盖PRL的真实作用，最近出现了一种新的转基因小鼠模型（probasin-PRL）。PRL只在前列腺内表达，该实验模型显示前列腺增生、间质扩张、导管扩张和局灶性上皮发育不良，与人类BPH的特征相似。有趣的是，在多巴胺拮抗剂导致的慢性高催乳素血症大鼠模型中，前列腺明显增大。在来自人类前列腺增生标本的细胞培养中也报道了对上皮细胞的类似影响。与正常前列腺样本相比，这些样本中PRL受体的表达没有增加。

（五）胰岛素与前列腺增生

胰岛素是机体主要的降糖激素，是由胰腺分泌的一种降糖激素。血清胰岛素水平较高可发生胰岛素抵抗综合征，胰岛素可促进细胞增殖分化。组织学及分子生物学研究表明，前列腺增生上皮细胞上存在胰岛素受体。

与前列腺体积正常者相比，BPH患者糖尿病的发生率随着前列腺体积增大而显著增高，继而导致下尿路症状。研究表明胰岛素水平升高的前列腺增生组与胰岛素正常的前列腺增生组相比，有明显的统计学意义，PSA水平明显高于对照

组，且前列腺体积也明显增大。胰岛素抵抗综合征引起前列腺增生的具体机制可能是：① 对调节交感神经系统的下丘脑腹内侧核有刺激作用，从而促进儿茶酚胺向血液内释放，后者缓慢降低凋亡过程而对前列腺细胞的生长起营养作用，最终导致BPH；② 胰岛素通过其对性激素的作用促进代谢过程中基因的转录引起BPH；③ 高胰岛素血症抑制肝脏合成性激素结合蛋白，降低性激素结合蛋白水平，进而升高游离的睾酮水平，导致雄激素的活性增高，性激素进入前列细胞增多而导致BPH；④ 胰岛素与雄激素分泌呈正相关；⑤ 高胰岛素血症使肾脏水钠重吸收增加，交感神经系统活性亢进，从而造成高血压。通过以上机制造成内分泌紊乱而发生BPH（图3-4-30）。

多种多肽生长因子及其受体在人类BPH组织中存在，IGF-1是一种具有细胞分化和增殖功能并具有胰岛素样作用的多肽因子。IGF-1主要由生长激素刺激产生，受胰岛素和血糖、生长激素、性激素和营养状态等因素的调节。IGF可能协同DHT、碱性成纤维细胞生长因子共同促进前列腺上皮细胞的增殖，从而影响前列腺生长和功能。

BPH患者在既吸烟，同时还存在糖尿病的情况下，发生BPH的危险性随SI的升高而逐渐升高。可能的原因为：① 烟草中的尼古丁可造成自主神经功能亢进；② 糖尿病可造成机体内环境紊乱，包括交感神经张力增加、胰岛素及相关营养因子刺激前列腺组织增长、性激素受体变化、炎症因子和应激等。由于糖尿病患者空腹血糖较高，且胰岛素抵抗较为严重，进而造成前列腺局部内环境紊乱而造成前列腺的良性增生（图3-4-31）。

（六）其他激素与前列腺增生

降钙素（CT）也是BPH的一个内分泌因素。在BPH形成过程中，促黄体生成素（LH）、促卵泡生成素（FSH）也起着间接作用。LH刺激睾丸细胞合成睾酮，促进前列腺生长；前列腺素E_2主要是由于睾丸细胞受FSH的刺激产生，而睾酮和前列腺素E_2在BPH发生过程中起协同作用。

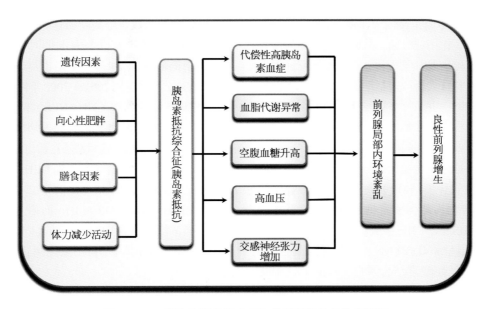

图3-4-30 胰岛素抵抗综合征与前列腺增生的作用机制

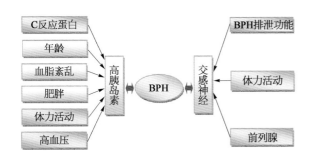

图3-4-31 高血压及空腹血糖升高与BPH的关系

甲状腺激素也被认为是影响BPH的影响因素之一。为研究甲状腺激素与LUTS/BPH之间的关系，共纳入5 708例中年男性。使用国际前列腺症状评分（IPSS）、总前列腺体积（TPV）、最大尿流率（Qmax）和全面代谢检查评估LUTS/BPH。采用化学发光免疫分析法测定促甲状腺激素（TSH）和游离甲状腺素（FT4）水平。随着FT4四分位数的增加，IPSS > 7分、Qmax < 10 mL/s、TPV ≥ 30 mL的男性比例显著增加。TPV、IPSS、Qmax与FT4显著相关。TPV和IPSS与FT4显著且独立相关。当睾酮水平高时，FT4和TPV之间的关系是明显。发现甲状腺激素在LUTS/BPH的发生过程中发挥作用，证明睾酮在甲状腺激素与TPV的关系中发挥作用。

27-羟基胆固醇（27-OHC）已被证明可以作为选择性雌激素受体调节剂（SERM）和肝脏X受体（LXR）配体。雌激素受体（ER）和LXR都参与类固醇信号通路，并影响炎症、细胞增殖和许多其他代谢过程。然而，27-OHC在很大程度上也调控雄激素受体（AR），AR在BPH的发病机制中起核心作用。研究表明，27-OHC（0.1 μmol/L 和 1 μmol/L）也增加了前列腺上皮细胞的代谢活性，导致前列腺上皮细胞增殖。27-OHC处理后AR的转录活性显著增加，调节了AR的转录活性。在0.1 μmol/L的27-OHC处理下，PSA启动子的ARE与AR的结合增加了17倍，在1 μmol/L的27-OHC处理下增加了11倍。即27-OHC通过增强AR受体表达介导了PSA表达上调，引起前列腺上皮细胞增殖，促进BPH发生和进展。

（贾玉玲 王琴霞）

四、环境物质与前列腺增生

随着现代工业的发展，环境中存在大量具有潜在内分泌活性的人造化学物质，对生物体的生殖和发育存在潜在影响，且健康危害是长期的，并可跨代影响，这类具有内分泌活性的外源性物质统称为环境内分泌干扰物（environmental endocrine disruptors，EED）。EED广泛存在于环境中，可模拟体内正常内分泌激素产生、释放、转运、结合、作用或灭活，从而影响机体的内环境稳定、生殖、发育及行为。现诸多研究证据发现，一般及特殊人群（包括孕妇及婴幼儿）已广泛暴露于EED，并且许多曾经认为的安全剂量现已发现可干扰人或动物的内分泌系统，对人类的生殖健康造成了潜在的影响。

EED可通过多种途径影响体内激素水平，如阻止环磷酸腺苷（cAMP）失活，诱导芳香化酶将雄激素转化为雌激素，抑制3β-羟类固醇脱氢酶（3β-HSD）、17β-羟类固醇脱氢酶（17β-HSD）、细胞色素CYP17活性，干扰睾酮合成，竞争结合人类性激素结合蛋白（SHBG），干扰雄激素的转运和利用，与雌激素受体ER结合，同时使内源性雌激素灭活减慢，进而增强雌激素作用，也可上调ER数量，导致靶器官对雌激素反应性增高等。EED的类雌激素作用使前列腺细胞对雄激素刺激的敏感性增高，导致雄激素受体AR表达增加，前列腺体积增大。

（一）邻苯二甲酸二乙基己酯与前列腺增生

邻苯二甲酸二乙基己酯（DEHP）是常见的树脂原料，广泛存在于填充剂原料、高分子材料、化妆品及增塑剂中，是EED中较为重要的一类。张鸿毅等研究采用SD大鼠腹腔注射不同剂量的DEHP，结果分析显示随着染毒剂量的增高，前列腺的重量、体积、前列腺指数均显著升高；镜下可观察到前列腺组织腺腔扩张，腔内出现粉红色分泌物，部分腺上皮呈乳头状突起进入腔，间质增多，说明DEHP能够直接导致模型大鼠前列腺组织增生的发生，而且其作用提示具有一定的量效关系，表明DEHP可能是诱发BPH的一个重要致病因子。DEHP可导致大鼠前列腺增生、腺腔扩大、上皮细胞减少、基质增生。免疫组织化学染色证实了雄激素受体上调明显，且与染毒剂量呈正相关。研究认为DEHP可能通过影响前列腺雄激素受体的数量及对雄激素的敏感性而直接作用于前列腺，导致BPH，因此，DEHP腹腔注射也可用于大鼠BPH造模。孙祖越团队的黄冬妍等研究发现，低剂量DEHP即能明显增加老年大鼠的前列腺系数和

背侧叶前列腺系数及腹侧叶和背侧叶前列腺上皮高度，但未观察到大鼠睾酮水平明显下降，可能是由于低剂量DEHP暴露不足以启动抗雄激素活性。Yang等对美国2001～2008年四个周期的全国健康和营养调查（NHANES）的数据研究发现，DEHP暴露增加了BPH的发病风险，且与BPH之间有显著的剂量-反应关系，与DEHP最低的四分位数组相比，OR值随DEHP浓度的增加而降低，具体表现为DEHP的第二四分位浓度增大了BPH的风险（OR＞1），而第三四分位浓度及更高浓度降低了BPH的风险（OR＜1），这表明美国男性人群中DEHP浓度可能存在双期效应。

DEHP通常通过氧化应激、DNA损伤、下丘脑-垂体-性腺轴（HPG轴）损伤、抗雄激素或促雌激素作用等途径干扰男性生殖系统，导致甾体生成异常、甾体原酶表达降低、胆固醇和脂质失衡。但尚缺乏DEHP和BPH关联的具体机制和直接证据。作为环境内分泌干扰物，DEHP对动物雌激素呈显著干扰效应，能够模拟雌激素的生理功能，与内源性雌激素竞争性结合血浆性激素结合蛋白，使之脱离血浆结合蛋白，引起内源性雌激素生物利用度增高，作用增强，从而干扰内分泌系统，使雌雄激素比例失调。DEHP亦可能通过炎症反应导致BPH，体内DEHP迅速代谢，其代谢产物破坏线粒体功能，产生过氧化活性产物，氧化应激水平可损伤细胞DNA，最终产生细胞损伤和炎症。

研究表明DEHP可能从两条途径促进BPH的发展，一是暴露于DEHP引起8-OHdG和iNOS水平增加，通过诱发炎症和DNA损伤引起前列腺细胞凋亡，从而促进前列腺增生进展，二是DEHP导致E_2和芳香化酶水平增加，暴露于DEHP后，性激素和OS共同介导BPH发展。Ha等人研究发现DEHP暴露引起细胞氧化应激，进而导致细胞外信号调节激酶（ERK）通路介导的5α-还原酶来降低血清睾酮，另外，DEHP还能通过干扰HPT轴的正常反馈调节，减少血清睾酮和LH水平（图3-4-32），进而促进BPH的发生和发展。

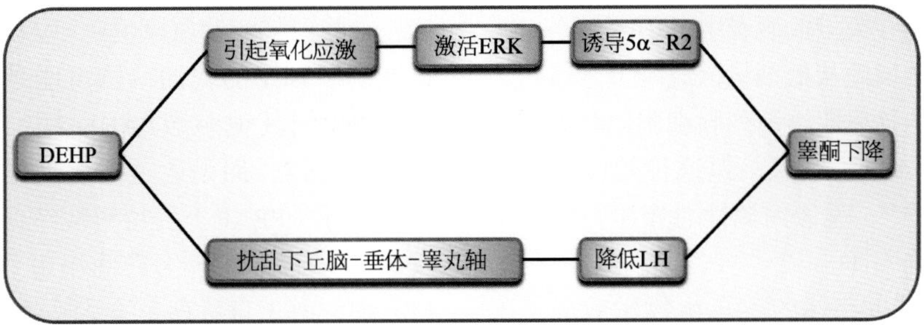

图3-4-32　DEHP引起睾酮水平下降的机制

（二）双酚A（BPA）与前列腺增生

近年来许多研究表明，低剂量BPA可引起BPH。BPA具有弱雌激素活性，可激活雌激素受体并与之结合，引起内源性生物利用度增高，效应增加，导致雌雄激素比例失衡。但也有学者认为，BPA虽然是外源性雌激素，但其作用机制与雌二醇不同，BPA是通过促进催乳素和双氢睾酮的分泌而引起前列腺上皮细胞增生。Nagel等研究发现，胎儿期暴露于双酚A的雄性小鼠，其成年后前列腺重量明显增加；并且双酚A致前列腺增生效应可能存在低剂量效应，即一定的剂量范围内，较低剂量时，可能具有更高的生物学效应。此效应也类似于雌激素和前列腺基质细胞增殖的倒U形效应。吴建辉等发现，低剂量BPA暴露会升高成年大鼠血清雌二醇水平，下降睾酮水平，使前列腺腺腔明显增大，还发现连续低剂量BPA暴露的老年犬前列腺体积明显增大，且呈剂量-反应关系，对犬前列腺样本进行miRNA表达谱芯片分析，发现BPA明显上调*CDKN1A*、*MAPK1*、*VEGFA*三个靶基因的表达，也存在剂量-反应关系；低剂量BPA灌胃法处理大鼠后，利用免疫组织化学方法分析腹侧叶前列腺核增殖抗原（PCNA）、雄激素受体（AR）、雌激素受体（ERα和ERβ）及成纤维生长因子（FGF2）受体等表达情况，发现BPA明显增强大鼠腹侧叶前列腺PCNA受体表达，雌二醇也增强腹侧叶前列腺PCNA受体，但其表达程度较BPA剂量组为弱，BPA暴露使ERβ表达明显增强，腹侧叶前列腺FGF2受体的表达明显增强，表明低剂量BPA在上调腹侧叶前列腺AR、FGF2和ERβ表达的同时，下调了ERα的表达，在促进增殖与抑制增殖

作用的动态平衡中，促进细胞增殖作用在BPA低剂量时处于优势，从而促使大鼠腹侧叶前列腺上皮增生；BPA促进前列腺增生的作用可能是通过激活DNA复制和甾体生物合成等信号通路实现，吴建辉等人通过使用miRNA表达谱芯片分析显示存在12个明显表达差异的microRNA；使用环境暴露剂量的BPA处理人原代前列腺上皮细胞发现，10-11M-10-9M BPA能够促进前列腺上皮细胞生长，且以10-9M BPA表现最明显，镜下观察到BPA未明显改变人前列腺上皮细胞形态，RT-PCR结果显示，10-9M BPA能明显上调人前列腺上皮细胞PCNA、AR、ERα及*NFKB1*基因水平表达，说明环境暴露剂量的BPA通过上调*NFKB1*，从而促进人前列腺上皮细胞增殖。值得注意的是，作为前列腺素合成酶的前列腺背侧叶COX-2和前列腺腹侧叶脂质运载蛋白前列腺D合成酶（L-PGDS），会随着BPA暴露剂量的增加而增加，因而COX-2和L-PGDS可被用作BPA致前列腺毒性的生物标志物。

此外，Castro等发现BPA暴露可导致成年雄性大鼠前列腺中5α-R同工酶及芳香化酶的表达，短期暴露于BPA与前列腺5α-R1和5α-R2同工酶mRNA和蛋白水平下降及5α-R3同工酶及芳香化酶mRNA和蛋白水平升高有关，是BPA导致前列腺疾病的可能机制。Gengze Liao等在一项中国香港的病例-对照研究中发现，与不饮酒者相比，饮酒者的BPA暴露与前列腺增生风险之间呈现出更显著的正向关联，表明长期BPA暴露和饮酒对前列腺增生的风险存在协同交互作用，这可能是由于乙醇从胃肠道吸收BPA的速率呈指数增长，因而增大了BPH的风险，同时

研究者还观察到在大量饮酒者中，BPA暴露引起的前列腺增生的风险从低剂量区急剧上升后达到了一个平台期，这表明当前列腺细胞同时暴露于乙醇时会对BPA更为敏感，但这种效应可能达到一个"饱和点"，就像内源性总睾酮对前列腺组织生长的影响一样。

由于BPA对生物体的不良生物学效应，不含BPA的替代品备受追捧，双酚F（BPF）和双酚S（BPS）作为双酚A的类似物常替代BPA使用。然而，研究表明BPF和BPS在体内和体内都具有与BPA相似或更强的雌激素效应。

（三）邻苯二甲酸丁基苄酯与前列腺增生

邻苯二甲酸丁基苄酯（BBP）也是一种常用的塑化剂（图3-4-35），在塑料等产品中的添加用量小于1%，在地板、油漆、黏合剂等装修材料中含量很高，人们最容易接触BBP的途径是食用塑料包装的食品。有研究表明，成人每天BBP的最大暴露量可以达到2 μg/kg，儿童通过塑料玩具接触等手-口途径摄入BBP，其导致儿童的最大BBP摄入量达到成人的3倍。

BBP具有明显的类雌激素作用，但目前有关BBP的污染及危害的研究较少，且由于使用剂量的局限性和研究范围的片面性，BBP对人类健康的影响尚无定论。BBP同其他邻苯类增塑剂（PAE）一样，在生物体内主要代谢为单酯。实验发现，BBP主要在动物的肝脏、血清和小肠中代谢，MBP和MBzP是主要的代谢产物（图3-4-33），且小肠可能是BPP经口染毒途径的第一代谢转化场所。BBP染毒雄性蟾蜍的原代肝细胞

后，未能引起卵黄原原蛋白（VTG）的升高，这也证明了BBP的代谢产物可能是非雌激素样物质。BBP同其他多数PAE一样，并非直接结合性激素受体，而是通过与过氧化物酶体增殖剂激活受体（PPAR）的特异性结合影响与激素合成的相关通路，产生毒性作用。BBP能够降低17β-雌二醇（自然存在的雌激素）与受体的结合效率，还能够直接促进雌激素受体的转录水平，雌激素类物质可以通过调节特定基因的表达影响目标细胞的生理应答，因此过早暴露于自然或人工合成雌激素，能够对人类健康产生不利影响，尤其是影响生殖周期及其功能。

BBP进入体内后在肝脏很快被降解为邻苯二甲酸单丁酯（MbuP）和邻苯二甲酸单苯酯（MbeP），被降解后的MbuP和MbeP随血液迅速分布到全身器官，这两种代谢产物可能会对睾丸产生直接的毒性作用。动物研究发现，成年大鼠用含BBP的饲料喂养14天后，大鼠睾丸、前列腺及精囊重量均下降，睾丸最早发生病变。BBP可由睾丸支持细胞损伤引起，引起cAMP水平降低，使雄激素结合蛋白合成受到影响，睾酮水平降低，导致雄激素依赖型前列腺损伤。

细胞实验研究表明，BBP等能够持续干扰如芳香化酶（CYP19a1）、类固醇合成快速调节蛋白（STAR）、羟类固醇17β-脱氢酶（17β-HSD）及核受体蛋白Nr4a3等的表达，进而通过影响类固醇的合成来影响雄激素的合成。不同剂量MBP染毒小鼠睾丸间质细胞瘤细胞（MLTC-1）24 h后，发现低浓度MBP刺激睾酮分泌，而

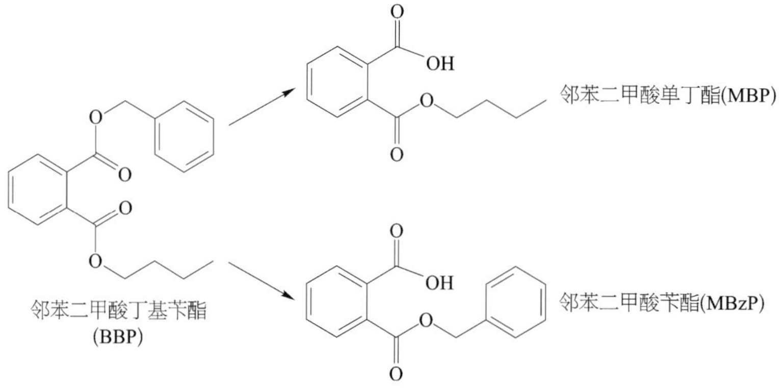

图3-4-33 BBP及其主要代谢产物MBP和MBzP结构图

高剂量MBP抑制睾酮分泌，睾酮生成相关的胆固醇侧链裂解酶P450scc和羟类固醇3β-脱氢酶（3β-HSD）及间质细胞的标志蛋白胰岛素样因子3（INSL3）表达显著降低，说明MBP可以通过直接抑制小鼠间质细胞的分化来抑制雄激素的合成。

（四）壬基酚与前列腺增生

壬基酚（NP）是一种重要的工业原料，广泛用于化学工业中的增湿剂、润滑油添加剂、洗涤剂、增塑剂等的合成，这导致壬基酚在环境中的含量逐渐上升，人群暴露的概率逐渐增加。壬基酚是烷基酚聚氧乙烯醚的主要生物降解产物，能够在环境中永久存在，并且具有生物蓄积性。范奇元等调查研究显示，太湖水体中鱼类的各个组织内含NP高达33.4～588.9 μg/kg；一项针对中国台湾人群食物中雌激素活性物质（EDC）的流行病学调查统计显示，每天摄入的食物中NP含量达到了31.40 mg之多。已有的研究发现，雄性生殖系统是NP的作用靶点，环境浓度的NP可造成鱼或其他水生动物体内激素水平紊乱，雄鱼出现雌性化。朱建林等发现，使用12.5 mg/kg、25 mg/kg、50 mg/kg、100 mg/kg NP皮下注射染毒Wistar大鼠，各剂量组前列腺湿重及前列腺脏器系数［前列腺系数（mg/g）=前列腺湿重（mg）/大鼠体重（g）］与对照组相比，差异无统计学意义。但病理学检查结果显示，染毒组大鼠前列腺可见结节状增生，腺体密集，部分腺体呈乳突状向腔内突出，上皮广泛增生，腺上皮高柱状、层数增加、复层或假复层，腔内酸性分泌物增多。随染毒剂量增加，酸性分泌物浓集，腺上皮细胞肥大。然而，范奇元等报道，采用300 mg/kg NP灌胃染毒，SD大鼠前列腺重量下降，出现萎缩，说明NP高剂量染毒会导致前列腺组织损害。

大量研究证据表明NP能够模拟E_2的作用，使MCF-7细胞的ER蛋白和ERα mRNA表达均下调。壬基酚亚型的雌激素效应与其侧链结构有一定的关系，然而由于各研究中样品纯度不同，或采用了不同的测定方法所导致目前所报道的壬基酚异构体的雌激素效应结果不一致，因此根据现有结论对NP异构体的雌激素活性强弱无法给出一个明确的定义。甘卫东等以非雄激素依赖性

人前列腺癌细胞株DU-145为研究对象，发现低剂量NP可明显促进前列腺癌细胞DU-145的增值，上调雌激素膜受体GPR30的表达。前列腺上皮细胞和DU-145均表达三种ER。三种ER在同一细胞的表达水平高低依次为ERβ、GPR30、ERα，GPR30的表达尽管没有达到ERβ的表达水平，但明显高于ERα的表达水平，这提示前列腺上皮中雌激素的作用至少一部分是由G偶联蛋白GPR30介导。已有的研究认为雌激素可与GPR30结合，通过MMP/HB-EGF受体，首先快速激活MAPK、PI3K/Akt等通路，调节第二信使，如cAMP和Ca^{2+}的释放，继而参与时程相对较长的转录应答，最终参与调控细胞的增殖/生长、存活、迁移/转移等。现有研究多关注环境污染物对前列腺细胞的ERα及ERβ的表达的影响，甘卫东等研究表明，NP作为外源性雌激素可能是通过显著上调GPR30表达，从而可以促进患者前列腺疾病的发生和发展，但尚需要进一步证实。

壬基酚代表一类具有苯酚和九碳环侧链的化合物，4-壬基酚（4-NP）是最常见的壬基酚形式，九碳侧链为直链的4-NP称为正-NP（4-n-NP）。研究发现，4-NP能通过诱导睾丸Sertoli细胞凋亡而引起细胞损伤，进而影响雄激素水平而损伤前列腺（图3-4-34）。此外，研究发现4-

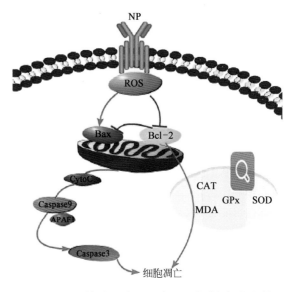

图3-4-34　壬基酚通过ROS过量生成引起氧化应激和线粒体信号转导通路诱导细胞凋亡

n-NP对Sertoli细胞内ERα的表达无影响而显著抑制ERβ的表达，4-n-NP及其异构体还可以降低AR的表达。

（五）其他环境物质与前列腺增生

世界公认的前列腺增生评估标准为根据美国泌尿协会（American Urological Association，AUA）衡量委员会所制订的症状评估法，即国际前列腺症状评分（IPSS）法。IPSS评分范围从无症状至严重症状，从0分至35分。按评分将症状分为轻、中、重三度：0～7分为治疗轻度患者症状，8～19分为中度相关症状，20～35分为重度症状。有研究表明，环境空气污染物与前列腺癌发生风险之间存在关联，但环境因素与前列腺增生的相关性尚未探明。Sung Ryul Shim等在韩国进行了一项生态学研究，利用logistic回归分析了1 734名韩国男性的人均空气污染物暴露水平与IPSS评分的关联性，研究发现随着总空气污染物及暴露水平的升高，BPH风险增加（OP=2.23，95%CI 1.55～3.21），其中氮氧化物（OR=1.73，95%CI 1.25～2.39）和硫氧化物（OR=2.02，95%CI 1.42～2.88）的暴露水平与IPSS评分呈剂量依赖关系。

动物实验研究发现多种有机氯农药可抑制代谢雌二醇的CYP1A2、CYP3A4，干扰性激素代谢，导致前列腺发病风险增加。Kumar等纳入100名近期诊断为BPH的患者并按照年龄匹配100名健康男性，使用PCR-RFLP与等位基因特异性PCR的方法研究CYP1A、CYP1B1、CYP17的基因多态性，研究发现与对照组相比p'p-DDE与硫丹α的暴露水平在BPH患者中显著升高，CYP17多态性与BPH患者显著相关，提示这些因素可能是前列腺增生的重要危险因素。CYP17在人前列腺中高度表达，在甾体激素代谢中发挥重要影响作用。因此，引起酶活性变化的CYP17多态性可能会改变类固醇激素的代谢，从而可能改变BPH的风险。一项研究表明，硫丹会导致乳腺癌细胞系的细胞增殖，因此这些化合物可能会增加类固醇激素敏感人群前列腺细胞增殖，从而导致更高的BPH风险。Habuchi等在一项日本人群中的报告也显示CYP17基因多态性与前列腺增生显著相关，而一项基于中国人群的研究中并未发现类似的结果。

持久性有机污染物多氯联苯（PCB）也可通过改变雄激素和雌激素水平来影响男性前列腺结构和功能。Selvakumar等观察到，在PCB染毒的动物中，血清睾酮、雌二醇、前列腺酸性磷酸酶、柠檬酸的水平明显降低，AR和ERα表达明显下降，而脂类过氧化物、过氧化氢产生和ERβ表达则增加；而同时给予生育酚的PCB暴露大鼠，各项参数明显恢复，该结果提示生育酚对PCB导致腹侧前列腺功能障碍有一定的保护作用。Cillo等将前列腺原代培养细胞暴露于PCB混合物（Aroclor-1254）24 h，结果显示Aroclor-1254影响了mRNA稳定性并观察到缝隙连接断裂的超微结构改变，单细胞合并成细胞簇；延长Aroclor-1254暴露时间至72 h后，多种形态的细胞凋亡变得更为明显，说明多氯联苯混合物暴露与前列腺细胞转化有关。

多氯联苯暴露可导致大鼠前列腺中雄激素受体AR和雌激素受体ERα的mRNA及蛋白表达水平降低，而ERβ的mRNA及蛋白表达水平升高，还可通过抑制酶系和非酶系抗氧化物的作用，引起脂质过氧化损伤，影响前列腺的分泌功能。

多溴联苯醚PBDE显示出抗雄激素效应，混合物DE-71可影响雄激素合成及其功能。四氯二苯并-p-二噁英（TCDD）亦可激活芳烃受体AhR，降低ER活性，抑制前列腺芽形成。Kinarm KO等发现在缺乏间充质AhR的重组体中，无论上皮组织AhR的状态如何，TCDD都不会抑制前列腺芽的形成，这些表明TCDD的作用部位是泌尿生殖窦间充质，而不是上皮组织。此外，有研究者认为TCDD降低睾酮含量可能是由于P450scc活性的降低和（或）睾丸内P450scc酶对胆固醇动员的损害。

二噁英［多氯二苯并对二噁英（PCDD）］属于一类被认定为持久性有机污染物（POP）的化学物质，因为它们具有不易降解并在环境中持久存在的倾向。它们通过摄入受污染的食物进入人体；二噁英半衰期为7～11年，在生物体的脂质中积累，并随着食物链的上升而放大。在雄性和雌性 Holtzman 大鼠身上都发现了体重和 TCDD 剂量之间的曲线关系；暴露于低剂量（20 ng/kg 和 60 ng/kg）TCDD 的大鼠体重高于对照组和暴露于 TCDD 高剂量（180 ng/kg）的大鼠。激素和干扰内分泌的化学物质被认为具有 U 形或倒 U 形反应，因为低浓度的激素会刺激组织，而高浓度的激素会产生相反的效果。暴露于较低浓度雌二醇或己烯雌酚的小鼠与对照组和暴露于较高浓度雌二醇和己烯雌酚的小鼠相比，前列腺体重更高。TCDD 暴露对人类前列腺的影响可能呈 U 形，即低剂量的前列腺增生最初减少，随后高剂量的前列腺增生比例增加。

抗紫外线剂被广泛使用在防晒产品和各种其他化妆品中，这些亲脂类的抗紫外线剂被大量排放到环境中，通过双重暴露途径进入人体：人体使用化妆品的直接暴露和通过食物链进入人体。已有研究表明，作为抗紫外线剂的遮光剂，普遍存在雌激素样作用，哺乳动物中，在人乳腺癌细胞系的体外和在未成熟大鼠子宫生长试验的体内，3-亚苄基樟脑（3-BC）具有显著雌激素活性。Schlumpf 等研究表明，3-BC 与 4-甲基苯甲基樟脑（4-MBC）可以与 ERβ 高度选择性的结合。

Hofkamp 等研究发现，胎儿期暴露于 4-MBC，大鼠的前列腺容量和附属性腺器官的重量显著增加。对前列腺背外侧发育中的一组导管进行详细的三维重建，发现对 4-MBC 最敏感的区域是前列腺背侧导管的尾部区域，其体积增加了 62%，然而前列腺背侧和前列腺侧部对 4-MBC 暴露处理没有任何显著的生长反应，前列腺腹侧体积增加了 106%。

铅（Pb）、汞、镉（Cd）等是环境中众所周知的内分泌干扰物，它们作为雌激素或雄激素扰乱正常的生殖系统。研究表明铅、镉等重金属暴露与 BPH 的发生和发展有一定关联。Pandya 等利用组织病理学分析前列腺增生严重程度与 Cd、Pb 含量的相关性，发现 Cd、Pb 含量与前列腺增生严重程度呈正相关，Cd 水平的升高与 Qmax 和前列腺酸性磷酸酶（PAP）活性水平的降低显著相关。Cd 与 Qmax、PAP 呈负相关，这提示 Cd 积累导致 BPH 的严重程度增加；虽然 BPH 患者 Pb 累积的平均水平是 Cd 累积的 100 倍，但与 Qmax 和 PAP 无显著相关性，这表明 Pb 的毒性相对较弱，而镉是一种与 BPH 发病状态相关的强效毒物。同时研究者发现，镉通过增加活性氧自由基导致脂质过氧化（LPO），从而促进前列腺增生的发展，LPO 水平随 Cd 水平的升高而显著升高。有毒金属在活性氧的生成中起催化作用，前列腺组织线粒体和线粒体后部分片段中的 LPO 水平与 Cd 和 Pb 暴露量的升高显著相关。LPO 水平的升高及 Cd 和 Pb 的升高可能导致线粒体膜改变，过量的氧自由基形成表明了抗氧化防御机制的失效。非酶抗氧化剂如谷胱甘肽也与前列腺增生患者体内的 Cd 和 Pb 含量相关，体内镉蓄积越高的患者，抗氧化酶的失衡也越严重。抗氧化酶活性的改变，特别是谷胱甘肽过氧化物酶（GPx），可能导致氧化应激的增加，引起 ROS 诱导的大分子，如 DNA、蛋白质和关键酶参与前列腺增生。

Fritschi 等的病例对照研究显示，职业人群非大剂量暴露于有毒金属可能增加 39% 的前列腺增生的风险（OR=1.39，95%CI 1.10～1.84），同时该研究未发现前列腺增生与接触其他金属、木材、杀虫剂、除草剂、化肥和柴油烟雾之间的显著关联。

许多植物含有具内分泌干扰活性的物质，其分子结构与雌二醇相似，通过雌激素受体信号通路产生弱雌激素活性，被称为植物性雌激素，主要包括黄酮类、木质素类、香豆雌酚和二苯乙烯，其中，黄酮类化合物对前列腺的影响最为显著。正常饮食中的植物雌激素含量较少，对前列腺发育无明显影响，而大剂量或者长期暴露时可影响性激素水平和前列腺发育。Weber 等用含 200 mg/g 异黄酮的饲料喂养 SD 大鼠，其前列腺重量和血清睾酮水平与对照组无显著差异；而用含 600 mg/g 异黄酮的饲料喂养后，实验组大鼠血清植物雌激素水平是对照组的 35 倍，大鼠体重和前列腺重量明显下降，血清睾酮和雄烯二酮水平明显降低。Sherrill 等研究发现，染料木苷可作为有丝分裂原促进围产期雄性大鼠睾丸和前列腺间质细胞的增生；同时，染料木苷可以表达雌激素受体，或者与 MAPK 转导通路和 Akt 转导通路中的信号分子作用而增加间质细胞的分化活性，从而增加间质细胞数量。

综上所述，目前关于内分泌干扰物与前列腺的研究资料主要来源于体外试验和体内动物试验，人群流行病学资料相对缺乏，需要进一步深入研究以明确各类物质与前列腺疾病之间的关联及其可能作用机制。目前有证据表明表观遗传改变在其他前列腺生长紊乱中也有作用，包括前列腺增生。一项对53例前列腺肿瘤和非肿瘤组织的研究发现GSTpi、APC和PTGS2的高甲基化与临床病理变量相关，包括中国病理发展阶段和Gleason评分，敏感性为71.1%～96.2%，特异性范围为92.9%～100%。因此，未来研究需要更多地关注表观遗传学在环境因素对前列腺增生等疾病影响中的作用机制。

（张蕴晖　赵越）

五、其他因素与前列腺增生

BPH的发生除了与饮食、药物、激素和环境物质相关外，还有一些其他因素在起作用，如年龄、遗传、种族、生活方式、感染、疾病和家庭教育等（图3-4-35）。

（一）年龄与前列腺增生

流行病学显示，在BPH的发病率和严重程度方面，最重要的影响因素是年龄。BPH的患病率随着年龄的增长而显著上升。尸检研究发现，在出生后的第4、6和9个十年中，组织学患病率分别为8%、50%和80%。来自欧洲、美国和亚洲的多项观察性研究表明，通过多个不同指标的判断，发现年龄较大是BPH发病和临床进展的危险因素。

根据 Blom 和 Schröder 的研究，在年龄＜30

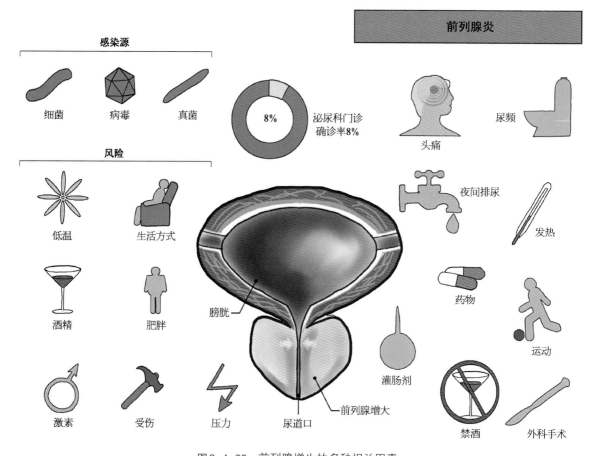

图3-4-35　前列腺增生的多种相关因素

岁的白种人男性中，只有10%的人出现与BPH一致的组织学变化，到60多岁的男性增加到42%，而≥80岁的老年男性则高达80%。Rhodes等在大约7年的随访期内使用前列腺超声检查对男性进行研究，总的来说，基线腺体较大的男性前列腺增长率较高，所有年龄组的平均年变化率为1.6%。虽然泌尿系统症状可能会因为正在进行的前列腺增生而恶化，但症状进展也可能归因于与衰老和其他因素相关的膀胱功能障碍的增加。

1994年至2000年间，美国BPH和LUTS的患病率和发病率均稳步上升。在1998年至2007年间，美国住院患者中BPH的年龄调整患病率几乎翻了一番。Gupta Amit等人一项针对越战退伍军人的前瞻性研究中，调查了BPH与人体测量和代谢参数的相关性。在多变量分析中，年龄（相对风险RR 1.14，95%CI 1.12～1.17）增加与风险增加相关。

不仅BPH的患病率与年龄有关，前列腺的体积也与年龄密切相关，而且随着男性年龄的增长而增大，并伴随LUTS恶化。来自BLSA队列研究的数据显示，老年男性的前列腺生长率为每年2.0%～2.5%。虽然前列腺体积与症状严重程度没有直接关系，但前列腺生长是LUTS进展的危险因素，而前列腺体积较大与BPH临床进展、尿潴留和前列腺手术需求的风险增加有关。老年男性的LUTS发病率也有所增加。在男性骨质疏松性骨折研究队列中，一项针对美国65岁以上6 000名社区居住男性的前瞻性研究显示，在随访2年内，原本没有达到LUTS基线的患者中有29%发展出有显著临床意义的LUTS，而在≥80岁的男性中，这一比例增加到34%。在美国奥姆斯特德县队列研究中，14%未达LUTS基线的男性在随访的18个月内报告出现中度或重度症状，22%在随访后42个月内报告出现中度或重度BPH症状。同样，21%的日本人、26%的美国黑种人和20%的奥地利未达LUTS基线或轻度LUTS的男性，分别在3年、4年和5年后出现BPH加重症状。Platz等人最近的一项研究，根据IPSS跟踪了9 628名男性LUTS在18年内的进展情况，并观察到LUTS的发病率和进展率随着年龄的增长而急剧增加，进展率高于发病率。

值得注意的是，BPH和LUTS患病率和发病率的增加是在全球人口老龄化的背景下发生的。例如，到2030年，20%的美国人口将达到65岁或以上，其中包括2 000多万男性。老年人口中增长最快的部分是年龄最大的年龄组，即85岁以上的人群。目前的估计是，美国80岁及以上的人数将从2000年的930万人增加到2030年的1 950万人，增幅超过100%。

随着年龄的上升，尽管体内雄激素水平在下降，可是雌激素/雄激素值在增加，前列腺组织结构也悄然发生了变化。上述众多的流行病学调查结果清楚地告诉我们，随着男性年龄的增长BPH的发生率上升。

（二）家族与前列腺增生

有证据表明，BPH和LUTS都有家族聚集倾向。我们注意到一项病例对照分析，该研究中64岁以下接受BPH手术的男性，其所有男性亲属进行BPH手术的年龄特异性风险增加了4倍，而其兄弟增加了6倍。

这些缺陷和其他因素表明了BPH常染色体显性遗传模式。与散发性BPH男性相比，具有家族BPH特性的男性往往前列腺体积更大，临床症状发作年龄更早。在单卵双胞胎中，LUTS和BPH的一致性率分别为63%和26%，一项研究显示，家族遗传因素对老年男性中高度或重度LUTS风险的贡献率可能高达72%。

研究相关基因以探索BPH发生机制中是否存在高外显率遗传机制和（或）主要基因。Roberts的研究数据描述了奥姆斯特德县BPH家族史与中度至重度LUTS之间的关系。与家庭成员没有此类疾病的男性相比，一级男性亲属存在前列腺增大的患病风险增加30%（95%CI 10%～70%）。其亲属在60岁之前诊断出BPH的男性，风险增加最大（RR 2.5，95%CI 1.5～4.3）。具有阳性家族史的男性峰值尿流率受损（<15 mL/s）的可能性也高出1.3倍。

Sanda等试图解释这样一个问题，即有一级男性亲属早期接受前列腺增生手术的，将来需要前列腺切除术的风险是否会增加。本研究发现，家庭成员受影响的男性风险增加340%。基于该数据集的分离分析表明，孟德尔显性遗传基因与BPH发病时的早期年龄相关。

（三）遗传多态性与前列腺增生

基因多态性也与BPH的发展有关。在一项针对160名患有LUTS的北印度男性的研究中，细胞对氧化应激的抵抗力和症状性BPH的风险增加与谷氨酸S转移酶基因的缺失显著相关。另一项北印度研究表明，雄激素受体基因中具有CAG重复序列的男性，组织学BPH的风险达2倍，存在前列腺特异性抗原（PSA）G-158A单核苷酸多态性的情况下，风险可达16倍。

雄激素受体（AR）基因中胞嘧啶-腺嘌呤-鸟嘌呤（CAG）重复序列的多态性与大腺瘤和BPH手术风险增加有关。Shibata等人研究了Ⅱ型5αR基因（SRD5A2）中A49T和V89L两个单核苷酸多态性（SNP）与前列腺增大风险的关系。将68名前列腺重量≥80 g的男性与197名前列腺重量小于80 g的对照组进行比较，发现前列腺增大与这两种多态性没有一致的关联。在欧洲，Schatzl等人进行了同样的SNP研究，他们发现携带SRD5A2 A49T等位基因的个体（在190例LUTS患者中占53%）前列腺体积较大（54.1 mL比39.3 mL），PSA水平较高（12.2 ng/mL比4.3 ng/mL），前列腺基质/上皮细胞值降低35%。携带SRD5A2 V89L等位基因的男性睾酮水平较低。

Bousema等发现，BPH风险（BPH相关诊疗）与维生素D受体（VDR）基因中的TaqI限制性内切酶多态性之间没有关系。Schatzl等人也取得了同样的结果。即他们没有发现VDR基因T1055C多态性与前列腺体积、临床参数（IPSS）或内分泌参数有任何关联。相反，滨崎步等人却发现，在日本男性中，VDR基因型在决定前列腺增大方面起着重要作用，TaqI限制位点（TT基因型）缺乏会增加前列腺增生的风险（前列腺体积＞50 mL）。另一项同样来自日本的研究指出，在预防BPH方面发挥了重要作用的是VDR基因中的BsmI多态性，而不是TaqI和ApaI多态性。BsmI限制位点缺失的纯合或杂合等位基因

与BPH风险存在50%的相关性（OR 2.07）。事实上，这三个多态性位点处于不平衡连锁状态。正是不同人群之间平衡水平的差异导致了不同的研究结果。

CYP17基因编码细胞色素P450c 17α酶，该酶在介导性类固醇合成的两个关键步骤中起重要作用。Habuchi等人研究了5'非翻译区T-to-C多态性与前列腺增生风险的关系。他们发现CYP17基因的A1等位基因与前列腺增生风险增加相关，并具有基因剂量效应。Azzouzi等人也承认CYP17的作用。他们认为，简单串联重复多态性（STRP）芳香化酶基因191等位基因（CYP19）的罕见变异降低了BPH的发病风险。

（四）种族与前列腺增生

Platz等研究了种族或人种在美国男性健康专家中BPH患病率中的作用。该研究包括1 508名接受前列腺增生手术的男性和1 837名在大约同一时期患有中度至重度LUTS的男性，以及超过23 000名无该症状男性。研究发现，与白种人男性相比，非裔美国男性患BPH的风险并没有增加。尽管亚洲男性比白种人男性更少接受前列腺增生手术，但两组患者症状的相对风险相似。斯堪的纳维亚血统的白种人男性比南欧血统的白种人男性患前列腺增生症状的可能性稍低。Homma等人使用IPSS研究了亚洲和澳大利亚大约7 500名男性，并将他们的结果与欧洲和北美男性研究中发现的结果进行比较，得出的结论是，亚洲和澳大利亚有症状男性的患病率与对照组相似或略高。

一般认为不同种族对脂肪的摄入量不一样，摄入脂肪多的种族，BPH的发病率偏高。脂肪中胆固醇是性类固醇合成的主要原料之一，脂肪的摄入量大可导致性类固醇合成增多，进而影响前列腺的生长。

（五）生活方式与前列腺增生

1. 吸烟与前列腺增生 吸烟是研究最广泛的前列腺增生的潜在危险因素。HPFU研究报告称，与从不吸烟者相比，每天吸烟35支或更多香烟的男性患BPH的风险增加了45%。另一项队列研究表明，与从不吸烟者相比，吸烟30年

或更长时间的男性BPH风险增加了30%，而每天吸烟30支或更多香烟的男性BPH风险增加了20%。

与此相反，也有研究报告指出，吸烟与BPH发病呈负相关，吸烟是前列腺增生的保护因素。一项横断面研究显示，与当前吸烟者相比，从未吸烟者和以前吸烟者中前列腺体积增加了统计学意义。Meigs等对1 709名年龄在40～70岁的男性进行了9年的随访。发现吸烟似乎降低了临床前列腺增生发生的风险。研究中使用的临床前列腺增生的判断标准为：自述排尿频繁或困难、并被医生诊断患有前列腺增生，或患者曾接受过前列腺增生手术。在一项对希腊男性的研究中，比较手术治疗前列腺增生的男性和正常对照组，发现吸烟对前列腺增生的发病率没有重大影响。

目前，虽然大多数学者认为吸烟与总BPH呈正相关，但也有调查研究的结论相反，无论是正相关还是负相关，直接证据都比较弱。流行病学研究显示，几乎没有证据表明激素介导的吸烟对BPH风险增加的生物学预期反应。因此，我们需要更多的研究阐明吸烟与前列腺增生之间的关联，进一步了解吸烟是否会影响BPH发生与发展。

2. 运动与前列腺增生 一项纳入11项已发表研究的荟萃分析表明，与久坐不动的生活方式相比，中度活力的身体活动与BPH或LUTS风险降低相关性达25%以上，身体活动保护作用的大小随着活动水平的升高而增加。

来自一项嵌套病例控制研究显示，与从未锻炼过的男性相比，每周锻炼5次的男性患BPH风险降低了30%。因此，前列腺增生患者可以通过体育疗法增强体质，促进会阴部的血液循环，防治前列腺增生。还有人说，收腹提肛操是一种易掌握而又方便的体育疗法。

意大利一项研究调查了1 369名男性在不同生命周期内身体活动与发生组织学BPH风险之间的关系。在15～19岁时，BPH的多变量OR为0.6（95%CI 0.4～0.8），在30～39岁时为0.6（95%CI 0.4～0.8），在50～59岁时为0.7（95%CI 0.5～0.9）。有趣的是，与少于每周2 h的休闲体力活动相比，BPH在15～19岁时的OR为0.5（＞95%CI 0.4～0.7），30～39岁时为0.6（95%CI 0.5～0.8），50～59岁时为0.7（95%CI 0.5～0.8）。

因此，流行病调查只是揭示了运动与BPH发生和发展的关联，不是病因学的机制研究。

3. 性生活与前列腺增生 对于性生活频率与前列腺增生的相关性也没有统一的结论。进行性生活时，前列腺增生患者的前列腺局部充血会加重，引起局部腺体增大，加重排尿困难，甚至引起尿潴留；而过度禁欲，使欲望无法满足，会使外生殖器性敏感增强，易于勃起，引起前列腺的反复充血，也会加重前列腺增生。但多数医学专家认为BPH与性欲过度有密切关系。

4. 饮水量与前列腺增生 有学者认为日常饮水量对前列腺增生症也有影响。对于合并LUTS症状的轻症前列腺增生患者来说，饮水量减少容易引起泌尿系感染及形成膀胱结石，从而加重症状。

5. 地域文化与前列腺增生 国际研究表明，前列腺体积和LUTS患病率存在地理异质性。与西方人群相比，东南亚男性的前列腺体积明显降低。然而，前列腺体积小和LUTS患病率的降低并不完全相关：Ganpule等人研究发现，在2 406名印度男性人群中表现出较低的前列腺体积，但与西部地区的男性相比，平均IPSS值更高。

在很大程度上，环境和地理影响可改变风险因素的表达，从而影响个人在不同地区可能遇到的暴露类型。文化和环境的差异可能导致不同社会和地区的饮食和生活方式存在实质性差异，进而导致不同人群的疾病患病率和风险存在差异。

在经年龄配对的尸检系列研究中，北美洲国家人群BPH组织学患病率和严重程度明显高于中国和越南男性。在这项研究中，定量组织映射显示北美男性的BPH患病率、每个前列腺的BPH病灶和每个前列腺的BPH面积显著增加。这些发现表明，在西化国家暴露于可改变的因素可能会增加BPH的患病率和严重程度。在另一项研究中，与居住在澳大利亚的年龄匹配的非中国男性相比，居住在中国的中国男性的前列腺体积较小。然而，中国本土出生并移民到澳大利亚的男性与居住在澳大利亚的非中国男性之间的前列腺体积没有差异。因此，这些数据意味着前列腺生长在暴露于西方环境和（或）生活方式后可能会加速。

（六）感染与前列腺增生

BPH的发展与慢性炎症之间的相关性已被发现，如前列腺炎常并发BPH。细菌或病毒感染可导致前列腺局部炎症反应，随后间质前列腺细胞及浸润的淋巴细胞和巨噬细胞产生不同的炎症细胞因子，如IL-6、IL-8、IL10和TNF-β。此外，已有研究表明前列腺炎过程可导致自身抗原的释放，触发自身免疫反应，进而导致组织损伤和增生。

图3-4-36展示了血管紧张素裂解后触发炎症反应导致BPH。

（七）代谢性疾病与前列腺增生

代谢性疾病包括糖尿病、高血压、肥胖、胰岛素和血脂异常在BPH发病机制中也起到了一定作用。

代谢综合征的特征在于胰岛素介导的葡萄糖摄取缺陷和代偿性高胰岛素血症，易发生一大组常见的代谢紊乱，包括非胰岛素依赖性糖尿病（NIDDM）、肥胖、高血压、高脂血症和动脉粥样硬化。

在一项队列中，与没有代谢综合征的男性相比，有至少三种代谢综合征的男性LUTS患病率增加了80%。Hammarsten等的一项研究表明，患有NIDDM、高血压、肥胖或低HDL水平的LUTS患者的前列腺体积大于没有这种代谢综合征表现的LUTS患者；与BPH年生长速度较慢的患者相比，LUTS患者的代谢综合征患病率较

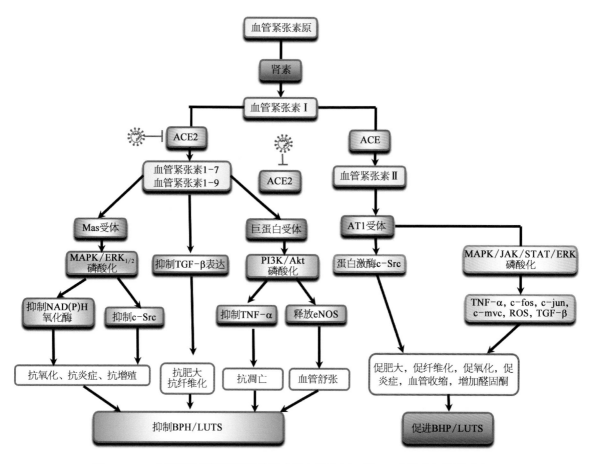

图3-4-36　血管紧张素裂解后触发炎症反应导致BPH及LUTS发生与发展示意图

高。该研究还发现，较高水平的空腹血浆胰岛素与BPH年增长率显著相关。

被诊断为糖尿病的男性（空腹血糖升高＞110 mg/dL）和空腹血糖正常的男性（≤110 mg/dL）相关风险系数OR值分别为2.98和2.225，前列腺增生的可能性更大。Parsons等研究结果表明前列腺体积和糖尿病有正相关关系。空腹血糖浓度越高，前列腺增大越明显。因此认为，空腹血浆葡萄糖升高和糖尿病是前列腺增生的危险因素。2型糖尿病患者往往伴有高胰岛素血症，高胰岛素血症被认为是前列腺增生的一个危险因素。

肥胖显著增加了前列腺增生的风险，肥胖本身是2型糖尿病发病的高危因素，可能通过影响前列腺生长在BPH中发挥作用。

在巴尔的摩老龄化纵向研究（BLSA）中，体重指数（BMI）每增加1 kg/m²，前列腺体积就会增加0.41 mL（95%CI 0.15～0.84）。在BLSA中，肥胖（BMI ≥ 35 kg/m²）的参与者前列腺增大的风险是非肥胖者（BMI ＜ 25 kg/m²）的3.5倍。腰臀比也是衡量肥胖指数的指标之一。在一项流行病学研究中，Dahle等人报告说，较高的腰臀比和较高的血清胰岛素增加了BPH的风险。因此，肥胖是前列腺增生的危险因素。

（八）家庭教育与前列腺增生

预防前列腺增生需要从青壮年开始注意，关键是性生活要适度，不纵欲也不要禁欲。性生活频繁会使前列腺长期处于充血状态，以至于引起或加重前列腺增大。早期的家庭教育可以让男性养成良好的习惯，对于预防前列腺增生有很大益处，尤其在性欲比较旺盛的青年时期，反之，不良的生活习惯很可能会加速前列腺增生的进程。例如：做好个人卫生，坚持清洗会阴部，进行节制、有规律的性生活；防止受凉，及时消除前列腺附近的感染病灶，如各种尿道炎，盆腔炎等；注意饮食，少食辛辣食品；发现问题及时就医，合理使用抗生素控制致病菌。

以上因素虽然不是BPH发生的直接原因，但至少是相关因素。

（陈丽芬　郭隽）

参考文献

［1］苗莉，徐援，王广，等.2型糖尿病伴良性前列腺增生患者相关危险因素分析［J］.中国病案，2013（4）：62-63.

［2］刘岩，宋月霞，王存龙.良性前列腺增生合并原发性高血压患者血管内皮功能变化的临床研究［J］.中华高血压杂志，2007，15（5）：419-420.

［3］林秀芳，曾莉，黄昶荃，等.良性前列腺增生与血脂异常［J］.中华老年医学杂志，2009（7）：552-554.

［4］甘卫东，周明，胡杨，等.低剂量壬基酚促进DU-145细胞增殖及雌激素膜受体GPR30表达的研究［J］.中华男科学杂志，2014，20（5）：405-409.

［5］黄冬妍，吴双双，朱婧，等.低剂量邻苯二甲酸二（2-乙基）己酯对老年大鼠前列腺的促增生作用［J］.中国药理学与毒理学杂志，2017，31（6）：642-648.

［6］黄成然，陈钱，张春阳，等.雌激素及雌激素受体与良性前列腺增生症［J］.中国男科学杂志，2015，29（8）：62-65.

［7］冀楠，李晋军，漆咏梅.前列腺增生危险因素的病例对照研究［J］.公共卫生与预防医学，2011，22（1）：29-31.

［8］朱圣生，吴建辉，孙祖越.良性前列腺增生发病机制的研究进展［J］.毒理学杂志，2013，27（5）：387-390.

［9］吴建辉，苏欣，闫晗，等.低剂量内分泌干扰物双酚A对大鼠腹侧叶前列腺毒性作用机制［J］.中国药理学与毒理学杂志，2013，27（03）：596-597.

［10］郑鑫，赵继懋.雄激素及其受体与良性前列腺增生关系的研究进展［J］.国际泌尿系统杂志，2011，31（5）：667-670.

［11］郑成成，骆永伟，孙祖越.维生素D缺乏导致良性前列腺增生症发生的研究进展［J］.生物技术通讯，2016，27（5）：716-719.

［12］Prins GS, Birch L, Tang WY, et al. Developmental estrogen exposures predispose to prostate carcinogenesis with aging［J］. Reproductive Toxicology, 2007, 23(3): 374-382.

［13］Mendiola J, Jørgensen N, Andersson AM, et al. Associations between urinary metabolites of di (2-ethylhexyl) phthalate and reproductive hormones in fertile men［J］. International Journal of Andrology, 2011, 34(4pt1): 369-378.

［14］Chang W H, Tsai Y S, Wang J Y, et al. Sex hormones and oxidative stress mediated phthalate-induced effects in prostatic enlargement［J］. Environment International, 2019, 126: 184-192.

［15］Wu JH, Jiang XR, Liu GM, et al. Oral exposure to low-dose bisphenol A aggravates testosterone-induced benign hyperplasia prostate in rats [J]. Toxicology and Industrial Health, 2011, 27(9): 810−819.

[16] Castro B, Sanchez P, Torres JM, et al. Bisphenol A exposure during adulthood alters expression of aromatase and 5α-reductase isozymes in rat prostate [J]. PloS One, 2013, 8(2): e55905.

[17] Liao G, Lee PMY, Zhao S, et al. Joint effect between bisphenol A and alcohol consumption on benign prostatic hyperplasia: A case-control study in Hong Kong Chinese males [J]. The Prostate, 2021, 81(15): 1214−1224.

[18] Nguyen JL, Ricke EA, Liu TT, et al. Bisphenol-A analogs induce lower urinary tract dysfunction in male mice [J]. Biochem Pharmacol, 2022, 197: 114889. doi: 10.1016/j.bcp.2021.114889. Epub 2022 Jan 1.

[19] Shim SR, Kim JH, Song YS, et al. Association between air pollution and benign prostatic hyperplasia: An ecological study [J]. Arch Environ Occup Health, 2016, 71(5): 289−292.

[20] Kumar V, Banerjee BD, Datta SK, et al. Association of CYP1A1, CYP1B1 and CYP17 gene polymorphisms and organochlorine pesticides with benign prostatic hyperplasia [J]. Chemosphere, 2014, 108: 40−45.

[21] Selvakumar K, Banu LS, Krishnamoorthy G, et al. Differential expression of androgen and estrogen receptors in PCB (Aroclor 1254)-exposed rat ventral prostate: impact of alpha-tocopherol [J]. Experimental and Toxicologic Pathology, 2011, 63(1−2): 105−112.

[22] Grandjean P, Grønlund C, Kjær I M, et al. Reproductive hormone profile and pubertal development in 14-year-old boys prenatally exposed to polychlorinated biphenyls [J]. Reproductive Toxicology, 2012, 34(4): 498−503.

[23] Vested A, Ramlau-Hansen CH, Olsen SF, et al. In utero exposure to persistent organochlorine pollutants and reproductive health in the human male [J]. Reproduction, 2014, 148(6): 635−646.

[24] Prajapati A, Chauhan G, Shah H, et al. Oncogenic transformation of human benign prostate hyperplasia with chronic cadmium exposure [J]. J Trace Elem Med Biol, 2020, 62: 126633.

[25] Broggi G, Lo Giudice A, Di Mauro M, et al. SRSF-1 and microvessel density immunohistochemical analysis by semi-automated tissue microarray in prostate cancer patients with diabetes (DIAMOND study) [J]. The Prostate, 2021, 81(12): 882−892.

[26] Broggi G, Giudice AL, Di Mauro M, et al. Insulin signaling, androgen receptor and PSMA immunohistochemical analysis by semi-automated tissue microarray in prostate cancer with diabetes (DIAMOND study) [J]. Translational Research, 2021, 238: 25−35.

[27] Adaramoye OA, Akanni OO, Abiola OJ, et al. Methyl jasmonate reduces testosterone-induced benign prostatic hyperplasia through regulation of inflammatory and apoptotic processes in rats [J]. Biomedicine & Pharmacotherapy, 2017, 95: 1493−1503.

[28] Quintero-García M, Delgado-González E, Sánchez-Tusie A, et al. Iodine prevents the increase of testosterone-induced oxidative stress in a model of rat prostatic hyperplasia [J]. Free Radical Biology and Medicine, 2018, 115: 298−308.

[29] Russo GI, Broggi G, Cocci A, et al. Relationship between Dietary Patterns with Benign Prostatic Hyperplasia and Erectile Dysfunction: A Collaborative Review [J]. Nutrients, 2021, 13(11): 4148.

[30] Kim JM, Song PH, Kim HT, et al. Effect of obesity on prostate-specific antigen, prostate volume, and international prostate symptom score in patients with benign prostatic hyperplasia [J]. Korean Journal of Urology, 2011, 52(6): 401−405.

[31] Kim GW, Doo SW, Yang WJ, et al. Effects of obesity on prostate volume and lower urinary tract symptoms in Korean men [J]. Korean Journal of Urology, 2010, 51(5): 344−347.

[32] Li YZ, Shi BK, Li JY, et al. Role of p-ERK1/2 in Benign Prostatic Hyperplasia during Hyperinsulinemia [J]. Urology Journal, 2020, 18(02): 225−229.

[33] de Amorim Ribeiro IC, da Costa CAS, da Silva VAP, et al. Flaxseed reduces epithelial proliferation but does not affect basal cells in induced benign prostatic hyperplasia in rats [J]. European Journal of Nutrition, 2017, 56(3): 1201−1210.

[34] Said MM, Hassan NS, Schlicht MJ, et al. Flaxseed suppressed prostatic epithelial proliferation in a rat model of benign prostatic hyperplasia [J]. J Toxicol Environ Health A, 2015, 78(7): 453−465.

[35] Kayode OT, Owolabi AV, Kayode AAA. Biochemical and histomorphological changes in testosterone propionate-induced benign prostatic hyperplasia in male Wistar rats treated with ketogenic diet [J]. Biomedicine & Pharmacotherapy, 2020, 132: 110863.

[36] Rancoule C, Pradère JP, Gonzalez J, et al. Lysophosphatidic acid-1-receptor targeting agents for fibrosis [J]. Expert Opin Investig Drugs, 2011, 20(5): 657−667.

[37] Giudice J, Leskow FC, Arndt-Jovin DJ, et al. Differential endocytosis and signaling dynamics of insulin receptor variants IR-A and IR-B [J]. Journal of Cell Science, 2011, 124(5): 801−811.

[38] Subbaramaiah K, Howe LR, Bhardwaj P, et al. Obesity is associated with inflammation and elevated aromatase expression in the mouse mammary gland [J]. Cancer Prevention Research, 2011, 4(3): 329−346.

[39] Jiang M, Strand DW, Franco OE, et al. PPARγ: a molecular link between systemic metabolic disease and benign prostate hyperplasia [J]. Differentiation, 2011, 82(4−5): 220−236.

［40］ Jiang M, Strand DW, Franco OE, et al. PPARγ: a molecular link between systemic metabolic disease and benign prostate hyperplasia ［J］. Differentiation, 2011, 82(4-5): 220-236.

［41］ Das K, Buchholz N. Benign prostate hyperplasia and nutrition ［J］. Clin Nutr ESPEN, 2019, 33: 5-11.

［42］ Nilsson MI, Mikhail A, Lan L, et al. A five-ingredient nutritional supplement and home-based resistance exercise improve lean mass and strength in free-living elderly ［J］. Nutrients, 2020, 12(8): 2391.

［43］ Zhang ZH, Luo B, Xu S, et al. Vitamin D deficiency promotes prostatic hyperplasia in middle-age mice through exacerbating local inflammation ［J］. The Journal of Steroid Biochemistry and Molecular Biology, 2018, 182: 14-20.

［44］ Russo GI, Broggi G, Cocci A, et al. Relationship between Dietary Patterns with Benign Prostatic Hyperplasia and Erectile Dysfunction: A Collaborative Review ［J］. Nutrients, 2021, 13(11): 4148.

［45］ Espinosa G, Esposito R, Kazzazi A, et al. Vitamin D and benign prostatic hyperplasia — a review ［J］. The Canadian journal of Urology, 2013, 20(4): 6820-6825.

［46］ Franz MC, Anderle P, Bürzle M, et al. Zinc transporters in prostate cancer ［J］. Molecular Aspects of Medicine, 2013, 34(2-3): 735-741.

［47］ Christudoss P, Selvakumar R, Fleming JJ, et al. Zinc status of patients with benign prostatic hyperplasia and prostate carcinoma ［J］. Ind J Urol, 2011, 27(1): 14-18.

［48］ Ge Y, Shi Q, Yao W, et al. The association between inflammatory bowel disease and prostate cancer risk: a meta-analysis ［J］. Prostate Cancer and Prostatic Diseases, 2020, 23(1): 53-58.

［49］ Hambidge KM, Miller LV, Westcott JE, et al. Zinc bioavailability and homeostasis ［J］. The American Journal of Clinical Nutrition, 2010, 91(5): 1478S-1483S.

［50］ Joshaghani H, Amiriani T, Vaghari G, et al. Effects of omeprazole consumption on serum levels of trace elements ［J］. Journal of Trace Elements in Medicine and Biology, 2012, 26(4): 234-237.

［51］ Sauer AK, Vela H, Vela G, et al. Zinc deficiency in men over 50 and its implications in prostate disorders ［J］. Frontiers in Oncology, 2020, 10: 1293.

［52］ Patel ND, Parsons JK. Epidemiology and etiology of benign prostatic hyperplasia and bladder outlet obstruction ［J］. Indian Journal of Urology, 2014, 30(2): 170.

［53］ Zheng C, Luo Y, Chen Y, et al. Oral exposure of sulpiride promotes the proliferation of Brown Norway rat prostates ［J］. Experimental and Therapeutic Medicine, 2020, 19(4): 2551-2562.

［54］ Zaman Huri H, Hui Xin C, Sulaiman C Z. Drug-related problems in patients with benign prostatic hyperplasia: a cross sectional retrospective study ［J］. PloS one, 2014, 9(1): e86215.

［55］ Akinaga J, García-Sáinz J A, S. Pupo A. Updates in the function and regulation of α1-adrenoceptors ［J］. British Journal of Pharmacology, 2019, 176(14): 2343-2357.

［56］ Da Silva MHA, Medeiros Jr JL, Costa WS, et al. Effects of the dutasteride and sildenafil association in the penis of a benign prostatic hyperplasia animal model ［J］. The Aging Male, 2020, 23(5): 1009-1015.

［57］ La Vignera S, Condorelli RA, Russo GI, et al. Endocrine control of benign prostatic hyperplasia ［J］. Andrology, 2016, 4(3): 404-411.

［58］ Lee JH, Park YW, Lee SW. The Relationships between Thyroid Hormone Levels and Lower Urinary Tract Symptoms/Benign Prostatic Hyperplasia ［J］. World J Mens Health. 2019, 37(3): 364-371.

［59］ Rastrelli G, Corona G, Maggi M. The role of prolactin in andrology: what is new? ［J］. Reviews in Endocrine and Metabolic Disorders, 2015, 16(3): 233-248.

［60］ Lai KP, Huang CK, Fang LY, et al. Targeting stromal androgen receptor suppresses prolactin-driven benign prostatic hyperplasia (BPH) ［J］. Molecular Endocrinology, 2013, 27(10): 1617-1631.

［61］ Goffin V, Hoang DT, Bogorad RL, et al. Prolactin regulation of the prostate gland: a female player in a male game ［J］. Nature Reviews Urology, 2011, 8(11): 597-607.

［62］ Giuffrida D, Perdichizzi A, Giuffrida MC, et al. Does prolactin induce apoptosis? Evidences in a prostate cancer in vitro model ［J］. Journal of Endocrinological Investigation, 2010, 33(5): 313-317.

［63］ Yang T, Zhou Y, Wang H, et al. Insulin exacerbated high glucose-induced epithelial-mesenchymal transition in prostatic epithelial cells BPH-1 and prostate cancer cells PC-3 via MEK/ERK signaling pathway ［J］. Experimental Cell Research, 2020, 394(1): 112145.

［64］ Espinosa G, Esposito R, Kazzazi A, et al. Vitamin D and benign prostatic hyperplasia — a review ［J］. Can J Urol. 2013, 20(4): 6820-6825.

［65］ Zhang W, Zheng X, Wang Y, et al. Vitamin D Deficiency as a Potential Marker of Benign Prostatic Hyperplasia ［J］. Urology, 2016, 97: 212-218.

［66］ Roussev B, Gerova D, Kosev P, et al. Is vitamin D associated with testosterone in benign prostate hyperplasia? ［J］. Scripta

Scientifica Medica, 2017, 48(4): 13-21.

[67] Raza S, Meyer M, Schommer J, et al. 27-Hydroxycholesterol stimulates cell proliferation and resistance to docetaxel-induced apoptosis in prostate epithelial cells [J]. Medical oncology, 2016, 33(2): 1-9.

[68] Lin PH, Freedland SJ. Lifestyle and lower urinary tract symptoms: what is the correlation in men? [J]. Curr Opin Urol, 2015, 25(1): 1-5.

[69] Madersbacher S, Sampson N, Culig Z. Pathophysiology of benign prostatic hyperplasia and benign prostatic enlargement: a mini-review [J]. Gerontology, 2019, 65(5): 458-464.

[70] Patel ND, Parsons JK. Epidemiology and etiology of benign prostatic hyperplasia and bladder outlet obstruction [J]. Indian J Urol, 2014, 30(2): 170.

[71] Wiwanitkit S, Wiwanitkit V. Zinc status in benign prostatic hyperplasia and prostate carcinoma [J]. Indian J Urol, 2012, 28(1): 115.

[72] Platz EA, Joshu CE, Mondul AM, et al. Incidence and progression of lower urinary tract symptoms in a large prospective cohort of United States men [J]. The Journal of Urology, 2012, 188(2): 496-501.

[73] Soni A, Bansal A, Mishra AK, et al. Association of androgen receptor, prostate-specific antigen, and CYP19 gene polymorphisms with prostate carcinoma and benign prostatic hyperplasia in a north Indian population [J]. Genetic Testing and Molecular Biomarkers, 2012, 16(8): 835-840.

[74] Rieken M, Shariat SF, Kluth LA, et al. Association of cigarette smoking and smoking cessation with biochemical recurrence of prostate cancer in patients treated with radical prostatectomy [J]. European Urology, 2015, 68(6): 949-956.

[75] Hoffmann M, Kleine-Weber H, Schroeder S, et al. SARS-CoV-2 cell entry depends on ACE2 and TMPRSS2 and is blocked by a clinically proven protease inhibitor [J]. Cell, 2020, 181(2): 271-280. e8.

[76] Xu H, Zhong L, Deng J, et al. High expression of ACE2 receptor of 2019-nCoV on the epithelial cells of oral mucosa [J]. International Journal of Oral Science, 2020, 12(1): 1-5.

[77] Cohn J N. Role of the renin-angiotensin system in cardiovascular disease [J]. Cardiovascular Drugs and Therapy, 2010, 24(4): 341-344.

[78] Silveira KD, Barroso LC, Vieira AT, et al. Beneficial effects of the activation of the angiotensin-(1-7) MAS receptor in a murine model of adriamycin-induced nephropathy [J]. PLoS One, 2013, 8(6): e66082.

[79] Chughtai B, Lee R, Te A, et al. Role of inflammation in benign prostatic hyperplasia [J]. Reviews in Urology, 2011, 13(3): 147.

[80] Soler R, Andersson KE, Chancellor MB, et al. Future direction in pharmacotherapy for non-neurogenic male lower urinary tract symptoms [J]. European Urology, 2013, 64(4): 610-621.

[81] Mahmudpour M, Roozbeh J, Keshavarz M, et al. COVID-19 cytokine storm: The anger of inflammation [J]. Cytokine, 2020, 133: 155151.

[82] Aaron-Brooks L TM, Sasaki T, Vickman RE, et al. Hyperglycemia and T cell infiltration are associated with stromal and epithelial prostatic hyperplasia in the nonobese diabetic mouse [J]. The Prostate, 2019, 79(9): 980-993.

[83] Xu D, Wang X, Jiang C, et al. The androgen receptor plays different roles in macrophage-induced proliferation in prostate stromal cells between transitional and peripheral zones of benign prostatic hypertrophy [J]. Excli Journal, 2017, 16: 939.

[84] Wambier CG, Goren A. Severe acute respiratory syndrome coronavirus 2 (SARS-CoV-2) infection is likely to be androgen mediated [J]. Journal of the American Academy of Dermatology, 2020, 83(1): 308-309.

[85] Zeckey C, Andruszkow H, Neunaber C, et al. Protective effects of finasteride on the pulmonary immune response in a combined model of trauma-hemorrhage and polymicrobial sepsis in mice [J]. Cytokine, 2011, 56(2): 305-311.

[86] De Nunzio C, Aronson W, Freedland SJ, et al. The correlation between metabolic syndrome and prostatic diseases [J]. European Urology, 2012, 61(3): 560-570.

[87] Ngai HY, Yuen KKS, Ng CM, et al. Metabolic syndrome and benign prostatic hyperplasia: an update [J]. Asian Journal of Urology, 2017, 4(3): 164-173.

[88] Yang JK, Lin SS, Ji XJ, et al. Binding of SARS coronavirus to its receptor damages islets and causes acute diabetes [J]. Acta Diabetologica, 2010, 47(3): 193-199.

[89] Rubino F, Amiel SA, Zimmet P, et al. New-onset diabetes in Covid-19 [J]. New England Journal of Medicine, 2020, 383(8): 789-790.

[90] Parsons J K. Lifestyle factors, benign prostatic hyperplasia, and lower urinary tract symptoms [J]. Current Opinion in Urology, 2011, 21(1): 1-4.

第四章

前列腺癌毒理学

第一节 · 前列腺癌概述

前列腺癌是前列腺组织中正常细胞受各类致癌因素影响，无序生长而形成的恶性肿瘤。前列腺细胞受到致癌因素影响后在原有组织中恶性增生，即前列腺原位瘤。癌细胞还可随血液或淋巴液及组织浸润扩散至其他部位，形成前列腺转移癌。前列腺原位瘤和前列腺转移癌统称前列腺癌。

2004年WHO发布的肿瘤分类及诊断标准中将前列腺癌分为腺癌（腺泡腺癌）、导管腺癌、尿路上皮癌、鳞状细胞癌和腺鳞癌，其中腺癌占95%以上。

前列腺癌病程多缓慢，早期常无特别症状，当癌细胞生长速度加快时，前列腺腺体增大，挤压尿道而导致排尿困难，而晚期可因癌细胞浸润导致膀胱颈口部梗阻和远处转移等现象。

一、前列腺癌的流行病学

全球前列腺癌的发病率持续升高，WHO报道了2020年全球男女人群肿瘤发病和死亡人数。前列腺癌在恶性肿瘤中发病率排名第4位（图4-1-1）。

按照地区来分，欧洲前列腺癌发病人数高居全球第一（发病率33.5%），亚洲次之（26.2%），高于北美洲（16.9%）；然而，亚洲的死亡率居于榜首（32.1%），高于欧洲（28.8%）和拉丁美洲（15.3%）（图4-1-2）。

自20世纪80代年起，前列腺癌的发病率趋势逐年增高。中国香港卫生防护中心于2022年1月4日公布，中国香港地区1983年至2019年间，前列腺癌的年龄标准化发病率呈上升趋势。1981年至2020年期间，前列腺癌的年龄标准化死亡率也呈逐年上升趋势。2019年，新增前列腺癌2 532例，粗略发病率为每10万男性人口74.0例，年龄标准化发病率为每10万标准人口34.8例。2020年，中国香港有484名男性死于前列腺癌，占男性癌症死亡人数的5.6%。前列腺癌的粗略死亡率为每10万名男性人口14.2人，前列腺癌年龄标准化死亡率为每10万标准人口5.5人（图4-1-3）。

按种族或生活地域来看，黑种人和白种人发病率较高，黄种人较低。在美国，黑种人前列腺癌发病率比白种人高出2倍，比美籍华人高出6

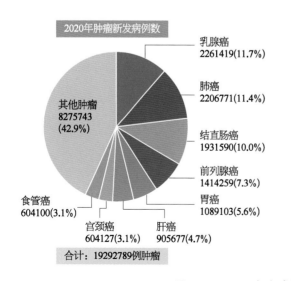

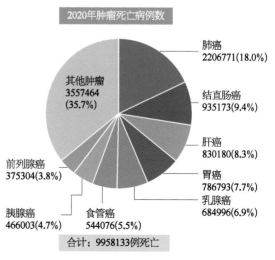

图4-1-1 2020年全球各肿瘤发病与死亡人数

倍，提示种族遗传因子影响前列腺癌的发生率。全球前列腺癌的发病率数据揭示前列腺癌具有明显的种族及地区差异。中国人移居到美国后，前列腺癌发病率远远高于生活在国内，且随着定居时间的延长而增加，提示生活习惯的改变也会影响前列腺癌发病率。在欧美等发达国家和地区，前列腺癌是男性最常见的恶性肿瘤，其死亡率位居各种癌症第二位；在黄种人密集的亚洲，前列腺癌的发病率低于西方国家，但近年来也呈迅速上升趋势。前列腺癌发病率在我国泌尿系统肿瘤中占第三位，但近年来，我国前列腺癌发病率有加速上升趋势（图4-1-4和图4-1-5）。

按年龄来看，男性年龄越大，前列腺癌发病率越高。2014—2017年，美国学者对整个挪威的18 665例（占挪威所有前列腺癌病例的91.7%）前列腺癌患者进行分析发现，老年男性患晚期前列腺癌的可能性越来越大。研究发现，在65～69岁之前所有风险组的年龄划分发病率（ASIR）增加；在65～69岁时，低危和中危病例的ASIR开始趋于稳定或下降；低风险、有利-中风险

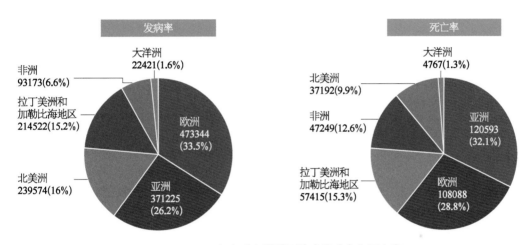

图4-1-2 2020年全球各洲前列腺癌发病率与死亡率

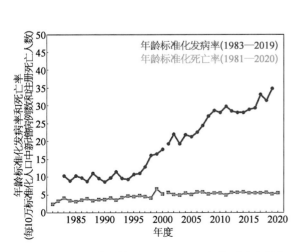

图4-1-3 中国香港特区1981—2020年前列腺癌的年龄标准化发病率和死亡率

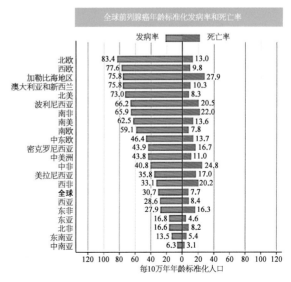

图4-1-4 2020年全球各洲前列腺癌发病率与死亡率对比图

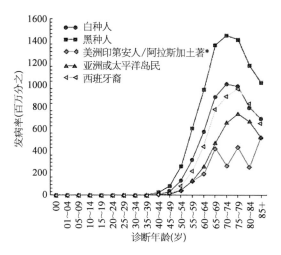

图4-1-5 美国不同种族前列腺癌发病率的年龄分布图

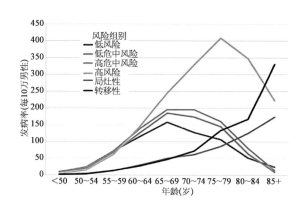

图4-1-7 按风险组别划分的前列腺癌年龄发病率

和不利-中风险前列腺癌的最大ASIR分别为157.1/10万、183.8/10万和194.8/10万，分别发生在65～69岁、65～69岁和70～74岁。与此同时，65～69岁以上男性的高危疾病发病率继续急剧上升；高危疾病的ASIR在75～79岁超过了低和中危类别，从此开始下降。区域性和转移性的前列腺癌发病率随着年龄的增长而增加（图4-1-6、图4-1-7）。

前列腺癌是老年男性常见疾病，发病率随着年龄增长逐步升高，80%病例发生在65岁以上。随着时代的发展，由于人口老龄化、生活环境改变、饮食结构改变等原因，前列腺癌发病率在世界范围内呈上升趋势，特别在亚洲更存在着不可忽视的逐年升高的风险。

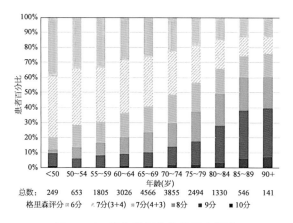

图4-1-6 按年龄划分的格里森评分
（Gleason scores）的比例

二、前列腺癌的表现

前列腺是人体泌尿系统重要器官，前列腺癌多起源于前列腺周边带，起病较隐匿，生长较缓慢，早期前列腺癌可无任何预兆，多为体检筛查发现血清PSA值升高和（或）直肠指检时发现异常。身体一旦出现症状，通常属较晚期的进展性前列腺癌，对机体正常生理功能造成较大影响。随着前列腺癌的发展，机体可能会出现不同症状和体征，表现出生理、生化和病理指标的异常。

（一）临床症状与体征

前列腺癌临床症状通常有两种分类方法，一是根据前列腺癌病程，分为早、中和晚期症状；二是按组织病理学，分为压迫和转移症状。

1. 前列腺癌的早、中和晚症状

（1）早期症状：① 呈现进行性的排尿困难（尿流变细、尿流偏歪、尿流分叉或尿程延长等）。主要原因是增大的前列腺肿瘤压迫其包绕的前列腺部尿道。② 直肠指检（DRE）发现前列腺增大：直肠指诊是前列腺癌首要诊断步骤，前列腺表面触及硬结节者应疑为前列腺癌。

（2）中晚期症状：随着病情进展，前列腺癌肿瘤病灶逐步增大，且增长速度比前列腺增生要快，前列腺上出现硬节，进一步检查即可诊断为前列腺癌。部分患者，前列腺局部症状不严重，但肿瘤较早出现了转移，最常见的为骨转移，临床上也常有因首先出现肺或肝转移，回头检查才发现是前列腺癌。

1）最常见的为疲劳、体重减轻和全身疼痛

等症状。疼痛严重影响饮食、睡眠和精神,患者身体状况日渐虚弱,消瘦乏力,进行性贫血,最终全身衰竭出现恶病质。

2)骨痛、神经压迫和瘫痪,主要原因在于经骨转移到脊髓。

3)淋巴结和局部肿大,主要原因在于淋巴转移并导致回流不畅。

2. 前列腺癌的压迫和转移症状

(1)压迫症状:前列腺腺体逐渐增大进而压迫尿道,可引起进行性排尿困难,表现为尿纤细、射程短、尿流缓慢或中断、尿后滴沥、排尿不尽和排尿费力等,还有尿频、尿急、夜尿增多、尿失禁等。肿瘤压迫直肠可引起大便困难或肠梗阻,也可压迫输精管导致射精缺乏,压迫神经引起会阴部疼痛,并可向坐骨神经放射,腰部、骶部、臀部和髋部疼痛,骨盆和坐骨神经痛等也是常见的,剧烈难忍。

(2)转移症状:前列腺癌转移可累及膀胱、精囊和血管神经束,引起血尿、血精和阳痿,盆腔淋巴结转移可引起双下肢水肿。前列腺癌常易发生骨转移,引起骨痛或病理性骨折和截瘫。前列腺癌也可侵及骨髓,引起贫血或全血象减少。淋巴结转移多发生在髂内、髂外、腹膜后、腹股沟、纵隔和锁骨上等部位。前列腺癌转移到邻近区域淋巴结,通常无任何症状。少数情况下,淋巴结广泛转移,淋巴结肿大明显,压迫血管,阻塞下肢淋巴回流,会出现下肢和阴囊肿胀等症状。若前列腺癌浸润到膀胱底部或盆腔淋巴结广泛转移,会出现单侧或双侧输尿管(将尿液从肾脏引流到膀胱的通道)梗阻。输尿管梗阻的症状和体征包括少尿(双侧输尿管梗阻时则无尿)、腰背痛、恶心、呕吐,合并感染时可发热。

(二)生理生化指标

前列腺癌除了有一些常见的指标外,还有一些特殊的生物标志物。

1. 常规生理生化指标

(1)发现血尿和血精,广泛转移时肿瘤破裂引起;血清中铁(Fe)和铜(Cu)等微量元素水平增加;尿液肌氨酸含量要显著高于正常人;精液甲基化谷胱甘肽硫转移酶P1(GSTP1)含量上升。

(2)血液ERG蛋白含量增加,外周血miRNA含量升高。

(3)前列腺健康指数(PHI):小于40岁,临界值为36.56;40~49岁,临界值为30.83;50~59岁,临界值为31.08,年龄大于60岁,临界值为32.55。

(4)前列腺小体外泌蛋白(PSEP)含量升高。PSEP是由正常及前列腺癌上皮细胞或者前列腺转移癌分泌的合成颗粒,主要储存于前列腺导管上皮细胞顶部富含高尔基体的地方,正常人群尿液中前列腺外泌蛋白几乎无法检测到,相比PSA,前列腺小体能更好地评估前列腺癌的侵袭性。

2. 生物标志物 生物标志物用于诊断和监测前列腺癌已有50多年的历史,具有一定的特异性(表4-1-1)。

(1)前列腺特异性抗原(PSA):PSA用于前列腺癌检测有一定的临床价值,是美国食品药品管理局(FDA)批准的第一个肿瘤标志物。PSA血清参考范围为0~4.0 ng/mL,水平>4.0 ng/mL视为升高,在4.0~10.0 ng/mL之间的男性中,阳性预测值仅高达24.5%,PSA>10 ng/mL时,表示前列腺系统血-上皮细胞屏障破溃,前列腺癌的发生概率升高。

PSA依据存在状态可分为游离PSA(fPSA)和总PSA(tPSA)(图4-1-8)。PSA的灵敏度虽然高,但特异性低。fPSA和tPSA作为常规项目,通常需要同时检测。fPSA可提高tPSA水平处于4~10 ng/mL区域的前列腺癌检出率,当tPSA处于此区域时,fPSA水平与前列腺癌发生率呈负相关。如患者tPSA在上述范围内,fPSA/tPSA>0.25,发生前列腺癌的概率仅8%。国内推荐fPSA/tPSA>0.16作为临界值。

然而,单独依靠血清PSA筛检前列腺癌,存在一定的假阳性和假阴性,研究人员开发了PSA的各种衍生物,如PSA速率、PSA密度、移行区PSA密度、游离PSA百分比、年龄特异性PSA、半衰期、最低点、倍增时间及升高时间等指标以弥补PSA的不足。

表4-1-1　前列腺癌血清中常见生物标志物

中文名	英文名缩写	临床意义
前列腺特异性抗原	PSA	（1）最有特征性的前列腺癌标志物 （2）2.5～4 ng/mL 范围内，PSA的发生率高达24.5% （3）血清PSA检测判断前列腺癌存在一定的假阳性和假阴性 （4）联合其他指标来诊断前列腺癌会提高诊断率
嗜铬粒蛋白A	CgA	（1）对癌症检测没用，在预后方面最有价值 （2）在转移性疾病中升高至48% （3）最能反映神经内分泌细胞的存在和活动
胰岛素样生长因子/胰岛素样生长因子结合蛋白	IGF/IGFBP	（1）与PSA水平密切平行 （2）在诊断前列腺癌的价值方面到底有多大尚不完全清楚
血管内皮生长因子	VEGF	在一些肿瘤上阳性，也许可以出现于前列腺癌组织或血液中
基质金属蛋白酶/基质金属蛋白酶抑制剂	MMP/TIMP	（1）对前列腺癌的检测用途不确定 （2）器官特异性不强
蛋白基因组学	PG	（1）仍缺乏已证实的敏感性和特异性 （2）将来最有前途的"标志物"

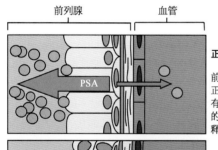

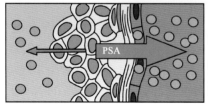

图4-1-8　前列腺分泌PSA示意图

前列腺特异抗原密度（PSAD）是为提高前列腺癌检出准确率而研发的生物标志物之一，PSAD=PSA/前列腺体积。PSAD在前列腺癌早期诊断中，特别是PSA浓度处于灰质区时（tPSA介于4.0～10 ng/mL），诊断价值要高于PSA，提高了前列腺增生与前列腺癌鉴别的特异性。

随着年龄增大，PSA水平也相应升高。因此，对不同年龄段人群，PSA的参考范围应有所不同，种族差异也不容忽视。美国肿瘤协会推荐了不同种族各种年龄段PSA的参考范围（表4-1-2）。

（2）嗜铬粒蛋白A（CgA）：嗜铬粒蛋白A是神经内分泌标志物，其在组织水平或前列腺癌

表4-1-2　不同种族各种年龄段前列腺特异性抗原浓度的参考范围

年龄（岁）	白种人		黑种人		亚洲人	
	PSA（μg/L）	特异性/%	PSA（μg/L）	特异性/%	PSA（μg/L）	特异性/%
40～49	0.0～2.5	95	0.0～2.0	93	0.0～2.0	95
50～59	0.0～3.5	95	0.0～4.0	88	0.0～3.0	95
60～69	0.0～4.5	95	0.0～4.5	81	0.0～4.0	95
70～79	0.0～6.5	95	0.0～5.5	78	0.0～5.0	95

患者的血清中存在。前列腺切除术标本中可显CgA染色，其染色程度与预后不良正相关，血清中也可检测到。虽然神经内分泌标志物的血清测量仍然存在争议，但是CgA似乎是前列腺癌中最有价值的神经内分泌标志物。

（3）胰岛素样生长因子（IGF）及胰岛素样生长因子结合蛋白（IGFBP）：IGF是影响正常细胞和恶性细胞增殖的重要促有丝分裂和抗凋亡的多肽类物质，IGF-1和IGF-2都显示与胰岛素序列相似。在活动期前列腺癌中，IGFBP-2血清水平升高，与PSA水平密切平行。然而，它们在诊断前列腺癌方面的价值到底有多大尚不完全清楚。

（4）血管内皮生长因子（VEGF）：VEGF负责血管生成，是肿瘤生长所必需的，作为前列腺癌标志物也许只是发挥潜在的作用。

（5）基质金属蛋白酶（MMP）：基质金属蛋白酶是高度同源的Zn^{2+}依赖性酶家族，能够降解细胞外基质和基底膜，在肿瘤生长和转移过程中起促进作用。其抑制剂为基质金属蛋白酶抑制剂（TIMP），两者协调肿瘤细胞的生长与转移。例如，通过检测尿液MMP-9，分析是否患有前列腺癌，可提高诊断的及时性、有效性和准确性。

（6）蛋白基因组学（protein genomics，PG）：随着蛋白质组学和基因组技术的出现，PG可用于前列腺癌特异性早期诊断、预后监测。

尽管上述指标不少，生物标志物众多，许多专家依然认为能够提高前列腺癌的快速确诊仍是DRE、经直肠B超和PSA检测的联合应用。

（三）影像学表现

1. 超声波影像表现 前列腺上是否有结节是筛查前列腺癌的重要指标，利用直肠超声检查可发现典型的前列腺癌征象是在外周带的低回声结节，还可通过该检查对肿瘤的体积大小进行判断。超声波影像可通过经会阴、腹部获得，或通过直肠超声检查（TRUS）获得（图4-1-9）。后者更加灵敏，对前列腺癌检查的敏感性为71%～92%，特异性为41%～78%。特异性偏低是由于超声将前列腺癌与前列腺增生、钙化和炎

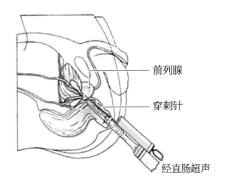

图4-1-9 经直肠超声检查前列腺癌示意图

症等良性病变相混淆所致。

2. CT/MRI影像表现 CT/MRI是一种比超声波影像更清晰的影像，可以分前列腺局部和全身两种影像。95%前列腺癌开始发生于前列腺外周带形成原位癌，如果其穿破包膜可累及前列腺周围的脂肪组织、精囊、膀胱底部、骨盆底部肌肉和闭孔内肌，还可经淋巴或血行转移到周围淋巴丛或淋巴结，甚至血行转移为骨转移成散在、播散或弥漫性和成骨性转移灶。

3. 核素骨扫描影像表现 骨扫描是一种全身性的骨骼核医学影像检查，与局部骨骼X线影像检查不同，其于检查前先注射放射性药物（骨显像剂），待骨骼充分吸收后（一般2～3 h），再用放射性探测显像仪器（如γ照相机、ECT）探测全身骨骼放射性物质分布情况。前列腺癌晚期常伴随骨转移，利用该技术扫描转移的前列腺癌细胞，检测放射性异常浓聚或稀疏现象。

（四）组织病理学表现

基于WHO 2016年泌尿系统及男性生殖器官肿瘤分类的标准，前列腺原发上皮源性恶性肿瘤可分为：腺癌（腺泡腺癌）、导管腺癌、尿路上皮癌、鳞状细胞癌和腺鳞癌等病理类型。临床上，前列腺癌组织的获得主要通过经会阴和经直肠超声引导前列腺穿刺活检两种途径（图4-1-10），手术切除和尸检也是较常见方式。通常推荐经直肠B超引导前列腺穿刺活检获得前列腺癌组织，H&E染色后制作病理切片，做组织病理学分析。

1. 宏观形态 正常前列腺腺体以尿道为中心，向四周呈放射状分布，腺泡内缘呈特殊的迁

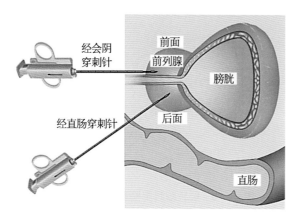

图4-1-10　经直肠超声引导下前列腺穿刺活检术示意图

曲及锯齿状。细胞异型性小的良性腺泡及导管上皮的胞核，一般呈均匀原型，染色质纤细，几乎未见核仁。前列腺腺癌表现为正常大腺泡规律性生长结构和基底膜消失、间质浸润等形态学改变，晚期癌肿变形明显。切面见癌组织分界不清，黄色或灰白，质硬，常有沙砾感，大小不一。破碎标本呈黄色或淡黄色的小块组织。

2. 微观形态　显微镜评估从低倍到高倍，逐步放大展现前列腺癌的组织病理学改变。

（1）低倍镜下观察：可见结构异常，小腺泡排列紧密，腺体数量增多，排列紊乱，腺体和间质的正常模式丧失。侵袭现象可见小腺泡浸润于良性腺泡之间，或者可见异常的腺体结节，异常的腺体将正常的小叶和腺体分开。癌组织中通常腺体密度较高，在高度恶性级别癌中，腺体融合或消失，并被单个瘤细胞或细胞索所取代。腺体出现坏死区域也是高度恶性肿瘤的一个标志。

（2）中倍镜下观察：病变腺泡与良性组织中圆形光滑腺体不同，其大小和形状可变，外形不规则，发生分支或融合（腺体背靠背）。病变腺体由于细胞质及细胞核发生变化，中倍镜下观察到腺体常显嗜碱性。在这个倍率下通常可以看到病变腺泡的基底细胞层缺如，可以通过CK34E12免疫组化得到证实。病变细胞的胞质与良性腺泡细胞的胞质着色不一致，其通常会失去轻微的嗜酸性，呈现透明或两性。

（3）高倍镜下观察：癌变细胞的细胞核/细胞质值增加，与良性腺泡相比，病变细胞的细胞

核增大，可见核分裂象，核仁大而明显，染色质增多，核浆透亮，核膜不规则，无基底细胞层，有些具有泡沫状、胞质丰富的柱状瘤细胞，腺体密集呈浸润性生长。腺腔内可见酸性黏液或类结晶等内容物。癌变细胞的正常分泌功能基本上是丧失的。

3. 前列腺癌扩散和转移的病理学表现　前列腺癌常见侵犯包膜，但一般侵犯邻近组织较晚，直肠和尿道较少发生，日常外检中细胞间变多不明显，腺周平滑肌与腺体发生改变较易发现。近年提出的分泌细胞中出现大核仁是值得关注的指标。

4. 前列腺癌分级　前列腺癌有3种组织学分级系统，分别为格里森评分系统（GS）、Mostofi评分和MD安德森评分，使用最广泛的为GS评分系统。

GS评分系统分5个等级，评定过程是将肿瘤完整切除或切取部分肿瘤组织后，显微镜下观察组织细胞的形态，并与正常细胞对比，计算分数（表4-1-3，图4-1-11）。其中1级（1分）为最低分，代表分化良好，恶性程度低；5级（5分）为最高分，代表分化很差，恶性程度高。GS评分与前列腺癌的恶性程度正相关，评分越高，恶性程度越高，越容易出现进展和转移，预后也越差。

表4-1-3　GS评分与前列腺癌死亡率的关系

GS评分	15年内前列腺癌死亡率
2～4分	4%～7%
5分	6%～11%
6分	18%～30%
7分	42%～70%
8～10分	60%～87%

不同GS级别的组织病理结构显像不一样，具体描述如下。

1级：较少见，是由单纯圆形腺泡组成的肿块或结节，边界清楚，边缘光滑。癌性腺泡形态均一，轮廓及腔面规则，腺泡间距较小。癌细胞

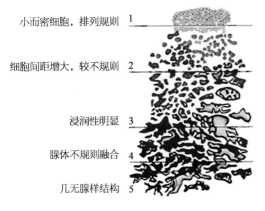

小而密细胞，排列规则 1
细胞间距增大，较不规则 2
浸润性明显 3
腺体不规则融合 4
几无腺样结构 5

图4-1-11 前列腺癌GS评分

的包膜清晰，胞质淡染或透亮，细胞核及核仁中等增大，腺腔中含少量酸性黏液，部分腺腔可见类结晶。

2级：也少见，偶见于前列腺切除的标本中。形成的圆形肿块或结节与1级癌相似，瘤灶稍不规整，边缘有轻微的浸润，单个瘤细胞特点也与1级癌相似，腺泡间距小，腺泡均匀分布，大小一致。

3级：是前列腺癌最常见的生长方式，边缘不规则，在良性腺体之间存在浸润性生长模式。

腺泡大小、形状及腺泡间距有明显差异。腺泡不发生融合，其大小可差别2倍以上，腺泡间距常大于一个腺泡。可分为3种形式：3A大腺泡型、3B小腺泡型和3C乳头/筛状型。

4级：特点为肿瘤边缘因有浸润条索而不整齐，呈融合性筛状结构，轮廓不规则，腺泡发生融合显得较大。可分为2个亚级，即4A和4B。4A较为常见，肿瘤呈筛状或无腺体结构，由嗜碱性细胞组成；4B较为少见，由透亮的大细胞组成。

5级：特点为肿瘤边缘很不整齐，很像乳腺粉刺癌，腺泡融合成片或为癌细胞实性团，中间有坏死区，杂乱无章地分布在间质中。弥漫性小细胞癌或间变癌，含少量腺腔。可分为2个亚级：5A大部分由筛状/乳头状或实性细胞团组成，中心常有坏死灶；5B为弥漫性小细胞癌或间变癌，仅有少量分散的腺泡。

5. 前列腺癌病理分期　临床上，病理分期主要遵循TNM标准判别（表4-1-4）。

T（tumor）：肿瘤细胞是否局限于前列腺组织，是否向周边组织或脏器扩散。

N（nodes）：是否有淋巴结转移。

表4-1-4 前列腺癌TNM分类

T原发灶	T1	直肠指诊，影像检查未发现明显肿瘤。前列腺增生、膀胱癌手术中偶然发现	
		T1a	肿瘤在前列腺增生等手术切除的组织中占5%以内
		T1b	肿瘤在前列腺增生等手术切除的组织中占5%以上
		T1c	穿刺活检中证实有肿瘤
	T2	肿瘤局限于前列腺	
		T2a	肿瘤累及前列腺一叶1/2之内
		T2b	肿瘤累及前列腺一叶1/2以上
		T2c	肿瘤累及前列腺两叶
	T3	肿瘤侵犯到前列腺外	
		T3a	前列腺外侵犯（单侧或双侧，或膀胱部分）
		T3b	肿瘤侵及精囊腺
	T4	肿瘤侵犯前列腺邻近组织（膀胱、直肠、骨盆壁等）	

续 表

N区域淋巴结	N0	无区域淋巴结转移
	N1	区域淋巴结转移
M远处转移	M0	无远处转移
	M1	有远处转移

M（metastasis）：是否向远处组织或脏器转移。

按照该分期标准，如T2N0M0，则肿瘤细胞局限于前列腺中，无淋巴细胞转移和远处转移。

（五）动物与人前列腺癌的区别

一般而言，很少发现动物有自发性前列腺癌，其发病率比人要低得多。如犬类的前列腺在形态学和功能上与人类的前列腺有许多相似之处，犬类是唯一一种可发展为自发性前列腺癌的大型哺乳动物。然而，前列腺癌在犬中也不常见，据报道发病率为0.2%～0.6%。犬的前列腺瘤几乎总是恶性的，包括腺癌和移行细胞癌等。研究表明，阉割后的犬比未绝育的犬患前列腺癌的风险增加2.4～4.3倍。前列腺癌在猫身上极其罕见，但在8只患有前列腺癌的猫中，有7只被阉割。报道没有显示品种倾向性，其因果关系尚不清楚。大鼠ACI品系由哥伦比亚大学肿瘤研究所Curtis和Dunning培育，该品系34～37月龄老年雄性小鼠，自发性前列腺癌17%，该品系小鼠可使M-C961、970、R3234和R3559肿瘤移植生长。

常见的是将人源化前列腺癌细胞移植到裸鼠皮下生长出原位癌或转移瘤，也有报道利用前列腺癌细胞移植到食蟹猴而产生前列腺癌。

（1）孙祖越团队采用原位接种和皮下接种两种方法将前列腺癌细胞DU145和22Rv1分别接种于裸小鼠体内，以裸鼠出现恶病质、处于濒死状态作为观察终点，颈椎脱臼法处死。解剖并观察荷瘤部位肿瘤的生长情况及局部淋巴结自发性转移情况，并取皮下肿瘤、原位肿瘤、肝、肺、肾、膀胱和盆腔淋巴结标本于显微镜下观察。结果：原位接种22Rv1组的裸小鼠成瘤率达到100%（10/10），淋巴结转移率为90%（9/10）；原位接种DU145组的裸小鼠成瘤率达到100%（10/10），而淋巴结转移率为10%（1/10）。

两种细胞皮下接种法的裸小鼠成瘤率均达100%（10/10），但未检测到任何淋巴结转移。22Rv1悬液接种后7天左右，所有裸鼠颈背部皮下均长出突起的小瘤块，而接种DU145的裸鼠大概第10天才可触摸到微小的瘤块。生长曲线及转移情况见图4-1-12、图4-1-13和表4-1-5。

（2）孙祖越团队的储剑虹将含2×10^7个前列腺癌细胞悬液接种于裸鼠前列腺40天后，解剖发现在接种PC-3M细胞的裸鼠前列腺部位均形成灰白色的瘤块（图4-1-14），质韧，组织学检查发现肿瘤组织几乎完全取代正常前列腺组织，仅可见几个残存的正常前列腺腺腔结构（图4-1-15）。在这些裸鼠腹主动脉旁可见肿大的淋巴结（图4-1-14），直径约2 mm，HE染色后镜检发现这些淋巴结内有肿瘤细胞存在（图4-1-15），且这些细胞与前列腺内的肿瘤细胞形态一致，表明已发生淋巴结转移。由于进行的是腹腔内手术，因而常发现有腹腔内粘连现象，多为肠间粘连及储精囊、膀胱相粘连，因而解剖时要注意分离以免损伤，但在所提供的图片中，未发生

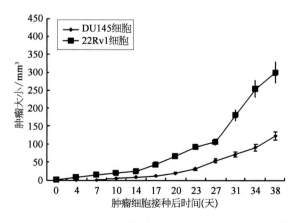

图4-1-12　裸鼠皮下接种22Rv1细胞和DU145细胞后的肿瘤生长曲线

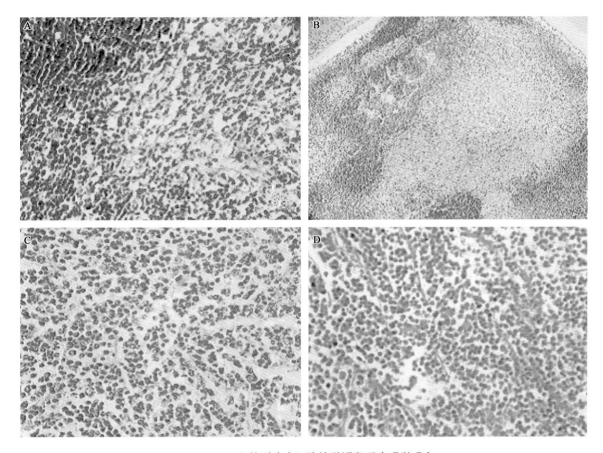

图4-1-13　人前列腺癌细胞接种裸鼠后病理学观察

A. 22Rv1细胞前列腺原位接种后40天淋巴结转移，主动脉旁淋巴结石蜡切片（HE染色，×400）；B. 22Rv1细胞前列腺原位接种后40天淋巴结转移，主动脉旁淋巴结石蜡切片（HE染色，×100）；C. 22Rv1细胞前列腺原位接种后40天后（为了便于比较，制作病理切片时均从两组中选取同为40天后死亡的裸鼠）前列腺组织中形成的肿瘤，可见瘤细胞取代了正常前列腺组织（HE染色，×400）；D. DU145细胞前列腺原位接种后40天后前列腺组织中形成的肿瘤，可见瘤细胞取代了正常前列腺组织（HE染色，×400）

表4-1-5　DU145和22Rv1细胞分别接种于裸鼠不同部位成瘤及淋巴结转移情况

检测指标	前列腺		皮　下	
	DU145细胞	22Rv1细胞	DU145细胞	22Rv1细胞
成瘤率（%）	100	100	100	100
瘤重（g）	1.0 ± 0.11	2.1 ± 0.32	3.3 ± 0.33	3.9 ± 0.36
淋巴结转移率（%）	10	90	0	0
其他脏器转移（%）	0	0	0	0

注：正常裸鼠前列腺重量约为 0.05 g；$n=10$

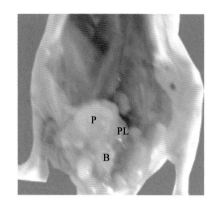

图4-1-14　PC-3M细胞接种于裸鼠前列腺形成肿瘤的大体检查

注：PC-3M细胞接种于裸鼠前列腺60天后形成前列腺肿瘤及主动脉旁淋巴结。B，膀胱；P，前列腺肿瘤；PL，主动脉旁淋巴结

粘连，因而容易分辨相关组织结构。在所有原位接种肿瘤细胞裸鼠的肝、肺、肾大体标本未发现转移灶，病理切片中亦未发现有肿瘤细胞存在，表明并未发生这些脏器的转移。

（3）孙祖越团队的孙弘博士将含2×10^6个前列腺癌细胞悬液接种于被免疫抑制的食蟹猴前列腺包膜下60天后，解剖发现接种LNCap、PC-3和PC-3M细胞的动物前列腺部位略肿大、质韧，组织学检查发现前列腺组织结构异常，表现为基底膜不完整，腺腔融合，肌肉和神经浸润（图4-1-16），相当于GS评分2级。食蟹猴腹主动脉旁可见肿大的淋巴结，直径约2 mm，HE染色后镜检发现这些淋巴结内有肿瘤细胞存在，且这些细胞与前列腺内的肿瘤细胞形态一致，表明业已

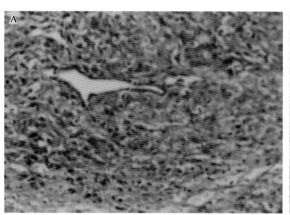
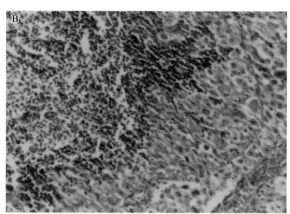

图4-1-15　裸鼠体内前列腺肿瘤及腹主动脉旁转移淋巴结的组织学检查（HE染色，×200）

A.前列腺肿瘤组织病理学图片；B.转移的淋巴结组织病理学图片（可见大量浸润的肿瘤细胞）

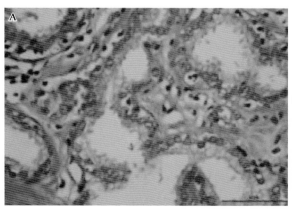
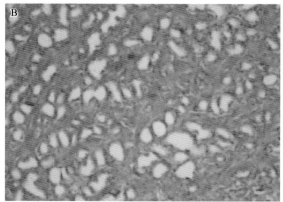

图4-1-16　猴前列腺癌模型组织

A.猴前列腺基底细胞被破坏（HE染色，×100）；B.猴前列腺腺管增生活跃（HE染色，×10）

发生淋巴结转移。猴第14天开始PSA含量升高，第28天检测PSA含量继续升高。在所有原位接种肿瘤细胞猴的肝、肺、肾大体标本未发现转移灶，病理切片中亦未发现肿瘤细胞存在，表明肿瘤未发生这些脏器的转移。免疫组化实验结果提示P504s（＋）、p63（－）、b34e12（－），证实癌症发生。生化检验和血常规检验全部正常。

（潘琦　饶玉良　许丽　王芬）

参考文献

［1］安然，马业香，陈振中，等.犬前列腺疾病概述［J］.动物医学进展，2015，36（2）：111-114.

［2］曾红梅，陈万青.中国癌症流行病学与防治研究现状［J］.化学进展，2013，25（09）：1415.

［3］陈杰生，黄银群.血清前列腺特异性抗原在前列腺癌诊断中的应用价值及前列腺癌的相关影响因素分析［J］.中国当代医药，2018，25（20）：21-24.

［4］程树林，杨雪松.血清微量元素与前列腺癌病理分级和临床分期的相关性［J］.广东医学，2017，38（15）：2321-2323.

［5］崔明星，詹新立，刘会江，等.人前列腺癌PC-3细胞的荧光标记及其脊椎转移动物模型的建立［J］.南方医科大学学报，2013，33（2）：243-248.

［6］戴波，叶定伟，潘铁军，等.前列腺癌筛查中国专家共识（2021年版）［J］.中国癌症杂志，2021，31（5）：435-440.

［7］邓姣，马金鹏，杨德林.前列腺癌早期诊断的研究进展［J］.现代肿瘤医学，2022，30（05）：903-907.

［8］董振坤，张璐，陈辉.液体活检在前列腺癌诊治中的研究进展［J］.中国肿瘤临床与康复，2020，27（11）：1340-1343.

［9］胡新红，张涛.血清相关因子对前列腺癌病理分期的预测价值［J］.中国肿瘤临床与康复，2020，27（11）：1340-1343.

［10］江涛，胡华刚，徐斯凡.SATB-1与前列腺癌的研究进展［J］.中国医药导报，2014，11（16）：159-161.

［11］柯云霞，顾恋，向梦，等.160例老年前列腺癌病理分级及临床分期与血清微量元素的相关性研究［J］.中国男科学杂志，2021，3（3）：66-68.

［12］孔琪，王章桂.晚期前列腺癌治疗进展［J］.实用医学杂志，2021，37（03）：410-414.

［13］李晓建，潘东亮，李宁忱，等.重金属暴露与前列腺癌发生和进展的关系综述［J］.环境化学，2014，33（10）：1776-1783.

［14］刘灿，李想，王雷，等.2005—2014年中国前列腺癌流行特征［J］.中华疾病控制杂志，2021，25（7）：806-811.

［15］刘彤华.诊断病理学［M］.3版.北京：人民卫生出版社，2013.

［16］刘洋，王涌泉.PSA、PSAD、f/tPSA对前列腺癌的诊断及穿刺后Gleason评分的预测［J］.医学研究杂志，2016，45（2）：116-121.

［17］刘毅豪，黄智峰，吴松，等.血清PSA、PSAD和HMGB1水平检测对老年前列腺癌的诊断价值［J］.海南医学，2021，32（12）：1527-1530.

［18］王公臣，徐海岩，张铁辉.雄激素非依赖性前列腺癌发生机制的研究进展［J］.医学综述，2016，22（14）：2791-2795.

［19］王永顺，赵铁军，赵川，等.血清微量元素与老年前列腺疾病分级及临床分期的相关性研究［J］.现代肿瘤医学，2018，26（18）：2883-2886.

［20］严丽，李莉，郝芳，等.BALB/c小鼠乳腺癌4T1细胞株移植模型的建立［J］.中国免疫学杂志，2014，30（06）：794-796.

［21］张明，齐进春.2019版中国泌尿外科前列腺诊断治疗指南更新要点解读［J］.河北医科大学学报，2021，42（10）：1117-1122.

［22］张树江，孙祖越.PSA与前列腺癌发展和转移相关性的研究进展［J］.中华男科学杂志，2018，24（05）：457-461.

［23］张树江，孙祖越.人前列腺癌淋巴转移动物模型的研究进展［J］.中国药理学与毒理学杂志，2016，30（03）：278-285.

［24］Barry MJ, Simmons LH. Prevention of prostate cancer morbidity and mortality: primary prevention and early detection［J］. Medical Clinics, 2017, 101(4): 787-806.

［25］Carlsson SV, Vickers AJ. Screening for prostate cancer［J］. Medical Clinics, 2020, 104(6): 1051-1062.

［26］Chen CS, Wang SS, Li JR, et al. PSA density as a better predictor of prostate cancer than percent-free PSA in a repeat biopsy［J］. Journal of the Chinese Medical Association, 2011, 74(12): 552-555.

［27］Chen S, Wang L, Qian K, et al. Establishing a prediction model for prostate cancer bone metastasis［J］. International Journal of Biological Sciences, 2019, 15(1): 208.

［28］Choi SY, Chang IH, Kim YS, et al. Prostate specific antigen velocity per prostate volume: a novel tool for prostate biopsy prediction［J］. Urology, 2011, 78(4): 874-879.

［29］Hayes JH, Barry MJ. Screening for prostate cancer with the prostate-specific antigen test: a review of current evidence［J］. Jama, 2014, 311(11): 1143-1149.

［30］Huynh-Le MP, Myklebust TÅ, Feng CH, et al. Age dependence of modern clinical risk groups for localized prostate cancer — A population-based study［J］. Cancer, 2020, 126(8): 1691-1699.

［31］ Janane A, Hajji F, Ismail T, et al. Usefulness and predictive value of PSA density, adjusted by transition zone volume, in men with PSA levels between 2 and 4 ng/ml［J］. Actas Urológicas Españolas (English Edition), 2012, 36(2): 93−98.

［32］ Lortet-Tieulent J, Georges D, Bray F, et al. Profiling global cancer incidence and mortality by socioeconomic development［J］. International Journal of Cancer, 2020, 147(11): 3029−3036.

［33］ Pezaro C, Woo HH, Davis ID. Prostate cancer: measuring PSA［J］. Internal Medicine Journal, 2014, 44(5): 433−440.

［34］ Sonmez G, Tombul S T, Demirtas T, et al. Clinical factors for predicting malignancy in patients with PSA ＜ 10 ng/mL and PI-RADS 3 lesions［J］. Asia-Pacific Journal of Clinical Oncology, 2021, 17(2): e94−e99.

［35］ Sun H, Zhang T, Gui B, et al. Establishment of prostate cancer in cynomolgus macaque animal model by orthotropic inoculation of PC-3 cancer cells in situ［J］. European Journal of Oncology, 2012, 17(4): 189−203.

［36］ Trabulsi EJ, Rumble RB, Jadvar H, et al. Optimum imaging strategies for advanced prostate cancer: ASCO guideline［J］. Journal of Clinical Oncology, 2020, 38(17): 1963.

［37］ Uysal A, Karaosmanoğlu AD, Karcaaltıncaba M, et al. Prostatitis, the great mimicker of prostate cancer: can we differentiate them quantitatively with multiparametric MRI?［J］. American Journal of Roentgenology, 2020, 215(5): 1104−1112.

［38］ Wilt T J, Dahm P. PSA screening for prostate cancer: why saying no is a high-value health care choice［J］. Journal of the National Comprehensive Cancer Network, 2015, 13(12): 1566−1574.

［39］ Wu AK, Reese AC, Cooperberg MR, et al. Utility of PCA3 in patients undergoing repeat biopsy for prostate cancer［J］. Prostate Cancer and Prostatic Diseases, 2012, 15(1): 100−105.

第二节·前列腺癌发生机制毒理学研究

前列腺癌毒理学（prostate cancer toxicology，PCT）是一门研究外源因素（化学、物理、生物）导致前列腺癌的科学，是一门研究外源因素对前列腺的致癌毒性反应、严重程度、发生频率和毒性作用机制的科学，也是对前列腺癌作用进行定性和定量评价的科学。

一、前列腺癌的分类

世界卫生组织（WHO）根据前列腺癌（prostate cancer，PCa）患者血循环中雄激素状态，将PCa分成雄激素依赖型（ADPC）和雄激素非依赖型（AIPC），原发性的PCa几乎都是典型的ADPC，雄激素是其关键性的生长因子。随着PCa病程

进展，所有ADPC都会转变成AIPC，最终死于AIPC，此为PCa发展的最终形式和必然结果。

除雄激素外，内分泌敏感性PCa还依赖一些其他激素，如皮质类固醇等甾体激素等。依此，PCa初始时分激素依赖型前列腺癌（HDPC）和激素非依赖型（HIPC），后者还分成原发性激素非依赖型前列腺癌（PHIPC）和继发性激素非依赖型前列腺癌（SHIPC）（表4-2-1）。

PHIPC是指PCa表现为天然的激素不敏感，癌细胞的增殖和发展从一开始就不依赖任何内分泌激素，为雄激素非依赖性和内分泌不敏感性肿瘤。该类PCa又可细分为原发性雄激素非依赖型PCa和原发性内分泌非依赖型PCa，为典型的

表4-2-1　前列腺癌分类（依据血液循环中雄激素状态及PCa细胞内分泌激素初始反应）

分类	分型	细胞特征	对雄激素的初始反应	血雄激素状态	内分泌治疗情况
HDPC	内分泌天然型	激素敏感细胞	睾丸和肾上腺的雄激素有反应	生理水平	雄激素撤除治疗效果佳
	内分泌敏感型	激素敏感细胞	肾上腺的雄激素有反应	非去势水平	雄激素撤除治疗效果佳
PHIPC	雄激素非依赖型	始终主要为天然的雄激素不敏感细胞	睾丸和肾上腺的雄激素无反应	相对较低	雄激素撤除治疗效果不佳
	内分泌非依赖型	始终主要为天然的内分泌不敏感细胞	包括睾丸和肾上腺的雄激素在内的任何激素无反应	相对较低	任何内分泌治疗效果不佳
SHIPC	雄激素非依赖型	初始主要为雄激素敏感细胞，后转变为雄激素不敏感细胞	睾丸和肾上腺的雄激素有反应	治疗前雄激素水平相对较高，治疗后为去势水平	对雄激素撤除治疗初始有效，后无效，但其他内分泌治疗有效
	内分泌非依赖型	初始主要为激素敏感细胞，后转变为任何激素不敏感细胞	包括睾丸和肾上腺的雄激素在内的任何激素有反应	治疗前雄激素水平相对较高，治疗后为去势水平	对包括雄激素撤除在内的激素治疗有效，后无效

内分泌难治性肿瘤。SHIPC指PCa细胞由绝大多数天然的激素敏感细胞构成，癌细胞开始阶段依赖雄激素或其他内分泌激素生长和增殖，为雄激素依赖性或内分泌敏感性肿瘤。该类PCa初始对内分泌治疗有效，但一段时间后发展为激素非依赖。该类PCa又可细分为继发性雄激素非依赖型PCa和继发性内分泌非依赖型PCa。

二、前列腺癌发生机制研究

前列腺癌的发展会经历不同的阶段：① 前列腺上皮内瘤变（PIN）；② 原发性腺癌；③ 去势抵抗性前列腺癌/转移去势抵抗性前列腺癌（CRPC/mCRPC）（图4-2-1）。近来，全外显子或全基因组测序与表达谱分析相结合，阐明了原发性腺癌、CRPC和mCRPC中的分子变化。因此，可根据前列腺癌不同时期的分子机制来建立不同时期的动物模型，以便对前列腺癌发展过程的一些重要基因及相关机制进行阐述。

（一）雄激素受体相关机制

雄激素受体（AR）在前列腺癌发生进展的各个阶段都发挥着重要作用，AR的基因扩增或突变频率在雄激素剥夺治疗后的mCRPC中＞60%。在间质成纤维细胞或平滑肌细胞中AR条件性基因敲除导致前列腺萎缩、上皮增殖减少和组织受损。总之，AR信号传导在正常前列腺发育和前列腺癌中都起着关键作用（图4-2-2）。

1. AR基因扩增　AR基因扩增是AR表达增加的有效机制，AR表达上调，导致配基充分结合，可在雄激素去势水平维持AR信号通路。Ruzi等用荧光原位分析371例肿瘤标本，发现22%的转移性PCa和23%的局部复发性HIPC中有AR的扩增，而在原发灶中AR扩增率却低于2%。Gregory等研究发现HDPC细胞转化为HIPC细胞后，AR表达增高，稳定性增加，且表达更集中于细胞核内，肿瘤细胞对双氢睾酮的促生长刺激作用更敏感。此外，关于异种嫁接模型分析也表明由HDPC到HIPC的过程中，AR基因表达增加，表明AR基因扩增在HIPC形成过程中起重要的作用。

2. AR基因突变　AR基因突变是点突变，常见突变位点在C末端配基结合结构域（LBD）和铰链区。AR的LBD突变使其对配基的选择性下降，增加了能激活AR配体的种类。通常，AR只能在与雄激素及双氢睾酮结合后才能活化，AR发生基因突变后，使得其他内源性激素或拮抗雄激素药物可发挥AR激动剂效应，促进PCa细胞增殖。AR铰链区突变使AR的转录活性增强，低浓度雄激素就可使靶基因激活。在PCa早期，AR突变比较少见，但随着恶性程度增加，其发生率逐渐升高。Saraon等对99例早期PCa患

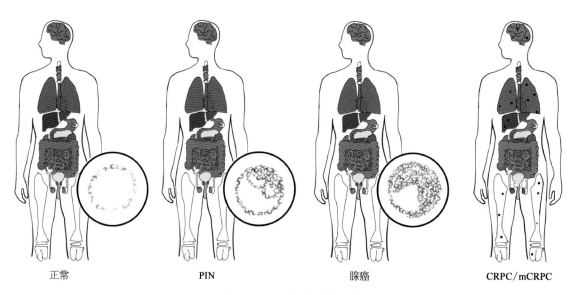

正常　　　　　　PIN　　　　　　腺癌　　　　　CRPC/mCRPC

图4-2-1　前列腺癌的发展

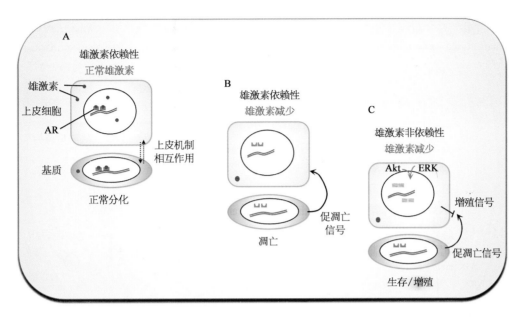

图4-2-2 雄激素依赖性的上皮-基质竞争模型

A. 正常前列腺中，雄激素促进通过旁分泌信号通路相互作用的上皮和基质组织稳态（上皮-基质相互作用）。B. 在雄激素剥夺的条件下，促凋亡信号由基质细胞产生，作为AR信号减少的直接或间接结果。C.在雄激素非依赖性组织中，由激活的Akt和ERK途径产生的强存活/增殖信号抵消了在雄激素剥夺条件下由基质产生的促凋亡信号。存活/增殖信号可以使细胞自主或非自主地发挥作用；在后一种情况下，即使是雄激素依赖性细胞也可能存活下来。Akt和（或）ERK通路激活可能会影响AR活性，可能是通过磷酸化、与辅阻遏物/共激活物的相互作用或其他机制

者进行分析，发现无一例AR编码序列有突变；而在进展期的38例PCa患者中，有8例AR发生突变，占21%。以上均表明AR突变在PCa的进展中起重要作用。

FOXA1编码序列分别在高达9%的原发性前列腺癌和13%的mCRPC发生反复突变。FOXA1作为AR的关键调节因子（图4-2-3），其突变可影响两者相互作用，从而改变雄激素信号传导。已有研究报道FOXA1可促进和抑制AR的功能，提示两者之间的复杂相互作用。如癌症基因组图谱（TCGA）等大型肿瘤队列研究发现，与其他前列腺肿瘤亚型和正常组织相比，具有FOXA1突变的肿瘤具有较高的AR转录特征，小鼠前列腺类器官研究支持TCGA中的发现。

相反，有研究指出FOXA1突变体导致AR信号转导下调，表明存在抑制功能。这些突变体由于与AR的相互作用增加但染色质结合能力降低而可能阻止AR与染色质的结合。FOXA1编码突变的研究显示出其在调节AR信号传导和开放的

染色质景观方面的独特活性。FOXA1突变体由于突变不同而具有不同的活性，从而影响前列腺癌进展的特定阶段（图4-2-4）。

3. AR的配体非依赖性激活 AR是磷酸蛋白，磷酸化状态的AR才具有转录活性，AR与某些因子结合而被激活或不依赖配体直接被激活，称为AR的配体非依赖性激活，如表皮细胞生长因子（EGF）、内质细胞生长因子（KGF）和纤维细胞生长因子（FGF）等和细胞因子（IL-4、IL-6和IL-8等）。生长因子作为配基与受体酪氨酸激酶结合，受体型酪氨酸激酶的变化影响到AR通路的激活。研究证明，HER-2/neu是表皮生长因子受体（EGFR）的家族中的一员。LNCaP/HER-2细胞分泌的前列腺特异性抗原（PSA）比母系的人前列腺癌细胞（LNCaP）分泌的PSA增高了6～7倍；在表达野生型AR的晚期PCa（LAPC4）细胞中，HER-2/neu在雄激素缺乏的情况下能增强PSA增强子/启动子活性15倍。HER-2/neu在PCa细胞中的表达较正常前

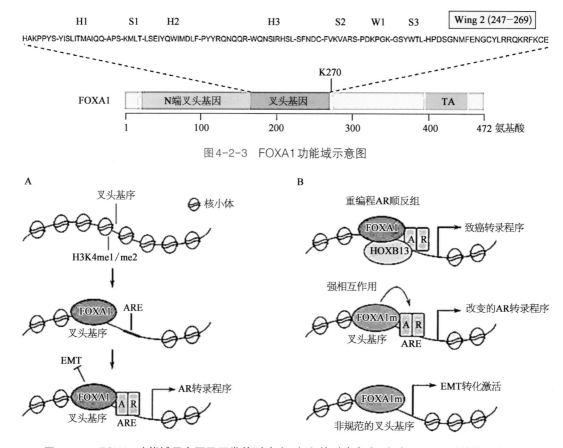

图4-2-3 FOXA1功能域示意图

图4-2-4 FOXA1功能域示意图及正常前列腺（A）和前列腺癌（B）中FOXA1活性的示意图

列腺细胞中表达高，过表达HER-2/neu能促进LNCaP细胞生长，且对AR的转录激活作用不依赖雄激素。由此推测，HER-2/neu可替代雄激素促进PCa细胞生长。因此，HER-2/neu途径可能是PCa进展的重要机制之一。

血清中的胰岛素样生长因子（IGF-1）的水平可能与PCa的风险相关，降低IGF-1受体表达，阻断其信号途径，在体内和体外均可抑制PCa细胞生长。且在雄激素缺乏的情况下，IGF-1仍可促进AR的转录激活活性。IGF-1能活化野生型AR，这说明IGF-1引起AR活化可能是通过IGF-1配体受体结合后引起的信号级联途径实现的，而与AR是否突变无关。Himpe等发现血清IGF-1增高的男性患PCa的风险是正常男性的4.3倍。细胞因子IL-6在PCa进展中发挥重要作用。临床研究表明，HIPC患者血清中IL-6水平较早期PCa患者显著升高，IL-6与其受体结合，同时激活MAPK和STAT3两条信号通道，进而激活AR信号途径。同IL-6相似，HIPC患者血清IL-4水平也明显增加。IL-4通过激活AR，上调雄激素阻断的PCa细胞中PSA表达，增强其与ARE的结合能力及AR核转运。

4. AR共调节因子表达异常机制 AR共调节因子是一类蛋白质因子，能适当增强或降低靶基因转录活性，但不会改变其基础转录效率。根据对AR转录效应的不同作用，可分为共激活、共抑制和双重作用因子。共调节因子不与DNA直接结合，不直接影响AR表达或改变AR进入细胞核的数量。通过其C端功能区与AR发生蛋白-蛋白间相互作用（图4-2-5），改变AR在转录激活中对配体浓度的最低需求，使AR介导的转录活性大幅度改变。当AR与共激活因子作用时，可导致AR的异常活化，大幅提高AR转录激活能力。反之，当AR与共抑制因子结合时，

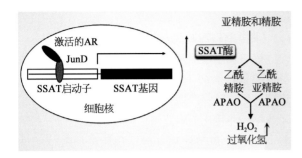

图4-2-5 雄激素通过AR-JunD复合物诱导PCa细胞中ROS增加的可能机制示意图

则导致AR转录活性的下降。两者平衡状态的丧失可以严重干扰靶基因的转录过程，最终导致激素非依赖型前列腺癌。目前，AR共调节因子对AR转录机制的影响尚不明确，但组蛋白及染色体结构的改变在转录调节过程中起主要作用。

甾体受体辅活化子1（SRC-1）具有组蛋白乙酰基转移酶活性，而核受体辅阻遏子（NcoR）等则具有去乙酰基转移酶活性，它们通过对染色体组蛋白的修饰，使染色体构象发生改变，影响其他共调节子的聚集，从而达到调节AR转录作用。

实验表明，在大部分HIPC细胞中SRC-1高表达，NcoR缺失表达；而在正常PCa细胞及HDPC细胞中NcoR过表达，这意味着由于共激活子和共抑制子的失衡，AR失去共抑制子的阻遏效应，并在共激活子的刺激下，获得异常增强的AR转录活性，癌细胞在低浓度的雄激素环境下仍快速地增殖，从而引起HIPC的发生。

（二）前列腺癌干细胞信号通路机制

前列腺癌干细胞是可通过各种内分泌或旁分泌因子，组成网络式调控信号通路实现其自我更新和具有高增殖潜力的中间细胞，其能够调控PCa从激素依赖转向激素非依赖，是HIPC发生的潜在机制。现将其信号通路叙述如下。

1. SHh信号通路 前列腺组织的正常形态需要SHh信号通路，其可调控干细胞的增殖。高度活化的SHh信号通路参与PCa干细胞的起始，也在PCa的转移中发挥重要作用。在PCa干细胞中，SHh高度活化，前列腺干细胞中SHh的活化导致PCa干细胞的产生。

2. Wnt/β联蛋白信号通路 Wnt/β联蛋白信号（图4-2-6）促进癌细胞增殖和分化，Wnt阻止β联蛋白分解而激活Tef/lef，Tef/lef调节转录

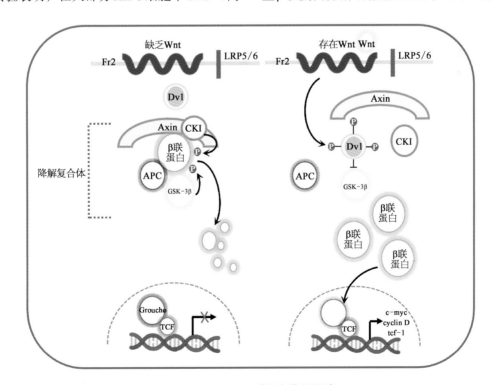

图4-2-6 Wnt/β联蛋白信号通路

因子来促进细胞的分化。抑制Wnt信号通路，癌干细胞样细胞的自我更新能力明显降低，表明Wnt信号通路参与了PCa干细胞的产生。

3. Notch信号通路　高活性的及失调的Notch信号通路将会使前列腺干细胞转化为PCa干细胞。在PCa干细胞中Notch-1呈过高表达，目前把Notch-1作为PCa干细胞的表面标志物之一。

4. TGF-β信号通路　前列腺导管附近的组织中含有正常的干细胞，这些干细胞表达TGF-β，TGF-β能够抑制导管附近细胞的增殖。如果TGF-β与其他自分泌因子的平衡被打破，这些细胞就表现出较强的增殖能力，转化为PCa干细胞。

（三）TMPRSS2-ERG融合机制

基因融合是前列腺癌形成过程中的常见事件，尤以ERG与跨膜丝氨酸蛋白酶2（TMPRSS2）的融合最常见（图4-2-7）。TMPRSS2基因是前列腺特异性和雄激素反应基因，编码一种丝氨酸蛋白酶家族的蛋白质。ERG编码一种分子量约55 kDa的癌蛋白，在血管生成、造血和骨骼发育中发挥作用。TMPRSS2的启动子与ERG的N端融合产生N端截短的ERG，且不产生移码突变。在TMPRSS2雄激素响应性启动子的调控下导致ERG异常表达。染色体免疫沉淀分析表明ERG能结合AR下游的靶基因并通过甲基化沉默阻断AR信号在前列腺癌细胞的传递，与抑制前列腺上皮分化的作用一致。

综上所述，TMPRSS2-ERG融合促使ERG基因高表达，进一步与BAF复合物分子结合共同启动下游基因表达程序，使正常前列腺细胞转化为癌细胞。通常，该程序在正常前列腺细胞中保持沉默。

（四）PTEN缺失与PI3K信号通路机制

核心磷脂酰肌醇3激酶（PI3K）信号通路从受体酪氨酸激酶（RTK）激活PI3K开始。PI3K将第二信使磷脂酰肌醇（4，5）-二磷酸（PIP2）磷酸化，并转化为磷脂酰肌醇（3，4，5）-三磷酸（PIP3），PIP3聚集并激活磷脂酰肌醇依赖性激酶1（PDK1）。PDK1反过来磷酸化并激活蛋白激酶B（PKB，也称为Akt），从而抑制FOXO转录因子（它是细胞凋亡和细胞周期停滞的介质）的活性，从而导致细胞增殖和存活。具有张力蛋白同源性的肿瘤抑制磷酸酶（PTEN）使PIP3去磷酸化，将其转化回PIP2，负调节PI3K信号传导（图4-2-7）。Ras信号通路（图4-2-7中橙色符号）可以由一组由生长因子激活的RTK触发。Ras可以直接和间接激活PI3K。p53的激活状态还可以通过与PKB调节的FOXO转录因子及细胞外调节的激酶1（ERK1）和ERK2相互作用来影响PI3K信号传导的结果。PI3K信号通路的其他成员包括SGK（血清和糖皮质激素诱导的激酶）、TSC1/TSC2（结节性硬化1和2）、RHEB（脑中富含Ras同源物）、TOR（雷帕霉素靶点）、4EBP（真核起始因子4E结合蛋白）、p70S6K（核糖体蛋白，S6激酶，70 kD）和PP2A（蛋白磷酸酶2A）。RTK-Ras信号通路的成员包括GRB2（生长因子受体结合蛋白2）、SOS、Ras、Raf、MEK（丝裂原激活的ERK激酶）和ERK，该通路的激活导致细胞增殖。

PTEN是肿瘤抑制基因，在包括前列腺癌在内的许多癌症中发挥重要作用。PTEN处于PI3K/

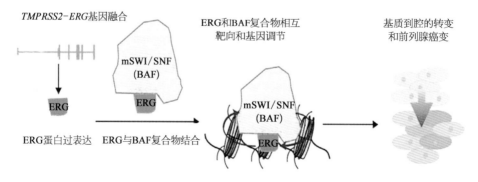

图4-2-7　TMPRSS2-ERG融合过程

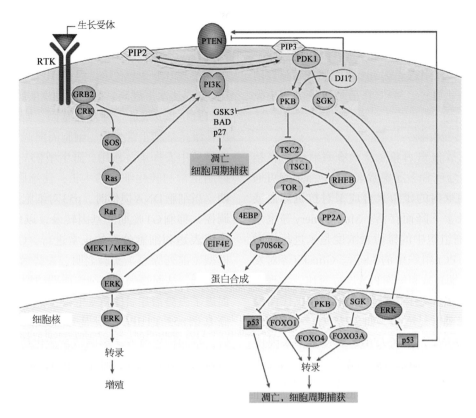

图4-2-8 PI3K-PTEN信号网络

Akt信号通路的关键位置（图4-2-8），能抑制PI3K信号传导。PI3K能调节Akt激酶及其他与细胞存活和增殖有关的下游途径。在前列腺癌中，PTEN的下调促进了前列腺原位癌向CRPC发展。此外，在人类前列腺癌中，约17%的原发性肿瘤发生染色体区域10q23缺失并伴有PTEN缺失，而在CRPC和mCRPC中，PTEN的缺失频率上升至40%。另外，PTEN/PI3K/Akt信号通路还参与了前列腺癌干细胞的调控。Dubrovsk等在研究CD133⁺/CD44⁺ PCa干细胞样细胞的功能时也发现PTEN/PI3K/Akt信号通路在维持PCa干细胞样细胞的自我更新和分化方面都具有重要的作用。

（五）MYC过表达机制

人前列腺癌中最常见的扩增区域是8q染色体，这通常会导致MYC表达失调。MYC是调节细胞增殖、代谢、蛋白合成、线粒体功能和干细胞更新的转录因子（图4-2-9）。研究表明在癌症起始阶段、PIN和其他基因未扩增的腺癌

中MYC蛋白上调，与前列腺癌的全基因组关联研究中发现主要易感基因座一致。另外，过表达MYC能使人前列腺上皮细胞永生化。过表达人

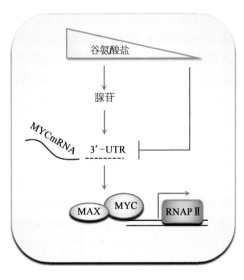

图4-2-9 MYC转录因子

类MYC的转基因小鼠能快速形成PIN，随后进展为不转移的腺癌，肿瘤恶性程度依赖于MYC的表达水平。值得注意的是，在Tp53、PTEN缺失的基因工程鼠中过表达myc时能形成转移性前列腺癌。由此可见，MYC在前列腺癌形成中发挥重要作用。

（六）其他机制

1. 前列腺组织内雄激素的合成机制　在拮抗雄激素治疗或者去除雄激素后，PCa细胞可通过调节前列腺内的雄激素合成来对抗机体血液循环中雄激素下降而存活。Montgomery等也发现HIPC肿瘤组织中的雄激素浓度是未进行雄激素治疗前的PCa组织中的3.8倍。Glinskii等对发生骨转移晚期PCa和早期PCa进行对比，发现在骨转移晚期PCa标本中参与雄激素合成代谢类基因表达水平明显增高。如 $3\beta HSD2$、$AKR1C3$、$SRD5A1$、$AKR1C1$ 和 $UGT2B15$ 等，这些基因的蛋白产物均参与雄激素合成的各个过程。研究表明，PCa组织中的胆固醇含量较正常组织明显增高，并且大部分处于游离状态，而前列腺内的雄激素可由胆固醇或其他广泛存在的前体分子重新合成，如脱氢表雄酮（DHEA）。许多编码生成类固醇的酶基因，包括 $3\beta HSD2$、$AKR1C3$、$SRD5A1$、$CYP17A1$、$CYP19A1$ 和 $UBT2B15$ 都能调节DHEA的合成。尤其是AKR1C3可在前列腺中将雄烯二酮转化为睾酮。而 $3\beta HSD2$ 可将DHEA转化为一种睾酮的底物雄烯二酮。而SRD5A1可将睾酮转化为高亲和力的DHT。与未接受治疗的PCa患者相比，去势后雄激素非依赖型PCa中参与雄激素代谢调节的基因表达明显上调。由此可见，前列腺内的雄激素合成在PCa进展中发挥重要作用。

2. AR外的旁路途径机制　细胞凋亡受多种基因调控，正常情况下PCa细胞凋亡而缓解患者病情，但若细胞凋亡的调控基因发生异常，肿瘤细胞会继续生长、增殖致使病情恶化。参与细胞凋亡调控的主要包括Bcl-2、NF-κB和IAP等抑制因子，以及诱导因子（p53、FAS/FASL、caspases家族和Bax等）。肿瘤抑制因子的表达增强和诱导因子的表达下降与肿瘤的发生和发展有关。在PCa中，Bcl-2是主要的抗细胞凋亡因子。Bcl-2蛋白在正常的前列腺基底细胞表达，但在分泌性上皮细胞中不表达；在多数中、低级PCa中也发现Bcl-2不表达，但在HIPC中表达明显。Bcl-2表达水平越高，肿瘤恶性程度越高。

野生型 $p53$ 是一种抑癌基因，野生型P53蛋白在维持细胞正常生长、细胞周期调节和抑制恶性增殖中发挥重要作用。野生型P53蛋白还可以抑制正常和转化细胞的生长，使细胞停滞在G1期。当细胞DNA损伤时，p53对细胞周期进行负调控，抑制G1晚期的基因转录，以保证基因的稳定表达和细胞分裂的正常进行。CWR22大鼠模型（前列腺癌）实验表明，去势后p53表达显著降低，从而丧失其对细胞周期的控制作用，这促进了去势治疗后的PCa生长、恶化。另外，抑癌基因 $p53$ 在HIPC中突变率很高。当 $p53$ 突变后，空间构象改变，影响转录活化功能及P53蛋白磷酸化过程，失去野生型 $p53$ 抑制肿瘤增殖作用，且突变还使该基因具备癌基因功能。突变P53蛋白与野生型P53蛋白结合而成的寡聚蛋白不能结合DNA，使得一些癌基因转录失控，促进PCa的生长与恶化。

在PCa的发生和发展中，NE细胞起着至关重要的作用。研究发现，HIPC中NE细胞显著增多，患者血清中NE细胞分泌产物的升高程度与患者预后密切相关。体外研究发现，PCa细胞株在无甾体激素的条件下培养，PCa细胞可转化为NE细胞样细胞。这些细胞可分泌NE细胞的一些产物，其增殖不依赖雄激素。因此，推测在去势治疗中，神经内分泌细胞并不受去势治疗的影响，在低雄激素的环境下，NE细胞通过其神经内分泌产物而使周围的癌细胞增生，使肿瘤逐渐逃避激素治疗。神经内分泌细胞样分化作用及细胞凋亡调控异常在HIPC的发生发展中发挥了重要作用。

综上所述，表明前列腺癌的形成和发展与多种基因的遗传改变有关，但这些基因的遗传改变是否存在先后顺序或因果关系仍需进一步的研究。

（马爱翠　朱圣生　孟祥　刘斯语）

参考文献

［1］ 江涛, 胡华刚, 徐斯凡.SATB-1与前列腺癌的研究进展［J］.中国医药导报, 2014, 11（16）: 159-161.

［2］ 焦兰, 唐明青, 许瑞安.重组腺相关病毒载体基因表达效率与辐射的关系［J］.微生物学通报, 2014, 41（02）: 358-366.

［3］ 李晓建, 潘东亮, 李宁忱, 等.重金属暴露与前列腺癌发生和进展的关系综述［J］.环境化学, 2014, 33（10）: 1776-1783.

［4］ 庞立丽, 邵长胜, 段招军.人干扰素λ1基因启动子荧光素酶报告基因质粒的构建及其转录活性分析［J］.中国生物制品学杂志, 2014, 27（06）: 752-755+760. DOI: 10.13200/j.cnki.cjb.000394.

［5］ 沈英宇, 康秋君.中药复方制剂治疗乙肝后肝纤维化临床观察［J］.长春中医药大学学报, 2011, 27（03）: 421-422. DOI: 10.13463/j.cnki.cczyy.2011.03.040.

［6］ 严丽, 李莉, 郝芳, 等.BALB/c小鼠乳腺癌4T1细胞株移植模型的建立［J］.中国免疫学杂志, 2014, 30（06）: 794-796.

［7］ 钟恩宏, 孙祖越, 顾正, 等.依立雄胺对前列腺癌细胞（LNCaP）前列腺特异性抗原和Bcl-2蛋白体外表达的抑制作用［J］.中国药理学与毒理学杂志, 2003, 17（1）: 29-34.

［8］ 朱圣生, 刘向云, 孙祖越.前列腺癌的分类及发生机制研究进展［J］.中国老年学杂志, 2013, 33（24）: 6333-6337.

［9］ 朱圣生, 刘向云, 孙祖越.前列腺特异性抗原衍生体及前列腺癌高特异性生物标志研究现状［J］.中国药理学与毒理学杂志, 2013, 27（01）: 114-118.

［10］ Ruiz C, Holz DR, Oeggerli M, et al. Amplification and overexpression of vinculin are associated with increased tumour cell proliferation and progression in advanced prostate cancer［J］. The Journal of Pathology, 2011, 223(4): 543-552.

［11］ Saraon P, Jarvi K, Diamandis EP. Molecular alterations during progression of prostate cancer to androgen independence［J］. Clinical Chemistry, 2011, 57(10): 1366-1375.

［12］ Dahl M, Bouchelouche P, Kramer-Marek G, et al. Sarcosine induces increase in HER2/neu expression in androgen-dependent prostate cancer cells［J］. Molecular Biology Reports, 2011, 38(7): 4237-4243.

［13］ Himpe E, Potikanond S, Verdood P, et al. Attenuation of IGF-I receptor signaling inhibits serum-induced proliferation of prostate cancer cells［J］. Growth Hormone & IGF Research, 2011, 21(5): 252-259.

［14］ Wegiel B, Evans S, Hellsten R, et al. Molecular pathways in the progression of hormone-independent and metastatic prostate cancer［J］. Curr Cancer Drug Targets, 2010, 10(4): 392-401.

［15］ Roca H, Craig MJ, Ying C, et al. IL-4 induces proliferation in prostate cancer PC3 cells under nutrient-depletion stress through the activation of the JNK-pathway and survivin up-regulation［J］. Journal of Cellular Biochemistry, 2012, 113(5): 1569-1580.

［16］ Mehraein-Ghomi F, Basu HS, Church DR, et al. Androgen receptor requires JunD as a coactivator to switch on an oxidative stress generation pathway in prostate cancer cells［J］. Cancer Research, 2010, 70(11): 4560-4568.

［17］ Shiota M, Yokomizo A, Tada Y, et al. Peroxisome proliferator-activated receptor γ coactivator-1α interacts with the androgen receptor (AR) and promotes prostate cancer cell growth by activating the AR［J］. Molecular Endocrinology, 2010, 24(1): 114-127.

［18］ Kim TJ, Lee JY, Hwang TK, et al. Hedgehog signaling protein expression and its association with prognostic parameters in prostate cancer: a retrospective study from the view point of new 2010 anatomic stage/prognostic groups［J］. Journal of Surgical Oncology, 2011, 104(5): 472-479.

［19］ Wan X, Liu J, Lu JF, et al. Activation of β-catenin signaling in androgen receptor-negative prostate Cancer cells［J］. Clinical Cancer Research, 2012, 18(3): 726-736.

［20］ Wang Z, Li Y, Banerjee S, et al. Down-regulation of Notch-1 and Jagged-1 inhibits prostate cancer cell growth, migration and invasion, and induces apoptosis via inactivation of Akt, mTOR, and NF-κB signaling pathways［J］. Journal of Cellular Biochemistry, 2010, 109(4): 726-736.

［21］ Fuzio P, Ditonno P, Rutigliano M, et al. Regulation of TGF-β1 expression by androgen deprivation therapy of prostate cancer［J］. Cancer Letters, 2012, 318(2): 135-144.

［22］ Glinskii OV, Sud S, Mossine VV, et al. Inhibition of prostate cancer bone metastasis by synthetic TF antigen mimic/galectin-3 inhibitor lactulose-L-leucine［J］. Neoplasia, 2012, 14(1): 65-73.

［23］ Moltzahn FR, Thalmann G. Bone metastasis in prostate cancer［J］. Urologe, 2012, 51(1): 20-26.

［24］ Anvari K, Toussi MS, Kalantari M, et al. Expression of Bcl-2 and Bax in advanced or metastatic prostate carcinoma［J］. Urology Journal, 2012, 9(1): 381-388.

［25］ Chen H, Sun Y, Wu C, et al. Pathogenesis of prostatic small cell carcinoma involves the inactivation of the P53 pathway［J］. Endocrine-related Cancer, 2012, 19(3): 321.

第三节 · 前列腺癌毒理学研究案例

案 例 六

活性 PSA（actPSA）促进前列腺癌生长及其作用机制研究

（一）目的

研究无活性前体PSA（proPSA）和活性PSA（actPSA）对前列腺癌生长的影响及其可能的作用蛋白。

（二）实验材料

1. 主要试剂

（1）RPMI-1640培养基（w/o Hepes）。

（2）胎牛血清（FBS）。

（3）青霉素-链霉素溶液（100×）。

（4）磷酸盐缓冲液（PBS）。

（5）胰蛋白酶［0.05%胰酶+0.02%乙二胺四乙酸（EDTA）］。

（6）胰蛋白酶（0.25%胰酶+0.02% EDTA）。

（7）二甲基亚砜（DMSO）。

（8）DMEM培养基。

（9）高效RIPA裂解液（组织/细胞）。

（10）苯甲基磺酰氟（PMSF）。

（11）Halt™ Protease Inhibitor Cocktail（100×）。

（12）BCA蛋白浓度测定试剂盒（增强型）。

（13）胰酶。

（14）Opti-MEM培养基。

（15）氯化钠。

（16）氯化钾。

（17）氢氧化钠。

（18）甘氨酸。

（19）三羟甲基氨基甲烷（Tris）。

（20）N，N，N′，N′-四甲基乙二胺（TEMED）。

（21）吐温20。

（22）十二烷基硫酸钠（SDS）。

（23）过硫酸铵（AP）。

（24）30% Acr-Bis（29∶1）。

（25）甲醇。

（26）异丙醇。

（27）SDS-PAGE蛋白上样缓冲液（1×）。

（28）SDS-PAGE蛋白上样缓冲液（5×）。

（29）精密加蛋白双色标准。

（30）丽春红S。

（31）三氯乙酸。

（32）5-磺基水杨酸二水。

（33）脱脂奶粉。

（34）FLAG一抗。

（35）PSA一抗。

（36）β肌动蛋白一抗。

（37）小鼠二抗。

（38）兔二抗。

（39）ECL-PLUS试剂盒。

（40）膜再生液。

（41）细胞增殖及细胞毒性检测试剂盒（CCK-8）。

（42）细胞周期与细胞凋亡检测试剂盒。

（43）10×电泳缓冲液：称取甘氨酸188 g、Tris 30.3 g、SDS 10 g，溶于900 mL ddH$_2$O，充分溶解后定容至1 000 mL，室温保存。

（44）1×电泳缓冲液：量取100 mL 10×电泳缓冲液，用ddH$_2$O定容至1 000 mL，混匀后室温保存。

（45）10×转膜缓冲液：称取甘氨酸29.28 g、Tris 58.15 g、SDS 3.75 g，溶于900 mL ddH$_2$O，充

分溶解后定容（1 000 mL），室温保存。

（46）1×转膜缓冲液：量取 100 mL 10×转膜缓冲液，甲醇 200 mL，用 ddH$_2$O 定容至 1 000 mL，混匀后室温保存。

（47）10×TBS：称取 Tris 24.228 g、NaCl 88 g，溶于 900 mL ddH$_2$O，用浓盐酸调节 pH 至 7.6，混匀后定容至 1 000 mL，室温保存。

（48）1×TBST：量取 100 mL 10×TBS，2.5 mL 20% 吐温 20，用 ddH$_2$O 定容至 1 000 mL，混匀后室温避光保存。

（49）膜封闭液：用 1×TBST 缓冲液配制 5%（w/v）脱脂奶粉，玻棒搅拌，使脱脂奶粉完全溶解、混匀。

（50）10×丽春红染液：丽春红 S 2 g，三氯乙酸 30 g，5-磺基水杨酸 30 g，蒸馏水稀释至 100 mL。

（51）锥虫蓝。

（52）嘌呤霉素。

（53）HIV-1 p24 Antigen ELISA 2.0 试剂盒。

（54）D-Hanks 液。

（55）提取试剂盒（Trizol）。

（56）乙二胺四乙酸（EDTA）。

（57）三氯甲烷。

（58）焦碳酸二乙酯（DEPC）。

（59）反转录第一链 cDNA 合成试剂。

（60）引物。

引物名称	引物序列
PSA/FORWARD	AACCAGAGGAGTTCTTGACCC
PSA/REVERSE	AGCATGAACTTGGTCACCTTC
GAPDH/FORWARD	TGACTTCAACAGCGACACCCA
GAPDH/REVERSE	CACCCTGTTGCTGTAGCCAAA

（61）反转录酶。

（62）脱氧核糖核苷酸三磷酸（dNTP）。

（63）多聚胸腺嘧啶、T 重复寡核苷酸（Oligo dT）。

（64）Bulge-Loop^{TM} miRNA 定量 PCR 引物套装。

（65）RNA 酶抑制剂。

（66）引物（反向 & 正向）。

（67）SYBR Master 预混液。

（68）考马斯亮蓝快速染色液。

（69）免疫共沉淀试剂盒。

2. 实验耗材　离心管（0.6 mL、1.5 mL、2.0 mL、5 mL、15 mL/50 mL）、25 cm^2/75 cm^2 细胞培养瓶、6/12/24/96 孔板、10/200/1 000 μL 移液器吸头、5 000 μL 移液器吸头、2 mL 细胞冻存管、3 MM 滤纸、0.45 μm PVDF 膜、0.2 mL 平盖 PCR 管、一次性平皿、1 L 烧瓶、50 mL 聚丙烯管、上样柱（2 cm×100 μm 5 μm-C18）、分析柱（75 μm×100 mm 3 μm-C18）。

3. 主要仪器　CO$_2$ 恒温培养箱、超净工作台、2.5～1 000 μL 微量可调移液器、台式高速（冷冻型）、微量离心机（D3024R 型）、普通冰箱、−80℃ 超低温冰箱、电热恒温水浴锅（DK-S22 型）、酶标仪、制冰机、荧光倒置显微镜、液氮罐、台式低速离心机（L500 型）、定温干燥箱（WFO-700 型）、PC500 流式细胞仪、全自动高压灭菌器、振荡培养箱（SI-600R 型）、十万分之一天平、pH 计、StepOne^{TM} 实时荧光定量 PCR 系统、PCR 仪、positive clone 测序、稳压 DNA 电泳仪、凝胶成像仪、细菌摇床、细菌培养箱、高速离心机、CO$_2$ 培养箱、生物安全柜、稳压电源（电泳用）、SDS-PAGE 蛋白电泳仪、蛋白转膜仪、5417R 台式冷冻高速离心机、稳压电泳仪、Q exactive 质谱仪、转移脱色摇床及四维旋转混合仪。

（三）细胞资料

（1）种类：DU145、PC-3M-1E8。

（2）来源：DU145 购自 ××× 公司，PC-3M-1E8 购自 ××× 中心。

（3）研究系统说明：DU145 分离自 69 岁前列腺癌白种人患者的脑转移癌；应用倍比稀释法对前列腺癌细胞系 PC-3M 进行单细胞克隆，获得高转移亚系 PC-3M-1E8。

（4）细胞保存：液氮冻存。

（5）细胞培养：细胞培养基为RPMI-1640培养基，补加10%胎牛血清、100 IU/mL青霉素G和100 μg/mL链霉素。

（6）细胞培养条件：37℃、5%CO_2、饱和湿度环境。

（四）目的基因

（1）基因名称：KLK3（NM_001648）、KLK3（NM_001648-mu1）。

（2）物种：人类。

（五）病毒载体

（1）GV416载体，XbaI/BamHI酶切。

（2）元件顺序：EF1α-MCS-3FLAG-CMV-EGFP-T2A-嘌呤霉素。

（3）克隆位点：XbaI/BamHI。

（4）常规型载体：9 555 bp。

（5）HIV1型5′端LTR，3′端LTR：236-416。

（6）哺乳动物表达载体（psi）：465-602。

（7）转速响应元件（RRE）：1078-1311。

（8）PPT抗体（cPPT）：1811-1826。

（9）翻译延伸因子α启动子：1961-3225。

（10）标签（3FLAG）：3272-3349。

（11）人巨细胞病毒（CMV）启动子：3412-4000。

（12）重组增强绿色荧光蛋白（EGFP）：4023-4736。

（13）T2A：4743-4796。

（14）嘌呤霉素：4797-5396。

（15）土拨鼠肝炎病毒转录后调控元件（WPRE）：5411-5997。

（16）cPPT：6067-6082。

（17）HIV1型5′端LTR，3′端LTR：6137-6317。

（18）氨苄青霉素：7475-8335。

（19）质粒pBR322复制区序列：8490-9109。

（20）引物的位置和序列：① EF1-F（3173-3193）：TCAAGCCTCAGACAGTGGTTC；② FLAG-R-2（3332-3311）：CCTTATAGTCCTTATCATCGTC。

（21）GV416载体图谱：

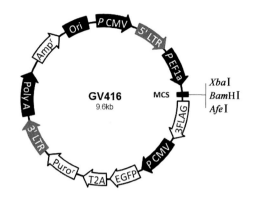

（22）pHelper 1.0载体图谱：

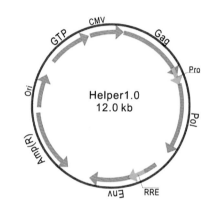

（23）pHelper 2.0载体图谱：

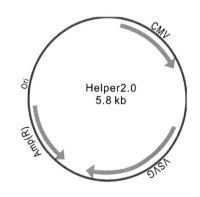

（六）实验方法

1. **构建目的基因过表达细胞株** 制备野生型PSA过表达慢病毒、突变型PSA过表达慢病毒和空载体慢病毒阴性对照，突变型PSA过表达慢病毒为把编码APLILSR的基因序列变为编码KVRRAR的基因序列而得到的目的序列；载体信息为EF1α-MCS-3FLAG-CMV-EGFP-T2A-Puromycin；构建野生型PSA过表达DU145细胞株和PC-3M-1E8细胞株（过表达无活性proPSA）、突变型PSA过表达DU145细胞株和PC-3M-1E8细胞株（过表达有活性actPSA），以及稳定转染空载体的DU145细胞株和PC-3M-1E8细胞株；qRT-PCR检测目标细胞内的目的基因表达≥2倍差异；蛋白质印迹法检测FLAG表达及PSA过表达以确定细胞模型构建成功。

2. 转染PSA前列腺癌细胞的增殖水平研究　培养无活性proPSA过表达PC-3M-1E8细胞株、活性actPSA过表达PC-3M-1E8细胞株、阴性对照稳定转染空载体PC-3M-1E8细胞株，绘制增殖曲线，比较这三种细胞的增殖水平，利用流式细胞术检测这三种癌细胞的细胞周期差异。培养无活性proPSA过表达DU145细胞株、活性actPSA过表达DU145细胞株和阴性对照稳定转染空载体DU145细胞株，绘制增殖曲线，比较这三种细胞的增殖水平，利用流式细胞术检测这三种癌细胞的细胞周期差异。检测过表达无活性proPSA或活性actPSA是否影响了前列腺癌细胞系DU145细胞和（或）PC-3M-1E8细胞的增殖水平、细胞周期等细胞生物学特征。

3. PSA影响前列腺癌细胞增殖的作用蛋白研究　通过免疫共沉淀富集无活性proPSA过表达DU145细胞、活性actPSA过表达DU145细胞和阴性对照稳定转染空载体DU145细胞的FLAG蛋白及其相互作用蛋白，以及无活性proPSA过表达PC-3M-1E8细胞、活性actPSA过表达PC-3M-1E8细胞和阴性对照稳定转染空载体PC-3M-1E8细胞的FLAG蛋白及其相互作用蛋白，利用质谱对这些蛋白质定性检测后，比较无活性proPSA过表达DU145细胞、活性actPSA过表达DU145细胞和阴性对照稳定转染空载体DU145细胞的定性蛋白质种类差异，以及无活性proPSA过表达PC-3M-1E8细胞、活性actPSA过表达PC-3M-1E8细胞和阴性对照稳定转染空载体PC-3M-1E8细胞的定性蛋白质种类差异，筛查无活性proPSA或活性actPSA影响人前列腺癌发展的相关蛋白，以找出PSA影响前列腺癌发展的可能作用蛋白。

（七）观察指标

1. 细胞的培养和传代　DU145细胞和PC-3M-1E8细胞培养于含有10%（v/v）FBS和1%（v/v）、P&S（青霉素-链霉素溶液，青霉素终浓度为100 U/mL，链霉素终浓度为100 mg/L）的RPMI 1640完全培养基，置于37℃、5%CO₂及饱和湿度的CO₂培养箱培养。在25T细胞培养瓶培养至70%~80%融合度，3 mL PBS液洗一次后，DU145细胞和PC-3M-1E8细胞分别加入1 mL 0.25%胰蛋白酶（含0.02% EDTA）或0.05%胰蛋白酶（含0.02% EDTA）消化约2~3 min，倒置显微镜下观察，当细胞收缩变圆，脱离瓶底后，摇动培养瓶使细胞脱离瓶底，加入1 mL完全培养基终止消化，800 r/min离心5 min，弃去上清液，加入1 mL完全培养基，用移液器轻轻吹打使其分散混匀，吸0.3 mL到新培养瓶，加入5 mL完全培养基传代。1∶3传代，传代培养过程中，2~3天更换一次培养基。

2. 细胞的冻存和复苏　配制冻存液，即培养基∶血清∶DMSO为7∶2∶1；取培养基7 mL、血清2 mL、DMSO 1 mL，颠倒混匀。DMSO颜色若为黄色，则已经变质，不可用。细胞准备：生长状态良好的DU145细胞和PC-3M-1E8细胞达到70%~80%融合度后，消化细胞，800 r/min离心5 min，去除上清液，加入1 mL完全培养基，混合均匀，检测细胞浓度。细胞计数：取20 µL细胞悬液用180 µL PBS稀释，稀释倍数使每个小方格4~5个细胞为宜。细胞数/mL=（4角大方格细胞总数/4×10⁴×稀释倍数）/mL。计数3次，取平均值。冻存细胞密度：离心细胞，弃上清，用冷冻保存溶液调整细胞密度至（1~5）×10⁶/mL，冻存管分装，1~2 mL/管。严密封口后，注明细胞名称、代数、日期，然后进行冻存。冷冻保存：4℃ 10 min→（-20℃ 30 min）→-80℃ 16~18 h（或隔夜）→液氮长期保存。-20℃不可超过1 h，防止冰晶过大，造成细胞大量死亡，亦可跳过此步放入-80℃冰箱，但存活率会稍低。细胞复苏：取出冻存管立即37℃水浴，快速振摇，直至完全融化，将细胞悬液转移到 25 T 培养瓶，加入 5 mL 完全培养基，混匀，置 37℃、5%CO$_2$ 培养箱培养，过夜贴壁，更换新的培养基。

3. 细胞形态学观察　倒置显微镜观察 DU145 细胞及 PC-3M-1E8 细胞的形态和成长状况。

4. 细胞总 RNA 抽提（TRIzol 法）

（1）将细胞接种至 6 孔细胞培养板，生长到 80% 融合度时，弃掉培养基上清，用 1 mL×PBS 洗涤细胞 2 次，加入 1 mL TRIzol 反复吹打裂解细胞，收集细胞悬液至 1.5 mL EP 管。

（2）将上述细胞悬液室温放置 5 min，再加入 200 μL 氯仿（氯仿加入量约占总体积的 1/5），剧烈上下振摇 EP 管 15 s 充分混匀，室温放置 3 min 后，12 000 g 4℃ 离心 15 min。可见样品分上层透明层、中间层和下层红色苯酚层三层。

（3）将上层水相（约 400 μL）转入一支新的 1.5 mL EP 管中，加 500 μL 异丙醇，混匀后室温放置 10 min；于 4℃ 12 000 g 离心 10 min，弃上清。

（4）向 EP 管中加入 1 mL 75% 乙醇（用含 1‰ DEPC 的水配制），振荡器上短暂振摇洗涤沉淀；7 500 g 4℃ 离心 5 min，弃上清，重复洗涤 1 次。

（5）将 EP 管倒置吸水纸上，室温放置 5～10 min 以挥发残余液体，沉淀基本变透明后根据 RNA 沉淀量加入 20～40 μL 不等的 ddH$_2$O（含 1‰ DEPC），移液器吹打数次使其溶解混匀。注意：应避免 RNA 完全干掉，因为这样会降低其溶解性。RNA 样本部分溶解 A$_{260/280}$ < 1.6。

（6）55～60℃ 水浴 10～15 min。

（7）按一定稀释比稀释样品后，运用紫外分光光度计测定 RNA 浓度和纯度，样品置 -80℃ 保存。

5. RNA 浓度检测和质控

（1）开机，调至 RNA 浓度检测，预热 10 min 后，调零，以将仪器的基线吸光度调至零。

（2）双蒸水洗涤比色皿，吸水纸吸干，加入 TE 缓冲液，放入比色槽，关上盖板，检测其吸光度，以检测空白样品有无污染或其他干扰，如无明显影响，则再次调零。

（3）适当稀释待测样品，如 5 μL RNA 样品用 TE 缓冲液稀释至 1 000 μL。

（4）把装有待测样品的比色皿放入比色槽，关上盖板，测定样品浓度。重复 2 次取平均值作为该样品的最终总 RNA 浓度，记录 RNA 浓度。OD$_{260}$/OD$_{280}$ 介于 1.8～2.0 表明该样品质量符合后续检测要求。

RNA 样品的浓度（μg/μL）=OD$_{260}$ × 稀释倍数 × 40/1 000。

纯 RNA：1.7 < OD$_{260}$/OD$_{280}$ < 2.0（< 1.7 时表明蛋白质或酚污染；> 2.0 时表明可能存在异硫氰酸残存）。

6. 逆转录合成 cDNA　试剂置于冰上融化后，混匀并短暂离心。除特殊说明外，冰上进行下列操作。

（1）将下列试剂加入 PCR 管

试　剂	体　积
总 RNA	2 μg
Oligo dT 18 引物	1 μL
无核酸酶水	到 12 μL

（2）混匀，短暂离心，65℃ 孵育 5 min，立即置于冰上速冻，使 Oligo dT 和模板退火，离心后放回冰上。

（3）将下列试剂按顺序加入

试　剂	体　积
5× 反应缓冲液	4 μL
RiboLock™ RNA 酶抑制剂（20 U/μL）	1 μL
10 mmol/L dNTP 底物	2 μL
重组 M-MuLV 反转录酶（200 U/μL）	1 μL
总体积	20 μL

（4）轻轻混匀，瞬离。

（5）进行扩增反应：42℃ 60 min。终止反应使 RT 酶失活：70℃ 5 min。反应条件如下所示。

温　度	时　间
42℃	60 min
70℃	5 min
4℃	∞（不限时）

（6）逆转录产物可在 -20℃保存1周，在 -80℃可以长期保存。

7. qRT-PCR

（1）反应体系（20 μL体系）如下。

试　剂	体　积
带有预先混合SYBR染料的DNA聚合酶Ex Taq	10.0 μL
PCR正向引物（10 μmol/L）	0.4 μL
PCR反向引物（10 μmol/L）	0.4 μL
荧光定量PCR参比染料（50×）	0.4 μL
模板（反转录产物）	2.0 μL
无核酸酶水	6.8 μL
合计	20.0 μL

（2）两步法实时PCR，并制作熔解曲线，程序如下：

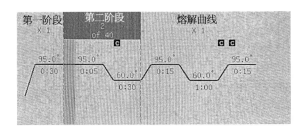

（3）数据分析：相对定量分析 $F=2^{-\Delta\Delta Ct}$。

$\Delta Ct=$目的基因Ct值 - 内参基因Ct值。

$-\Delta\Delta Ct=NC$组 ΔCt平均值 - 各样品 ΔCt值。

$2^{-\Delta\Delta Ct}$反映各样品相对NC组样品目的基因的相对表达水平。

8. 蛋白提取　取适量裂解液，使用前数分钟内加入PMSF，PMSF最终浓度为1 mmol/L。去除培养液，用PBS洗一遍。按照6孔板每孔加入150 μL裂解液的比例加入裂解液。用枪吹打数下，使裂解液和细胞充分接触。通常裂解液接触细胞1～2 s后，细胞会被裂解。充分裂解后，12 000 g离心5 min，分离上清液得到总蛋白提取液。

9. 蛋白定量（BCA法）　按照Thermo BCA蛋白浓度测定试剂盒中的方法进行操作。

（1）准备蛋白标准品

管号	母液（μL）	PBS（μL）	蛋白浓度（μg/μL）
A	300（原液）	0	2 000
B	375（原液）	125	1 500
C	325（原液）	325	1 000
D	175（B液）	175	750
F	325（C液）	325	500
G	325（E液）	325	250
H	325（F液）	325	125
I	100（G液）	400	25
J	—	400	0

（2）配制BCA工作液：根据样品数量，按50体积BCA试剂A加1体积BCA试剂B（50∶1）配制适量BCA工作液，总量=5 mL+样品数×2×0.2 mL，充分混匀。BCA工作液室温数日内稳定。

（3）稀释样品（稀释10倍）：6 μL样品 +54 μL PBS。

（4）检测蛋白浓度：取一块96孔板，依次加入25 μL标准品或样品，各设2个复孔；每孔加入200 μL BCA工作液；把96孔板放在振荡器上振荡30 s，37℃孵育30 min，用酶标仪测定A562。以吸光值为横坐标，蛋白浓度（μg/μL）为纵坐标，绘出标准曲线，计算线性回归方程。

（5）将样品吸光度值代入线性回归方程，计算样品的蛋白浓度（μg/μL），乘以样品稀释倍数（10）即为样品实际浓度（单位μg/μL）。

10. 蛋白质印迹法

（1）制备下层分离胶：制胶前要将玻璃板洗净，立于玻璃板架上阴干。使用前清洗电泳模具，晾干。根据目的蛋白分子量选择合适凝胶浓度（表4-3-1）。不同浓度的分离胶按表4-3-2进行配制，用移液器将分离胶沿玻璃板边缘匀速注入板内（约达板内容积的2/3），期间避免产生气泡，用异丙醇封口。约30 min后分离胶自然凝固，倾斜倒出异丙醇，室温晾干异丙醇，约需15 min。注意事项：丙烯酰胺和甲叉双丙烯酰胺是中枢神经毒物，使用时注意个人防护。

表4-3-1　凝胶浓度与分子质量测定的关系

凝胶浓度*（%）	分子质量范围（kDa）
5	60～170
10	20～100
15	10～50
20	5～40

注：* 双丙烯酰胺与丙烯酰胺的摩尔比为1：29

（2）配制上层浓缩胶：待下层胶凝固后根据需要按表4-3-2配制上层浓缩胶。将配制好的5%浓缩胶快速加入槽内，插入电泳梳，排空气泡，室温静置凝固30 min。凝胶完全的玻璃板装好后放入电泳槽中，按照电极方向固定，加适量1×电泳缓冲液，将梳子垂直轻轻拔出，防止气泡陷入。用移液器轻轻吹打加样孔，避免孔内有余胶残留影响上样。

（3）上样：每孔蛋白上样量为10～30 μg，蛋白样品调至等浓度后与5×上样缓冲液按4∶1混合后上样，上样体积为10～20 μL。蛋白样品于100℃水浴变性10 min，混匀离心用移液器慢慢加到对应的孔内，注意勿溢出加样孔。凝胶左右两端加样孔各加10 μL参标，剩余无蛋白上样孔中各加10～20 μL 1×SDS上样缓冲液以平衡电泳。

（4）电泳：浓缩胶多以80 V恒压电泳，待溴酚蓝电泳至浓缩胶和分离胶分界处时将电压调高至120 V（约需40 min），直至溴酚蓝的蓝色电压条带至胶的最下缘时，停止电泳（约需100 min）。

（5）转膜：配制1 000 mL转膜液，4℃预冷，将凝胶从玻璃板上轻轻取下，切除浓缩胶及多余部分，放在转膜缓冲液中平衡。裁剪与分离胶大小一致的4张3 mm滤纸和1张PVDF膜，PVDF膜用100%甲醇浸泡5 min，充分浸透，再泡在蒸馏水中方可使用。在转移缓冲液平衡凝胶，浸泡膜、滤纸和纤维垫（15 min～1 h，根据凝胶厚度），按照负电极、1层纤维垫、2层滤纸、凝

表4-3-2　不同浓度胶的配制方法

试　剂	12%分离胶（10 mL）	10%分离胶（10 mL）	5%浓缩胶（5 mL）
ddH₂O	3.3 mL	4.0 mL	3.4 mL
30% Acr/Bic	4.0 mL	3.3 mL	0.83 mL
1.5 mol/L Tris·HCl（pH8.8）	2.5 mL	2.5 mL	—
1.0 mol/L Tris·HCl（pH6.8）	—	—	0.63 mL
10% SDS	0.1 mL	0.1 mL	0.05 mL
10% AP	0.1 mL	0.1 mL	0.05 mL
TEMED	0.004 mL	0.004 mL	0.005 mL

胶、PVDF膜、2层滤纸、1层纤维垫和正电极的顺序整理，玻璃棒轻碾赶走气泡，夹于转膜夹中。按照电极方向插入转膜架于电泳转移仪中，以4℃、200 mA的电流转膜0.5～2 h（具体时间根据目的蛋白分子量的大小，如表4-3-3所示）。

表4-3-3　不同分子量的蛋白转膜条件

目的蛋白 分子量（kDa）	转膜 条件	膜	转膜 时间
10～30	200 mA	PVDF	40 min
30～80	200 mA	PVDF	60 min
80～120	200 mA	PVDF	100 min
120～200	200 mA	PVDF	150 min

（6）检测膜上蛋白：为检测转膜成功与否，可用丽春红染色（2%的丽春红贮备液1∶10稀释）。染色方法：将膜放入TBST洗膜1次，5 min。再置于丽春红染色工作液中，室温摇动染色5～30 min，用蒸馏水漂洗2～3次，这时可以看到红色的蛋白条带。把膜放在TBST中，室温，摇床上洗3次，每次5 min，去除丽春红，进行后续的WB检测。

（7）封闭：将PVDF膜滤纸贴角稍吸干，5%脱脂奶粉（TBST配制）室温摇动封闭1 h或4℃过夜。封闭完后将膜放入1×TBST，将膜上的脱脂奶粉冲洗掉。

（8）一抗孵育：根据说明书稀释一抗（5%封闭液稀释），使膜浸泡于一抗稀释液中，室温脱色摇床（50转/min）上孵育1 h，或4℃脱色摇床上孵育过夜。反应体系外罩一湿润平皿或覆盖保鲜膜以防止液体过多蒸发。一抗孵育结束，1×TBST洗膜3次，每次10 min，室温脱色摇床洗脱。

（9）二抗孵育：同一抗孵育方法，准备好相应比例的二抗稀释液浸泡膜，室温脱色摇床上孵育1 h，脱色摇床上用1×TBST洗膜3次，每次10 min。

（10）ECL化学发光检测：配制ECL发光液，

根据用量，取ECL发光液A和B等量混匀，使均匀分布于PVDF膜上，用化学发光成像系统显色并拍照。根据条带强弱再次感光或减短感光时间以达到理想结果。

11. 过表达慢病毒克隆的制备

（1）载体酶切：根据如下列表，配制50 μL酶切体系。按列表顺序依次加入各种试剂配制反应体系，移液器吹打混匀，瞬时离心，置于37℃反应3 h或过夜。对载体酶切产物并琼脂糖凝胶电泳，回收目的条带。

试　剂	体积（μL）
ddH$_2$O	42
10×限制性内切酶缓冲液	5
纯化的质粒DNA（1 μg/μL）	2
AgeI（10 U/μL）	1
合计	50

注：大部分限制性内切酶的最适反应温度为37℃，但也有一些不是37℃，如ApaI为25℃，BslI为75℃。根据所需限制性内切酶确定相应的反应温度；限制性内切酶在选定的缓冲液下应该具有不低于50%的反应活性（请参考其说明书）

（2）PCR扩增目的基因片段：引物如下。

名　称	序　列
proPSA-P1	GGCTGCAGGTCGACTCTAGACGCC ACCATGTGGGTCCCGGTTGTCTTC
proPSA-P2	ATAGCGCTACCCGGGGATCCGGG GTTGGCCACGATGGTGTCCTTG
actPSA-P1	GGCTGCAGGTCGACTCTAGACGCC ACCATGTGGGTCCCGGTTGTCTTC
actPSA-P2	ATAGCGCTACCCGGGGATCCGGG GTTGGCCACGATGGTGTCCTTG

引物说明：含交换配对碱基、酶切位点，并含有目的基因5′端部分序列用于PCR获取目的基因。配制以下反应体系，吹打混匀瞬时暂离心，置于PCR仪中反应。

试 剂	体积（μL）
ddH₂O	32.5
5×PS缓冲液	10
dNTP混合液（各2.5 mmol/L）	4
上游扩增引物（10 μmol/L）	1
下游扩增引物（10 μmol/L）	1
模板1（10 ng/μL）	1
PrimeSTAR HS DNA聚合酶	0.5
合计	50

注：模板来源为质粒或菌液。质粒模板用量一般小于200 ng，菌液模板用量一般为1 μL，最佳用量请参考PrimeSTAR HS DNA聚合酶使用说明书

反应条件如下。

循环1次	循环30次			循环1次	循环1次
98℃	98℃	55℃	72℃	72℃	4℃
5 min	10 s	10 s	90 s	8 min	∞

注：退火温度依据引物或基因GC含量而定，一般设定为比引物Tm低5℃；延伸时间依据PCR产物的长度而定。PrimeSTAR HS DNA聚合酶延伸时间按1 kb/min计算

（3）PCR产物与载体进行交换：于冰水浴中配制以下反应体系。用移液器轻轻吹打混匀，瞬时离心，避免产生气泡。37℃反应30 min，随后置于冰水浴中冷却5 min，立即转化。

反应体系	阳性对照（μL）	自连对照（μL）	实验组（μL）
ddH₂O	2.5	4.5	3.5
5×CE Ⅱ缓冲液	2	2	2
酶切后的载体DNA	2.5	2.5	2.5
纯化后的PCR产物片段	2	0	1
重组酶	1	1	1
合计	10	10	10

注：线性化载体DNA和纯化的PCR产物最适摩尔比为1:2；阳性对照加入的纯化的PCR产物为GAPDH基因（带有同样的交换臂）

（4）转化：将10 μL交换反应产物加入100 μL感受态细胞中，轻弹管壁数下混匀，冰上放置30 min。42℃热激90 s，冰浴2 min。加入500 μL LB培养基，37℃摇床振荡培养1 h。取适量菌液均匀涂布在含有相应抗生素的平板上，在恒温培养箱中倒置培养12～16 h。

（5）菌落PCR鉴定：PCR鉴定引物如下。

名 称	序 列
PSA-P3	AGTGAACCATGTGCCCTGCC
FLAG-R-2	CCTTATAGTCCTTATCATCGTC

鉴定引物说明：本对引物一个位于目的基因中，一个位于载体上，用于菌落PCR鉴定转化子。

PCR鉴定：配制以下反应体系，振荡混匀，瞬时离心。在超净工作台中，用无菌枪头挑取单个菌落至20 μL鉴定体系中，吹打混匀，置于PCR仪中进行反应。

试 剂	体积（μL）
ddH₂O	9.2
2×Taq酶加预混物	10
上游引物（10 μmol/L）	0.4
下游引物（10 μmol/L）	0.4
单菌落	—
合计	20

PCR反应条件如下。

循环1次	循环22次			循环1次	循环1次
94℃	94℃	55℃	72℃	72℃	4℃
3 min	30 s	30 s	30 s	5 min	∞

注：退火温度依据引物或基因GC含量而定，一般设定为比引物Tm低5℃；延伸时间依据鉴定PCR产物的长度而定。Taq Plus DNA聚合酶延伸时间按1 kb/min计算

（6）测序：将鉴定出的阳性克隆转化子接种于适量含相应抗生素的LB液体培养基中，37℃

培养12～16 h，取适量菌液测序。对测序结果与目的基因序列比对分析。

（7）质粒抽提：将测序正确的菌液转接于10 mL含相应抗生素的LB液体培养基中，37℃培养过夜，用无内毒素质粒提取试剂盒抽提粒，收集样品做好编号、电泳、测定浓度，进行质检。

12. 质粒表达检测　生长状态良好的293T细胞，质粒转染前一天将细胞分入24-well培养板培养，转染当天按实验设计的组别进行质粒转染试验。转染24 h后荧光显微镜下观察细胞内荧光标记基因（如GFP）的表达情况，转染36 h后收集细胞进行WB检测。

（1）准备目标细胞：从液氮罐中取出293T细胞冻存管；迅速放入37℃水浴中，并不时摇动使其尽快解冻；完全解冻后，1 000 r/min离心2 min；75%酒精擦拭冻存管消毒后，移至超净台；吸去冻存液上清，加入1 mL新鲜的DMEM培养基（含10%胎牛血清）重悬细胞，将细胞悬液接种至含有3 mL完全培养基的25 cm²培养瓶中，轻轻晃匀后置于37℃、5%CO₂培养箱培养；次日更换一次培养液后再继续培养。将生长至90%汇合的细胞进行传代；弃去旧培养液，加入2 mL灭菌的PBS溶液，洗涤细胞生长面，然后弃去该溶液；加入1 mL胰酶消化液，37℃消化1～2 min，直到细胞完全消化下来；加入完全培养基2 mL，用刻度吸管吹打数次，将壁上的细胞冲洗下来；混匀细胞后分至两个新的25 cm²培养瓶中，补足完全培养基至4 mL，继续培养。

（2）目的细胞质粒转染：将处于对数生长期的293T细胞胰酶消化，制成细胞悬液；将细胞悬液（细胞数约为4×10⁵）接种于24-well培养板中，37℃、5%CO₂培养箱培养至细胞融合度达到约80%；根据相关转染试剂使用说明书进行转染操作，转染24 h后观察质粒上荧光标记基因的表达情况以判断感染效率，拍完荧光后补加500 μL完全培养基。转染36 h后收集细胞。

（3）蛋白质印迹法检测目的基因表达：FLAG抗体（1:3 000）。

13. 慢病毒包装与质量检测　采用二代自失活型慢病毒包装系统完成包装。病毒包装共涉及三个质粒，分别为携带目的基因或靶点序列的工具载体质粒（GV416载体）、病毒包装辅助质粒（Helper 1.0）和病毒包装辅助质粒（Helper 2.0）。质粒的制备（病毒包装的质粒尽可能采用去内毒素质粒抽提试剂盒抽提）：以Qiagen公司的质粒抽提试剂盒提取慢病毒包装系统中三种质粒DNA，质粒DNA溶于除菌的TE中，以紫外线吸收法测定其浓度及纯度，保证所提质粒DNA的A₂₆₀/A₂₈₀在1.8～2.0。

（1）质粒转染与慢病毒收获：转染前24 h，用胰蛋白酶消化对数生长期的293T细胞，以含10%血清的培养基调整细胞密度约5×10⁶细胞/15 mL，重新接种于10 cm细胞培养皿，37℃、5%CO₂培养箱内培养24 h。待细胞密度达70%～80%时即可转染；转染前2 h更换为无血清培养基；向一灭菌离心管中加入所制备的各DNA溶液（GV载体质粒20 μg、pHelper 1.0载体质粒15 μg、pHelper 2.0载体质粒10 μg），与相应体积的转染试剂混匀，调整总体积为1 mL，在室温下温育15 min；混合液缓慢滴加至293T细胞的培养液中，混匀，于37℃、5%CO₂细胞培养箱中培养；培养6 h后弃含有转染混合物的培养基，加入10 mL的PBS液清洗一次，轻柔晃动培养皿以洗涤残余的转染混合物，然后倒弃；缓慢加入含10%血清的细胞培养基20 mL，于37℃、含5%CO₂培养箱内继续培养48～72 h。

（2）慢病毒浓缩与纯化：根据细胞状态，收集转染后48 h（转染即可为0 h计起）的293T细胞上清液；于4℃ 4 000 g离心10 min，除去细胞碎片；以0.45 μm滤器过滤上清液于40 mL超速离心管中；分别配平样品，将带有病毒上清液的超速离心管逐一放入至超速离心机内，4℃ 25 000 r/min离心2 h，弃上清，尽量去除残留在管壁上的液体，加入病毒保存液（可用PBS或细胞培养基替代），轻轻反复吹打重悬；经充分溶解后，10 000 r/min高速离心5 min，取上清按要求分装；准备样品待检测。

（3）慢病毒质量检测：物理指标检测如下，颜色：肉眼判定，慢病毒保存液呈粉红色澄清液体状；黏稠度：用移液器缓慢吸取50 μL慢病毒保存液体，无明显黏稠感或吸液滞后现象。无菌检测：将病毒加入293T细胞，培养24 h后镜检，无任何细菌及真菌污染情况，同时参照空细胞组，细胞间隙无明显颗粒存在，培养基澄清透明。病毒稀释：准备4个EP管，在每个管中加入90 μL试验稀释液；准备一块24孔板，每孔加入450 μL试验稀释液；取待测定病毒原液10 μL加入到第一个EP管，混匀后，取10 μL加入第二管，继续相同操作到第四管，此时稀释10^4倍；从稀释10^4倍的病毒液中取50 μL加入24孔板含450 μL试验稀释液的一个孔中，混匀，此时稀释10^5倍，依此类推稀释到10^7倍，并在10^7稀释倍数的病毒液中吸出50 μL弃去，保证和其他稀释梯度的体积相同，都为450 μL；在稀释梯度为10^6、10^7的病毒液中每孔各加入50 μL裂解液，混匀。标准品稀释：准备24孔板，于第一个孔中加入950 μL试验稀释液，另外选6个孔各加450 μL试验稀释液；取50 μL HIV-1 P24标准抗原加入第一个孔中，混匀，此孔标准品浓度为125 pg/mL，取450 μL加入含450 μL试验稀释液的第二孔中，浓度为62.5 pg/mL，继续相同操作到第6孔，标准品浓度为3.9 pg/mL；第七孔为试验稀释液，不含标准品；选取5个浓度进行点样检测，分别是125 pg/mL、31.3 pg/mL、15.6 pg/mL、7.8 pg/mL和试验稀释液空白孔。样品检测：使用350 μL清洗液清洗微孔3遍，将标准样品和稀释的病毒样品加入微孔，每孔200 μL，封板膜密封微孔板，37℃静置1.5 h；吸出样品，注意从低浓度到高浓度吸取；350 μL清洗液清洗微孔板4遍，注意枪头尽量贴下壁，勿直接插入孔底；洗板后，吸弃清洗液，每孔加入100 μL HIV-1 p24检测抗体，对照孔除外，封板膜密封微孔板，37℃静置1 h；吸弃HIV-1 p24检测抗体，重复上述洗板过程；吸弃清洗液后，每孔加入100 μL基质，无需密封，室温避光放置30 min，含p24样品的孔会慢慢发蓝；每孔加入100 μL终止液终止反应，孔中的液体会发成黄色；15 min内，使用酶标仪测定A_{450}；绘制HIV-1 p24抗原标准曲线，计算病毒滴度。

14. 慢病毒感染细胞　根据慢病毒感染预实验结果设计各组实验条件，感染生长状态良好的目的细胞。若为荧光标记的慢病毒感染，在荧光显微镜下观察GFP表达，荧光率达70%～80%，细胞汇合度达80%左右，收集细胞进入下游实验。若为抗性基因标记的慢病毒感染，感染48～72 h后，使用抗生素筛选48 h，收集细胞汇合度70%～80%的生长状态良好的细胞进行下游实验。

（1）目的细胞信息

细　胞	来源物种	培养基
DU145	人	1 640+10% FBS
PC-3M-1E8	人	1 640+10% FBS

细胞感染实验分组和病毒用量：

细　胞	病毒	病毒滴度（TU/mL）	病毒用量（μL）
DU145	空载体	5×10^8	8.00
	proPSA	2×10^8	20.00
	actPSA	5×10^8	8.00
PC-3M-1E8	空载体	5×10^8	4.00
	proPSA	2×10^8	10.00
	actPSA	5×10^8	4.00

（2）准备目的细胞：细胞冻存管迅速37℃水浴，并不时摇动使其尽快解冻；完全解冻后，1 300 r/min，离心3 min，75%酒精消毒，移至生物安全柜；弃上清，1 mL新鲜的完全培养基重悬细胞，将细胞悬液接种至含有3 mL完全培养基的25 cm^2培养瓶中，轻轻晃匀后置于37℃、5%CO_2培养箱；24 h后更换一次培养液继续培养，待细胞汇合度达80%左右传代培养，保持细胞良好的生长状态。

（3）目的细胞慢病毒感染：对数生长期的细胞胰酶消化，完全培养基制成（3～5）×10^4/mL细胞悬液，接种2 mL到6孔板中，继续培养保证感染时铺板量达到15%～30%；按照预实验结果，更换1 mL感染培养基，加入最适病毒量感染；参照预实验结果，选择感染后最适时间点更换为常规培养基继续培养，一般为感染后8～12 h。

细胞感染参数：

细胞	孔板	感染时细胞密度/孔	感染条件	感染MOI
DU145	6孔板	20%	Eni.S+聚凝胺	20
PC-3M-1E8	6孔板	20%	Eni.S+聚凝胺	10

细胞感染各时间节点说明：

细胞	感染换液时间	荧光拍照时间	感染后进入下游时间
DU145	感染后16 h	感染后72 h	感染后120 h
PC-3M-1E8	感染后16 h	感染后72 h	感染后120 h

（4）观察感染后细胞状态及感染效率：细胞状态良好，未大量死亡，特别是保证阴性对照组与空细胞组细胞状态相当；一般而言，细胞感染效率达到70%以上，就可以继续下游实验，荧光标记的慢病毒感染。感染后72 h左右，荧光显微镜观察报告基因（如GFP）的表达情况，荧光率即为阳性感染率；抗性基因标记的慢病毒感染。一般于感染48～72 h后，换用含抗生素的培养基筛选细胞，细胞存活率即为阳性感染率。细胞状态良好、感染效率合格组可用于下游检测；否则重新感染。

15. 实时qPCR检测 引物信息如下。

内参基因	上游引物序列	下游引物序列	扩增片段大小（bp）
GAPDH	TGACTTCAACAGCGACACCCA	CACCCTGTTGCTGTAGCCAAA	121
目的基因	上游引物序列	下游引物序列	扩增片段大小（bp）
KLK3	AACCAGAGGAGTTCTTGACCC	AGCATGAACTTGGTCACCTTC	109

16. 蛋白质印迹法检测 抗体信息如下。

抗体名称	来源物种	公司	稀释比例	融合蛋白大小
标签抗体	小鼠	Sigma	1∶3 000	32 kDa
β肌动蛋白抗体	小鼠	Sigma	1∶4 000	36 kDa
前列腺特异抗原PSA抗体	兔	细胞信号技术	1∶1 000	32 kDa

二抗信息如下。

抗体名称	公司	稀释比例
小鼠IgG	Santa Cruz	1∶5 000
兔IgG	细胞信号技术	1∶1 000

17. 细胞增殖实验

（1）细胞接种：细胞生长至70%～80%汇合度时，胰酶消化细胞并制成单细胞悬液。细胞计数后，按每孔4×10^3个细胞（100 μL）接种于96孔板，每个组设6个复孔作为平行样本，同时设等量无细胞培养基作空白对照，同板同步操作。

（2）数据采集：待细胞贴壁后，第2天终止前4 h将上述各孔培养基完全吸出，加入CCK-8和完全培养基按照1∶9配制的混合液100 μL，37℃、5%CO_2细胞培养箱继续孵育4 h，到达终止时间点用全自动酶标仪检测各孔吸光度值（检测波长450 nm，参比波长650 nm）。每2天换1次培养基，连续检测7天。第1天设为0天，第2天设为1天，依此类推。

（3）数据处理：计算细胞的增殖倍数，细胞增殖倍数=第n天的吸光度值的均值/第0天吸光度值的均值，以细胞增殖倍数为纵坐标，检测时间点为横坐标，绘制细胞生长曲线，比较不同细胞的增殖能力。实验重复3次。

18. 细胞周期检测

（1）细胞培养：铺细胞于6孔板，约2.0×

10^5/孔，培养2天后，细胞生长至70%～80%汇合度，0.25%胰蛋白酶消化，待细胞可以用移液枪吹打下来时，加入与0.25%胰蛋白酶等体积的完全培养基以终止消化，吹打下所有的贴壁细胞，并轻轻吹散细胞，800 r/min离心5 min，弃上清。

（2）细胞收集：加入1 mL 4℃预冷的PBS，轻轻重悬细胞，离心沉淀细胞，弃上清，重复洗涤1次，制成单细胞悬液，细胞计数后调整细胞浓度为$1×10^6$/mL，收集细胞体积为1 mL。

（3）细胞固定：800 r/min离心5 min，吸净上清，沿壁缓慢加入−20℃预冷70%乙醇（PBS配制）3 mL，轻轻吹打混匀，−20℃固定细胞18～24 h。

（4）配制碘化丙啶染色液：每个样品需染色缓冲液0.5 mL、碘化丙啶染色液（20×）25 μL和RNA酶A（50×）10 μL，按样品数进行配制，配制好的碘化丙啶染色液短时间内可以4℃保存，宜当日使用。

（5）细胞标记：800 r/min离心细胞悬液5 min，沉淀细胞，弃上清；加入3 mL 4℃预冷的PBS重悬细胞，300目滤网过滤后，800 r/min离心5 min，弃上清，以除去乙醇；每管细胞样品中加入0.5 mL碘化丙啶染色液，缓慢充分重悬细胞沉淀（15次），37℃避光温育30 min，4℃避光存放，当日完成流式检测。

（6）上机检测：将细胞悬液转移至流式检测管，上流式细胞仪检测，488 nm激光器激发，620 nm短通滤光片接收，通过SS/FS散射光点图收集细胞，对FL3-Lin/AUX点图设门以排除粘连细胞，获取门内10 000个细胞后，得到细胞周期直方图。

（7）数据分析：采用ModFit LT细胞周期分析软件分析细胞各周期百分率，计算细胞增殖指数（PI）：PI指处于DNA合成期（S期）和RNA合成期（G_2M期）的细胞数之和占总细胞数的比例，S期和G_2M期的细胞内DNA含量都多于二倍体量，细胞已经进入下一轮分裂的进程，处于此两期的细胞比例越多，说明细胞增殖越活跃，可以根据增殖指数判断细胞增殖的活跃程度。计

算公式：PI=（S+G_2M）/（G_0G_1+S+G_2M）。每次3个平行样本，重复3次。

19. 免疫共沉淀

（1）细胞裂解：小心去除培养基，用1 mL预冷的PBS洗涤细胞2次；加入预冷的免疫沉淀裂解/洗涤缓冲液，每孔170 μL，周期性地颠倒，使免疫沉淀裂解/洗涤缓冲液将细胞完全覆盖，冰上孵育5 min；用预冷的细胞刮子将细胞悬液从6孔板刮下，把悬液转到1.5 mL离心管中，4℃，13 000 g离心10 min，将上清转移到一个新的离心管中，测定蛋白浓度（−20℃可以保存1个月）。

（2）蛋白样品预处理（去除非特异性杂蛋白，降低背景）：用减掉枪尖部分的枪头，将对照琼脂糖树脂加入离心柱中，加入量为80 μL/mg蛋白样品；离心以去除其中的储存缓冲液；加入100 μL PBS，离心，去除滤出液；加入1 mg蛋白样品，4℃轻柔上下颠倒孵育0.5～1 h（EP管插冰上，置摇床上）；1000 g离心1 min，收集滤出液，弃除柱子。

（3）准备免疫复合物：加入2 μg抗体到蛋白样品，用免疫沉淀裂解/洗涤缓冲液将抗体/蛋白样品混合液稀释到300～600 μL；4℃缓慢摇动抗原抗体混合物室温1 h或过夜，以形成免疫复合物。

（4）捕获免疫复合物：轻摇蛋白A/G琼脂糖试剂瓶，使其混匀。用减掉枪尖部分的枪头，加20 μL树脂砂浆到离心柱，将离心柱放入离心管，1 000×g离心1 min，弃滤液；用100 μL预冷免疫沉淀裂解/洗涤缓冲液洗树脂，丢弃滤液，重复1次；用离心柱的底部轻敲纸巾，以吸除额外液体，然后插上离心柱底塞；加抗体/蛋白样品到离心柱，盖上盖子，4℃缓慢摇动1 h；移除底塞，拧松盖子，将离心柱放入收集管，离心，收集滤液。不要丢弃滤液直到确定IP成功；去掉盖子，将离心柱放入新收集管，加入200 μL免疫沉淀裂解/洗涤缓冲液，离心，总共洗涤3次；用100 μL调节缓冲液（用超纯水将100×稀释到1×）洗涤1次。

（5）洗脱免疫复合物：将离心柱放入一个新的收集管（收集管中加5 μL 1 mol/L Tris，pH 9.5，以中和离心收集液的低pH），加入50 μL洗脱缓

冲液，室温孵育10 min。柱子不需要盖盖子或混匀。离心，收集滤液。如果需要，重复洗脱1次。分析每次洗脱液，以保证抗原完全洗脱。

20. 考马斯亮蓝染色

（1）制备下层分离胶：制胶前要将玻璃板洗净，立于玻璃板架上阴干。使用前清洗电泳模具，晾干。配制12%分离胶，用移液器将分离胶沿玻璃板边缘匀速注入板内（约达板内容积的2/3），其间避免产生气泡，用异丙醇封口。约30 min后分离胶自然凝固，倾斜倒出异丙醇，室温晾干异丙醇，约需15 min。注意事项：丙烯酰胺和甲叉双丙烯酰胺是中枢神经毒物，使用时注意个人防护。

（2）配制上层浓缩胶：待下层胶凝固后配制上层浓缩胶。将配制好的5%浓缩胶快速加入槽内，插入电泳梳，排除气泡，室温静置凝固30 min。凝胶完全的玻璃板装好后放入电泳槽中，按照电极方向固定，加入适量1×电泳缓冲液，小心将梳子垂直拔出，防止气泡陷入。用移液器轻轻吹打加样孔，避免孔内有余胶残留影响上样。

（3）上样：蛋白样品调至等浓度后与5×上样缓冲液按4:1混合后上样，上样体积为20 μL。蛋白样品于100℃水浴变性10 min，混匀离心用移液器慢慢加到对应的孔内，注意勿溢出加样孔。凝胶左右两端加样孔各加10 μL内参，剩余无蛋白上样孔中各加20 μL 1×SDS上样缓冲液以平衡电泳。

（4）电泳：浓缩胶以80 V恒压电泳，待溴酚蓝电泳至浓缩胶和分离胶分界处时将电压调高至120 V（约需40 min），溴酚蓝的蓝色电压条带至胶的2/3位置时，停止电泳（约需60 min）。

（5）考马斯亮蓝染色：将SDS-PAGE胶转移至耐高温塑料盒，加入50 mL去离子水，微波炉高火加热3 min，换去离子水后再微波炉高火加热3 min，摇床摇动5 min，弃液体后加考马斯亮蓝快速染色液染色30 min，用去离子水脱色约110 min，每隔5～15 min更换去离子水，当看到较低染色背景和清晰蛋白条带后，拍照保存。

21. 质谱定性检测蛋白质

（1）溶液内酶解：吸取已制备好的样品（约30 μg），加入30 μL标准缓冲液，沸水浴5 min，冷却至室温。加入200 μL尿素缓冲液（8 mol/L尿素、150 mmol/L Tris-HCl pH8.5）混匀，转入30 kDa超滤管离心。加入200 μL尿素缓冲液离心，弃滤液。加入100 μL碘乙酰胺（50 mmol/L尿素缓冲液中加入碘乙酰胺），振荡1 min，室温下避光孵育30 min，离心。加入100 μL尿素缓冲液，离心，重复2次。加入100 μL 25 mmol/L NH$_4$HCO$_3$，离心，重复2次。加入40 μL 25 mmol/L NH$_4$HCO$_3$，同时加入胰蛋白酶，酶切过夜后离心。再加入40 μL 25 nmol/L NH$_4$HCO$_3$，离心，酸化。

（2）毛细管高效液相色谱方法：A液为0.1%甲酸水溶液，B液为0.1%甲酸的乙腈水溶液（乙腈84%）。色谱柱以95%A液平衡后，样品由自动进样器上样至Trap柱。色谱梯度：0～50 min，B液线性梯度从4%到50%；50～54 min，B液线性梯度从50%到100%；54～60 min，B液维持在100%。

（3）质谱数据采集：多肽和多肽碎片的质荷比于每次全扫描后采集10个碎片图谱（MS2 scan）。

（4）数据分析：质谱测试原始文件用Mascot2.2软件检索相应的数据库，最后得到鉴定的蛋白质结果。

（八）数据处理

利用统计软件SPSS16.0对实验数据进行统计分析。计量资料数值型指标的均数（$\bar{x}$）和标准差（SD）分析，以$\bar{x}$±SD表示。两组间比较：当两样本均来自正态总体且方差齐性时，选择t检验；当两样本均来自正态总体但方差不齐时，采用矫正的t检验；当两样本并非来自正态总体时，采用Wilcoxon秩和检验。$P < 0.05$表示具有统计学差异。结果用OriginPro 8进行图表处理。

（九）结果

1. 细胞感染结果 DU145细胞和PC-3M-1E8细胞稳定转染阴性对照空载体慢病毒、过表达无活性proPSA慢病毒和过表达活性actPSA慢病毒后的细胞荧光观察（图4-3-1）显示，细胞内可观察到明显的荧光，说明DU145细胞和

A DU145-NC

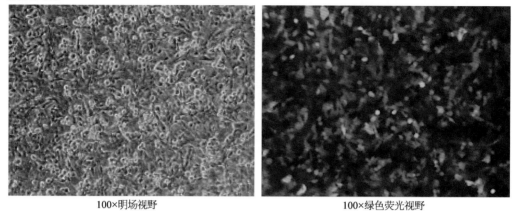

100×明场视野　　　　　　　　　　100×绿色荧光视野

DU145-proPSA

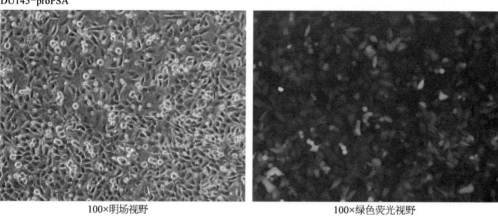

100×明场视野　　　　　　　　　　100×绿色荧光视野

DU145-actPSA

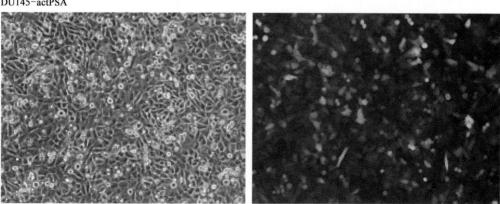

100×明场视野　　　　　　　　　　100×绿色荧光视野

B PC-3M-1E8-NC

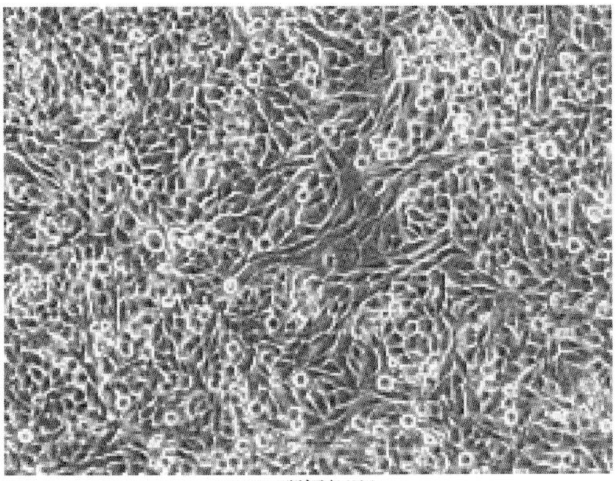

100×明场视野 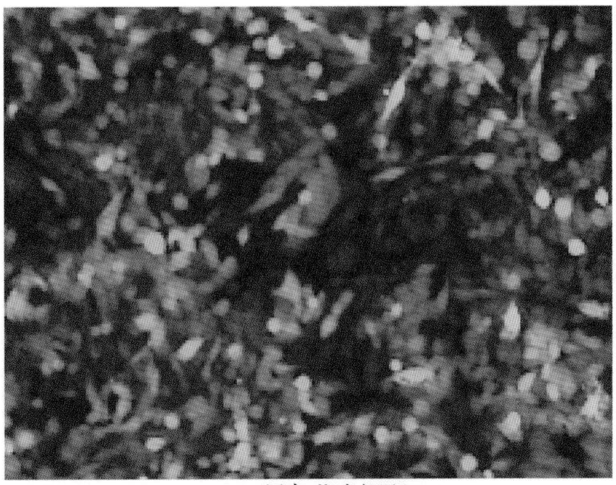　　　　　　　　　　　　　　100×绿色荧光视野

PC-3M-1E8-proPSA

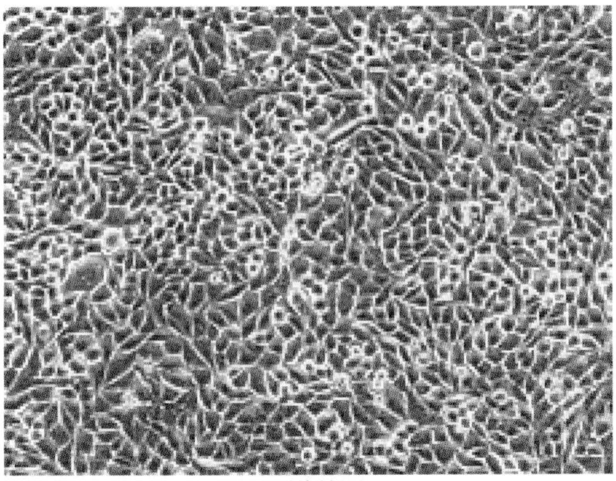

100×明场视野 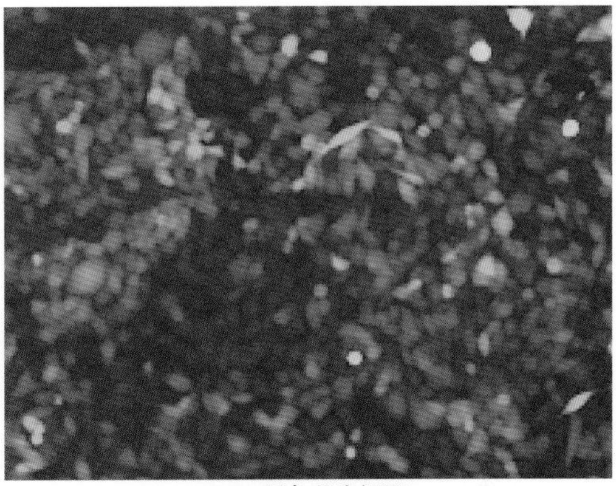　　　　　　　　　　　　　　100×绿色荧光视野

PC-3M-1E8-actPSA

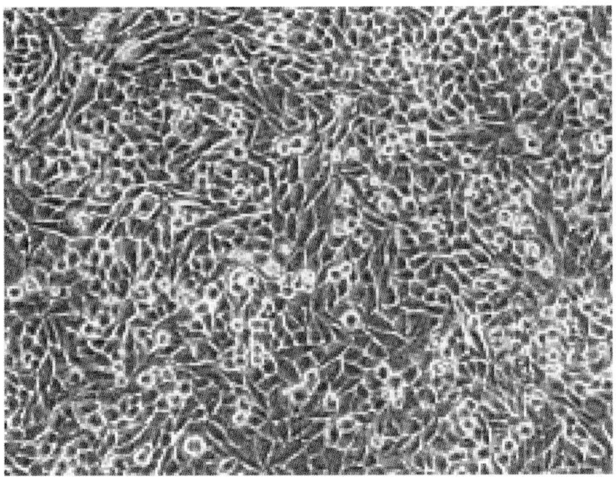

100×明场视野 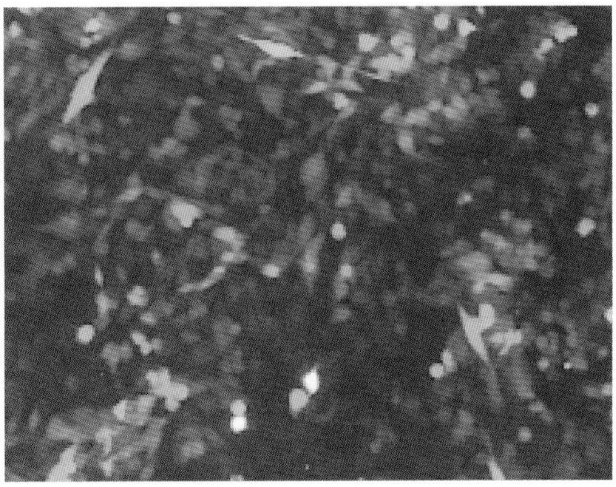　　　　　　　　　　　　　　100×绿色荧光视野

图4-3-1　DU145细胞和PC-3M-1E8细胞转染慢病毒后的形态（100×）

PC-3M-1E8细胞正常表达了目的质粒荧光标记基因，进而说明DU145细胞和PC-3M-1E8细胞正常转染了目的质粒。

2. 细胞中PSA转录水平的荧光定量PCR分析 为了验证稳定转染proPSA和actPSA的DU145细胞和PC-3M-1E8细胞是否构建成功，采用实时荧光定量PCR检测了稳定转染proPSA和actPSA慢病毒（DU145-proPSA细胞、DU145-actPSA细胞、PC-3M-1E8-proPSA细胞和PC-3M-1E8-actPSA细胞）和转染空载体慢病毒（DU145-NC细胞和PC-3M-1E8-NC细胞，空载体对照）的DU145细胞和PC-3M-1E8细胞的PSA mRNA转录水平，结果显示，DU145-proPSA细胞和DU145-actPSA细胞中PSA mRNA水平明显高于空载体对照DU145-NC细胞；PC-3M-1E8-proPSA细胞和PC-3M-1E8-actPSA细胞中PSA mRNA水平明显高于其空载体对照PC-3M-1E8-

NC细胞（表4-3-4和图4-3-2），提示从基因转录水平证明proPSA和actPSA过表达细胞株

表4-3-4 不同PSA高表达前列腺癌细胞 PSA mRNA水平

细　胞	PSA mRNA（RQ, $\bar{x} \pm SD$）
DU145-NC	1.00 ± 0.06
DU145-proPSA	$2\,218.37 \pm 299.73^{*}$
DU145-actPSA	$6\,432.63 \pm 318.33^{*}$
PC-3M-1E8-NC	1.00 ± 0.08
PC-3M-1E8-proPSA	$1\,736.94 \pm 119.26^{*}$
PC-3M-1E8-actPSA	$2\,348.06 \pm 81.63^{*}$

注：NC，阴性对照；proPSA，过表达proPSA；actPSA，过表达actPSA；RQ（relative quantity），相对表达量；*表示和对应NC细胞的差异具有统计学意义，$P < 0.05$

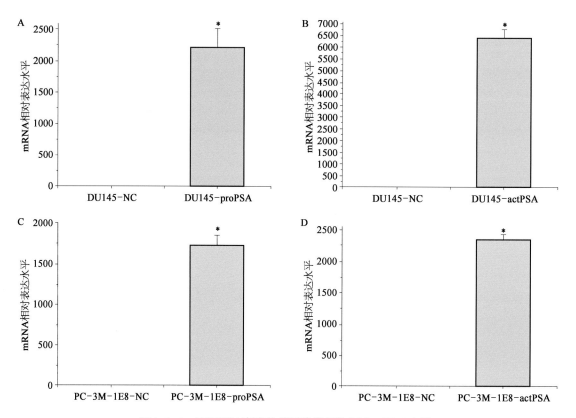

图4-3-2 不同PSA高表达前列腺癌细胞PSA mRNA水平

注：NC，阴性对照；proPSA，过表达proPSA；actPSA，过表达actPSA；RQ（relative quantity），相对表达量；*表示和对应NC细胞的差异具有统计学意义，$P < 0.05$

构建成功。

3. 细胞中 PSA 翻译水平的蛋白质印迹分析 为了验证稳定转染 proPSA 和 actPSA 的 DU145 细胞和 PC-3M-1E8 细胞是否构建成功，采用蛋白质印迹检测 PSA-Flag 融合蛋白（约 32 kD）表达水平，结果以 β 肌动蛋白（43 kD）为内参蛋白，用于确定各条带所用总蛋白量的一致性。实验结果显示（图 4-3-3），PSA-Flag 融合蛋白在 DU145-proPSA 细胞、DU145-actPSA 细胞、PC-3M-1E8-proPSA 细胞和 PC-3M-1E8-actPSA 细胞中过表达，而在 DU145 细胞、DU145-NC 细胞、PC-3M-1E8 细胞和 PC-3M-1E8-NC 细胞中无表达，说明外源性 PSA-Flag 质粒成功导入各细胞株，并可在细胞内表达出 PSA-Flag 融合蛋白，提示在蛋白水平证实 proPSA 和 actPSA 过表达细胞株构建成功。

4. 细胞增殖实验 为更全面评价 PSA 对前列腺癌生长的影响，使用 CCK-8 法检测了过表达无活性 proPSA 和活性 actPSA 对前列腺癌 DU145 细胞和 PC-3M-1E8 细胞增殖的影响。实验结果（表 4-3-5、表 4-3-6、图 4-3-4 和图 4-3-5）：DU145-NC 细胞、DU145-proPSA 细胞和 DU145-actPSA 细胞增殖趋势相似，均在接种后第 1～2 天（即测定时间 0～1 天）为潜伏期，于接种后第 2～3 天（即测定时间 1～2 天）达到

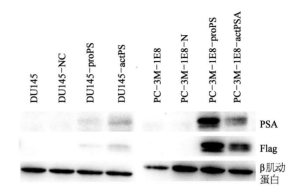

图 4-3-3 不同 PSA 高表达前列腺癌细胞中 PSA-Flag 融合蛋白表达鉴定

对数生长期，于接种后第 3～7 天（即测定时间 2～6 天）进入平台期。细胞贴壁后，DU145-proPSA 细胞和 DU145-actPSA 细胞的增殖速率较空载体对照 DU145-NC 细胞更快，DU145-proPSA 细胞在测定时间 2～6 天的增殖倍数和 DU145-actPSA 细胞在测定时间 3～6 天的增殖倍数与空载体对照 DU145-NC 细胞的差异有统计学意义（$P < 0.05$），这可能与其 proPSA 或 actPSA 高表达有关，提示 proPSA 或 actPSA 高表达可能会影响前列腺癌细胞的生长速度；PC-3M-1E8-NC 细胞、PC-3M-1E8-proPSA 细胞和 PC-3M-1E8-actPSA 细胞的增殖趋势相似，均在接种后第 1～2 天为潜伏期，于接种后第

表 4-3-5　不同 PSA 高表达前列腺癌 DU145 细胞的增殖能力比较（$\bar{x} \pm SD$，$n=6$）

测定时间	细胞增殖倍数		
	DU145-NC	DU145-proPSA	DU145-actPSA
0 天	1.00 ± 0.08	1.00 ± 0.06	1.00 ± 0.11
1 天	2.62 ± 0.11	2.30 ± 0.17*	2.52 ± 0.17
2 天	3.38 ± 0.05	4.35 ± 0.08*	4.04 ± 0.16*
3 天	3.28 ± 0.10	4.43 ± 0.13*	3.99 ± 0.08*
4 天	3.33 ± 0.05	4.44 ± 0.08*	4.01 ± 0.09*
5 天	3.19 ± 0.07	4.26 ± 0.12*	3.92 ± 0.11*
6 天	3.25 ± 0.05	4.21 ± 0.05*	3.93 ± 0.07*

注：* t 检验或 Wilcoxon 秩和检验，与 DU145-NC 细胞比较，$P < 0.05$

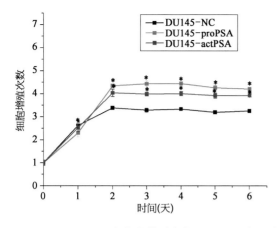

图 4-3-4 不同 PSA 高表达前列腺癌 DU145 细胞的增殖能力比较（n=6）

注：* t 检验或 Wilcoxon 秩和检验，与 DU145-NC 细胞比较，P＜0.05

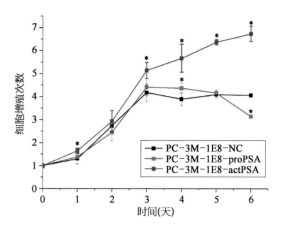

图 4-3-5 不同 PSA 高表达前列腺癌 PC-3M-1E8 细胞的增殖能力比较（n=6）

注：* t 检验或 Wilcoxon 秩和检验，与 PC-3M-1E8-NC 细胞比较，P＜0.05

2～4 天达到对数生长期，于接种后第 4～7 天进入平台期。细胞贴壁后，除个别时间点外，PC-3M-1E8-proPSA 细胞的增殖速率与空载体对照 PC-3M-1E8-NC 细胞差异不明显，无统计学意义（P＞0.05）；PC-3M-1E8-actPSA 细胞的增殖速率较空载体对照 PC-3M-1E8-NC 细胞更快，在测定时间 2 天、4～6 天的增殖倍数与空载体对照 PC-3M-1E8-NC 细胞的差异有统计学意义（P＜0.05），这可能与其 actPSA 高表达有关，提示 proPSA 高表达可能对前列腺癌细胞的生长速度无明显影响，而 actPSA 高表达可能会影响

前列腺癌细胞的生长速度。

5. 细胞周期 为全面评价 PSA 对前列腺癌细胞增殖活跃程度的影响，使用 PI 法流式细胞仪检测了过表达无活性 proPSA 和活性 actPSA 对前列腺癌 DU145 细胞和 PC-3M-1E8 细胞的细胞周期的影响。实验结果（表 4-3-7、表 4-3-8、图 4-3-6 和图 4-3-7）：DU145-NC 细胞、DU145-proPSA 细胞和 DU145-actPSA 细胞的细胞周期的增殖指数均值分别为 56.28 ± 1.02、52.02 ± 1.00 和 63.17 ± 1.70，DU145-proPSA 细胞和 DU145-actPSA 细胞的增殖指数与空载体对照 DU145-

表 4-3-6 不同 PSA 高表达前列腺癌 PC-3M-1E8 细胞的增殖能力比较（$\bar{x}$ ± SD，n=6）

测定时间	细胞增殖倍数		
	PC-3M-1E8-NC	PC-3M-1E8-proPSA	PC-3M-1E8-actPSA
0 天	1.00 ± 0.06	1.00 ± 0.08	1.00 ± 0.09
1 天	1.30 ± 0.21	1.38 ± 0.32	1.65 ± 0.11*
2 天	2.73 ± 0.28	2.45 ± 0.35	2.93 ± 0.46
3 天	4.18 ± 0.37	4.42 ± 0.38	5.14 ± 0.35*
4 天	3.90 ± 0.28	4.37 ± 0.23*	5.67 ± 0.61*
5 天	4.10 ± 0.15	4.17 ± 0.15	6.37 ± 0.12*
6 天	4.06 ± 0.06	3.14 ± 0.06*	6.74 ± 0.34*

注：* t 检验或 Wilcoxon 秩和检验，与 PC-3M-1E8-NC 细胞比较，P＜0.05

表 4-3-7 不同 PSA 高表达前列腺癌 DU145 细胞的细胞增殖指数比较（$\bar{x} \pm S$，$n=4$）

细　胞	细胞增殖指数
DU145-NC	56.28 ± 1.02
DU145-proPSA	52.02 ± 1.00*
DU145-actPSA	63.17 ± 1.70*

注：* t 检验或 Wilcoxon 秩和检验，与 DU145-NC 细胞比较，$P < 0.05$

表 4-3-8 不同 PSA 高表达前列腺癌 PC-3M-1E8 细胞的细胞增殖指数比较（$\bar{x} \pm S$，$n=4$）

细　胞	细胞增殖指数
PC-3M-1E8-NC	48.08 ± 0.70
PC-3M-1E8-proPSA	48.93 ± 0.96
PC-3M-1E8-actPSA	51.43 ± 1.33*

注：* t 检验或 Wilcoxon 秩和检验，与 PC-3M-1E8-NC 细胞比较，$P < 0.05$

NC 细胞有明显差异（$P < 0.05$），DU145-proPSA 细胞的增殖指数明显降低，DU145-actPSA 细胞的增殖指数明显升高，表明 DU145-proPSA 细胞的增殖活跃程度明显降低，DU145-actPSA 细胞的增殖活跃程度明显升高，这可能与其 proPSA 或 actPSA 高表达有关，提示 proPSA 高表达可能抑制前列腺癌细胞的增殖，actPSA 高表达可能会促进前列腺癌细胞的增殖；PC-3M-1E8-NC 细胞、PC-3M-1E8-proPSA 细胞和 PC-3M-1E8-actPSA 细胞的增殖指数均值分别为 48.08 ± 0.70、

48.93 ± 0.96 和 51.43 ± 1.33，PC-3M-1E8-proPSA 细胞的增殖指数与空载体对照 PC-3M-1E8-NC 细胞差异不明显（$P > 0.05$），而 PC-3M-1E8-actPSA 细胞的增殖指数明显高过空载体对照 PC-3M-1E8-NC 细胞（$P < 0.05$），表明 PC-3M-1E8-proPSA 细胞和 PC-3M-1E8-NC 细胞的细胞增殖活跃程度相似，而 PC-3M-1E8-actPSA 细胞的增殖活跃程度明显升高，这可能与其 actPSA 高表达有关，提示 actPSA 高表达可能促进前列腺癌细胞的增殖，而 proPSA 高表达可

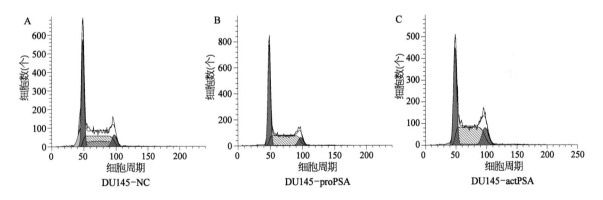

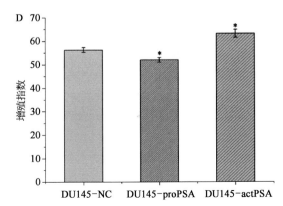

图 4-3-6 不同 PSA 高表达前列腺癌 DU145 细胞的增殖活跃程度比较

注：A、B、C. 细胞周期图谱分析；D. PI 统计分析结果；* t 检验或 Wilcoxon 秩和检验，与 DU145-NC 细胞比较，$P < 0.05$

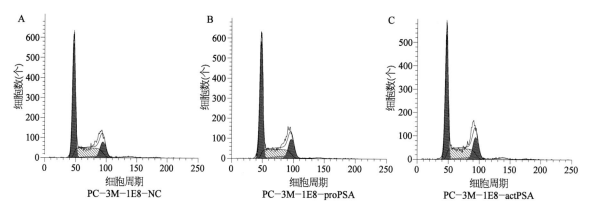

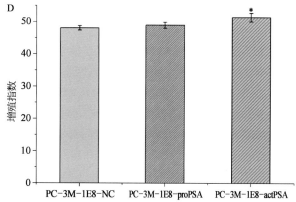

图4-3-7　不同PSA高表达前列腺癌PC-3M-1E8
细胞的增殖活跃程度比较

注：A、B、C. 细胞周期图谱分析；D. PI统计分析结果；* t检验或Wilcoxon秩和检验，与PC-3M-1E8-NC细胞比较，$P < 0.05$

能对前列腺癌细胞增殖的影响不明显。

6. 免疫共沉淀　为了筛选出PSA影响前列腺癌细胞发展的作用蛋白研究，我们通过免疫共沉淀富集无活性proPSA过表达DU-145细胞株、活性actPSA过表达DU-145细胞株和阴性对照稳定转染空载体DU-145细胞株的Flag蛋白及其相互作用蛋白，以及无活性proPSA过表达PC-3M-1E8细胞株、活性actPSA过表达PC-3M-1E8细胞株和阴性对照稳定转染空载体PC-3M-1E8细胞株的Flag蛋白及其相互作用蛋白，进而用质谱对这些富集的蛋白质进行定性检测。免疫共沉淀富集蛋白样本的SDS-PAGE胶电泳和考马斯亮蓝染色结果显示，DU145-NC细胞、DU145-proPSA细胞、DU145-actPSA细胞、PC-3M-1E8-NC细胞、PC-3M-1E8-proPSA细胞和PC-3M-1E8-actPSA细胞的免疫共沉淀样本均有明显条带，说明成功获得各细胞株的Flag蛋白及其相互作用蛋白免疫共沉淀样本，可以对其进行质谱检测（图4-3-8）。

7. 蛋白质质谱定性检测　为了筛查无活性proPSA或活性actPSA影响前列腺癌细胞发展的可能作用蛋白，我们通过免疫共沉淀富集无活性proPSA过表达DU145细胞、活性actPSA过表达DU145细胞和阴性对照稳定转染空载体DU145

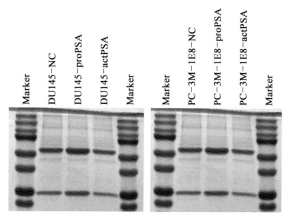

图4-3-8　免疫共沉淀富集蛋白的考马斯亮蓝染色鉴定

注：Marker条带自上而下依次为250 kD、150 kD、100 kD、75 kD、50 kD、37 kD、25 kD、10 kD

细胞的PSA相互作用蛋白，以及无活性proPSA过表达PC-3M-1E8细胞、活性actPSA过表达PC-3M-1E8细胞和阴性对照稳定转染空载体PC-3M-1E8细胞的PSA相互作用蛋白，用蛋白酶消化为肽段混合物，肽段经高效液相色谱分析分级后，串联导入高分辨质谱仪中进行分析，随后用Uniprot人数据库对识别肽段进行搜索，便可还原得到样本中蛋白质组信息。质谱分析蛋白质鉴定结果（表4-3-9、表4-3-10）：鉴定到的DU145-proPSA细胞和空载体对照DU145-NC细胞的差异表达蛋白有10种，proPSA可能是通过与这10种蛋白相互作用影响了DU145细胞的增殖；DU145-actPSA细胞和空载体对照DU145-NC细胞的差异表达蛋白有23种，actPSA可能是通过与这23种蛋白相互作用影响了DU145细胞的增殖；PC-3M-1E8-proPSA细胞和空载体对照PC-3M-1E8-NC细胞的差异表达蛋白有5种；PC-3M-1E8-actPSA细胞和空载体对照PC-3M-1E8-NC细胞的差异表达蛋白有12种，actPSA可能是通过与这12种蛋白相互作用影响了PC-3M-1E8细胞的增殖。

（十）影响研究可靠性和造成研究工作偏离试验方案的异常情况

无。

表4-3-9　不同PSA高表达前列腺癌DU145细胞的差异表达蛋白质列表

蛋白质的登录号[*]	蛋白质名称	细　　胞	
P04259	角蛋白，Ⅱ型细胞骨架6B	DU145-proPSA	DU145-actPSA
Q59EJ3	热休克70 kDa蛋白1A变异体（片段）	DU145-proPSA	DU145-actPSA
B4E1C2	激肽原1，亚型CRA_b	DU145-proPSA	DU145-actPSA
B4DPP6	cDNA FLJ54371，与血清白蛋白高度相似	DU145-proPSA	DU145-actPSA
B7Z1K5	微管蛋白α链	DU145-proPSA	DU145-actPSA
L8E9K3	替代蛋白ZNF260	DU145-proPSA	DU145-actPSA
A8K3K1	cDNA FLJ78096，智人肌动蛋白、α蛋白、心肌（ACTC）、mRNA	DU145-proPSA	—
O95678	角蛋白，Ⅱ型细胞骨架75	DU145-proPSA	—
A0A024RCT9	高迁移率族蛋白AT-hook 1，亚型CRA_b	DU145-proPSA	—
Q99623	抗增殖蛋白-2	DU145-proPSA	—
B2R577	S100蛋白	—	DU145-actPSA
A2NJV5	Kappa轻链可变区（片段）	—	DU145-actPSA
H3BRF6	无特征性蛋白C16orf45（片段）	—	DU145-actPSA
E7EMB3	钙调蛋白	—	DU145-actPSA
Q6PIQ7	IGL@ protein	—	DU145-actPSA
A0A024R3E3	载脂蛋白A-Ⅰ，亚型CRA_a	—	DU145-actPSA
Q9UBS4	DnaJ同源亚家族B成员11	—	DU145-actPSA
G9K388	YWHAE/FAM22A融合蛋白（片段）	—	DU145-actPSA
P06733	烯醇酶	—	DU145-actPSA

续 表

蛋白质的登录号*	蛋白质名称	细 胞	
A0A0S2Z4D1	丝氨酸/苏氨酸激酶11亚型1（片段）	—	DU145-actPSA
A0A140TA69	角蛋白，Ⅰ型角质层Ha4	—	DU145-actPSA
Q14533	角蛋白，Ⅱ型表皮Hb1	—	DU145-actPSA
P78386	角蛋白，Ⅱ型表皮Hb5	—	DU145-actPSA
A0A024R5Z9	丙酮酸激酶	—	DU145-actPSA
P28799	颗粒体蛋白	—	DU145-actPSA
Q14161	ARF GTP酶激活蛋白GIT2	—	DU145-actPSA
D4YW75	TRAFIP20蛋白	—	DU145-actPSA

*指蛋白质序列数据库（FASTA）中的蛋白质编号

表4-3-10　不同PSA高表达前列腺癌PC-3M-1E8细胞的差异表达蛋白质列表

蛋白质的登录号*	蛋白质名称	细 胞	
M0R2L9	40S核糖体蛋白S19（片段）	PC-3M-1E8-proPSA	PC-3M-1E8-actPSA
Q2F837	真核翻译延伸因子1α1（片段）	PC-3M-1E8-proPSA	PC-3M-1E8-actPSA
B4DL87	cDNA FLJ52243，与热休克蛋白β-1高度相似	PC-3M-1E8-proPSA	—
V9HWC6	肽酰脯氨酰顺反异构酶	PC-3M-1E8-proPSA	—
B7Z2F4	t复合体蛋白质1亚单位δ	PC-3M-1E8-proPSA	—
H0YLE2	膜联蛋白A2（片段）	—	PC-3M-1E8-actPSA
Q5ZEY3	甘油醛-3-磷酸脱氢酶（片段）	—	PC-3M-1E8-actPSA
Q86YZ3	角蛋白	—	PC-3M-1E8-actPSA
A0A1B0GUA0	Vimentin蛋白（片段）	—	PC-3M-1E8-actPSA
B4E1T6	cDNA FLJ54342，与热休克70 kDa蛋白1高度相似	—	PC-3M-1E8-actPSA
C9JEV8	微管蛋白链（片段）	—	PC-3M-1E8-actPSA
F5GY37	抗增殖蛋白-2	—	PC-3M-1E8-actPSA
H3BQ34	丙酮酸激酶	—	PC-3M-1E8-actPSA
B4DKX6	cDNA FLJ53584，与桥粒斑蛋白高度相似（片段）	—	PC-3M-1E8-actPSA
Q02413	桥粒芯蛋白-1	—	PC-3M-1E8-actPSA

*指蛋白质序列数据库（FASTA）中的蛋白质登录号

（十一）结论

（1）成功构建了无活性proPSA过表达DU145细胞株、活性actPSA过表达DU145细胞株、无活性proPSA过表达PC-3M-1E8细胞株、活性actPSA过表达PC-3M-1E8细胞株。

（2）DU145-proPSA细胞和DU145-actPSA细胞的增殖速率较空载体对照DU145-NC细胞更快，提示proPSA或actPSA高表达可能会影响前列腺癌细胞的生长速度；PC-3M-1E8-proPSA细胞的增殖速率与空载体对照PC-3M-1E8-NC细胞差异不明显；PC-3M-1E8-actPSA细胞的增殖速率较空载体对照PC-3M-1E8-NC细胞更快，提示proPSA高表达可能对前列腺癌细胞的生长速度无明显影响，actPSA高表达可能影响前列腺癌细胞的生长速度。

（3）与空载体对照DU145-NC细胞比较，DU145-proPSA细胞的增殖活跃程度明显降低，DU145-actPSA细胞的增殖活跃程度明显升高，提示proPSA高表达可能抑制前列腺癌细胞的增殖，actPSA高表达可能促进前列腺癌细胞的增殖；PC-3M-1E8-proPSA细胞的增殖活跃程度与空载体对照PC-3M-1E8-NC细胞差异不明显，而PC-3M-1E8-actPSA细胞的增殖活跃程度明显高过空载体对照PC-3M-1E8-NC细胞，提示actPSA高表达可能促进前列腺癌细胞的增殖，而proPSA高表达可能对前列腺癌细胞增殖的影响不明显。

（4）鉴定到的DU145-proPSA细胞株和空载体对照DU145-NC细胞株的差异表达蛋白有10种，proPSA可能是通过与这10种蛋白相互作用影响了DU145细胞的增殖；DU145-actPSA细胞株和空载体对照DU145-NC细胞株的差异表达蛋白有23种，actPSA可能是通过与这23种蛋白相互作用影响了DU145细胞的增殖；PC-3M-1E8-proPSA细胞株和空载体对照PC-3M-1E8-NC细胞株的差异表达蛋白有5种；PC-3M-1E8-actPSA细胞株和空载体对照PC-3M-1E8-NC细胞株的差异表达蛋白有12种，actPSA可能是通过与这12种蛋白相互作用影响了PC-3M-1E8细胞的增殖。

（十二）记录保存

（1）除计算机或自动化仪器直接采集的数据外，其他所有在实际研究中产生的数据均记录在表格或记录纸上，并随时整理装订。所有数据记录都注明记录日期，并由记录人签字。对原始记录进行更改时按要求进行。

（2）记录的所有数据都由另一人（非做记录的人）进行核查、签字。保证数据可靠。研究结束后，递交最终报告时，所有原始资料、文件等材料均交档案室保存。具体管理内容、程序和方法按本中心制订的标准操作规程执行。

（十三）资料归档时间和地点

保存单位：×××。

地址：×××。

邮编：×××。

保管人：×××。

电话：×××。

归档时间：×××-××-××。

保存时间：>10年。

（十四）参考文献

略。

（张树江　孙祖越）

第四节 · 导致前列腺癌物质或因素的毒理学研究

一、饮食与前列腺癌

有证据表明，饮食因素在前列腺癌致病因素中，是除激素、环境、年龄、种族因素外，十分重要的影响因素之一。有数据表明，饮食可能是前列腺癌行为中比乳腺癌或结肠癌更重要的因素。有很多营养因素与前列腺癌风险相关，包括红肉和乳制品摄入、饱和脂肪、反式脂肪酸和总膳食脂肪摄入量。流行病学研究显示，前列腺癌发病率表现出明显的地区差异，可能与饮食习惯的不同有关。例如，针对不同国家前列腺癌的研究结果发现，前列腺癌死亡率与总脂肪摄入量有关。饮食中富含蔬菜和水果的人患病概率较低。番茄中的番茄红素是很强的抗氧化剂，被认为是前列腺癌潜在的保护因素，豆类、青菜等也被认为有降低前列腺癌风险的作用。亚洲是前列腺癌低发地区，绿茶的饮用量相对较高，因而摄入绿茶可能对前列腺癌具有一定的保护作用。一些动物实验也证明，包括脂肪、蛋白质、碳水化合物、维生素（维生素A、D和E）和多酚等在内的营养因素，可能会影响前列腺癌的发生与进展。

（一）膳食脂肪与前列腺癌

牛津循证医学证据中心有2b级证据表明，膳食脂肪，特别是动物脂肪和饱和脂肪的高摄入量（约40%总脂肪摄入量），与前列腺癌风险增加有关。高脂食品摄入过多，能促发乳腺癌、结肠癌、直肠癌和胰腺癌。研究发现，高脂饮食与前列腺癌也存在关联，经常食用含高动物脂肪食物的男性前列腺癌高发。高脂、高热量的摄入不仅会增加前列腺癌的发病危险，而且还会加速其病情发展，尤其是饱和脂肪增加了前列腺癌的死亡风险。

加拿大基于384例前列腺癌患者的前瞻性研究报告指出，饱和脂肪的消耗量与疾病特异性存活率显著相关。食物中饱和脂肪的摄入使雄激素的合成增加。饱和脂肪高消耗者死于前列腺癌的危险性较低消耗者明显增高。高热量饮食人群前列腺癌发病率比低热量饮食人群前列腺癌发病率高70%。William J等的研究也证明，肉的摄入量与前列腺癌的发生率和死亡率高度相关，每周肉类的食用达到5次及以上者，前列腺癌的发生风险高于每周食用1次肉的人。此外，一项动物实验也间接证明，在实验中限制实验动物摄入热量和动物去势后，实验动物的肿瘤微血管密度和血管内皮生长因子表达明显下降，表明限制摄入食物的热量可以抑制肿瘤血管的形成，减缓了前列腺肿瘤的生长。

IGF信号通路是膳食脂肪促进前列腺癌发生和发展的主要调控通路之一。膳食脂肪摄入量与IGF-1循环水平呈正相关，这可能最终导致IGF信号通路信号的增加。脂肪摄入量与血浆中IGF-1的主要结合蛋白——胰岛素样生长因子结合蛋白-3（IGFBP-3）呈负相关，而IGFBP-3也与前列腺癌的发病风险相关。因此，IGF-1循环水平的增加和IFGBP-3循环水平的降低可以增加对IGF信号级联的刺激，这在恶性细胞中被破坏。IGF系统在细胞增殖、分化、凋亡和转化中发挥关键作用。

增加膳食脂肪摄入量可能通过增加IGF-1和减少IGFBP-3促进恶性细胞生长（图4-4-1）。

膳食脂肪的摄入可能通过脂质过氧化促进前列腺组织的癌变，从而导致氧化应激的增加。

总膳食脂肪摄入量的评估可能会忽略特定类型的膳食脂肪摄入量与前列腺癌发展之间的重要关系。饱和脂肪酸（SFA）、单不饱和脂肪酸（MUFA）、多不饱和脂肪酸（PUFA）和反式脂肪酸（TFA）在前列腺癌发生、发展中的直接和间接作用及相互关系有待进一步阐明。

动物模型表明，膳食脂肪质量，特别是膳食

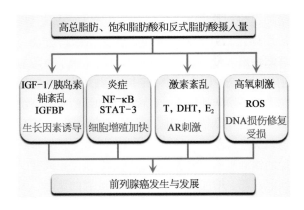

图4-4-1 高总脂肪、饱和脂肪酸和反式脂肪酸摄入对前列腺癌发展的可能影响

脂肪中的多不饱和脂肪酸含量可能是重要的预测指标。长链脂肪酸可能对前列腺癌有负面影响，而短链脂肪酸可能是有益的。大鼠采用两种等热量低脂饮食，其中只有7%的总热量来自脂肪；与富含α亚麻酸的饲料相比，富含棕榈酸和油酸的猪油饲料增加了前列腺体重、睾酮、细胞增

殖和雄激素受体表达。这些数据支持了长链SFA可能对前列腺癌的各种生理因素有负面影响的观点。

脂肪细胞与前列腺癌细胞间的相互作用及摄入脂肪对前列腺癌的影响见图4-4-2。

（二）碳水化合物与前列腺癌

碳水化合物在水果、大米、小麦和土豆等植物性食品中含量丰富，根据分子中单体的数量，碳水化合物主要分为单糖、双糖、低聚糖和多糖。水果、乳制品中含有丰富的单糖和双糖，以及葡萄糖、果糖和乳糖等糖类，它们在体内迅速代谢，摄入过多会导致高胰岛素血症和肥胖。因此，单糖或双糖的高消耗可能通过IGF-1途径促进前列腺癌进展。

与给予西方饮食方式的小鼠相比，植入LAPC-4细胞的异种移植小鼠喂食无碳水化合物生酮饮食（NCKD）后体重减轻15%，肿瘤大小减少33%，总体存活率增加，与喂食低脂饮食的

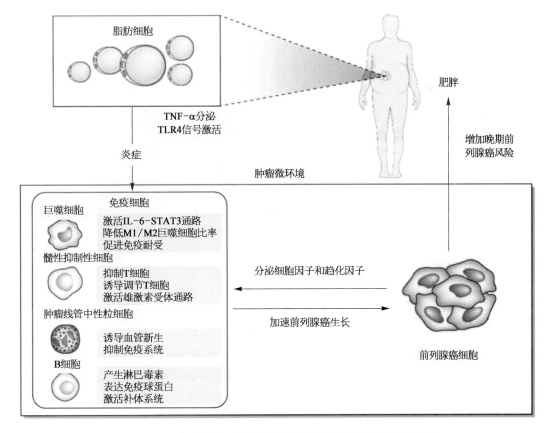

图4-4-2 免疫细胞、脂肪细胞与前列腺癌细胞间的相互作用

小鼠结果相似，甚至更好。一项使用含有LNCaP细胞的异种移植物小鼠的研究中也报告了类似的结果。此外，与喂食高脂饮食（HFD）/中度碳水化合物饮食的小鼠相比，NCKD小鼠肿瘤中的磷酸化Akt/Akt降低。这些结果表明，碳水化合物摄入引起的前列腺癌进展与肥胖和高胰岛素血症有关。虽然无碳水化合物饮食有降低前列腺癌风险的可能，但许多人很难维持，而低碳水化合物饮食（20%碳水化合物）与无碳水化合物饮食表现出相似的肿瘤生长率，对许多人来说却容易很多。

在一项针对来自弗雷明翰后代队列的3 184名成年人的前瞻性研究中，研究了碳水化合物和糖的数量、质量与肥胖相关癌症（乳腺癌、前列腺癌和结直肠癌）的关系。报告称，较高的果汁摄入量与前列腺癌风险显著相关（HR 1.58，95%CI 1.04～2.41），而前列腺癌风险与碳水化合物含量高或含糖饮料的总消费量之间没有显著相关性。然而，一项包含22 720名男性的研究报告称，从果汁中摄入糖与前列腺癌风险无关，而摄入含糖饮料与该风险相关（HR 1.21，95%CI 1.06～1.39）。这些发现表明，在碳水化合物摄入与前列腺癌风险之间的关系方面，碳水化合物质量可能比数量更重要，在未来的临床试验中需要更多的研究。

（三）酒精与前列腺癌

酒精是致癌的主要危险因素，饮酒与前列腺癌风险是否有关仍存争议。

在酒精摄入和PCa类型的剂量-反应的Meta分析中，一级和二级分析之间呈正相关的证据的一致性在非侵袭性PCa中比侵袭性PCa更显著。对于非侵袭性前列腺癌，按酒精类型划分，与白酒的风险呈线性增加（每增加14 g/天摄入量约4%），与啤酒的风险呈非线性增加（饮酒9～32 g/天，观察到风险显著增加3%～5%）。葡萄酒与非侵袭性前列腺癌的风险无显著相关性。对于侵袭性PCa，在灵敏度分析中，所有类型的酒精都显示出非线性关系，这仅限于提供非侵袭性和侵袭性PCa结果的研究。

一项Meta分析发现，随着总酒精摄入量的增加，前列腺癌不良后果的发生率有增加趋势。使用固定效应模型重新进行线性Meta分析时，总酒精摄入量和非侵袭性PCa之间出现了显著的正相关（RR 1.02，95%CI 1.01～1.03）。根据加拿大的一项队列研究，在诊断前和诊断后的高饮酒者，与不饮酒者相比，在这两个时间窗口中，与PCa特异性死亡的风险增加约2倍。任何诊断前的饮酒水平，无论患者诊断后是否停止或减少饮酒，都会增加前列腺癌特异性死亡的风险。因此，酒精在前列腺癌的形成中具有非常不利的影响。

尽管酒精摄入对前列腺癌的有害影响的生物学机制尚未完全阐明，但在机制研究上也有一些探索。首先，乙醇的第一代谢物乙醛，促进氧化应激，通过产生DNA加合物直接或间接损害DNA，所有这些都有助于PCa的致癌作用。第二，前列腺炎会增加患前列腺癌的风险，而酒精会加重炎症反应。此外，慢性炎症反应会导致免疫抑制环境，使抗肿瘤免疫失效，为肿瘤的形成和进展创造了条件。

鉴于美国膳食指南咨询委员会的最新立场，即"在所有消费水平上，一般来说，少喝酒比多喝酒对健康更有益"，为了整体健康，建议将酒精消费量限制在最低限度。

（四）维生素与前列腺癌

1. 维生素A和原维生素A类胡萝卜素 除了在保持健康视力方面发挥核心作用，维生素A化合物包括视黄醇表现出抗肿瘤特性，如诱导细胞凋亡、细胞分化和抑制细胞增殖。然而，维甲酸也被证明能促进肿瘤生长，可能是通过胰岛素样生长因子1受体或性类固醇来影响前列腺癌的风险。

一项29 133人（包括2 041例事件）参与的前瞻性队列研究中，基线循环视黄醇浓度越高，前列腺癌风险越高（最高与最低1/5组的HR 1.19，95%CI 1.03～1.36）。侵袭性疾病的风险也升高，视黄醇水平持续高的男性风险增加最大（HR 1.31，95%CI 1.08～1.59）。大多数关于循环视黄醇和维生素A原类胡萝卜素的观察性研究包括相对较少的病例，并提示与前列腺癌相反或无相关性。只有两项较早的研究表明高维生素A状态的风险升高：一项有12例的小型研究，以及有578例PHS（医师健康研究）（OR 1.56，95%CI 1.07～2.27，最高五分位数vs最低五分位数），在PHS中，胡萝卜素和隐黄质与风险无关，但血浆胡萝卜素与风险呈负相关（OR 1.30，95%CI 0.98～1.74，最低四分位数与最高四分位数）。

最近，前列腺癌预防试验（PCPT）安慰剂组，血液循环中视黄醇含量越高，前列腺癌风险越高（OR 1.30，95%CI 1.00～1.68，最高1/4组与最低1/4组，n=974例）。高等级疾病风险的相关性更强（OR 1.74，95%CI 1.14～2.68）。循环α胡萝卜素水平越高，风险也越高（OR 1.32，95%CI为1.01～1.73）。在非那雄胺组中，未发现视黄醇或类胡萝卜素浓度与前列腺癌有关。一项涉及11 000多例患者和18 000名对照组的大型合并研究发现，较高水平的视黄醇与前列腺癌风险升高相关（OR 1.13，95%CI 1.04～1.22，最高五分位数vs最低五分位数）。

2. 维生素D　维生素D的活性形式的主要生物学功能是维持钙稳态和调节骨矿化。然而，维生素D也已被实验证明具有抗癌特性，如促细胞凋亡、分化和免疫调节，抑制血管生成和增殖。

虽然过去的荟萃分析得出结论，循环维生素D与前列腺癌风险无关，但许多个体研究表明两者呈正相关。具有高浓度维生素D结合蛋白（DBP）的男性风险最高（DBP是血液循环中主要的维生素D运输分子）（OR 1.81，95%CI 1.18～2.79）。最近一项包含12 000例病例的荟萃分析得出结论，高25（OH）D状态与前列腺癌风险显著升高相关（OR 1.17，95%CI 1.05～1.30）。最近一项没有包含于荟萃分析PCPT中的前列腺癌预防试验（Prostate Cancer Prevention Trial）结果显示，男性前列腺癌风险较低水平与较低维生素D状态相关（OR 0.74，第三组与第一组的95%CI为0.59～0.92）。

早期对候选基因多态性的研究检测了维生素D受体基因VDR及其他维生素D通路基因如CYP27B1、GC和CYP24A1的变异，没有发现与前列腺癌风险相关的证据。使用类似于维生素E的GWAS方法，也有人在GC、CYP24A1、CYP2R1和DHCR7中发现了与循环维生素D相关的新变异。美国国家癌症研究所（National Cancer Institute，NCI）乳腺和前列腺癌队列联盟对这些基因型与前列腺癌风险的关系进行了研究，发现携带更多与低维生素D状态相关变异的男性比遗传倾向于拥有更高循环25（OH）D的男性患侵袭性前列腺癌的风险更低（OR 0.66，95%CI 0.44～0.98，4个SNP的多基因评分），从而进一步支持维生素D状态与前列腺癌之间的直接联系。

与讨论的其他营养物质一样，维生素D的许多抗癌特性已经被报道，但它如何促癌尚不确定。维生素D能刺激胰岛素合成，胰岛素水平高与前列腺癌风险高相关。

总之，一些（但不是全部）观察性研究表明，循环25（OH）D浓度可能与整体前列腺癌风险升高相关，尽管其与侵袭性疾病的相关性仍未得到充分研究。遗传数据分析支持这种可能性，循环25（OH）D的代谢组学特征可能会增加我们对这种关联的理解。

（五）微量元素与前列腺癌

根据以往的报道，与前列腺癌相关的金属离子有锌、硒和铜。

锌离子对健康是不可或缺的，锌离子缺乏在许多疾病发生中起重要作用。前列腺上皮细胞比身体其他细胞积累的锌含量高。有证据表明，锌离子在前列腺的正常功能和病理中起着重要作用，可能是诊断前列腺癌的一个很好的标志物。不同组织学分级的前列腺癌、前列腺增生（BPH）和正常前列腺的细胞核、线粒体和细胞质中锌离子的分布是不同的。在前列腺增生和前列腺癌的腺上皮细胞核和胞质中锌离子的含量均有升高的趋势。这些结果可能是由直接影响锌离子代谢途径或锌离子结合蛋白金属硫蛋白引起的。此外，血清锌离子浓度可能是前列腺癌鉴别诊断和治疗的一个有价值的指标。

前列腺锌离子浓度与恶性前列腺细胞发生、发展关系密切。锌离子含量在前列腺癌向雄激素非依赖性发展过程中降低。比较雄激素反应性LNCaP细胞和雄激素非依赖性AIPC细胞之间金属硫蛋白和锌转运蛋白的表达水平，结果提示，除ZnT3外，ZnT1和金属硫蛋白等因素与AIPC细胞内锌离子含量低有关。在其他报道中，锌转运蛋白ZnT4的表达在早期前列腺疾病向浸润性前列腺癌的发展过程中下降。

锌离子是多种蛋白酶的有效调节剂。纯化后的PSA酶活性受到锌离子的强烈抑制。锌离子对PSA蛋白水解活性的抑制减弱可能是前列腺肿瘤侵袭的原因之一。由于端粒酶在大多数癌症组织中的上调被认为是导致癌细胞无限增殖的原因，抑制端粒酶活性是一个有吸引力的潜在癌症治疗靶点。锌离子在前列腺癌（DU145）细胞系中可增强端粒酶活性。锌代谢蛋白参与了前列腺稳态的调节，而在恶性组织中锌离子的代谢系统可能有所不同。

血清锌浓度似乎并不是锌在体内状态的一个可靠的生物标志物，也不能反映其在前列腺中的水平。一些数据显示PCa患者Zn浓度降低，而另一些数据显示Zn浓度升高或与无关。

锌、硒在前列腺增生的发生和发展中也起重要作用（图4-4-3）。另外，铜稳态紊乱的证据是各种恶性肿瘤中血清浓度升高，在BPH和PCa样本中也有升高的Cu水平的报道，可能与Cu参

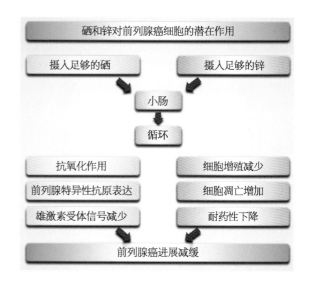

图4-4-3　硒、锌对前列腺癌发展的潜在作用

与细胞增殖有关，即激活血管生成生长因子。

硒在前列腺正常功能中的关键作用被认为与它的保护作用有关，特别是它的抗氧化和抗衰老活性及抗肿瘤潜力。它还与许多退行性疾病有关，包括炎症和前列腺组织的致癌过程。与对照组织相比，硒在前列腺增生和前列腺癌中的水平都高出约60%。前列腺癌组织中锌、铜和硒浓度情况见表4-4-1。

表4-4-1　前列腺癌组织中锌、铜和硒浓度及分区（μg/g）（均值 ± 标准差）

	对照组1（年龄＜35岁）	对照组2（年龄≥36岁）	前列腺癌
n	20	108	8
		锌	
中央区	84.59 ± 23.68	240.01 ± 69.02[a]	231.43 ± 61.88[ac]
外周区	114.44 ± 37.97	117.20 ± 29.97[d]	28.76 ± 9.57[abc]
中央区/外周区	0.79 ± 0.24	2.12 ± 0.63[a]	8.49 ± 2.30[abc]
		铜	
中央区	1.08 ± 0.14	1.19 ± 0.14	1.40 ± 0.08[abc]
外周区	1.02 ± 0.14	1.03 ± 0.11	0.45 ± 0.09[abc]
中央区/外周区	1.07 ± 0.07	1.16 ± 0.14	3.21 ± 0.76[abc]

续 表

	对照组1（年龄＜35岁）	对照组2（年龄≥36岁）	前列腺癌
	硒		
中央区	0.18 ± 0.05	0.19 ± 0.06	0.23 ± 0.02
外周区	0.15 ± 0.04	0.13 ± 0.06	0.16 ± 0.02^c
中央区/外周区	1.15 ± 0.18	1.56 ± 0.40	1.46 ± 0.26^c

注：$p \leqslant 0.05$。[a]与≤35岁组比较有统计学意义；[b]与≥36岁组比较有统计学意义；[c]与中心部位比较有统计学意义

（六）乳制品与前列腺癌

牛奶和乳制品中的钙摄入量一直与前列腺癌的风险增加有关，在健康专业人员随访研究中，高钙比低钙摄入能够增加重度前列腺癌发生风险的89%。钙质摄入较高使前列腺癌的局部复发率增加了7%，是钙质摄入最低的患者晚期前列腺癌的发生率的2倍。钙补充剂的使用也与致死性前列腺癌独立相关。12项前瞻性研究的荟萃分析报告，大量食用乳制品（RR 1.11，95%CI 1.00～1.22）和钙（RR 1.39，95%CI 1.09～1.77）会增加男性患前列腺癌的风险。Ca^{2+}还参与了雄激素非依赖性生长的前列腺癌途径，如图4-4-4所示。

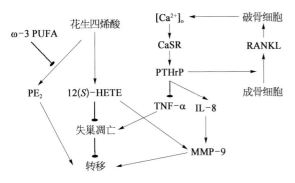

图4-4-4 Ca^{2+}参与了雄激素非依赖性生长的
前列腺癌途径

流行病学、营养学和分子生物学研究继续揭示了脂肪酸和钙摄入的普遍存在和相关的因素对前列腺癌进展的调控的多面性。细胞外钙和脂肪酸的可利用性都通过特定的受体影响细胞内信号传导。这两种信号都可以转化为细胞内钙瞬变，

但在上皮前列腺癌细胞中的机制仍有待研究。最近的研究表明，导致前列腺癌去势抵抗和转移的关键步骤是由各种细胞内钙排列的信号通路调控的，也直接由细胞外钙和脂肪酸调控，如图4-4-5所示。

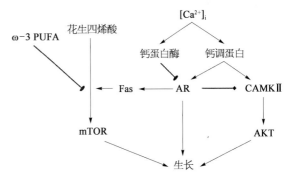

图4-4-5 脂肪酸和钙对前列腺癌转移的调控

北卡罗来纳州-路易斯安那州前列腺癌项目（PCaP）研究认为，钙和乳制品摄入量与前列腺癌风险呈正相关。这项研究对经组织学确诊患有前列腺癌的996名非洲裔美国人和1 064名欧洲裔美国人的饮食摄入进行评估。发现膳食钙、镁摄入量与高侵袭性前列腺癌发生率正相关；按种族分层时，非洲裔美国男性中的正相关性更为显著。在这项研究中，与非全脂牛奶饮用者相比，每天摄入全脂牛奶最多的男性患高侵袭性前列腺癌的概率增加了74%，在调整了潜在的介导因素（如饱和脂肪和Ca∶Mg摄入量）后，这种可能性有所降低。因此，患前列腺癌的非洲裔美国人和欧洲裔美国人患前列腺癌风险的概率与Ca∶Mg和全脂牛奶摄入量相关，而与单独摄入钙无关。

其中镁的摄入和侵袭性前列腺癌呈中度负相关。此外，与不喝牛奶或通常食用其他类型牛奶的人相比，食用全脂牛奶的人患侵袭性前列腺癌的概率增加，而乳制品摄入与此无关。另一项研究发现，患有前列腺癌的受试者的血清Ca：Mg含量高于年龄匹配的无前列腺癌对照组。实验研究中提出了一种生物学机制解释了钙和镁在高侵袭性疾病发展中的相互作用，即钙镁失衡导致的TRPM7激活可能刺激前列腺癌细胞增殖。

有研究表明，钙摄入量高（超过推荐每日摄入量1 000 mg）或奶制品摄入高与前列腺癌的发病风险增加有关。关于诊断后钙和乳制品摄入量的数据有限。然而，在PHS中诊断为非转移性前列腺癌的男性中，每天饮用＞1份全脂牛奶的男性与每天饮用＜0.5份全脂牛奶的男性相比，疾病进展为致命前列腺癌的风险显著增加（HR 2.17，95%CI 1.34～3.51，P趋势≤0.001）。脂肪酸和钙对前列腺癌的调控见图4-4-5。

172项研究符合纳入标准，31项分析了牛奶与IGF的关系；132项检查人类IGF与前列腺癌的关系；以及10个动物研究IGF与前列腺癌的关系。有中度证据表明，循环IGF-1和IGFBP-3随牛奶（和乳制品蛋白）摄入量的增加而增加；IGF-1增加前列腺癌风险，IGFBP-3-202A/C单核苷酸多态性与前列腺癌呈正相关。未观察到IGF-2、IGFBP-1或IGFBP-2与牛奶摄入量或前列腺癌风险有很强的相关性（图4-4-6）。从少量动物研究中提取的数据几乎没有一致性。另有证据表明，抑制IGF-2可使肿瘤缩小，而抑制IGFBP-3对肿瘤进展的影响则有相反的证据。

（七）肠道微生物群与前列腺癌

微生物与宿主的相互作用对免疫和代谢有着深远的影响，这些相互作用有助于维持宿主-微生物的稳态。近年来，随着下一代测序仪和质谱仪等设备性能的提高，对微生物基因组和微生物代谢产物的综合分析变得更加容易和准确。此外，随着技术的进步，人们对宿主与肠道菌群的相互作用越来越感兴趣。有趣的是，研究表明肠道菌群不仅与肠道疾病有关，还与其他器官的疾病有关。肠道微生物群对癌症的影响广受关注，

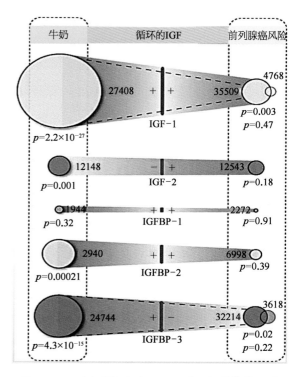

图4-4-6　牛奶摄入量和PCa风险之间的整体关联（包括IGF-1和IGFBP-3的晚期风险）

注：圆圈旁边的数字表示所有研究的参与者总数，每个圆圈的大小与p值成比例（较大的圆圈表示较低的p值），"+"和"−"符号表示效果的方向，IGF-1和IGFBP-3前列腺癌风险中两个半透明的圆表示高级PCa风险（关联的p值在两个p值中较低），p值均采用结合p值的Stouffer Z评分法计算。牛奶是牛奶、乳制品和乳制品蛋白质的统称

其发现肠道微生物群参与了癌症的所有阶段，包括开始、进展、治疗结果等。

此前一项对美国133例前列腺活检患者肠道微生物菌群的研究显示PCa的存在或不存在与微生物组成有关，并且在前列腺癌患者的肠道微生物菌群中拟杆菌属（*Bacteroides*）和链球菌属（*Streptococcus sp.*）显著富集。这表明肠道菌群可能不仅与胃肠道癌症有关，也与前列腺癌有关。由于不同地区的肠道菌群组成存在很大差异，目前尚不清楚特定人群的肠道菌群（或特定细菌种类）是如何参与PCa的。此外，肠道菌群调控PCa的机制尚不清楚。虽然前列腺不是直接受肠道菌群影响的器官，但可间接受肠道菌群修饰的细胞因子和免疫细胞或从肠道吸收进入体循

环的细菌代谢物和成分（即"微生物-肠道-前列腺轴"）的影响。

总体而言，通过相关研究阐明了饮食对前列腺癌的毒性影响（图4-4-7）及其作用机制，上述研究结果对指导预防和治疗前列腺癌具有重要的意义。在前列腺癌的预防和治疗中，膳食模式、微量元素摄入和肠道菌群对全身营养状态及前列腺癌的发生与发展均具有重要的影响，是前列腺癌风险控制的关键点。

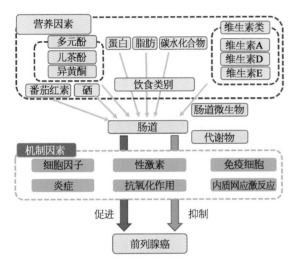

图4-4-7　饮食对前列腺癌发生的影响

（郭隽　陈丽芬　饶玉良）

二、药物与前列腺癌

药物对前列腺癌的影响不可忽视。

（一）磺酰脲类药物与前列腺癌

磺酰脲类药物如格列美脲、格列本脲和格列吡嗪，已被用于治疗2型糖尿病的时间超过50年。与格列齐特相比，格列本脲可能与较高心血管疾病发生率和恶性肿瘤的死亡率有关。经多因素非条件Logistic回归分析提示使用磺酰脲类药物可能促进前列腺癌的发生。结果与既往的研究结果相似，使用磺酰脲类药物可能增加肿瘤的发生。与非糖尿病患者相比，磺酰脲类药物会增加低分化前列腺癌和前列腺癌进展的概率。虽然这类药物能有效地降低糖化血红蛋白，但副作用是会引起低血糖。胰岛素促进肿瘤细胞的生长，最开始是通过动物实验认识到的。

磺酰脲类药物与癌症存在关联性，但很难判断促泌剂使用者有额外的癌症，或结果是与减少癌症风险的药物（通常指二甲双胍）作对照产生的。即使该关系得到证实，促泌剂是直接参与细胞转化或癌变，还是通过间接增加循环中胰岛素水平来发挥作用，这有待于进一步探究。到目前为止，只有少量的数据支持格列类和癌症风险有关。

（二）胰岛素与前列腺癌

Machiela等对2 782例前列腺癌和4 458例对照组队列研究指出：共同遗传背景的调查认为目前两者的观察联系处于初级阶段，2型糖尿病的遗传易感性可能与前列腺癌风险相关。但现有文献倾向于2型糖尿病增加前列腺癌死亡率，Chiou WK等研究显示，相比没有2型糖尿病的患者，有性别特异性的癌症患者比没有性别特异性的死亡率更高。

胰岛素在癌症形成和发展中起关键作用，2型糖尿病普遍具有高胰岛素血症，高血糖与内源性高胰岛素血症引起代偿状态的胰岛素抵抗，而胰岛素抵抗会导致患者在进食时，即使增加胰岛素的分泌也不能满足机体能量的需要。临床常用的胰岛素有短效、中效及人工合成的两个速效（门冬和赖脯）和长效（甘精和地特）胰岛素类似物。皮下注射胰岛素和胰岛素抵抗普遍存在，会导致循环中胰岛素含量明显高于内源性的胰岛素，从而可能放大高胰岛素血症和癌症风险之间的联系。

Currie CJ等认为，相比于无糖尿病的前列腺癌患者，2型糖尿病会增加前列腺癌的死亡率。Hsing AW等发现血清胰岛素水平与前列腺癌的风险呈正相关，且胰岛素抵抗越严重，前列腺癌风险越高。文献报道，胰岛素及其类似物（如甘精胰岛素）的使用会增加胰腺癌的风险，但可能是反向的因果关系，且癌症发病率与胰岛素的累积量呈梯度的变化关系（表4-4-2）。而有部分文献认为与不使用胰岛素相比，癌症的发病率降低。

表4-4-2　前列腺癌患者和对照组采用糖尿
治疗方案及治疗方案比较

	病例数量（%）	对照数量（%）
糖尿病药物使用		
二甲双胍	40（4.0）	45（4.8）
胰岛素	24（2.4）	29（3.1）
磺酰脲类	14（1.4）	11（1.5）
噻唑烷二酮类	17（1.7）	14（1.5）
美格列脲	1（0.1）	1（0.1）
其他药物使用		
阿司匹林	484（48.4）	486（51.6）
他汀类药物	289（28.9）	265（28.1）

（三）抗癫痫药物（AED）与前列腺癌

组蛋白去乙酰化酶（HDAC）抑制剂类的抗癫痫药物（AED）在体外可降低前列腺癌（PCa）细胞的增殖。Salminen JK等开展了一项由78 615名男性组成的以人群为基础的队列研究，用于评估抗癫痫药使用者中PCa风险。研究人群与芬兰国家处方数据库相联系，以获取1996年至2015年个人药物报销信息。以抗癫痫药物使用为时间因变量的Cox回归分析整体PCa风险，并分别对低、中、高危PCa进行分析。分析根据年龄、筛选试验组和其他正在使用的药物进行调整，包括他汀类药物、抗糖尿病药物、抗高血压药物、阿司匹林和非甾体抗炎药物。与未使用AED的患者相比，AED患者PCa总风险降低（风险比HR为0.86，95%CI 0.76～0.96）。具有HDAC抑制剂特性的抗癫痫药物使用者的PCa风险降低程度相似（HR 0.87，95%CI 0.76～1.01），但具有HDAC抑制剂特性的抗癫痫药物使用者与其他AED使用者的PCa风险无差异（HR 0.98，95%CI 0.76～1.27）。研究表明，与未使用除颤器的男性相比，使用除颤器的男性患前列腺癌的风险有所降低。一般来说，HDAC抑制剂与抗癫痫药的风险相关性。

这项全面评估前列腺癌风险和使用含组织乙酰化酶抑制剂类型的抗癫痫药物的研究结果显示，许多抗癫痫药物的总体前列腺癌风险增加。风险关联与组织乙酰化酶抑制剂和癫痫患者相似。众所周知，癫痫患者的癌症风险增加，癌症死亡率总体增加。相关机制尚不清楚，但被认为与癫痫有关。

丙戊酸钠是具有HDAC抑制活性的抗前列腺药物，已被证明可以在体外促进前列腺癌细胞的增殖。关于抗癫痫药物与前列腺癌相关性的流行病学研究产生了矛盾的结果。

（四）抗高血压药物与前列腺癌

抗高血压药物影响许多不同的血压调节生理系统，如血管紧张素-血管紧张素系统（RAS）、交感神经系统和流体稳态，研究显示，抗高血压药物的使用与前列腺癌存在关联性。总的来说，使用抗高血压药物后，Ca^{2+}摄入量显著增加。然而，当与不同的高血压药物组比较时，β受体阻滞剂和其他尿毒症药物使用者显示出轻微的肿瘤风险增加，主要是针对高血压和转移癌。抗高血压药物的使用一般与前列腺癌的发病率有关。在特定的药物组中，干扰素、β受体阻滞剂和利尿剂的使用，表明前列腺癌的风险略有增加。老年人经常使用抗高血压药物，前列腺癌的发病率也很高。

Siltari A等针对抗高血压药物与前列腺癌开展了大规模的队列研究，调查诊断前和诊断后使用抗高血压药物对前列腺癌（PCa）特异性生存和开始雄激素剥夺治疗（ADT）的影响。该队列调查了8 253例前列腺癌患者，其中837例在诊断后7.6年的中位随访期间发生前列腺癌特异性死亡。药物使用、癌症发病率、PCa的临床特征和死亡原因的信息从芬兰的登记处收集，以使用抗高血压药物为时间因变量，采用Cox回归计算风险比（95%CI）。分别对诊断前和诊断后使用药物及开始使用ADT的PCa生存情况进行分析。抗高血压药物使用总体上与前列腺癌特异性死亡风险增加相关〔PCa前1.21（1.04～1.4），PCa后1.2（1.02～1.41）〕。相对于单独的药物组，血管紧张素Ⅱ型1受体（ATr）阻滞剂与生存率提高［PCa后0.81（0.67～0.99）］相关，利尿剂与风险增加［PCa后1.25（1.05～1.49）］相关。与非使用抗高血压药物者相比，使用抗高血压药物者开始ADT的风险略高。该研究支持ATr受体阻滞剂对前列腺癌预后的抗癌作用。

（五）非甾体抗炎药与前列腺癌

服用阿司匹林与前列腺癌风险增加存在一定的关联性。慢性炎症参与前列腺癌的发生，鉴于非甾体抗炎药（NSAID）抗炎症和抗血栓特性，了解其在前列腺癌发展中的潜在作用非常重要。非甾体抗炎药抑制炎症和抑制环氧化酶（COX）的前列腺素合成。COX-2在前列腺癌中过度表达，而COX-2的阻断可以防止下游前列腺素的产生，从而促进细胞增殖，诱导血管生成、侵袭和转移。在研究中，目前使用NSAID处方（与未使用相比）与PCa风险增加相关（筛查组和对照组分别为HR 1.45，95%CI 1.33～1.59和HR 1.32，95%CI 1.10～1.59）。对乙酰氨基酚和塞来昔布的使用也观察到了类似的风险关联，但阿司匹林没有。PCa风险的增加不受肿瘤分级的影响。在两个试验组中，目前（但不是以前）使用NSAID、coxibs和醋氨酚也与转移性PCa的风险增加有关。另Mormile R等认为阿司匹林治疗前列腺癌的潜在好处可能是由PTEN上调介导的，而不像NSAID似乎是下调PTEN。在有或无心血管危险因素的男性中，需要进一步研究阿司匹林的使用与PTEN上调降低前列腺癌风险之间的关系。

Bilani N等通过PubMed和MEDLINE在线数据库检索1946年至2016年9月的文章。使用PCa和阿司匹林相关的关键词和组合进行搜索，对文章摘要进行研究和数据提取分析。阿司匹林通过COX依赖性和非依赖性机制影响PCa细胞系的增殖、凋亡、耐药和转移（图4-4-8），还降低了前列腺癌PSA水平。研究提示，值得进一步研究阿司匹林激活的信号级联，这可能导致新的知识，可用于改善PCa诊断、预后和治疗。

综上，直接导致前列腺癌的药物并不多见，但有些药物可以间接引起或促进前列腺癌的发生

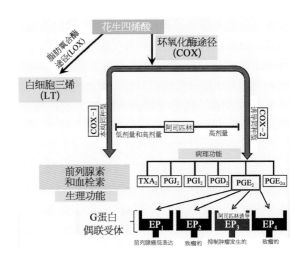

图4-4-8 阿司匹林作用于前列腺癌的分子机制示意图
阿司匹林等非甾体抗炎药通过阻断环氧化酶（COX）途径和前列腺素（PG）合成酶途径抑制花生四烯酸代谢，从而抑制PG合成。阿司匹林还通过上调EP$_3$发挥作用，EP$_3$是前列腺素PGE$_2$的抑制性G蛋白偶联受体

与发展。我们在此只是列举了上述五类药物，其中导致前列腺癌的结论很多是来自流行病学的回顾性调查，只发现这些药物与前列腺癌的相关性，并非一定是因果关系，还需进一步开展深入研究，而且，这些药物导致或促进前列腺癌及其机制还要进一步探究。

（王琴霞　饶玉良）

三、环境物质与前列腺癌

目前在前列腺癌相关研究中，关注较多的环境因素包括增塑剂、农药和重金属三类。

（一）增塑剂暴露与前列腺癌的发生

邻苯二甲酸二乙基己酯（DEHP）是一种常见的环境内分泌干扰物（EED）。Howdeshell等的研究发现，生命早期暴露于DEHP可以导致雄性大鼠睾丸萎缩、睾丸重量减轻、肛殖距缩短发生率增加，甚至睾丸癌的发生。目前，国际癌症研究中心（International Agency for Research on Cancer，IARC）已将DEHP认定为人类可能的致癌物，提示要关注DEHP对人体的致癌作用。

基于Shuk Mei等的动物模型，Wang等将SD雄性大鼠在宫内及哺乳期暴露于DEHP，并通过植入雄激素/雌激素（T+E）的硅胶管诱

导前列腺癌来建立基础的动物模型。研究发现，PND_{90} 天植入含 T+E 的硅胶管可以导致阴性对照组的雄性大鼠的前列腺上皮内瘤变的发病率为63.63%，其中低分化的前列腺癌上皮内瘤变的发病率为54.54%，高分化的前列腺癌上皮内瘤变的发病率为9.09%。

血清中的前列腺特异性抗原（PSA）常被作为诊断前列腺癌的生物标志物。有研究发现，宫内及哺乳期 DEHP 暴露可以增加雄性后代血清PSA 的浓度，并存在一定的剂量-效应关系，提示宫内及哺乳期 DEHP 暴露可以增加雄性后代患前列腺癌的风险，这与病理学结果一致。

双酚 A（BPA）是合成多聚体，应用于食品、饮料罐及常见的家用消费品。BPA 最初合成于19世纪90年代，且早在1936年就有研究者发现 BPA 具有雌激素效应。美国疾病控制与预防中心在筛查中发现，93% 的美国人群尿液样本中都能检出 BPA。Prins 等的长期动物实验研究的结果显示，出生前后 BPA 暴露会导致前列腺表观遗传学改变，增加致癌易感性。美国环境保护署（Environmental Protection Agency，EPA） 和国家环境卫生科学研究所（National Institute of Environmental Health Science，NIEHS）联合召集专家评估了 BPA 的潜在致癌效应，专家共识为，前列腺体外细胞培养和啮齿类动物模型的研究表明 BPA 可以调控前列腺增殖，增加前列腺对激素致癌效应的易感性。Salian 等研究发现，孕期染毒 BPA 对子代影响可延续到 F_2 代甚至 F_3 代动物。

一些研究显示出生前低剂量的 BPA 暴露会使前列腺增大并呈现剂量相关性，而且这种改变会持续到成年期；但 Sanchez 等的研究中并没有出现类似的结果，出生前后 BPA 的暴露时间和选取动物的种系可能是其影响因素，围产期暴露于双酚 A 和 DES，男性的 Ⅸ 期生精小管可见生精小管脱落。目前关于 BPA 的研究很多，但仍不能解答人群日常水平 BPA 暴露的有害效应是否是由其雌激素效应引起的。虽然已在人群母血、胎儿及新生儿中检测到 BPA 的存在，但是 BPA 是否会造成类似动物的损伤，目前尚无直接的人群证据。

（二）农药暴露与前列腺癌的发生

外源性雌激素如农药可能会参与致癌过程。在已经引进农业中的众多环境化学制品中，农药由于其雌激素性质和潜在的致癌作用，可能是前列腺癌和乳腺癌的"罪魁祸首"。许多外源性雌激素，特别是有机氯农药，通过作为雌激素受体的激动剂和 β 雌激素受体的拮抗剂，同时也可能作为雄激素受体的拮抗剂，显示其扰乱内分泌过程的作用。

NCI、NIEHS 和 EPA 联合进行了一项大型流行病学调查（农业健康研究），从1993年开始，评估了来自美国北卡罗来纳州和爱荷华州超过 55 000 名的农药喷洒员，发现杀真菌剂甲基溴的暴露和前列腺癌发病风险升高之间存在直接关联。在45种常用的农药中，毒死蜱、地虫磷、蝇毒磷、甲拌磷、苄氯菊酯和丁草敌等6种农药与前列腺癌发病风险增加相关，有家族史男性的前列腺癌发病率升高，表明存在基因-环境相互作用。这些物质的暴露可能会干扰性激素代谢，扰乱激素稳态，最终导致前列腺癌患病风险增加。然而，Aronson 等进行的一项病例-对照研究结果表明，根据年龄将329名对照与79名前列腺癌患者进行频数匹配，利用气相色谱法测定血中13种有机氯农药，超过70% 的研究对象样本中检测到7种农药；对年龄和其他混杂因素进行调整后，运用多因素 Logistic 回归分析发现多种农药对前列腺癌发病风险的 OR 值都接近于0，因此该研究认为普通人群中长期低剂量的有机氯农药暴露不会增加前列腺癌的发病风险。

事实上，除了少数农药与雌激素受体结合，产生了或多或少的竞争性诱导作用，许多农药如十氯酮、硫丹、艾氏剂、狄氏剂和异狄氏剂已被证明是与拮抗雌激素受体有关，也就是说，这些农药拮抗雌激素 β 受体的作用起到了肿瘤促进作用。相对于其他农药而言，十氯酮被认为是一种作用较强的体外雌激素受体激动剂，见表4-4-3。

此外，一些农药及其代谢物已被证明具有抗雄激素作用，它们通过与雄激素受体结合并与内

表4-4-3　血浆十氯酮浓度与前列腺癌的风险

血浆十氯酮浓度（μg/L）	样本量		校正年龄		多变量校正*	
	病例组	对照组	OR	95%CI	OR	95%CI
≤0.25（检出限）	195	223	1.0		1.0	
>0.25~0.47	128	150	0.95	0.69~1.31	1.11	0.75~1.65
>0.47~0.96	139	149	1.1.6	0.84~1.59	1.22	0.82~1.83
>0.96	161	149	1.27	0.93~1.72	1.77	1.21~2.58

注：*多变量Logistic模型包括年龄（5年间隔）、总血浆脂质浓度（连续）、腰臀比（≤0.95，>0.95）和前列腺癌筛查史（否，是）

源性雄激素竞争，具有加强雌激素作用的性质。一系列研究结果证实雌激素可以在前列腺内创造一个适当的雌激素内环境，并通过诱导前列腺癌症前期向前列腺癌的转变而促进前列腺癌的发生（图4-4-9）。

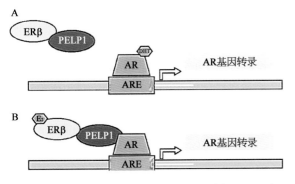

图4-4-9　ERβ介导的AR依赖基因通过与PELP1相互作用的非雄激素性转录假说

A. 在DHT存在的情况下，ERβ-PELP1形成一个复合物，它不与AR结合；B. 在没有DHT的情况下，在雌二醇（E₂）的作用下，ERβ-PELP1-AR复合物与雄激素反应元件（ARE）结合，启动AR依赖基因的转录

（三）重金属暴露与前列腺癌的发生

随着环境污染的加剧，对于外界环境及职业环境中的重金属暴露在包括前列腺癌在内的肿瘤发病中的机制逐渐成为目前的研究热点之一。目前与前列腺癌发病相关的重金属包括镉、砷、铜、钴、锰等。

镉是一种与职业和环境暴露密切相关的有毒性的金属，并且已经被国际癌症研究机构确认为典型致癌物质。大量证据表明，镉的职业暴露与肺、肾、乳腺和前列腺等部位的肿瘤发生密切相关，其中，前列腺被认为是镉在生物体内富集的主要靶器官之一。来自瑞典的大规模人群调查显示，饮食中的镉暴露与前列腺癌的发生、发展关系密切。此外，动物实验也证实了镉的摄入能够引起包括前列腺癌在内的恶性病变。

研究表明，镉暴露后能使前列腺上皮细胞抗凋亡能力显著增强，可能机制如图4-4-10所示。

Burfeind等研究发现，前列腺癌细胞能够产生IGF-1、IGF-1结合蛋白及表达IGF-1的受体，在体外实验激活这些受体能够显著促进前列腺肿瘤细胞的增殖能力。同时，Kaaks等也证实IGF-1能有效刺激前列腺细胞生长、增殖，说明IGF-1在前列腺癌的发生和发展中发挥重要作用（图4-4-11）。重金属镉暴露后诱导雄激素非依赖性的前列腺癌细胞形成机制可能是通过雌激素E₂刺激生成大量的IGF-1而促进肿瘤的发生和发展。

砷是自然界中广泛存在的类金属元素。人群主要通过饮用含有砷的饮用水和通过吸入含有砷的尘土暴露于砷。IARC已经把砷列为一种人类典型的致癌物质。近年来关于砷与前列腺癌的相关性研究逐渐成为热点之一。通过检测人群尿液中的砷含量后发现，低剂量的砷暴露与肺癌、前列腺癌和胰腺癌的死亡率增加密切相关，而前列腺则是无机砷致癌的一个重要的靶器官。来自中国台湾的一项调查发现，在一些水中含砷的地区

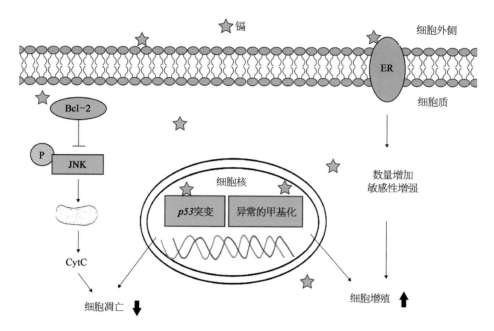

图4-4-10　镉暴露促进前列腺癌发生与进展的可能机制

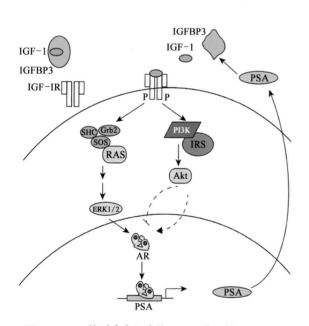

图4-4-11　前列腺癌细胞的IGF-1信号转导示意图

生活的人群不饮用含砷的井水后，该人群中前列腺癌的死亡率显著减少，提示砷暴露与前列腺癌的发生有相关性。其可能机制如图4-4-12所示。

　　砷在细胞代谢过程中能够产生大量的ROS和氧自由基。Singh等发现，无机砷对前列腺癌

细胞的长期慢性暴露会产生以下结果：① 无机砷的暴露引起前列腺细胞系RWPE-1细胞内促凋亡基因 bax 表达减少，细胞抗凋亡能力增加，引起RWPE-1细胞的无限增殖，最终恶性变；② 砷暴露通过核呼吸因子1（NRF-1）依赖的方式引起线粒体转录因子A（mtTFA）表达增加，引起ROS增加，在转录后水平下调功能性p53表达，导致DNA修复能力下降和基因突变增加，最终引起前列腺细胞的恶性转化；③ 砷暴露引起ROS解毒基因锰超氧化物歧化酶（MnSOD）表达下调，后者引起ROS增加，引起类似于②的变化。因此认为，砷可通过调控mtTFA的表达影响线粒体的功能，最终引起前列腺细胞的癌变。

　　研究发现，砷暴露能使前列腺上皮干/祖细胞转化为具有癌干细胞表型的癌症干细胞样细胞，提示砷可以从正常的干细胞中诱导产生癌症干细胞。Xu等发现，砷转化的恶性前列腺上皮细胞与正常的干细胞一起培养，正常干细胞也获得与癌症干细胞类似的表型，如分泌大量的基质金属蛋白酶、抑癌基因 PTEN 被抑制等，说明砷转化的恶性上皮细胞通过募集邻近的正常干细胞，使其拥有癌症干细胞表型，因此可从癌症干细胞学说方面解释砷暴露引起前列腺癌的发

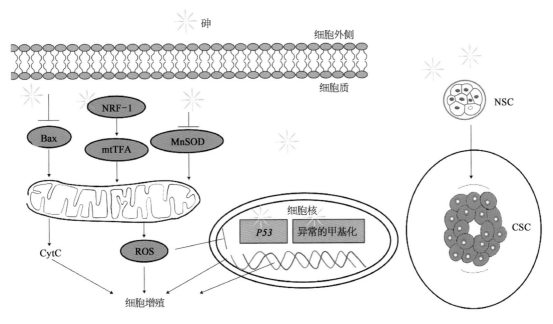

图4-4-12　砷暴露促进前列腺癌发生和进展的可能机制

生机制。

　　铜是维持生物正常生长发育不可或缺的微量元素。有一项关于马来西亚的人群调查研究显示，人体头发和指甲中低水平的硒和高水平的铜、铁、锰与前列腺癌的发病风险具有相关性。研究发现，铜在促进前列腺癌的侵袭性具有重要作用，这种作用是通过选择性地转录后激活锌金属蛋白酶介导的蛋白胞外域脱落，进而引起细胞表面蛋白（包括信号分子和黏附分子）水平降低。因此，金属铜能作为促进前列腺癌侵袭性的重要因子。

　　一项土耳其的研究显示，前列腺癌组织内镍的含量比正常前列腺组织中的含量高，前列腺癌患者血浆内的镍含量也较对照组高。图4-4-13展示了重金属暴露促进前列腺癌发生和进展的可能机制。

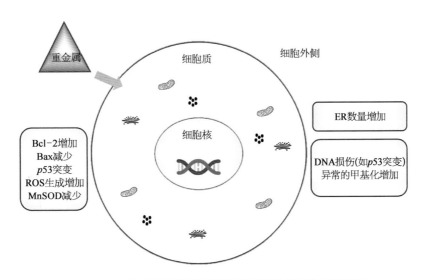

图4-4-13　重金属暴露促进前列腺癌发生和进展的可能机制

（四）二噁英类物质暴露与前列腺癌的发生

二噁英是一类毒性很强的三环芳香族有机化合物，属于持久性有机污染物。四氯二苯并-p-二噁英（TCDD）是毒性最强的二噁英，可产生一系列效应如免疫毒性、肝毒性、致畸性、诱发肿瘤等。

橙剂是一种含有TCDD的除草剂，Akhtar等调查了1950—2000年期间使用过橙剂的1 189名美国空军退伍军人的癌症发生率和死亡率，然而并未发现TCDD暴露与前列腺癌间存在关联。Pavuk等在2003年调查了该队列人群的前列腺癌发病率资料并进行分析，同样也未发现两者之间的关联。

多氯联苯（PCB）是一类亲脂性的持久性污染物，在20世纪中期被广泛使用。尽管现在已经被禁止使用，但由于持久性、普遍性和食物链累积性导致人群仍继续接触。Hardell等对瑞典前列腺癌的男性患者和非患者中脂肪组织PCB的浓度进行分析，发现高水平的PCB与前列腺癌发病率之间有显著的关联。Prince等对电容器制造厂工人进行流行病学调查，PCB高暴露水平与前列腺癌死亡率有较强的暴露-效应关系。Ritchie等通过病例-对照研究探讨PCB与前列腺癌之间的关系，将99例对照与58例前列腺癌患者按照年龄进行频数匹配，使用气相色谱技术测定血清中30种PCB，运用多重Logistic回归评价其相关性大小。所有研究对象中至少有20%的人都检测到了PCB153和PCB180，对资料中的年龄、体重指数和前列腺炎病史进行调整后，发现PCB180与前列腺癌的发病风险增加相关。该研究表明普通人群中长期低剂量PCB暴露可能会导致前列腺癌发病率增加。然而，Aronson等基于病例-对照研究的Logistic回归分析认为，普通人群中长期低剂量PCB暴露不会增加前列腺癌的发病风险。因此，PCB与前列腺癌风险间的关系仍有待研究。

（张蕴晖　赵越　王永）

四、其他因素与前列腺癌

前列腺癌的致病因素很多，前述一些是因果关系，如饮食、药物、激素和环境物质，然而更多的是通过流行病调查分析手段而得出的相关关系，如年龄、种族、家族和生活方式等。

（一）年龄

前列腺癌主要发生在于老年男性，近2/3患者为65岁及以上男性。前列腺癌诊断时平均年龄在60岁至70岁之间，每6名男性中就有1名会被诊断为前列腺癌。研究表明，前列腺癌的发病率与年龄增长呈正相关，美国前列腺癌患者≤39岁、40~59岁、60~69岁及≥70岁的患病率分别为0.01%、2.43%、6.42%和12.49%。所有地区40岁以下男性前列腺癌的发病率都很低，40岁后发病率急剧上升。通过提取2008—2012期间五大洲的癌症发病率（CI5）数据库，分析年龄与前列腺癌的关联。显示所有国家，40岁以下儿童发病率很低，40岁后发病率急剧上升。亚洲国家（中国和印度除外）、美国、大洋洲和欧洲的发病率峰值分别为75~84岁、70~79岁和70~79年，此后有所下降。部分国家前列腺癌发病率、死亡率与年龄的关系见图4-4-14。

前列腺癌战略泌尿学研究中心（CaPSURE）试图调查前列腺癌的综合风险，使用经验验证的前列腺癌风险评估（CAPRA）评分确定7名高危患者。竞争风险回归用于确定年龄对患有高危疾病的老年男性癌症生存率的独立影响，结果显示，26%的75岁男性患有高危疾病（CAPRA评分6~10分）。

瑞典哥德堡地区包含10 000名随机选择的男性（随机年龄为50~64岁）的调查研究显示，对于1 022名筛查出前列腺癌的男性，在筛查和检测时段内的年龄与后来出现临床意义上PC的风险相关（$p < 0.001$），年龄每增加1岁，被诊断为Gleason评分≥3+4癌症（vs<7）的风险增加11%（95%CI 4.7~17），而被诊断为Gleason评分≥4+3癌症（vs<7）的风险增加8.5%（95%CI 1.6~20）。

（二）种族

根据2020年世界卫生组织国际癌症研究机构发布的数据，非洲裔美国人的发病率在全球范围内最高，其次是西班牙人和美国白种人。居住在美国的亚裔，男性前列腺癌的发病率低于白种

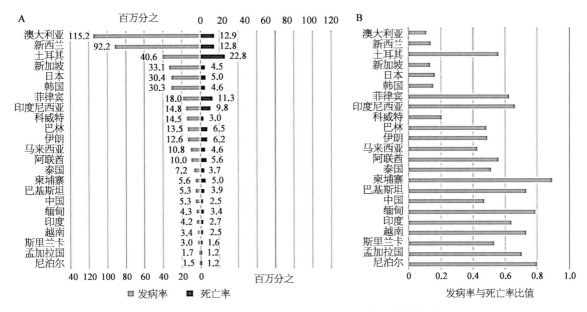

图4-4-14　部分国家前列腺癌发病率、死亡率与年龄的关系

A. 年龄标准化前列腺癌发病率和死亡率；B. 前列腺癌发病率与死亡率的比值。数据来自 GLOBOCAN 2012，发病率和死亡率使用 Segi 提出并由 Doll 等人修改的世界标准人口进行年龄标准化

人，但明显高于亚洲的本土男性。此外，非洲裔美国男性在诊断时通常比其他种族（16～18 岁）的男性更易患侵袭性疾病。被诊断患有低分化肿瘤的非洲裔美国男性至少是其他种族/民族男性的2倍，非洲裔美国男性的死亡率是美国白种人的2倍多。不同的生物因素，而不仅仅是获得医疗护理，似乎是前列腺肿瘤侵袭性种族差异的基础。

此外，对转移性前列腺癌发病率与种族差异的研究指出，美国黑种人男性被诊断为转移性前列腺癌的风险也高于其他种族。亚洲的总体发病率往往低于其他地区。2021年一项研究指出，在亚洲国家中，日本和韩国的发病率高于其他亚洲国家。日本和韩国的发病率峰值分别为520/10万人和370/10万人。至于美洲和大洋洲，与其他国家相比，巴西和澳大利亚的发病率更高，发病高峰分别为980/10万人和960/10万人。在欧洲，法国的发病率高于欧洲其他国家，最高发病率为910/10万人。

用联合点回归分析和年龄段队列模型对2019年全球疾病负担研究（GBD 2019）的数据，分析1990年至2019年中国和美国前列腺癌（前列腺癌）年龄标准化发病率（ASIR）和年龄标准化死亡率（ASDR）差异。发现1990年至2019年，中国前列腺癌的 ASIR 持续上升，而美国前列腺癌的 ASIR 从1990年至1994年上升，然后持续下降，直到2015年，然后再次略有上升，直到2019年。中国的 ASDR 没有变化，美国的 ASDR 趋势与美国的 ASIR 趋势相似。中国的前列腺癌发病率随着年龄的增长而增加，但在美国75岁后下降。存在周期效应，随着时间的延长，发生前列腺癌的风险不断增加。表明中国男性的前列腺癌问题越来越严重。同时美国的疾病趋势也表明，大规模筛查可能是有益的，应该尽早在中国的高危人群中实施。

虽然前列腺癌在黄种人中的发病率还未达到欧美国家的水平，但无论是中国（包括中国台湾、中国香港），还是日本、韩国、新加坡，前列腺癌的发病率都呈现逐年升高的趋势。

（三）家族遗传

前列腺癌是最常见的家族性癌症之一，与没有前列腺癌家族史的男性相比，家族中有直系男性亲属患前列腺癌时，该家族中男性发病率明显增高，并且确诊时年龄越小风险越大。一级亲属被诊断患有该疾病的男性，其本人患前列腺癌的危险性会增加2～4倍，如果有两个或两个以上一级亲属患前列腺癌，相对危险性会增加5～11倍。三个或三个以上亲属患有前列腺癌的男性风险增加约11倍。

前列腺癌家族史是一个公认的前列腺癌风险因素。2013年一份调查报告表明，在巴西这样一个种族、民族、文化和社会经济地位高度多样化的国家，有前列腺癌家族史的男性前列腺癌风险同样增加。在韩国，有前列腺癌家族史的男性和无家族史的患者在该疾病的侵袭性特征方面存在显著差异。在德国，诊断年龄≤55岁的患者，有前列腺癌家族史的阳性率更高，但病理组织学分期或临床病程与家族史没有相关性。

有前列腺癌阳性家族史的患者比那些无家族史患者的确诊年龄大约早6～7年。一项涉及3695人的大规模研究报道表明，当父亲和兄弟都患有前列腺癌时，该男性患前列腺癌的概率是普通人群的2.3倍，当父亲或兄弟分别在＜60岁和60岁时被诊断为前列腺癌时，前列腺癌风险增加5倍。

前列腺癌是一种基因疾病，目前发现的易感基因主要有 *RNASEL*、*ELAC2*、*MSR1*、*OGG1*、*CHEK2*、*BRCA2*、*PON1* 和 *GDF15* 等，这些基因编码的蛋白质存在功能缺陷，对癌细胞的抵抗作用较弱。研究表明，这些基因增加5%～10%患前列腺癌的概率。基因突变出现在生殖细胞中就会遗传给下一代。

（四）生活环境与习惯

近年来，我国的前列腺癌发病数有所上升，达到平均1.3人/10万人。

不可否认，生活环境也影响到发病情况。有调查显示，一般而言，一个中国人一生居住在中国，患上前列腺癌的可能性比长期居住在欧美国家的人要小；但他移居到美国且生活一段时间后，患前列腺癌的可能性就会增加，而且是随着定居时间的延长相应增加的。

即使同一地区，生活习惯的改变也会影响到发病率。日本以前的前列腺癌发病率与中国差不多，但近20年来，随着生活水平不断提高，尤其是生活方式逐渐西化，前列腺癌的发病率明显增加，发病率已提高到欧美国家的1/10～1/15。近年来，我国人民的生活水平也显著提高，西化的生活方式已经出现在一些人的日常生活中，前列腺癌的发病率有可能相应提高。目前上海前列腺癌的发病率比20世纪60年代增加了50%以上，且有更为迅速增加的趋势。所以，要警惕生活习惯的改变导致前列腺癌的发生。

（五）肥胖

体重指数（BMI）=体重（kg）/身高的平方（m^2），受到遗传、总热量摄入、基础代谢、运动量等多种因素影响。根据对3673名美国男性的前瞻性研究，肥胖是前列腺癌的独立预测因素（RR 1.7，BMI＞27.8 kg/m^2与BMI＜23.6 kg/m^2相比）。对752名加拿大人的分析，积极的生活方式降低了前列腺癌风险（优势比OR 0.8，95%CI 0.6～0.9）；一些流行病学研究也表明肥胖与晚期前列腺癌的进展有关。不同地区的肥胖患病率差异很大，从美国的近40%到亚洲国家的＜10%不等。肥胖率的地区差异可能导致高危前列腺癌发病率的差异。

2016年欧洲肥胖峰会上一项针对欧洲8个国家近15万名男性的研究表明，较高的体重指数和腰围与患侵袭性前列腺癌的风险增加有关。近期举行的欧洲和国际肥胖大会上，一项针对20多万英国男性的研究表明，中心性肥胖（身体脂肪集中在腹部和腰部）与前列腺癌死亡风险之间存在联系。美国杜克大学医学中心研究人员在《癌症》杂志上发表的报告也提到，肥胖症会导致前列腺癌复发。肥胖症会提高前列腺癌患者体内的雌激素水平，同时减少睾丸激素，而后者的减少可能与肿瘤发展有一定关联。此外，肥胖症还会破坏前列腺癌患者体内其他激素的平衡，如胰岛素和瘦素，这些变化会加快前列腺癌发展。牛津大学研究人员对超过21.8万名年龄在40～69岁之间的男性进行了长达10年多的追踪，研究开始时，没有人患有任何类型的癌症，在随访期间，571名男性死于前列腺癌。

研究发现，虽然BMI或总脂肪百分比与患病风险之间没有明确的联系，但中心性肥胖程度与前列腺癌死亡风险之间呈现正相关。腰围排在前25%的人死于前列腺癌的可能性比排在后25%的人高35%，前者的腰围至少为103 cm，后者的腰围则不超过90 cm。而腰围和臀围比值排在前25%的人死于前列腺癌的可能性比排在后25%的人高34%。

（六）疾病因素

前列腺癌与其他前列腺疾病的相关性尚待深入研究。

1. 前列腺炎 流行病学研究表明慢性前列腺炎与前列腺癌的发病有密切的关系。Coussens等认为，近20%的癌症由慢性感染或炎症所引发，慢性炎症可能通过造成细胞和基因损伤，引发修复细胞增殖，以取代受损细胞，其中细胞因子促进细胞复制、血管生成和组织修复进而诱发肿瘤发生。荟萃研究表明慢性前列腺炎与前列腺癌呈正相关。而相当一部分前列腺癌患者有慢性前列腺炎的病史。但目前为止，没有任何证据表明前列腺炎可转化为前列腺癌。

2. 前列腺结石 既不影响排尿，也不会导致前列腺癌。

3. 前列腺增生 前列腺增生是老年男性的常见疾病，目前没有任何证据说明前列腺增生可转化为前列腺癌，且前列腺增生可以与前列腺癌共存。

4. 性传播相关疾病 流行病学研究表明，与性行为和性病有关的因素可能与前列腺癌有关。Taylor等的荟萃分析检查了特定性病和前列腺癌之间关联的流行病学证据。这项荟萃分析表明有淋病、HPV或任何性病史的男性前列腺癌发生率较高。

研究表明，前列腺癌的危险性增加与性传播疾病有关，尤其是淋病、尖锐湿疣等，虽然未能明确前列腺癌发病机制，一般认为与性激素调节失衡有关，但最近提示一些炎症与前列腺癌相关。因此，树立健康向上的性道德观、节制性生活、有稳定的性生活伴侣、懂得性卫生、保持正常健康的性生活，都有助于预防前列腺癌的发生。

（七）吸烟

据美国国家科学院院报（PNAS）报道，吸烟是多种癌症的风险因素。在前列腺癌中，吸烟与总体死亡率、癌症特异性死亡率和复发风险显著增加有关。但是吸烟与前列腺癌之间的关系却始终无法获得定论。

一项回顾性队列研究对2000年至2015年间在美国退伍军人事务部医疗保健系统诊断为前列腺癌的男性进行研究。结果吸烟者的前列腺癌发病年龄较年轻（吸烟年龄中位数为63岁，不吸烟为66岁），且病情更为严重。正在、曾经和不曾吸烟人群的前列腺癌特异性死亡率（PCSM）10年发病率分别为5.2%、4.8%和4.5%。Huncharek等的荟萃分析和24项前瞻性队列研究评估了吸烟与前列腺癌之间的关系。表明正在吸烟者发生致命性前列腺癌的风险增加（RR 1.14，95%CI 1.06～1.19）。

烟草和香烟烟雾中含有4 000多种化学物质，其中60多种被国际癌症研究机构（IARC）列为1类或2类致癌物。香烟烟雾，如多环芳烃（PAH），经代谢激活后不能被分解，可与DNA结合，发挥致癌作用。在吸烟影响前列腺癌发展的过程中，也可能有激素的作用：男性吸烟者循环中的雄激素和睾酮水平升高，可能增加前列腺癌风险或促进癌症进展。

吸烟者吸入的焦油等化学物质可以致癌，有资料表明，经常吸烟死于前列腺癌者比不吸烟者高出14倍。吸烟不会增加前列腺癌的发病率，但与前列腺癌的死亡率有一定的关系。

有研究发现，戒烟10年以后，前列腺癌复发的风险会下降。研究发起人、维也纳医科大学泌尿科的Shahrokh F. Shariat主任解释，研究发现是告知前列腺癌患者关于吸烟负面影响的重要实证，并建议吸烟者随时戒烟，即使已经有前列腺癌也需要戒烟，以避免癌症复发或癌细胞扩散。Shariat提到，此项研究乃针对前列腺癌复发是否会受吸烟习惯影响，但是对于吸烟与罹患前列腺癌之间的关系仍不清楚。吸烟依然被证实会增加男性死于前列腺癌的风险。

（八）酗酒

酒精是人类癌症最重要的风险因素之一，但也是潜在的最大可避免因素之一。关于饮酒与前列腺癌风险之间可能存在因果关系的研究尚无定论。饮低度酒和中度酒对前列腺癌的影响不大，但不排除高浓度酒对前列腺癌的影响。

有证据表明，酒精的影响是由编码乙醇代谢酶（如乙醇脱氢酶）、叶酸代谢和DNA修复的基因多态性调节的。

综上所述，在上述多种前列腺癌致病的风险因素中，主要是靠流行病回顾性调查方式得到的相关关系。除了年龄因素外，最大危险因素是前列腺癌家族史和高脂肪摄入量。真正的前列腺癌发生因素仍需进一步调查研究。

（饶玉良　陈丽芬）

参考文献

［1］曹希亮，宋晓明，于文朝，等.垂体肿瘤转化基因1在雄激素非依赖性前列腺癌发生过程中的表达变化［J］.中华男科学杂志，2016，22（8）：686-691.

［2］港林，胡坤，肖俊文，等.雌激素受体在前列腺癌的研究进展［J］.医学新知，2020，30（4）：320-327.

［3］李蕊岑，陈吉祥，雷亚莉，等.前列腺癌相关危险因素研究进展［J］.实用医院临床杂志，2019，16（01）：197-199.

［4］李晓建，潘东亮，李宁忱，等.重金属暴露与前列腺癌发生和进展的关系综述［J］.环境化学，2014，33（10）：1776-1783.

［5］饶玉良，孙祖越.前列腺癌转移动物模型特性的比较学分析［J］.中国药理学通报，2018，34（06）：760-764.

［6］孙丽聪，庄太凤，王硕，等.双酚A对人类生殖系统的影响及作用机制研究进展［J］.山东医药，2021，61（08）：85-88.

［7］孙敏，冯文.雄激素在激素依赖性恶性肿瘤中作用的研究进展［J］.癌症进展，2019，17（17）：1993-1996.

［8］王公臣，徐海岩，张铁辉.雄激素非依赖性前列腺癌发生机制的研究进展［J］.医学综述，2016，22（14）：2791-2795.

［9］严丽，李莉，郝芳，等.BALB/c小鼠乳腺癌4T1细胞株移植模型的建立［J］.中国免疫学杂志，2014，30（06）：794-796.

［10］Adam-W Nelson, Tilley Wayne-D, Neal David-E, et al. Estrogen receptor beta in prostate cancer: friend or foe? ［J］. Endocrine-Related Cancer, 2014, 21(4): T219-T234.

［11］Alexeyev OA, Jahns AC. Sampling and detection of skin Propionibacterium acnes: current status ［J］. Anaerobe, 2012, 18(5): 479-483.

［12］Allott EH, Masko EM, Freedland SJ. Obesity and prostate cancer: weighing the evidence ［J］. European Urology, 2013, 63(5): 800-809.

［13］Cao L, Zhang S, Jia C, et al. Antihypertensive drugs use and the risk of prostate cancer: a meta-analysis of 21 observational studies ［J］. BMC Urology, 2018, 18(1): 1-14.

［14］Chen W, Zheng R, Baade PD, et al. Cancer statistics in China, 2015 ［J］. CA Cancer J Clin, 2016, 66(2): 115-132.

［15］Choi HG, Bang WJ, Jo JK, et al. The association between family history of prostate cancer and development of prostate cancer among Korean population: A prospective cohort study using KoGES data ［J］. Medicine, 2021, 100(7) : e24757.

［16］Cook MB, Hurwitz LM, Geczik AM, et al. An up-to-date assessment of US prostate cancer incidence rates by stage and race: a novel approach combining multiple imputation with age and delay adjustment ［J］. European Urology, 2021, 79(1): 33-41.

［17］Currie CJ, Poole CD, Jenkins-Jones S, et al. Mortality after incident cancer in people with and without type 2 diabetes: impact of metformin on survival ［J］. Diabetes Care, 2012, 35(2): 299-304.

［18］Daniels G, Gellert LL, Melamed J, et al. Decreased expression of stromal estrogen receptor alpha and beta in prostate cancer ［J］. Am J Transl Res, 2014, 6(2): 140-146.

［19］Daragó A, Klimczak M, Stragierowicz J, et al. Age-Related Changes in Zinc, Copper and Selenium Levels in the Human Prostate ［J］. Nutrients., 2021, 13(5): 1403.

［20］De Filippo C, Cavalieri D, Di Paola M, et al. Impact of diet in shaping gut microbiota revealed by a comparative study in children from Europe and rural Africa ［J］. Proc Natl Acad Sci USA, 2010, 107(33): 14691-14696.

［21］Deschasaux M, Souberbielle JC, Latino-Martel P, et al. A prospective study of plasma 25-hydroxyvitamin D concentration and prostate cancer risk ［J］. British Journal of Nutrition, 2016, 115(2): 305-314.

［22］Downer MK, Allard CB, Preston MA, et al. Aspirin use and lethal prostate cancer in the health professionals follow-up study ［J］. European Urology Oncology, 2019, 2(2): 126-134.

［23］Dzutsev A, Badger JH, Perez-Chanona E, et al. Microbes and cancer ［J］. Annu Rev Immunol, 2017, 35(1): 199-228.

［24］Edwards BK, Noone AM, Mariotto AB, et al. Annual Report to the Nation on the status of cancer, 1975-2010, featuring prevalence of comorbidity and impact on survival among persons with lung, colorectal, breast, or prostate cancer ［J］. Cancer, 2014, 120(9): 1290-1314.

［25］Feng X, Song M, Preston MA, et al. The association of diabetes with risk of prostate cancer defined by clinical and molecular features [J]. British Journal of Cancer, 2020, 123(4): 657−665.

[26] Fontana F, Moretti RM, Raimondi M, et al. δ-Tocotrienol induces apoptosis, involving endoplasmic reticulum stress and autophagy, and paraptosis in prostate cancer cells [J]. Cell Proliferation, 2019, 52(3): e12576.

[27] Fung TC, Olson CA, Hsiao EY. Interactions between the microbiota, immune and nervous systems in health and disease [J]. Nature Neuroscience, 2017, 20(2): 145−155.

[28] Gandini S, Boniol M, Haukka J, et al. Meta-analysis of observational studies of serum 25-hydroxyvitamin D levels and colorectal, breast and prostate cancer and colorectal adenoma [J]. Int J Cancer, 2011, 128(6): 1414−1424.

[29] Giagulli VA, Castellana M, Pelusi C, et al. Androgens, body composition, and their metabolism based on sex [J]. Hyperandrogenism in Women, 2019, 53: 18−32.

[30] Godtman RA, Kollberg KS, Pihl CG, et al. The Association Between Age, Prostate Cancer Risk, and Higher Gleason Score in a Long-term Screening Program: Results from the Göteborg-1 Prostate Cancer Screening Trial [J]. European Urology, 2022, 82(3): 311−317.

[31] Goel HL, Mercurio AM. VEGF targets the tumour cell [J]. Nat Rev Cancer, 2013, 13(12): 871−882.

[32] Grossmann M, Cheung AS, Zajac JD. Androgens and prostate cancer; pathogenesis and deprivation therapy [J]. Best Practice & Research Clinical Endocrinology & Metabolism, 2013, 27(4): 603−616.

[33] Guo W, Li L, He J, et al. Single-cell transcriptomics identifies a distinct luminal progenitor cell type in distal prostate invagination tips [J]. Nature Genetics, 2020, 52(9): 908−918.

[34] Ha M, Guan X, Wei L, et al. Di-(2-ethylhexyl) phthalate inhibits testosterone level through disturbed hypothalamic-pituitary-testis axis and ERK-mediated 5α-Reductase 2 [J]. Science Total Environment, 2016, 563(564): 566−575.

[35] Harrison S, Lennon R, Holly J, et al. Does milk intake promote prostate cancer initiation or progression via effects on insulin-like growth factors (IGFs)? A systematic review and meta-analysis [J]. Cancer Causes Control, 2017, 28(6): 497−528.

[36] He H, Liang L, Han D, et al. Different Trends in the Incidence and Mortality Rates of Prostate Cancer Between China and the USA: A Joinpoint and Age-Period-Cohort Analysis [J]. Frontiers in Medicine, 2022, 99: 824464.

[37] Hetzl AC, Montico F, Lorencini RM, et al. Fibroblast growth factor, estrogen, and prolactin receptor features in different grades of prostatic adenocarcinoma in elderly men [J]. Microsc Res Tech, 2013, 76(3): 321−330.

[38] Hong SE, Khil H, Lee DH, et al. Alcohol consumption and the risk of prostate cancer: a dose-response meta-analysis [J]. Nutrients, 2020, 12(8): 2188.

[39] Joshi SN, Murphy EA, Olaniyi P, et al. The multiple effects of aspirin in prostate cancer patients [J]. Cancer Treat Res Commun, 2021, 26: 100267.

[40] JÓZSEF T. A prosztatarák molekuláris patológiája [J]. Magyar Onkológia, 2019, 63(1): 5−9.

[41] Kaneko S, Sato C, Shiozawa N, et al. Suppressive effect of delta-tocotrienol on hypoxia adaptation of prostate cancer stem-like cells [J]. Anticancer Research, 2018, 38(3): 1391−1399.

[42] Kimura T, Egawa S. Epidemiology of prostate cancer in Asian countries [J]. International Journal of Urology, 2018, 25(6): 524−531.

[43] Kristal AR, Till C, Song X, et al. Plasma vitamin D and prostate cancer risk: results from the Selenium and Vitamin E Cancer Prevention Trial [J]. Cancer Epidemiol Biomarkers Prev, 2014; 23(8): 1494−1504.

[44] Leheste JR, Ruvolo KE, Chrostowski JE, et al. P. acnes-Driven Disease Pathology: Current Knowledge and Future Directions [J]. Frontiers in Cellular and Infection Microbiology, 2017, 7: 81.

[45] Liss MA, White JR, Goros M, et al. Metabolic biosynthesis pathways identified from fecal microbiome associated with prostate cancer [J]. European Urology, 2018, 74(5): 575−582.

[46] Liu X, Yu C, Bi Y, et al. Trends and age-period-cohort effect on incidence and mortality of prostate cancer from 1990 to 2017 in China [J]. Public Health, 2019, 172: 70−80.

[47] Liu Y, Horn J L, Banda K, et al. The androgen receptor regulates a druggable translational regulon in advanced prostate cancer [J]. Science Translational Medicine, 2019, 11(503): eaaw4993.

[48] Maly IV, Hofmann WA. Calcium and nuclear signaling in prostate cancer [J]. International Journal of Molecular Sciences, 2018, 19(4): 1237.

[49] Matsushita M, Fujita K, Nonomura N. Influence of diet and nutrition on prostate cancer [J]. International Journal of Molecular Sciences, 2020, 21(4): 1447.

[50] McNabney SM, Henagan TM. Short chain fatty acids in the colon and peripheral tissues: A focus on butyrate, colon cancer, obesity and insulin resistance [J]. Nutrients, 2017, 9(12): 1348.

[51] Megas G, Chrisofos M, Anastasiou I, et al. Estrogen receptor (α and β) but not androgen receptor expression is correlated with recurrence, progression and survival in post prostatectomy T3N0M0 locally advanced prostate cancer in an urban Greek population [J]. Asian Journal of Andrology, 2015, 17(1): 98.

［52］ Miles F L, Goodman P J, Tangen C, et al. Interactions of the Insulin-Like Growth Factor Axis and Vitamin D in Prostate Cancer Risk in the Prostate Cancer Prevention Trial ［J］. Nutrients, 2017, 9(4): 378.

［53］ Mishra S, Tai Q, Gu X, et al. Estrogen and estrogen receptor alpha promotes malignancy and osteoblastic tumorigenesis in prostate cancer ［J］. Oncotarget, 2015, 6(42): 44388−44402.

［54］ Mondul AM, Weinstein SJ, Layne TM, et al. Vitamin D and cancer risk and mortality: state of the science, gaps, and challenges ［J］. Epidemiologic Reviews, 2017, 39(1): 28−48.

［55］ Mormile R. Aspirin and prostate cancer incidence and mortality-letter ［J］. Cancer Epidemiol Biomarkers Prev, 2019, 28(5): 1000.

［56］ Mundle R, Afenya E, Agarwal N. The effectiveness of psychological intervention for depression, anxiety, and distress in prostate cancer: a systematic review of literature ［J］. Prostate Cancer and Prostatic Diseases, 2021, 24(3): 674−687.

［57］ Murtola T J, Veitonmäki T. Aspirin and Prostate Cancer Mortality: The Role of Tumor Grading Misclassification? ［J］. Annals of Internal Medicine, 2019, 170(7): 499−500.

［58］ Na R, Wei J, Sample CJ, et al. The HOXB13 variant X285K is associated with clinical significance and early age at diagnosis in African American prostate cancer patients ［J］. British Journal of Cancer, 2022, 126(5): 791−796.

［59］ Nadia F, Vitaliano B, Anna B, et al. Maternal exposure to a mixture of di(2-ethylhexyl) phthalate (DEHP) and polychlorinated biphenyls (PCBs) causes dysfunction in adult male mouse offspring ［J］. Reproductive Toxicology, 2016, 65: 123−132.

［60］ Nieuwdorp M, Gilijamse PW, Pai N, et al. Role of the microbiome in energy regulation and metabolism ［J］. Gastroenterology, 2014, 146: 1525−1533.

［61］ Nishijima S, Suda W, Oshima K, et al. The gut microbiome of healthy Japanese and its microbial and functional uniqueness ［J］. DNA research, 2016, 23(2): 125−133.

［62］ Nouri-Majd S, Salari-Moghaddam A, Aminianfar A, et al. Association between red and processed meat consumption and risk of prostate cancer: A Systematic review and meta-analysis ［J］. Frontiers in Nutrition, 2022, 9: 801722.

［63］ Oczkowski M, Dziendzikowska K, Pasternak-Winiarska A, et al. Dietary factors and prostate cancer development, progression, and reduction ［J］. Nutrients, 2021, 13(2): 496.

［64］ Perdana N R, Mochtar C A, Umbas R, et al. The risk factors of prostate cancer and its prevention: a literature review ［J］. Acta medica indonesiana, 2017, 48(3): 228−238.

［65］ Picchianti-Diamanti A, Panebianco C, Salemi S, et al. Analysis of gut microbiota in rheumatoid arthritis patients: disease-related dysbiosis and modifications induced by etanercept ［J］. International journal of Molecular Sciences, 2018, 19(10): 2938.

［66］ Pingping Guo, Chen Wenqi, Li Huiyu, et al. The Histone Acetylation Modifications of Breast Cancer and their Therapeutic Implications ［J］. Pathology & Oncology Research, 2018, 24(4): 807−813.

［67］ Porter CM, Shrestha E, Peiffer LB, et al. The microbiome in prostate inflammation and prostate cancer ［J］. Prostate Cancer Prostatic Dis, 2018, 21: 345−354.

［68］ Reichard CA, Naelitz BD, Wang Z, et al. Gut Microbiome-Dependent Metabolic Pathways and Risk of Lethal Prostate Cancer: Prospective Analysis of a PLCO Cancer Screening Trial Cohort ［J］. Cancer Epidemiology and Prevention Biomarkers, 2022, 31(1): 192−199.

［69］ Ren ZJ, Cao DH, Zhang Q, et al. First-degree family history of breast cancer is associated with prostate cancer risk: a systematic review and meta-analysis ［J］. BMC cancer, 2019, 19(1): 1−13.

［70］ Rinninella E, Cintoni M, Raoul P, et al. Food components and dietary habits: Keys for a healthy gut microbiota composition ［J］. Nutrients, 2019, 11(10): 2393.

［71］ Riviere P, Kumar A, Luterstein E, et al. Tobacco smoking and death from prostate cancer in US veterans ［J］. Prostate Cancer and Prostatic Diseases, 2020, 23(2): 252−259.

［72］ Salciccia S, Capriotti AL, Laganà A, et al. Biomarkers in prostate cancer diagnosis: from current knowledge to the role of metabolomics and exosomes ［J］. International Journal of Molecular Sciences, 2021, 22(9): 4367.

［73］ Salminen JK, Kuoppamäki V, Talala K, et al. Antiepileptic drugs and prostate cancer risk in the Finnish Randomized Study of Screening for Prostate Cancer ［J］. International Journal of Cancer, 2021, 149(2): 307−315.

［74］ Salminen JK, Tammela TLJ, Auvinen A, et al. Antiepileptic drugs with histone deacetylase inhibition activity and prostate cancer risk: a population-based case-control study ［J］. Cancer Causes & Control, 2016, 27(5): 637−645.

［75］ Sanchez P, Castro B, Torres JM, et al. Bisphenol A Modifies the Regulation Exerted by Testosterone on 5 alpha-Reductase Isozymes in Ventral Prostate of Adult Rats ［J］. Biomed Res Int, 2013, 2013: 629235.

［76］ Sanidas E, Velliou M, Papadopoulos D, et al. Antihypertensive drugs and risk of cancer: between scylla and charybdis ［J］. American Journal of Hypertension, 2020, 33(12): 1049−1058.

［77］ Santala EEE, Rannikko A, Murtola TJ. Antihypertensive drugs and prostate cancer survival after radical prostatectomy in Finland — A nationwide cohort study ［J］. International Journal of Cancer, 2019, 144(3): 440−447.

[78] Sekaran S, Balaganpathy P, Parsanathan R, et al. Lactational exposure of phthalate causes long-term disruption in testicular architecture by altering tight junctional and apoptotic protein expression in Sertoli cells of first filial generation pubertal Wistar rats [J]. Hum Exp Toxicol, 2015, 34(6): 575.

[79] Shama Virani, Rentschler Katie-M, Nishijo Muneko, et al. DNA methylation is differentially associated with environmental cadmium exposure based on sex and smoking status [J]. Chemosphere, 2016, 145: 284−290.

[80] Siltari A, Murtola TJ, Talala K, et al. Antihypertensive drug use and prostate cancer-specific mortality in Finnish men [J]. PloS one, 2020, 15(6): e0234269.

[81] Silva RS, Lombardi APG, De Souza DS, et al. Activation of estrogen receptor beta (ERbeta) regulates the expression of N-cadherin, E-cadherin and beta-catenin in androgenindependentprostate cancer cells [J]. Int J Biochem Cell Biol, 2018, 96: 40−50.

[82] Steck S E, Omofuma O O, Su L J, et al. Calcium, magnesium, and whole-milk intakes and high-aggressive prostate cancer in the North Carolina-Louisiana Prostate Cancer Project (PCaP) [J]. The American Journal of Clinical Nutrition, 2018, 107(5): 799−807.

[83] Sun Y, Selvaraj S, Varma A, et al. Increase in serum Ca2 +/Mg2 + ratio promotes proliferation of prostate cancer cells by activating TRPM7 channels [J]. Journal of Biological Chemistry, 2013, 288(1): 255−263.

[84] Supit W, Mochtar CA, Santoso RB, et al. Outcomes and predictors of localized or locally-advanced prostate cancer treated by radiotherapy in Indonesia [J]. Prostate International, 2013, 1(1): 16−22.

[85] Takizawa I, Lawrence MG, Balanathan P, et al. Estrogen receptor alpha drives proliferation in PTEN-deficient prostate carcinoma by stimulating survival signaling, MYC expression and altering glucose sensitivity [J]. Oncotarget, 2015, 6(2): 604−616.

[86] Tang B, Han CT, Gan HL, et al. Smoking increased the risk of prostate cancer with grade group ≥ 4 and intraductal carcinoma in a prospective biopsy cohort [J]. The Prostate, 2017, 77(9): 984−989.

[87] Tang W, Fowke JH, Hurwitz LM, et al. Aspirin Use and Prostate Cancer among African-American Men in the Southern Community Cohort StudyAspirin and Prostate Cancer in African-American Men [J]. Cancer Epidemiology, Biomarkers & Prevention, 2021, 30(3): 539−544.

[88] Tao X, Xu L, Yin L, et al. Dioscin induces prostate cancer cell apoptosis through activation of estrogen receptor-β [J].Cell Death Dis, 2017, 8(8): e2989.

[89] Wang C, Chen J, Zhang Q, et al. Elimination of CD4[low]HLA-G[+] T cells overcomes castration-resistance in prostate cancer therapy [J]. Cell Research, 2018, 28(11): 1103−1117.

[90] Wang H, Hong J, Yang CS. δ-Tocopherol inhibits receptor tyrosine kinase-induced AKT activation in prostate cancer cells [J]. Molecular Carcinogenesis, 2016, 55(11): 1728−1738.

[91] Wang X, Yu J, Yan J, et al. Single-cell sequencing reveals MYC targeting gene MAD2L1 is associated with prostate cancer bone metastasis tumor dormancyc [J]. BMC Urology, 2022, 22(1): 1−10.

[92] Wang X, Wang Y, Song Q, et al. In utero and lactational exposure to di(2-ethylhexyl) phthalate increased the susceptibility of prostate carcinogenesis in male offspring [J]. Reprod Toxicol, 2017, 69: 60−67.

[93] Wang Y, Liu W, Yu MX, et al. DEHP exposure in utero disturbs sex determination and is potentially linked with precocious puberty in female mice [J]. Toxicology and Applied Pharmacology, 2016, 307: 123−129.

[94] Wilson KM, Markt SC, Fang F, et al. Snus use, smoking and survival among prostate cancer patients [J]. International Journal of Cancer, 2016, 139(12): 2753−2759.

[95] Wu JH, Chen J, Wang Y, et al. Effect of mono-2-ethylhexyl phthalate on DNA methylation in human prostate cancer LNCaP cells [J]. Biomed Enviorn Sci, 2017, 30(9): 641−648.

[96] Wu W, Wang L, Spetsieris N, et al. Estrogen receptor β and treatment with a phytoestrogen are associated with inhibition of nuclear translocation of EGFR in the prostate [J]. Proc Natl Acad Sci USA, 2021, 118(13): e2011269118.

[97] Yeganehjoo H, DeBose-Boyd R, McFarlin BK, et al. Synergistic impact of d-δ-tocotrienol and geranylgeraniol on the growth and HMG CoA reductase of human DU145 prostate carcinoma cells [J]. Nutrition and Cancer, 2017, 69(4): 682−691.

[98] Zhou H, Tai J, Xu H, et al. Xanthoceraside Could Ameliorate Alzheimer's Disease Symptoms of Rats by Affecting the Gut Microbiota Composition and Modulating the Endogenous Metabolite Levels [J]. Front Pharmacol, 2019, 10: 1035.

附　录

孙祖越科研团队在前列腺毒理学研究领域的贡献

孙祖越博士师从中国科学院上海药物研究所迟志强院士和屠曾宏研究员，从事前列腺毒理学研究始于1994年9月。

孙祖越博士最早的研究涉及治疗前列腺增生药物爱普列特〔epristeride，化学名为17-β（N-叔丁基-氨基-甲酰基）雄甾-3，5-二烯-3-羧酸，分子式为 $C_{25}H_{37}NO_3$，附录图1-1〕的药理毒理学研究，以《爱普列特治疗良性前列腺增生症药效学、毒理学及其作用机制研究》为题，于1997年1月完成博士毕业论文，认为前列腺增生得以治疗，源于爱普列特反竞争抑制5α-还原酶，使得体内双氢睾酮水平降低，进而触发前列腺上皮细胞凋亡。

附录图1-1 爱普列特化学结构式

后来他被人才引进到上海市生物医药技术研究院（原名为上海市计划生育科学研究所）中国生育调节药物毒理检测中心工作，在上海市政府，特别是上海市科学技术委员会一系列基金的支持下，组建科技团队，搭建专业平台（上海市男性生殖与泌尿疾病药物非临床评价专业技术服务平台），深入开展20多年的前列腺毒理学研究，从事前列腺炎、前列腺增生和前列腺癌的毒理学机制探索工作，现将其团队学术贡献分述如下。

（一）孙祖越研究员团队开展的前列腺炎毒理学研究

孙祖越和周莉研究员先后带领贾玉玲、朱靖和李冬梅等，从2014年开始研究前列腺炎的发生及机制，发现皮下注射1.25 mg/kg雌二醇导致大鼠前列腺间质出现炎症细胞浸润，引起慢性非细菌性前列腺炎。他们在SD大鼠前列腺内原位注射1%λ角叉莱胶生理盐水溶液，30天后观察到前列腺间质有中量和少量淋巴细胞和单核细胞浸润，呈现明显的慢性炎症表现，向SD大鼠多点皮内注射浓度分别为20 mg/mL和40 mg/mL的大鼠前列腺蛋白提纯液联合完全弗氏佐剂（1∶1的混悬液）1.0 mL，腹腔注射百白破疫苗0.5 mL，第55天后发现：前列腺间质有大量炎症细胞浸润，以淋巴细胞为主，呈现明显的慢性炎症表现，免疫性非细菌性前列腺炎大鼠体内的IgG、IgM、CRP和PSA含量呈现关联性变化。更有意思的是，雌鼠大鼠于交配前14天至妊娠14天灌胃2.0 mg/kg叶酸会增加子代雄鼠前列腺炎的易感性，表现为子代雄鼠前列腺炎的发病率升高且炎症表现更加明显，相关生物标志物的表达明显增强。

（二）孙祖越研究员团队开展的前列腺增生毒理学研究

孙祖越带领吴建辉研究员、刘向云教授和骆永伟博士，还指导郑成成、黄冬妍和吴双双开展前列腺毒理学研究。2020年，郑成成发现对BN（Brown-Norway）大鼠灌胃4周40 mg/kg和120 mg/kg的药物舒必利（sulpiride，$C_{15}H_{23}N_3O_4S$，附录图1-2），可以通过促进前列腺细胞增殖和抑制凋亡来诱发前列腺增生，主要表现在促进EMT转化相关间质细胞（Vimentin蛋白）和上皮细胞（E钙黏着蛋白）标志物的表达，促进间质细胞标志物纤维结合蛋白（fibronectin）表达，进而导致前列腺组织间质增生。间质细胞"前赴后继"地增生—凋亡—再增生—再凋亡，生成"堆积如山"的纤维细胞残骸，最终形成前列

附录图1-2 舒必利化学结构式

腺增生。孙祖越和骆永伟博士在研究时发现，在Beagle犬自发BPH和诱导BPH中，前列腺上皮增生指数及凋亡抑制指数均大于间质部分的情况下，出现间质增生程度远大于上皮增生程度，推测可能由器官纤维化相关的Ⅱ型EMT激发上皮纤维化所致。过程中观察到的前列腺上皮纤维化过程中移行和沉积现象，就是孙祖越研究员总结并首次提出的前列腺增生发生机制的"前列腺上皮细胞残骸堆积"假说。

2008—2010年间，孙祖越和刘向云发现：丙酸睾丸酮给药剂量每只大鼠为0.1 mg时，随着苯甲酸雌二醇注射量增加，前列腺体积及其系数有所增大，而当每只大鼠苯甲酸雌二醇注射量达到50 μg/kg以上时，前列腺腺腔面积比正常对照组明显增大，免疫组化也发现少量雄激素受体表达，此时器官增生程度不再随苯甲酸雌二醇注射剂量增加而增加。证明雌激素发挥作用需以雄激素存在为前提，雌/雄激素比例在前列腺疾病发展中，起着一定的作用。另外，还发现单次注射丙酸睾丸酮24 h，36 h和48 h后，可见到前列腺上皮细胞染色体有丝分裂方向与基底膜平行，而对照组和雌激素24 h、36 h和48 h组均见到前列腺上皮细胞染色体有丝分裂方向与基底膜垂直。可见，注射睾酮后改变了前列腺上皮细胞有丝分裂的方向，是睾酮促进前列腺增生中的一个新发现。基因芯片和RT-PCR结果证实：睾酮组促进细胞增殖的基因如雄激素受体相关蛋白（RAN）、TGM4和Wnt通道的WNT2等基因均2倍上调，而抑制细胞增殖的基因如负调控Wnt通道的DKK3和促进细胞凋亡的Fas等基因2倍下调，Wnt和AR信号转导通路参与细胞增殖和有丝分裂方向改变，促使了BPH发生。

孙祖越科研团队中的吴建辉博士及黄冬妍，在2010—2020年间，一直从事低剂量双酚A（bisphenol A）及邻苯二甲酸（2-乙基）己酯（mono-2-ethyhexyl phthalate）前列腺毒理学研究。给予SD大鼠3个月 90.0 μg/kg的双酚A后，前列腺背侧叶重量和背侧叶腺上皮高度增加，血清雌/雄激素比例显著性增高，EMT芯片显示TGFβ-1和Twist表达上调，而E钙黏着蛋白（E-cadherin）表达下调。证明低剂量双酚A对老年大鼠背侧前列腺具有促进增生作用，该增生可能通过影响内源性激素水平和EMT途径而实现。另一组的研究表明，给予大鼠270 μg/kg的邻苯二甲酸（2-乙基）己酯可以有效地增加前列腺系数，背侧前列腺质量和背侧前列腺系数均显著增加，腹侧和背侧前列腺上皮高度明显升高，从而证明，低剂量邻苯二甲酸（2-乙基）己酯对大鼠前列腺具有促增生作用，该作用可能与其影响内源性激素的相对水平有关。

（三）孙祖越研究员团队开展的前列腺癌毒理学研究

孙祖越研究员同时还带领学生们不断从事前列腺癌毒理学研究。

2006年，孙祖越研究员带领储剑虹博士发现：具有转移能力的PC-3M细胞在裸小鼠身上发生淋巴结转移灶后，分离出来的肿瘤细胞其体外侵袭及黏附能力显著高于原发灶内分离出来的肿瘤细胞，大约分别为后者的2.5倍和1.5倍，而且前者在一些转移相关基因表达水平上明显高于后者，这些基因按其编码产物的属性和功能可划分为：① 编码降解细胞外基质（ECM）的蛋白水解酶，包括组织蛋白酶、基质金属蛋白酶；② 编码转录因子家族成员；③ 编码参与肿瘤细胞异质性黏附的分子；④ 编码细胞表面受体。据此认为：这些差异表达的分子可能在前列腺癌细胞由原发灶迁移到远处组织器官的转移过程中发挥重要作用。

2012年，孙祖越研究员和张蕴晖教授及王永一起研究发现，邻苯二甲酸单-2-乙基己基酯（MEHP，DEHP的活性代谢物）能激活前列腺癌LNCaP细胞的Hedgehog（Hh）通路，使得关键基因PTCH和雄激素调节基因KLK3的表达均显著降低，且呈剂量-反应关系，提示MEHP可能以Hh通路下游组分为靶点，通过激活Hh通路促进PCa的进展。

孙祖越研究员指导孙弘博士在2012年成功地将2只食蟹猴进行免疫抑制，然后在前列腺外膜下注入足量的前列腺癌PC-3细胞，4周后这2只食蟹猴的前列腺及周围神经出现典型的前列腺癌细胞。病理组织切片显示癌细胞已经侵入神经，呈不连续发布。其中一只猴子血浆 PSA 浓度升高。

2018年，孙祖越研究员和张树博士江为了确定有助于前列腺癌转移的候选蛋白，采用等压标记相对和绝对定量（isobaric tags for relative and absolute quantitation，iTRAQ）为基础的蛋白质组学分析，寻找高转移性 PC-3M-1E8 细胞株与低转移性 PC-3M-2B4 细胞株之间的差异表达蛋白。研究发现，PC-3M-1E8 细胞与 PC-3M-2B4 细胞共鉴定出 58 个蛋白有显著差异表达，并通过实时荧光定量 PCR 和蛋白质印迹分析进一步验证。通过生物信息学分析进一步表明：MMP1 和 FHL1 等差异表达蛋白可能导致 PC-3M-1E8 细胞的转移能力高于 PC-3M-2B4 细胞。此外，功能分析证实 MMP1 对 PC-3M-1E8 细胞的转移能力高于 PC-3M-2B4 细胞的正向作用。

纵观历史，前列腺毒理学研究源远流长，如火如荼，将会绵延不断。

附1：孙祖越研究员及其科研团队所获上海市政府资助基金清单

（1）上海市启明星人才培养计划（编号：99QB14007，1999年09月—2001年12月）：主持《甾体 5α-还原酶抑制剂分子生物学生殖毒性研究》，已鉴定。

（2）上海市重大项目（编号：004919073，2000年09月—2002年08月）：主持《良性前列腺增生体外筛药模型及 Beagle 犬药效学模型建立》，已鉴定。

（3）上海市重点基础项目（编号：00JC14045，2001年11月—2003年12月）：主持《前列腺癌前病变分子生物学基础研究》，已验收。

（4）上海市实验动物科技创新行动计划（编号：08140901600，2008年09月—2010年09月）；主持《建立和完善前列腺疾病模型及其效果评价体系》，已验收。

（5）上海市"创新行动计划"实验动物研究（编号：09140900500，2009年06月—2011年09月）；主持《替代前列腺疾病动物实验方法规范技术平台的建立及应用》，已验收。

（6）上海市研发公共服务平台（编号：09DZ2291000，2009年07月—2011年06月）；主持《建立并完善抗前列腺疾病药物临床前评价技术服务平台》，已验收。

（7）上海市"科技创新行动计划"实验动物研究项目（编号：11140901300，2011年12月—2014年06月）；主持《生殖系统肿瘤动物模型研究及其病理背景数据的建立》，已验收。

（8）上海市"科技创新行动计划"实验动物研究项目（编号：14140901302，2014年07月—2016年09月）；主持《标准化前列腺癌食蟹猴淋巴道转移模型及其新生物标志物的建立》，已验收。

（9）上海市"科技创新行动计划"实验动物研究项目（编号：14140901302，2014年07月—2016年09月）；主持《标准化前列腺癌食蟹猴淋巴道转移模型及其新生物标志物的建立》，已验收。

（10）上海市研发平台专项（编号：15DZ2290400，2015年07月—2017年07月）；主持《上海市男性生殖与泌尿疾病药物非临床评价专业技术服务平台》，已验收。

（11）上海市研发平台专项（编号：18DZ2292100，2018年04月—2021年03月）；主持《上海市男性生殖与泌尿疾病药物非临床评价专业技术服务平台》，结题，已验收。

附2：孙祖越研究员及其科研团队在1998—2021年间
发表关于前列腺药理毒理学研究的论文清单

（1）Wang L, Hou Y, Wang R, et al. Inhibitory Effect of Astaxanthin on Testosterone-Induced Benign Prostatic Hyperplasia in Rats [J]. Marine Drugs, 2021, 19(12): 652.

（2）Zheng C, Luo Y, Chen Y, et al. Oral exposure of sulpiride promotes the proliferation of Brown-Norway rat prostates［J］. Experimental and Therapeutic Medicine, 2020, 19(4): 2551−2562.

（3）Wu S, Huang D, Su X, et al. The prostaglandin synthases, COX-2 and L-PGDS, mediate prostate hyperplasia induced by low-dose bisphenol A［J］. Scientific reports, 2020, 10(1): 1−16.

（4）Zhang S, Zheng C, Yao S, et al. Proteomic analysis of human prostate cancer PC-3M-1E8 cells and PC-3M-2B4 cells of same origin but with different metastatic potential［J］. PloS one, 2018, 13(10): e0206139.

（5）Zhu J, Jia Y, Luo Y, et al. Effect of maternal folic acid supplementation on prostatitis risk in the rat offspring［J］. International Urology and Nephrology, 2018, 50（11）: 1963−1973.

（6）Huang D Y, Zheng C C, Pan Q, et al. Oral exposure of low-dose bisphenol A promotes proliferation of dorsolateral prostate and induces epithelial-mesenchymal transition in aged rats［J］. Scientific reports, 2018, 8(1): 1−10.

（7）饶玉良，孙祖越.前列腺癌转移动物模型特性的比较学分析［J］.中国药理学通报，2018，34（6）：760−764.

（8）张树江，孙祖越.PSA与前列腺癌发展和转移相关性的研究进展［J］.中华男科学杂志，2018，24（5）：457−461.

（9）Wu J H, Jiao C, Yong W, et al. Effect of Mono-2-ethyhexyl phthalate on DNA methylation in human prostate cancer LNCaP cells［J］. Biomedical and Environmental Sciences, 2017, 30(9): 641−648.

（10）Huang D, Wu J, Su X, et al. Effects of low dose of bisphenol A on the proliferation and mechanism of primary cultured prostate epithelial cells in rodents［J］. Oncology letters, 2017, 14(3): 2635−2642.

（11）朱婧，周莉，孙祖越.药物和化学物质导致前列腺炎的生物学特征比较［J］.中国新药杂志，2017，26（7）：775−781.

（12）贾玉玲，崇立明，李雷，等.雄激素对雌激素引发去势雄性SD大鼠前列腺炎症及炎症因子的抑制作用［J］.中国药理学与毒理学杂志，2017，31（6）：568−573.

（13）黄冬妍，吴双双，朱婧，等.低剂量邻苯二甲酸二（2−乙基）己酯对老年大鼠前列腺的促增生作用［J］.中国药理学与毒理学杂志，2017，31（6）：642−648.

（14）Zhu S, Wang Q, Jiang J, et al. A conjugate of methotrexate and an analog of luteinizing hormone releasing hormone shows increased efficacy against prostate cancer［J］. Scientific reports, 2016, 6(1): 1−9.

（15）Yong W, Jiao C, Jianhui W, et al. Mono−2-ethyhexyl phthalate advancing the progression of prostate cancer through activating the hedgehog pathway in LNCaP cells［J］. Toxicology in Vitro, 2016, 32: 86−91.

（16）郑成成，骆永伟，孙祖越.维生素D缺乏导致良性前列腺增生症发生的研究进展［J］.生物技术通讯，2016，27（5）：716−719.

（17）张树江，孙祖越.人前列腺癌淋巴转移动物模型的研究进展［J］.中国药理学与毒理学杂志，2016，30（3）：278−285.

（18）Wu J, Huang D, Su X, et al. Oral administration of low-dose bisphenol A promotes proliferation of ventral prostate and upregulates prostaglandin D2 synthase expression in adult rats ［J］. Toxicology and industrial health, 2016, 32(11): 1848-1858.

（19）Jia Y, Liu X, Yan J, et al. The alteration of inflammatory markers and apoptosis on chronic prostatitis induced by estrogen and androgen ［J］. International urology and nephrology, 2015, 47(1): 39-46.

（20）Meng X, Zhang T, Li Y, et al. The toxicokinetic profile of curdione in pregnant SD rats and its transference in a placental barrier system detected by LC-MS/MS ［J］. Regulatory Toxicology and Pharmacology, 2015, 71(2): 158-163.

（21）陈颖，周莉，姜娟，等.大鼠前列腺上皮细胞培养鉴定及体外炎症模型建立初探［J］.生物技术通讯，2015，26（3）：352-356.

（22）黄冬妍，吴建辉，孙祖越.环境内分泌干扰物的前列腺毒性研究进展［J］.环境与健康杂志，2014，31（9）：837-840.

（23）贾玉玲，陈颖，刘絮，等.生物标志物在前列腺炎中的研究进展［J］.现代生物医学进展，2014（31）：6164-6167.

（24）周莉，王永，骆永伟，等.免疫性非细菌性前列腺炎大鼠内环境因素关联性研究［J］.中国临床药理学与治疗学，2014，19（9）：995-1000.

（25）周莉，骆永伟，王永，等.角叉菜胶诱导大鼠前列腺炎及其模型评估［J］.实验动物与比较医学，2014，34（4）：266-271.

（26）周莉，骆永伟，王永，等.雌激素诱导SD大鼠前列腺炎与内环境改变的关系［J］.中国比较医学杂志，2014，24（2）：33-37.

（27）黄冬妍.前列腺增生药物评价模型分类及特点比较［J］.中华男科学杂志，2014，20（2）：181-185.

（28）朱圣生，刘向云，孙祖越.前列腺癌的分类及发生机制研究进展［J］.中国老年学杂志，2013，33（024）：6333-6337.

（29）朱圣生，吴建辉，孙祖越.良性前列腺增生发病机制的研究进展［J］.毒理学杂志，2013，27（5）：387-390.

（30）贾玉玲，周莉，孙祖越.前列腺炎药理实验方法研究进展［J］.生物技术通讯，2013，24（4）：579-583.

（31）吴建辉，徐斯翀，潘琦，等.自发性及睾酮诱导犬前列腺增生模型的比较［J］.中国实验动物学报，2013，21（3）：21-26.

（32）吴建辉，李军，苏欣，等.原代培养大鼠前列腺细胞建立前列腺增生筛药模型［J］.中国实验动物学报，2013，21（5）：10-14.

（33）吴建辉，孙祖越.酶标仪法5α-还原酶抑制剂体外筛选模型的建立［J］.中华男科学杂志，2013，19（6）：483-486.

（34）贾玉玲，周莉，孙祖越.前列腺炎发生机制的研究进展［J］.实验医学杂志，2013：29（5）：317-320.

（35）朱圣生，刘向云，孙祖越.前列腺特异性抗原衍生体及前列腺癌高特异性生物标志研究现状［J］.中国药理学与毒理学杂志，2013（1）：114-118.

（36）Sun H, Zhang T, Gui B, et al. Establishment of prostate cancer in cynomolgus macaque animal model by orthotropic inoculation of PC-3 cancer cells in situ［J］. EUROPEAN JOURNAL OF ONCOLOGY, 2012, 17(4): 189-203.

（37）Wu J H, Jiang X R, Liu G M, et al. Oral exposure to low-dose bisphenol A aggravates testosterone-induced benign hyperplasia prostate in rats［J］. Toxicology and industrial health, 2011, 27(9): 810-819.

（38）闫晗，周莉，李冬梅，等.普适泰片对SD大鼠慢性非细菌性前列腺炎作用的研究［J］.中国临床药理学与治疗学，2011，16（11）：1234-1238.

（39）Xiang-Yun L, Ying-Wen X, Chen-Jing X, et al. Possible mechanism of benign prostatic hyperplasia induced by androgen-estrogen ratios in castrated rats［J］. Indian journal of pharmacology, 2010, 42(5): 312-317.

（40）谢琛静，周莉，李冬梅，等.慢性非细菌性前列腺炎对大鼠生育力的影响［J］.生殖与避孕，2010（8）：514-518.

（41）Liu X Y, Li D, Zhang X, et al. Mitosis orientation in prostate epithelial cells changed by endocrine effect［J］. Acta Pharmacologica Sinica, 2008, 29（2）：226-229.

（42）李冬梅，胡文娟，刘向云，等.大鼠自体免疫性前列腺炎模型的实验研究［J］.实验动物与比较医学，2008，28（3）：151-154.

（43）吴建辉，裴晓丹，周有林，等.雄激素致去势Beagle犬前列腺上皮增生机制研究［J］.中国毒理学通讯2007，11（4）：19-23.

（44）李冬梅，曹霖，孙祖越.前列腺炎动物模型研究进展［J］.实验动物与比较医学，2007，27（3）：211-214.

（45）孙祖越，吴建辉，刘向云，等.前列腺疾病临床前药理学研究［C］//中国药理学会第九次全国会员代表大会暨全国药理学术会议论文集，200711（26）：40.

（46）李志玲，谢淑武，张晓芳，等.比卡鲁胺抑制CWR22Rv1细胞移植裸鼠前列腺癌的机制研究［J］.生殖与避孕，2007，27（6）：382-388.

（47）刘向云，孙祖越，邱晓燕，等.雌/雄激素比例对去势大鼠前列腺体积及其脏器系数的影响［J］.中国实验动物学报，2007，015（002）：129-132.

（48）Wu J H, Sun Z Y, Cao L. In vitro effects of epristeride on sperm in rats, dogs and man［J］. Archives of andrology, 2006, 52(3): 191-195.

（49）Chu J H, Meng X L, Wu J H, et al. Differential metastasis-associated gene analysis of prostate carcinoma cells derived from primary tumor and spontaneous lymphatic metastasis in nude mice with orthotopic implantation of PC-3M cells［J］. Cancer letters, 2006, 233(1): 79-88.

（50）李志玲，刘向云，张晓芳，等.不同细胞株建立人前列腺癌裸小鼠移植模型及转移特性比较［J］.实验动物与比较医学，2006，26（4）：207-212.

（51）储剑虹，李志玲，孟雪莲，等.利用基因芯片法探索人前列腺癌细胞PC-3M在裸鼠体内淋巴道转移相关基因［J］.中国癌症杂志，2006，16（1）：31-34.

（52）孙祖越，吴建辉，朱焰，等.前列腺疾病与生殖药理毒理学研究［J］.毒理学杂志，2005，19（3）：178-179.

（53）储剑虹，孙祖越.人前列腺癌移植性转移动物模型的研究进展［J］.实验动物与比较医学，2005，25（2）：119-125.

（54）储剑虹，吴建辉，朱焰，等.利用PC-3M-1E8细胞亚系建立人前列腺癌淋巴道转移模型［J］.中国药理学与毒理学杂志，2005，19（2）：140-145.

（55）孙祖越，吴建辉，朱焰.爱普列特的雄性生殖毒性［C］//中国毒理学会——第一届全国中青年学者科技论坛论文（摘要）集.2004，8（2）：13.

（56）钟恩宏，孙祖越，吴建辉，等.依立雄胺对激素非依赖型人前列腺癌细胞的体外抑制作用［J］.中国新药与临床杂志，2004，23（8）：485-488.

（57）吴建辉，孙祖越，朱焰，等.丙酸睾酮对去势beagle犬前列腺上皮细胞的影响［J］.中国药理学与毒理学杂志，2003，17（6）：443-446.

（58）吴建辉，孙祖越，彭许梅，等.犬前列腺体积与重量的关系及腹壁超声测量法的应用［J］.上海实验动物科学，2003，23（4）：218-220.

（59）吴建辉，孙祖越，朱焰，等.去势Beagle犬前列腺增生模型的建立［J］.中华男科学杂志，2003，9（6）：425-428.

（60）钟恩宏，孙祖越，顾正，等.依立雄胺对前列腺癌细胞（LNCaP）前列腺特异性抗原和Bcl-2蛋白体外表达的抑制作用［J］.中国药理学与毒理学杂志，2003，17（1）：29-34.

（61）孙祖越，吴建辉.电脑化甾体5α-还原酶抑制剂体外快捷大批量筛选模型［J］.中国药理通讯，2003，20（1）：58-59.

（62）孙祖越，吴建辉.Beagle犬前列腺增生症筛药模型的建立［J］.中国药理通讯，2003，20（1）：59.

（63）孙祖越，朱焰，吴建辉，等.前列腺增生治疗药物爱普列特对精子及输精管的分子毒理学研究［J］.中国药理通讯，2003，20（3）：65.

（64）吴建辉，孙祖越，钟恩宏，等.比格犬前列腺增生模型中输精管病理变化［J］.中国药理学与毒理学杂志，2003，17（3）：221-226.

（65）钟恩宏，孙祖越，曹霖.bcl-2基因家族在前列腺增生和前列腺癌形成中的作用［J］.实用癌症杂志，2002，17（5）：553-554.

（66）孙祖越，吴建辉，屠曾宏，等.一个简捷的甾体5α-还原酶抑制剂体外筛选模型［J］.上海实验动物科学，2002，22（4）：204-208.

（67）孙祖越，朱焰，吴建辉，等.爱普列特对精子及输精管的分子毒理学研究［J］.环境与职业医学，2002，19（3）：182.

（68）Sun Z Y, Zhu Y, Wu J H, et al. Reproductive toxicological study on episteride［C］// Toxicology and Applied Pharmacology. 525 B ST, STE 1900, SAN DIEGO, CA 92101-4495 USA: ACADEMIC PRESS INC ELSEVIER SCIENCE, 2004, 197(3): 354.

（69）吴建辉，朱焰，孙祖越.依立雄胺对大鼠，犬和人精子活力的影响［J］.中国药理学与毒理学杂志，2002，16（5）：363-367.

（70）吴建辉，朱焰，孙祖越.治疗前列腺增生的国家一类新药——爱普列特［J］.药学进展，2002，26（1）：55-57.

（71）吴建辉，朱焰，孙祖越.爱普列特生殖毒性研究进展［J］.中国毒理学通讯，2001，5（2）：8-10.

（72）Sun Z Y, Feng J, Qi X D, et al. Reversible long-term toxicity of episteride in beagle dogs［J］. Toxicology and applied pharmacology, 1999, 154(2): 145-152.

（73）Sun Z Y, Wu H Y, Wang M Y, et al. The mechanism of epristeride against benign prostatic hyperplasia [J]. European journal of pharmacology, 1999, 371(2−3): 227−233.

（74）Sun Z, Zheng W J, Feng L, et al. A convenient and rapid method to study enzymatics of steroid 5α-reductase inhibitors [J]. Indian J Pharmaco, 1998, 30(4): 257−262.

（75）Sun Z Y, Xie H. Effects of finasteride and epristeride on steroid 5a-reductase kinetics — A comparative in vitro study [J]. Indian Journal of Pharmacology, 1999, 31(2): 120−123.

（76）Zu-Yue S, Zeng-Hong T. A novel in vitro model to screen steroid 5alpha-reductase inhibitors against benign prostatic hyperplasia [J]. Methods Find Exp Clin Pharmacol, 1998, 20(4): 283−287.

（77）孙祖越，郑维君，王晓麟，等. 甾体5α-还原酶活性的新测定方法 [J]. 中华内分泌代谢杂志，1998，14（3）：206−207.